# Gerald Leach: Medizin ohne Gewissen?

Macht und Ohnmacht der Ärzte



Droemer Knaur

*Für Penny, die es nicht leicht hatte*

## Über dieses Buch

Seit Jahrtausenden ist eines gleichgeblieben: solange es die ärztliche Kunst gibt, erwartet der leidende Patient vom Arzt Linderung der Schmerzen und Heilung von Krankheiten. Aber die Medizin ist im Wandel begriffen und gewinnt immer mehr Macht über den Menschen. Vor allem in jüngster Zeit haben umwälzende Entwicklungen Möglichkeiten eröffnet, das menschliche Leben in einer bisher nicht geahnten Weise umzugestalten.

Eingriffe in das menschliche Erbgut, Beeinflussung des kleinen Keimlings im Mutterleib (oder gar dessen Züchtung in der Retorte), Veränderung der seelischen Grundsituation durch Drogen oder Einflußnahme auf Gehirnpartien durch elektrische Reize – diese und andere Möglichkeiten berechtigen zu der Frage, ob diese Entwicklung der ureigenen Intention der Medizin, dem Menschen zu helfen, noch entspricht. Diese Frage birgt nicht nur medizinische, sondern auch ethische und soziale Probleme in sich.

Die technisch perfekte und im Wissenschaftsgehalt übermächtig werdende Medizin stellt den Arzt und darüber hinaus die Gesellschaft vor Probleme von ungeheurer Tragweite. Gerald Leach untersucht in diesem Buch, ob und wie es gelingen kann, die neue Macht der Medizin so einzusetzen, daß der Menschheit daraus auf lange Sicht größtmöglicher Nutzen erwächst. Er gibt einen Überblick über den Stand der modernen Medizin, insbesondere über die Gebiete, auf denen die Schwerpunkte der heutigen Forschung liegen, und er stellt immer wieder die bohrenden Fragen: Wie werden sich die Mediziner – wie werden wir alle uns angesichts der neuen Möglichkeiten entscheiden?

Um uns entscheiden zu können, müssen wir wissen, worum es geht. Dieses Wissen zu vermitteln und die ganze Tragweite denkbarer Folgerungen aufzuzeigen – das ist die Aufgabe, die Gerald Leach sich in »Medizin ohne Gewissen« gestellt hat.

November 1973
Vollständige Taschenbuchausgabe
der unveränderten deutschen Originalausgabe

Titel der Originalausgabe
THE ETHICS OF MEDICAL PROGRESS
Aus dem Englischen von Grete Felten
Umschlaggestaltung Atelier Blaumeiser
Gesamtherstellung Ebner, Ulm
Printed in Germany
ISBN 3-426-00321-X

Inhaltsverzeichnis

# Dank des Autors

Dieses Buch ist in erster Linie für die breite Öffentlichkeit bestimmt, es richtet sich aber bis zu einem gewissen Grade auch an die Fachwelt. Leser der ersten Gruppe finden es gewöhnlich überflüssig, wenn für jede Tatsache, jede Zahlenangabe und jedes Zitat die Quelle angegeben wird, während Leser der zweiten Gruppe unzufrieden sind, wenn solche Hinweise fehlen. Ich bin daher einen Mittelweg gegangen, indem ich die Quellen nur dort angegeben habe, wo mir die Tatsachen überraschend oder wenig bekannt zu sein schienen, oder in Fällen, wo eine Quelle mehrfach herangezogen oder ein Autor namentlich erwähnt oder unmittelbar zitiert wird.

Während ich dieses Buch schrieb, habe ich viele Hunderte von Aufsätzen und Büchern zu Rate gezogen, die zum Teil ganz hervorragend und anregend sind, und so möchte ich den zahlreichen ungenannten Verfassern, die mir auf diese Weise viel geholfen haben, hiermit meinen Dank abstatten. Mein aufrichtiger Dank gilt vor allem den vielen Wissenschaftlern und Ärzten in den Vereinigten Staaten und in England, die mir ihre kostbare Zeit opferten, um mir zu sagen oder zu zeigen, woran sie arbeiteten.

Ganz besonders fühle ich mich John Wolfers, Frank Taylor, Dieter Pevsner sowie meiner Frau und ihren Familienangehörigen verpflichtet, weil sie mich zu dieser Arbeit angeregt und mir bis zum Ende mit Geduld und Zuspruch beigestanden haben; ferner Caroline Durston und Ruth Stungo für ihre Hilfe bei der Sammlung des Materials. Schließlich sei noch betont, daß keiner der namentlich genannten oder ungenannten Helfer unbedingt mit den Ansichten übereinstimmt, die ich im Buch ausgesprochen habe.

# Einleitung

Der Weg der Menschheit in die Zukunft führt durch ein unendlich verzweigtes Labyrinth. Tag für Tag stehen wir in diesem Labyrinth, das »Gegenwart« heißt, vor tausend Wegen, die sich vor uns erstrecken und von denen jeder in eine etwas andere Zukunft mündet, zu einem anderen Punkt hinführt, von dem wiederum tausend Wege ausgehen. Und immer wieder müssen wir uns neu entscheiden, welche Wege wir einschlagen, welche wir unbegangen lassen wollen. Durch diese Entscheidungen, von denen manche, auf lange Sicht gesehen, unwichtig, andere hingegen höchst bedeutsam sind, gelangen wir in einen neuen Abschnitt des Labyrinths. Wir wählen uns unwiderruflich selbst unsere Zukunft.

Dies ist keineswegs leicht, und Wissenschaft und Technik machen uns die Wahl nicht einfacher. Beide gewinnen immer mehr Macht, die Welt und uns in dieser Welt zu formen. Und ständig schwieriger wird es, sie und ihre Folgerungen zu begreifen. Sie machen nicht nur das Labyrinth komplizierter, weil sie immer rascher noch mehr mögliche Wege eröffnen, sondern sie machen es auch den meisten Menschen immer schwerer, sich für die richtigen Wege zu entscheiden. Nicht nur wird das Labyrinth zusehends komplizierter; nicht nur stehen wir immer häufiger an Scheidewegen – auch die Trennwände des Labyrinths werden immer dichter und undurchsichtiger, und stets größer wird die Gefahr, daß Dummköpfe oder eng spezialisierte Fachleute uns auf die falschen Wege locken.

Dieses Buch will dazu beitragen, daß wir durch einen der verschachteltsten und wichtigsten Abschnitte des Labyrinths den richtigen Weg finden. Jedermann weiß, daß heute auf biologischem und medizinischem Gebiet in rascher Folge Entdeckungen gemacht werden, die die Möglichkeit eröffnen, den menschlichen Körper, das Gehirn und die Lebensvorgänge grundlegend zu verändern, und daß diese neuen Fähigkeiten an die tiefverwurzelten menschlichen und gesellschaftlichen Werte rühren. Die Medizin, einst lediglich mit Krankheiten und Gebrechen befaßt, wird durch die moderne Biologie befähigt, über den Mechanismus des menschlichen Körpers eine so weitgehende und umfassende Kontrolle auszuüben, daß sich daraus wesentliche Folgerungen für die Grundaspekte des Lebens ergeben – Geschlechtsleben, Zeugung, Geburt, das Verhältnis zwischen Eltern und Kindern, die Menschennatur, die Rolle des einzelnen in der Gesellschaft und das Wesen dieser Gesellschaft. Biologie und Medizin können – viel-

leicht mehr als jeder andere Zweig von Wissenschaft und Technik – Wandlungen herbeiführen, die den Menschen und die Menschheit von Grund auf verändern. Wir müssen deshalb allen Mut und alle Klarsicht aufbieten, um den Weg durch das biologische Labyrinth zu finden. Verabsäumen wir dies, so könnte es geschehen, daß wir in einen Abschnitt des Labyrinths gelangen, der uns nicht im mindesten zusagt, und alle Wege verpassen, die uns in weit erfreulichere Abschnitte hätten führen können.
Bislang haben wir es nicht sonderlich gut gemacht. Immer wieder mußte die Menschheit erleben, daß bedeutsame biomedizinische Strömungen aufkamen, mit denen sie nicht einverstanden war, die sich aber heute kaum mehr umlenken lassen. Das anschaulichste Beispiel ist die Bevölkerungsexplosion: Weil in den sich rasch entwickelnden Ländern noch vor der Ausbildung und Übernahme wirksamer Methoden der Geburtenkontrolle stark verbesserte Methoden der Sterblichkeitskontrolle allgemein Anwendung fanden, war diese Bevölkerungsexplosion unvermeidlich. Aber es fehlte uns der soziale Mechanismus, um diese Entwicklung vorauszusagen, darüber zu diskutieren und rechtzeitige Gegenmaßnahmen zu ergreifen. Ähnlich erging es uns auf anderen Gebieten, von der Transplantationstechnik bis zu künstlichen Organen, von der Intensivbehandlung gebrechlicher oder mißgebildeter Kleinstkinder bis zur Intensivfürsorge für die Alten. Und wenn wir nicht neue Wege einschlagen, wird es uns mit den in diesem Buch genannten jüngeren, unbekannteren Entwicklungen nicht anders ergehen.
Warum ist dem so? Auf eine kurze Formel gebracht, lautet die Antwort: weil die maßgebenden Leute, die an der Diskussion und den Entscheidungen mitwirken sollten, dies nicht wirkungsvoll zu tun vermögen, da sie in ihren eigenen Meinungen und Einstellungen gefangen sind und auf jene nicht hören können oder wollen, die außerhalb ihres engen Kreises stehen.
Nehmen wir als Beispiel die Biologen, von denen die biomedizinische Revolution in Gang gesetzt worden ist. Sie leisten nur einen winzigen Beitrag, da sie – wie auch andere Wissenschaftler – über keine Wertmaßstäbe verfügen, die ihnen über die sozialen Auswirkungen ihrer Arbeit Aufschluß geben könnten. Sicher haben sie zahlreiche bedeutende ethische Prinzipien – das wichtigste lautet, daß sie sich gegenseitig über ihre Arbeit die Wahrheit sagen –, aber ihnen allen liegt die Absicht zugrunde, die Wissenschaft als Beruf zu schützen. Es gibt in der Wissenschaft a priori keinerlei Element, das sicherstellt, daß sie sich mit den Bedürfnissen der Gesellschaft befaßt. Vielmehr bestehen die meisten Wissenschaftler ausdrücklich darauf, daß ihnen die Freiheit ge-

währt wird, jedwede Entdeckung zu machen, ungeachtet der Folgerungen, die sich daraus für die Allgemeinheit ergeben. Bei der »reinen« Wissenschaft, die sich auf theoretische Experimente auf dem Papier beschränkt, ist das auf kurze Sicht nicht sonderlich schlimm. Wie Bertrand Russell einmal gesagt hat: »Gleichungen explodieren nicht.« Aber im gesamten und auf weite Sicht ist es dennoch bedeutsam, wird noch dadurch indirekt beeinflußt, wonach die Wissenschaftler bei ihrer Forschungsarbeit Ausschau halten, und ganz unmittelbar wird dadurch bestimmt, welche Ideen die Wissenschaftler entwickeln, die eine praktische Anwendung nach sich ziehen können. Und diese Einstellung erzeugt – von bemerkenswerten Ausnahmen abgesehen – auch Wissenschaftler, die sich nicht die Mühe machen, die Allgemeinheit über die Konsequenzen ihrer Arbeit zu informieren, sofern sie sich überhaupt darüber Gedanken gemacht haben.

Wenn dann aber Erfindungen praktisch angewendet werden, wenn sie aus den Laboratorien in die Krankenhäuser und Kliniken übersiedeln, gelangen sie in die mystische »Schweigezone« der Medizin. Die Tradition ärztlicher Verschwiegenheit war von grundlegender Bedeutung in Zeiten, in denen die zu einem Patienten geholten Ärzte nicht viel mehr tun konnten als sich neben den Kranken zu setzen, wissende Ruhe und Zuversicht auszustrahlen und der Natur ihren Lauf zu lassen. Hätte man den Patienten in die schwarze Tasche des Arztes schauen lassen – er hätte sie leer gefunden, und sein Vertrauen in die Medizin wäre zerstört gewesen. In unserer Zeit jedoch, da die Ärztetasche von Therapien überquillt, die die einzelnen und die Gesellschaft wünschen (oder auch nicht), ist diese Haltung ein gefährlicher Anachronismus. Dasselbe gilt für die sonstigen Prinzipien der Ärzte, die wir unter dem Begriff »medizinische Ethik« zusammenfassen. Herkömmlicherweise stand dabei das Interesse des Einzelpatienten im Vordergrund; ihm mußten alle anderen Interessen untergeordnet werden. Die wichtigste Aufgabe des Arztes wurde darin gesehen, daß er alles tat, um das Leben zu erhalten. Dies waren und sind bedeutsame Prinzipien. Aber je folgenschwerer sich die rasche Entwicklung der Medizin auf den einzelnen und die Gesellschaft auswirkt, desto unzulänglicher werden sie an sich. Die meisten Menschen, auch zahlreiche Ärzte, sind sich darüber im klaren, daß diese Prinzipien so erweitert werden müssen, daß sie nicht nur die Wünsche des Patienten in bezug auf seine Umgebung und seine Angehörigen (also nicht nur seinen Gesundheitszustand) berücksichtigen, sondern auch die Interessen der Allgemeinheit. Früher betrachtete man es als einen Sieg der Medizin, wenn man ein Leben dadurch retten konnte, daß man den Patienten für zwanzig Jahre in eine Eiserne Lunge steckte – heute ist das nicht mehr so selbstverständlich. Vielleicht wäre dem Patienten der Tod lieber als solch ein Leben, und vielleicht gibt die Allgemeinheit ihr Geld lieber für etwas anderes aus. Eine solche Erweiterung der Prinzipien kann für die Ärzte schreckliche Gewissenskonflikte und für die Patienten schwierige Entscheidungen heraufbeschwören. Aber dieser Druck läßt sich nur dadurch erleichtern, daß man versucht, durch Gespräche über die Probleme zu einem allgemeinen Konsens zu kommen; nur so können sich zwanglos neue Prinzipien herausbilden, die von der Mehrzahl der Menschen akzeptiert werden. Wenn überhaupt keine Eisernen Lungen existieren, weil man sich darauf geeinigt hat, daß es sie nicht geben soll, dann fällt dem total Gelähmten das Sterben leichter. Ähnlich sind heute Ärzte, Eltern und die Allgemeinheit eher damit einverstanden, einen Fötus abzutöten, weil eine Diskussion über die Probleme der Abtreibung eingesetzt hat, die unsere Prinzipien auf diesem Gebiet wandelt. Doch dies ist eine Ausnahme: Auf den meisten Sektoren der medizinischen Praxis verhindern die Ärzte immer noch eine aufgeklärte, sinnvolle Diskussion durch ihre Entschlossenheit, an dem Recht festzuhalten, allein die wesentlichen Entscheidungen zu treffen.

Aber selbst wenn eine aufgeklärte allgemeine Diskussion möglich wäre, sähen wir uns doch einem weiteren Hindernis gegenüber: Die überlieferten Prinzipien, auf denen alle solche Diskussionen bislang gründeten, sind in Auflösung begriffen. Und deshalb sind die Menschen, die uns früher den Weg gewiesen haben – Theologen, Philosophen, Anthropologen, Juristen usw. –, nicht mehr imstande, die Fundamente zu liefern, auf denen man eine Diskussion über die ethischen Probleme der Medizin aufbauen könnte. Sie wären selbst dann nicht dazu fähig wenn sie über die Fortschritte der Medizin genau Bescheid wüßten – was heutzutage nur bei ganz wenigen der Fall ist.

Dementsprechend sind wir gezwungen, Überzeugungen neu zu durchdenken, die bisher als konstante Größen galten, und uns zu entscheiden, was wir beibehalten und was wir abstoßen sollen. Meines Erachtens ist beispielsweise die Familie eine Konstante, die beizubehalten wäre. Diese oft angegriffene Gemeinschaft findet sich in der einen oder anderen Form im Verlauf der ganzen Menschheitsgeschichte; es ist nie auf längere Zeit geglückt, sie aufzugeben. Wir sollten unser Augenmerk auf alle Entwicklungen richten, die diese Institution bedrohen könnten. Andererseits ist die Auffassung von der genetischen Verwandtschaft – die Vorstellung, daß der Mann und die Frau, die ein Kind zeugen, seine »echten« Eltern seien – eine uralte Konstante, die man ohne viel Umstände aufgeben sollte. Weitere Beispiele für Beizubehaltendes und Aufzugebendes werden in den Kapiteln dieses Buches immer wieder genannt werden.

An dieser Stelle ist folgendes wesentlich: Bei der Diskussion über all diese Probleme, die unsere tiefverwurzelten Anschauungen betreffen, können Ärzte und Biologen nicht mehr und nicht weniger mitreden als jeder gebildete Laie – mit einer Einschränkung. Die Spannungen zwischen ihnen und den biomedizinischen Fortschritten können also von jedem diskutiert werden, der sich als Mitglied der menschlichen Gemeinschaft ansieht – ja, dies muß geschehen, wenn wir im Labyrinth den Weg in die bestmögliche Zukunft finden wollen.

Die einzige Einschränkung lautet, daß wir alle auch über die technische Seite von Biologie und Medizin gründlich informiert sein müssen. Und das ist nicht der Fall. Die meisten Menschen können sich auf vielen Sektoren gar nicht an der biomedizinischen Diskussion beteiligen, weil sie sachlich falsch oder überhaupt nicht informiert sind. Zwar kennen sie in der Regel Details und auch den Jargon – aber das ist ziemlich unwichtig. Was ihnen fehlt, ist das technische Wissen, das notwendig ist, um zwischen den Möglichkeiten, Unwahrscheinlichkeiten und Unmöglichkeiten in überschaubarer Zukunft unterscheiden zu können. Ebensowenig sind wir oft imstande, zwischen erwünschten bzw. wünschenswerten und unerwünschten Entwicklungen zu unterscheiden. Diese Tatsache erklärt die Fülle der durchaus ernst gemeinten Fernsehdiskussionen über Gehirnverpflanzungen und die Zeitschriftenartikel über die unmittelbar bevorstehende Möglichkeit, nach dem Beispiel der »schönen neuen Welt« Kinder in der Retorte heranwachsen zu lassen. All das ist ebenso sinnvoll, wie wenn wir unsere Zeit damit totschlagen würden, ernsthaft über die ethischen Folgerungen aus einer Marsbewohnerinvasion zu diskutieren.

Daran sind in erster Linie die Massenmedien schuld, aus denen die meisten Menschen ihr Wissen für die biomedizinische Diskussion beziehen. Medizinische Nachrichten verkaufen sich immer gut, aber am besten kommen sie an, wenn man ein lautes Geschrei über eine neue Wunderkur erhebt (und dabei diskret ihre nachteiligen Nebenwirkungen verschweigt) oder »Skandale« aufdeckt (und sich nicht die Mühe macht, deren Hintergründen und wahren Ursachen nachzugehen). Wenn zu diesen marktschreierischen Meldungen noch fixe Voraussagen über das kommen, was uns die Biologen in der Zukunft bescheren werden – und je nach dem

Verfasser und seiner augenblicklichen Stimmung sind diese Voraussagen entweder apokalyptisch düster oder euphorisch gefärbt –, dann ist es kein Wunder, wenn der Laie nicht mehr weiß, wo ihm der Kopf steht, und sich zu den wirrsten Erwartungen hinreißen läßt.

Aus diesen Gründen ist ein großer Teil des Buches der Aufgabe gewidmet, die Tatsachen und praktischen Folgerungen auf verschiedensten Sektoren der Biomedizin so ausführlich und objektiv wie möglich darzustellen. Nur wenn wir darüber richtig informiert sind, hat eine Diskussion über ethische, menschliche und soziale Folgerungen überhaupt einen Zweck. Bei der Darstellung dieser Probleme war ich ebenfalls durch eine Aufzeigung des Für und Wider um möglichst große Objektivität bemüht. Aber auch ich bin nur ein Mensch, und obendrein stand mir nur ein beschränkter Raum zur Verfügung. Deshalb kann es sein, daß trotz dieses Bemühens stellenweise meine persönlichen Meinungen deutlich werden. Dies gilt besonders für die ersten drei Kapitel über Geburten- und Bevölkerungskontrolle.

Eine zweite Eigentümlichkeit meines Buches bedarf einiger erläuternder Worte: Es werden nur wenige Zukunftsaussichten und in der Zukunft wahrscheinliche Entwicklungen besprochen, die über die nächsten zehn Jahre hinausgehen. Auf technischem Gebiet geht es unglaublich schnell voran; es ist fast unmöglich zu erkennen, was in mehr als zehn oder bestenfalls fünfzehn Jahren sein wird. Dieser Zeitraum läßt sich deshalb in großen Zügen überblicken, weil es gewöhnlich so lange dauert, bis eine Entdeckung oder Erfindung praktisch angewandt wird. Entsprechend können wir auf Grund unseres heutigen Wissens ungefähre Voraussagen machen, obgleich selbst dann nicht gesagt ist, daß wir in allen Fällen die volle Tragweite einer Entdeckung, wichtige Aspekte der praktischen Anwendung oder ihre Verbreitung erkennen. Hierfür ein Beispiel: Wenn es eines Tages möglich sein wird, das Geschlecht der Kinder schon bei der Zeugung festzulegen, dann wird es weitgehend von der Methode – einer Pille, künstlicher Befruchtung oder anderem – abhängen, wie viele Menschen sich dieser Möglichkeit bedienen werden, und davon wiederum hängt die Tragweite der dadurch aufgeworfenen Probleme ab. Wenn wir in die Zukunft weiter vorausschauen wollen – etwa ins Jahr 2000 –, dann werden wir nicht nur mit Sicherheit diese Aspekte falsch sehen, sondern auch beinahe ebenso sicher die meisten der wichtigsten Entdeckungen übersehen. Im Jahr 1937 machte eine Gruppe bedeutender amerikanischer Wissenschaftler den Versuch, die bis 1967 zu erwartenden wichtigen technischen Neuerungen vorauszusagen* Unter anderem findet sich dort kein Wort über Elektronenrechner, Radar, die meisten modernen elektronischen Geräte, wirksame Antibiotika oder Düsenflugzeuge; man war der Meinung, daß die Flugzeuge der Zukunft sicher und komfortabel, aber nicht nennenswert schneller sein würden. Nichts gibt zu der Vermutung Anlaß, daß wir heute bessere Voraussagen machen könnten. Deshalb sind – ausgenommen vielleicht die Möglichkeiten von Eingriffen ins menschliche Erbgut – alle in diesem Buch zur Diskussion gestellten Entwicklungen bereits in der heutigen Biologie und Medizin begründet.

Diese Grundlagen wurden natürlich in den hochentwickelten Ländern geschaffen. In diesen Ländern werden die Möglichkeiten erstmals Wirklichkeit werden, und deshalb müssen sie auch zuallererst dort diskutiert und gesteuert werden. Nur wir in den Industrieländern haben überhaupt die Zeit und Kraft, uns mit solchen Problemen zu befassen. Wo auf mehr als 30 000 Menschen nur ein einziger Arzt kommt (so etwa in den meisten afrikanischen Ländern und in Indonesien), interessiert man sich weniger für die Auswirkungen, die die Eugenik, psychedelische Drogen oder Transplantationen auf die gesellschaftlichen Werte haben werden; weit wichtiger für die Menschen sind dort die Auswirkungen des Ärzte- und Medikamentenmangels für ihr im Sterben liegendes Kind.

Man könnte einwenden, daß die Diskussion über die in diesem Buch aufgeworfenen Fragen ein intellektueller Luxus sei, solange noch Menschen sterben, weil es ihnen an Nahrung oder einfachsten Medikamenten fehlt, solange noch jährlich sieben Millionen Menschen durch die ägyptische Augenkrankheit erblinden, weil sie die Grundbegriffe der Hygiene nicht kennen oder ihnen niemand einfache Antibiotika gibt, solange Millionen von Städtern bei Regenwetter durch ihre von Bazillen verseuchten Exkremente waten müssen. Wenn man die Ethik der Medizin weltweit betrachtet, nehmen sich die Probleme der hochentwickelten Länder winzig und provinziell aus. Aber wenn es auch irgendwo »ungerecht« sein mag, eilt doch die technische Entwicklung in den Industrienationen den weltweiten Bedürfnissen stets voraus, und in diesen Ländern sind die dadurch aufgeworfenen Probleme durchaus real. Man würde eine Vogel-Strauß-Politik betreiben, wollte

* *Technological Trends and National Policy, Including the Social Implications of New Inventions,* Juni 1937, Bericht an den Technischen Unterausschuß des U.S. National Resources Committee, Washington, U.S. Government Printing Office, 1937.

man sie nur deshalb mit Stillschweigen übergehen, weil man von dem Schuldgefühl geplagt wird, sie seien weniger wichtig als andere Probleme. Zu lange schon haben wir den Kopf in den Sand gesteckt.

# 1 Geburtenkontrolle

Das Überraschendste am gesamten Komplex der Geburtenkontrolle ist die breite Kluft zwischen »jenen, die können« und »jenen, die nicht können«. Ein kleiner Bruchteil der Menschheit kann heute sich vor unerwünschten Folgen des Geschlechtsverkehrs schützen, doch die überwiegende Mehrzahl ist dazu nicht in der Lage. In ein erdrückendes Gewirr von Tabus, moralischen Unsicherheiten, sozialen Einschränkungen und Unwissenheit verstrickt, leben diese Menschen immer noch in einer trostlosen Welt, die ihnen keine Möglichkeit bietet, Sexualität und Fortpflanzung zu trennen und wirksam zu steuern.

Angesichts dieser Kluft halte ich es für durchaus sinnvoll, mein Buch mit einem Thema zu eröffnen, das ziemlich erschöpft zu sein scheint – mit der Geburtenkontrolle. Diese bedeutet für das Wohlergehen von Menschen und Völkern ungeheuer viel. Nur wenigen Themen aus dem medizinischen Bereich kommt eine größere Bedeutung zu.

Aber darüber hinaus ist die Geburtenkontrolle auch ein ausgezeichnetes Anschauungsbeispiel für die Hauptthese meines Buches, daß wir von der biomedizinischen Revolution nur dann profitieren können, wenn wir einen Großteil unserer tiefverwurzelten Anschauungen über »das Leben« ganz offen und sorgfältig unter die Lupe nehmen und alle Werte ablehnen, die sich als überholt erweisen. Hinsichtlich der Geburtenkontrolle haben wir uns bis jetzt sehr puritanisch und ausweichend verhalten, und es ist an der Zeit, daß sich dies ändert. Andernfalls werden wir mit manchen Neuerungen, die sich am Horizont der Biomedizin abzeichnen, enorme Schwierigkeiten haben. Und da viele dieser Neuerungen mit der Fortpflanzung in Beziehung stehen (vgl. Kapitel 2 bis 7) ist das verhältnismäßig vertraute Gebiet der Geburtenkontrolle ein ausgezeichnetes Prüffeld, auf dem wir die tatsächlich wichtigen Werte von jenen trennen können, die sich als entbehrliche Reste einer überholten Vergangenheit erweisen.

Ehe wir uns mit dem Problem der Werte befassen, wollen wir uns mit einigen Fakten der Geburtenkontrolle vertraut machen. Am bezeichnendsten ist die Tatsache, daß die bereits erwähnte Kluft auf diesem Gebiet auch eine Kluft zwischen den Benutzern »freier« und den Benutzern »kontrollierter« Methoden ist.

»Freie« Methoden kann jeder ohne weiteres anwenden. Sie stammen fast alle schon aus der Steinzeit und umfassen u. a. Kindstötung, Abtreibung durch Unkundige, Unterbrechung des Aktes

oder »Aufpassen« *(coitus interruptus)* oder das Präservativ oder Kondom.
Kombiniert angewandt, können diese Methoden bei der Verhütung unerwünschter Kinder durchaus erfolgreich sein. Am besten funktioniert ein dreifach gestaffeltes Verteidigungssystem, bei dem die Kindstötung als letztes Mittel auf die Hinterhof-Abtreiber folgt und diese wiederum den Truppen in der vordersten Linie Rückendeckung geben – jenen Millionen von Paaren, die, um eine Empfängnis zu vermeiden, sogar die Zerstörung ihres Liebeslebens in Kauf nehmen. Auf diese Weise ist es Westeuropa im 19. Jahrhundert gelungen, seine Geburtenrate ganz drastisch zu senken. Auf diese Weise versuchen mindestens 90 Prozent aller Männer und Frauen heute, die Folgen des Geschlechtsverkehrs zu umgehen.
Das Glück der Menschen wird dadurch allerdings wohl kaum vermehrt. Ein anschauliches Beispiel liefert das überwiegend katholische Kolumbien. In einem Bericht an die Weltgesundheitsorganisation aus dem Jahre 1967 verwies der kolumbianische Gesundheitsminister auf die Tatsache, daß in diesem Land die Frauen zwischen 35 und 40 durchschnittlich sechs oder sieben Kinder geboren haben, von denen über die Hälfte ungeplant oder unerwünscht waren. Um diesem »Kindersegen« Einhalt zu gebieten, benutzen sie primitive Methoden der Empfängnisverhütung, die aber fast stets versagen. Deshalb »wenden sich die Frauen von ihren Männern ab, und die Frigidität nimmt zu. Unsere Untersuchungen ergeben, daß 50 Prozent der Ehefrauen überhaupt keinen Orgasmus mehr erreichen und ihre Männer abweisen. Also sehen sich die Männer nach anderen Frauen um, und die Familie zerbricht.«
Wenn sich die Methoden der Empfängnisverhütung als unwirksam erweisen, versuchen es viele Frauen mit einer Abtreibung. Da die medizinische Schwangerschaftsunterbrechung praktisch verboten ist, müssen die Frauen bei Hinterhof-Abtreibern ihr Leben aufs Spiel setzen. Infolgedessen ist Abtreibung bei Frauen unter 40 die häufigste Todesursache (9 Prozent aller Todesfälle), und 44 Prozent aller Frauen in den Krankenhäusern liegen wegen verpfuschter Abtreibungen dort.
Versagt auch diese zweite »Verteidigungslinie«, bleibt immer noch die Kindstötung. Man weiß heute, daß ein Großteil der Kinder, die in Kolumbien an Unterernährung leiden und daran sterben, ganz bewußt dem Hunger und dem Hungertod ausgesetzt werden: »Viele Frauen geben ihren Kindern zu wenig zu essen, lassen sie krank werden und gehen bewußt zu spät zum Arzt.«

In den höher industrialisierten Ländern ist die Lage zwar weit besser, aber trotz allem Gerede über »durch die Pille ermöglichte großzügige Gesellschaften« bleibt noch viel zu tun, bis wir Zustände erreicht haben werden, deren wir uns nicht zu schämen brauchen.
Wie sieht es in Großbritannien aus, das mit dem Gesetz über Familienplanung (1967) und dem Gesetz über Abtreibung (1968) auf dem Gebiet der Geburtenkontrolle eine Gesetzgebung aufzuweisen hat, die zu den fortschrittlichsten auf der ganzen Welt gehört?
Kindstötung kommt heutzutage zwar nur noch selten vor, aber immerhin werden jährlich noch etwa 200 Leichen von Neugeborenen in den Londoner Mülltonnen gefunden, und immer wieder bringen die Zeitungen Meldungen wie die folgende: »Eine Fünfzehnjährige gebar ohne Wissen ihrer Eltern mit Hilfe ihrer dreizehnjährigen Schwester in ihrem Zimmer ein Kind, erwürgte es und ging am nächsten Tag zur Arbeit, als ob nichts geschehen wäre . . .« (*The Guardian*, 15. März 1969).
Verhältnismäßig ungefährliche Schwangerschaftsunterbrechungen sind zwar aufgrund großzügiger »sozialer« Indikation erlaubt, aber ein Jahr, nachdem 1968 das Gesetz über Schwangerschaftsunterbrechung erlassen wurde, wird immer noch lediglich jeder vierte Eingriff durch geschulte ärztliche Kräfte vorgenommen (50 000 von geschätzten 200 000 Eingriffen jährlich). Die übrigen 150 000 Unterbrechungen wurden von den Frauen selbst oder von Hinterhof-Abtreibern vorgenommen.
Jahr für Jahr werden etwa 80 000 Frauen nach einem Abgang als Notfälle in die Krankenhäuser eingeliefert; viele dieser Abgänge erfolgen aufgrund bewußter, laienhafter Versuche, die Schwangerschaft zu unterbrechen. Tausende weiterer Frauen, die niemanden finden, der bei ihnen rechtzeitig eine Schwangerschaftsunterbrechung vornimmt, müssen ein unerwünschtes Kind gebären.
Rund 250 000 Schwangerschaften jährlich – eine von fünf – sind unerwünscht; in diese Zahl eingeschlossen sind alle Abtreibungen und viele Kinder, die entweder unehelich geboren werden oder vorehelich gezeugt wurden. Etwa ein Zwölftel aller Kinder wird unehelich geboren (75 000 von rund einer Million); der Prozentsatz der unehelichen Geburten hat sich in den letzten zehn Jahren verdoppelt.
Ebenso bedenklich ist, daß Zehntausende von Kindern nur durch eine Zwangsheirat ehelich werden. Alljährlich werden über 90 000 Kinder – ein Viertel aller Erstgeborenen – innerhalb von acht

Monaten nach der Eheschließung geboren. Obgleich viele dieser Ehen auch dann geschlossen würden, wenn kein Kind unterwegs wäre, kommen doch nicht wenige lediglich deshalb zustande, weil die Eltern oder die Gesellschaft einen Druck ausüben – und das hat meist verhängnisvolle Folgen. Ein Viertel der Frühehen, bei denen die Braut bei der Heirat schwanger war, endete mit einer Scheidung (Scheidungsquote für alle Ehen 9 Prozent)*.

Man schätzt, daß etwa die Hälfte aller Schwangerschaften – in und außer einer Ehe – letztlich ungeplant ist. Das bedeutet, daß sie entweder unerwünscht oder zumindest zufällig waren. Aus Untersuchungen geht hervor, daß vier von fünf Frauen, die mehrere Kinder haben, offen eingestehen, daß ihr letztes Kind unerwünscht oder zumindest nicht geplant war**.

Was die Verwendung von Verhütungsmitteln angeht, so ergab eine Befragung, daß weniger als 20 Prozent der in zwei Londoner städtischen Krankenhäusern entbindenden Frauen je in dieser Hinsicht fachmännisch beraten wurden. Größer angelegte Untersuchungen lassen den Schluß zu, daß dieser Prozentsatz ungefähr dem Landesdurchschnitt entspricht. Die englische Family Planning Association schätzte Anfang 1969, daß von 10 Millionen englischen Frauen im gebärfähigen Alter, von denen 7 Millionen verheiratet sind, etwa 1¼ Millionen die Pille nehmen, ½ Million ein Diaphragma und 50 000 Intrauterinpessare benutzen. Die überwiegende Mehrzahl der Frauen bedient sich also der »freien« Methoden – vorwiegend Coitus interruptus, »sichere Tage« und Kondom – oder verzichtet auf jegliche Empfängnisverhütung.

Für ein Land, in dem vor mehr als hundert Jahren die organisierte Geburtenkontrolle ihren Anfang nahm, das über 800 Kliniken für Familienplanung aufzuweisen hat und dessen Gesetze es zulassen, daß die Ärzte allen Mädchen und Frauen über 16 die Pille und das Diaphragma verschreiben, sind diese Zahlen erstaunlich. Obgleich der Anteil der Frauen, die die Pille nehmen, rasch steigt, verließen sich doch 1966 und auch noch später zwei von fünf Ehepaaren auf Methoden der Empfängnisverhütung, die weder sicher sind noch die Würde des Geschlechtsaktes wahren – der klassischen Kombination »freier« Methoden, des Coitus interruptus und der Knaus-Ogino-Methode.

* Griselda Rowntree vor dem International Congress on Mental Health, London 1968, berichtet in der *Times* vom 13. August 1968. Die übrigen Zahlenangaben dieses Kapitels stammen von der Family Planning Association und den *Statistical Reviews* des Registrar General.

** A. C. Fraser und P. C. Watson, »Family Planning a myth?« in *Family Planning,* Oktober 1968.

Ein genaueres Bild gibt die folgende Übersicht:

Prozentsatz der Frauen, die regelmäßig empfängnisverhütende Methoden und Mittel anwenden:

| Verheiratet seit | Gesamtzahl | »Sichere Tage« | Coitus interruptus | Kondom | Pille | Diaphragma | Intrauterinpessar |
|---|---|---|---|---|---|---|---|
| 1941 – 45 | 89,3 | 6,7 | 47,9 | 58,0 | 4,2 | 10,1 | 0,4 |
| 1946 – 50 | 86,3 | 10,6 | 46,6 | 60,2 | 7,2 | 20,2 | 0,7 |
| 1951 – 55 | 89,7 | 13,6 | 47,8 | 64,8 | 18,5 | 19,6 | 1,1 |
| 1956 – 60 | 89,3 | 10,7 | 44,2 | 64,4 | 24,4 | 25,5 | 2,7 |
| 1961 – 65 | 91,0 | 13,5 | 35,7 | 60,3 | 30,7 | 16,6 | 3,4 |
| 1966 bis später | 82,7 | 11,0 | 28,3 | 53,3 | 40,4 | 14,2 | 0 |
| Alle Gruppen | 87,4 | 11,2 | 43,4 | 61,2 | 18,7 | 18,4 | 1,6 |

(Vorläufiges Untersuchungsergebnis von Professor D. V. Glass, London School of Economics, Auswertung von ausführlichen Fragebogen, die von Mitte 1967 bis Frühling 1968 2 300 verheirateten Frauen vorgelegt wurden. Die Gesamtsumme ergibt mehr als 100 Prozent, da manche Frauen mehrere Methoden gleichzeitig anwenden.)

In anderen »fortgeschrittenen« – vor allem nichtkatholischen – Ländern sieht es ziemlich ähnlich aus. So nahmen Mitte 1967 in Australien und Neuseeland 35 Prozent, in den Vereinigten Staaten und Kanada 25 Prozent der Frauen im gebärfähigen Alter die Pille. Die meisten übrigen Frauen benutzten die Knaus-Ogino-Methode, den Coitus interruptus (allerdings weniger häufig als in England) und das Kondom.

Ein wirklicher Gegensatz besteht zu den katholischen Ländern in Europa und Südamerika, wo als einzige Methode der Geburtenkontrolle die »sicheren Tage« erlaubt sind*. Dennoch bedient man sich dort außer der Knaus-Ogino-Methode auch des Coitus interruptus und der Abtreibung (in Italien werden schätzungsweise ebenso viele Schwangerschaften unterbrochen wie Kinder geboren, nämlich rund 1 Million jährlich). Und wenn auch die Pille nicht erlaubt ist, kommt sie doch immer mehr in Gebrauch.

Etwas ganz anderes als diese ebenso unzulänglichen wie unerfreulichen »freien« Methoden sind die »kontrollierten« Methoden, die allerdings, wie die oben genannten Zahlen zeigen, nur verhältnismäßig wenigen Menschen zugute kommen. Sie sind wirksam und beeinträchtigen nicht das Geschlechtsleben: die vom Arzt vorgenommene Schwangerschaftsunterbrechung, die Sterilisierung, Intrauterinpessare, Diaphragmen und orale Verhütungsmittel.

Ich bezeichne sie als kontrolliert, weil ihnen eines gemeinsam ist: Es handelt sich um medizinische Methoden, vor deren Anwendung man sich einem Arzt stellen muß, hinter dem die moralische Einstellung seines Standes und die religiösen und offiziellen Institutionen der Gesellschaft stehen.

Wenn die Kluft der Geburtenkontrolle überbrückt werden soll, muß zunächst geklärt werden, ob die Ansichten und Haltungen auf diesem Gebiet begründet und berechtigt sind, ob und wie sie sich andernfalls verändern lassen und ob – falls dies, wie ich annehme, nicht ohne weiteres möglich ist – die wissenschaftliche und technische Entwicklung diese unerfreulichen Zustände dadurch abschaffen kann, daß wirksame »freie« Methoden der Geburtenkontrolle gefunden werden.

Doch ehe wir ins einzelne gehen, wollen wir den Gesamtkomplex der Geburtenkontrolle in seine beiden Hauptkomponenten unterteilen, in Empfängnisverhütung und Schwangerschaftsunterbrechung, und beide getrennt behandeln.

* Zur Zeit der Niederschrift dieses Kapitels macht lediglich Frankreich eine Ausnahme: Dort wurden im Februar 1969 die Pille und mechanische Methoden für alle Frauen über 18 gesetzlich freigegeben.

*Empfängnisverhütung*

Eine der allgemeinen Einstellungen, die die Verbreitung moderner Empfängnisverhütung verhindern, ist die hartnäckige Überzeugung, daß das Hauptziel des Geschlechtsverkehrs nicht das Schenken von Freude, sondern die Fortpflanzung sei. Dies ist natürlich die grundsätzliche Haltung der katholischen Kirche: Der Geschlechtsakt dient zur Weitergabe des Lebens, und wenn man dies verhindert, macht man die Frau zu einem bloßen »Gefäß der Sinnenlust«. Deshalb bleibt nur die Wahl zwischen völliger Enthaltsamkeit oder Knaus-Ogino-Methode* einerseits und Sünde andererseits.

Aber trotz der Enzyklika *Humanae Vitae* (vielleicht sogar wegen ihr) werden sich immer mehr Katholiken darüber klar, daß dies logisch wie biologisch und menschlich ein Unsinn ist. Sie erkennen (wie auch viele Nichtkatholiken), daß der hauptsächliche Zweck des Geschlechtsverkehrs für den Menschen nicht die Fortpflanzung, sondern das Vergnügen ist (worunter man alles von der Befriedigung der Lust bis zur bedingungslosen Hingabe und dem vollkommenen Geschenk gegenseitiger Liebe verstehen kann).

Bei den Menschen bedeutet – im Gegensatz zu den Tieren – die Schwangerschaft sogar, daß der wichtigste biologische Zweck des Geschlechtstriebs verfehlt wurde. Dieser Zweck besteht darin, einem Menschenpaar so viel Befriedigung zu verschaffen, daß es beisammenbleibt und sich seiner Nachkommenschaft annimmt, die eine im Reich der Lebewesen einzigartig lange Zeit braucht, um hilflos heranzureifen. Welch anderen Sinn könnte es haben, daß beim Menschen der Geschlechtstrieb nicht von Brunftzeiten abhängt?

* Die sogenannten »sicheren Tage« sind in Wirklichkeit so unsicher, daß von 100 Frauen, die sich ein Jahr lang dieser Methode bedienen, etwa 15 bis 25 schwanger werden. Die Physiologie der Fortpflanzungsorgane beim Menschen variiert so stark, daß viele Paare 10 Tage im Monat keinen Verkehr haben können, wenn sie wirklich sicher sein wollen, und manche sogar 15 Tage. Da der Zyklus bei einer von sechs Frauen so unregelmäßig ist, daß sie sich überhaupt nicht danach richten kann, macht sich diese Methode auf die Dauer selbst unmöglich. Wenn alle Frauen der katholischen Vorschrift gehorchen und diese Methode anwenden würden, müßten sich die »Unregelmäßigen« im Laufe der Generationen weit stärker fortpflanzen als die »Regelmäßigen«, so daß eines Tages alle Frauen einen unregelmäßigen Zyklus hätten. Dann gäbe es überhaupt keine »sicheren« Tage mehr. Außerdem weist manches darauf hin, daß die Knaus-Ogino-Methode die Gefahr, daß ein physisch oder geistig geschädigtes Kind zur Welt kommt, nicht unbeträchtlich steigert; denn wenn es trotz Beachtung dieser Methode zu einer Befruchtung kommt, dann häufig erst einige Tage nach dem Eisprung, wenn die Eizelle schon wieder im Abbau begriffen ist.

Die Unklarheiten über den Sinn des Geschlechtsverkehrs liegen auch dem zweiten Haupthindernis für eine wirksame Verbreitung der Geburtenkontrolle zugrunde: Es handelt sich hierbei um den weitverbreiteten Glauben, daß die Verweigerung von Verhütungsmitteln als Druckmittel gegen sexuelle »Unmoral« eingesetzt werden kann und soll. Man versage den Unverheirateten wirksame Verhütungsmittel, und »die Schleusen der Promiskuität bleiben geschlossen«, wie eine beliebte Phrase besagt.
Natürlich ist es möglich, die sexuelle Betätigung durch die Angst vor einer Schwangerschaft in engen Grenzen zu halten. Vor einem Jahrhundert war das ein wesentlicher Faktor, wie man in fast jedem viktorianischen Roman nachlesen kann. Er spielt auch heute noch eine Rolle. Mitte der 60er Jahre untersuchte zum Beispiel Michael Schofield in einer Studie, die allgemein für eine der besten der sehr spärlichen Arbeiten auf diesem Gebiet gehalten wird, das sexuelle Verhalten bei fast 2000 ledigen 15- bis 19jährigen in England*. Im Widerspruch zu allen volkstümlichen Meinungen über die sexuelle Aktivität der Jugendlichen stellte er fest, daß zwei Drittel der Jungen und drei Viertel der Mädchen noch keinerlei sexuelle Erfahrungen hatten. Er fand auch, daß die Angst vor einer Schwangerschaft als abschreckender Faktor sehr bedeutsam ist. Wahrhaft erstaunlich jedoch war das Ausmaß an Gleichgültigkeit und Unwissenheit hinsichtlich der Geburtenkontrolle. 80 Prozent der Jugendlichen beider Geschlechter wußten zumindest, daß es so etwas wie Empfängnisverhütung gibt, aber 20 Prozent hatten noch nie davon gehört. Nur 45 Prozent der Jungen und 20 Prozent der Mädchen mit sexueller Erfahrung bestanden auf gewissen Vorsichtsmaßnahmen – gewöhnlich einem Präservativ – beim Geschlechtsverkehr. Die übrigen, die keine Vorsichtsmaßnahmen trafen, gaben als Grund dafür an, sie könnten sich keine Verhütungsmittel beschaffen (32 Prozent), es verderbe ihnen den Spaß (21 Prozent), oder es sei ihnen egal (20 Prozent).
Ohne Zweifel zwingen solche Zahlen alle jene, die der sexuellen »Unmoral« beikommen wollen, sich einmal ehrlich zu fragen, was sie eigentlich darunter verstehen. Die Möglichkeit einer erfolgreichen Empfängnisverhütung hat die Moral der körperlichen Liebe gespalten. Da nunmehr der Geschlechtsakt von seinen Folgen getrennt werden kann, müssen wir die Sittlichkeit und Verantwortlichkeit beider Vorgänge völlig getrennt betrachten. Da ist einmal die Sittlichkeit des geschlechtlichen Verkehrs und zum anderen die

* M. M. Schofield: *The Sexual Behaviour of Young People, London,* Longmans, 1965.

Sittlichkeit der Zeugung als Folge des Verkehrs. Daraus ergeben sich ganz neue Fragenkomplexe. Ist außereheliche Liebe in jedem Falle unmoralisch, auch wenn beide Partner einander großmütig und verständnisvoll behandeln? Oder ist sie nur dann unmoralisch, wenn ein Partner um seines eigenen Lustgewinns willen den anderen selbstsüchtig ausnützt? Und, um auf die Folgen zu kommen: Ist es nicht höchst unmoralisch, bedenkenlos das Risiko der Zeugung eines hilflosen, unerwünschten Kindes (oder die oft tragische, bitter bereute Alternative einer Muß-Heirat) auf sich zu nehmen? Solange Eltern, Lehrer und alle anderen Tugendwächter der Gesellschaft noch immer diesen Fragen ausweichen, werden wir nicht nur weiterhin die Folgen sexueller Betätigung ohne Schutzmittel zu tragen haben, sondern auch dafür sorgen, daß es der nächsten Generation ebenso ergeht. An den allermeisten Schulen ist, wie Schofield und zahllose andere aufgezeigt haben, die Sexualerziehung völlig unzureichend. Wenn das Thema überhaupt zur Sprache kommt, dann beschränkt sich die Aufklärung meist auf die rein biologischen Tatsachen. Und so schaffen wir eine weitere Generation von Eltern und Lehrern, die nicht viel über Empfängnisverhütung oder die Rolle der Sexualität im Rahmen reifer zwischenmenschlicher Beziehungen weiß und die – schlimmer noch – zu unwissend und auch zu gehemmt ist, um *ihre* Kinder richtig aufzuklären. Die vielleicht wichtigste erzieherische Aufgabe dürfte es sein, diesen *circulus vitiosus* aufzubrechen.

Diese drei Einstellungen – Geschlechtlichkeit dient ausschließlich der Fortpflanzung, Empfängnisverhütung ist Sünde und unsichere Verlegenheit – erklären weitgehend, warum wirksame Empfängnisverhütung noch so selten betrieben wird. Infolgedessen ist es nicht erstaunlich, daß zahlreiche Menschen heute immer noch nicht wissen, daß man sich ein sorgenfreies Geschlechtsleben ohne Angst vor einer unerwünschten Schwangerschaft leisten kann.

Das ist aber lediglich das halbe Bild. Zahlreiche Frauen (und Männer), die sich keiner wirksamen Verhütungsmethoden bedienen, wissen darüber durchaus Bescheid. Um sie zu veranlassen, diese Methoden zu benutzen, brauchen weniger *sie* einen Anlaß als jene, die die Macht und die Möglichkeiten haben, wirksame Verhütungsmittel zur Verfügung zu stellen – die Gesellschaft und ihre Institutionen. Man muß einen Fachmann aufsuchen, wenn man moderne Verhütungsmittel haben will, aber wir haben es versäumt, dafür zu sorgen, daß jedermann weiß, wohin er sich zu wenden hat, daß der Fachmann erreichbar ist und jeder sich den Besuch und die Mittel leisten kann.

Am einen Ende der Skala steht die scheinbar unausrottbare

Gruppe der »Problemfamilien«, die der Tatsache, daß sie Jahr für Jahr ein Kind in die Welt setzen, durchaus fatalistisch gegenüberzustehen scheinen. In Wirklichkeit beruht ihre Haltung weniger auf Gleichgültigkeit als auf sozialer Unzulänglichkeit. Vom Kampf ums Dasein aufs äußerste in Anspruch genommen, sind sie gewissermaßen in eine heimtückische Falle geraten; Armut (und oft auch religiöse Dogmen), unablässige Schwangerschaften, Wohnungsnot und steter Mangel haben sie jeder Hoffnung beraubt.

Was sie brauchen, ist die Aufklärung über Geburtenkontrolle durch Hausbesuch*. Einen Anfang damit machte in England im Jahr 1959 Dr. Dorothy Peberdy in Newcastle-on-Tyne; andere folgten bald ihrem Beispiel. Diese bahnbrechenden Versuche haben bewiesen, daß es tatsächlich möglich ist, den *circulus vitiosus* von Untüchtigkeit und Vermehrungsfrequenz zu durchbrechen. »Problemfamilien« sind durchaus für wirksame Verhütungsmittel zu gewinnen und können sie auch anwenden, wenn man ihnen annehmbare und erschwingliche Methoden bietet. Das kostet allerdings viel Zeit und Mühe und großes Einfühlungsvermögen. Dr. Dorothy Morgan brachte in Newcastle sogar geistig unterdurchschnittlich eingestuften Frauen den Gebrauch des Diaphragmas bei, und zweifellos können auch »Problemmütter« bis zwanzig zählen, wenn sie die Pille nehmen. Solche Hausbesuche können sehr wirksam sein und sich recht gut bezahlt machen. Im Londoner Stadtteil Ealing beispielsweise betreuten ein Arzt und eine ausgebildete Krankenschwester auf diese Weise 100 Haushalte. In den beiden Jahren vor Beginn ihres Hausbesuch-Programms (im April 1967) gebaren die 100 Mütter 145 Kinder und hatten 6 Abgänge; in den anderthalb Jahren danach wurden nur drei Frauen schwanger. Das Programm kostete pro Jahr und Familie etwa 10 Pfund, während die Einsparungen der lokalen und staatlichen Behörden bei jedem Kind, das nicht geboren wird, fast 200 Pfund ausmachen (Entbindungszuschuß und Wochengeld, Krankenhauskosten, Stillgeld, Betreuung von Mutter und Kind durch die Gesundheitsbehörde usw.). Aber obgleich einige Gemeinden in dieser Sache schon einsichtig sind, weigern sich die meisten, eigene Programme anzusetzen, solange ihnen niemand »bewiesen« hat, daß es sich lohnt: Ende 1968 gab es in England nur 30 solcher Programme.

Die meisten Frauen, die eine wirksame Empfängnisverhütung

* Einen guten Überblick über die Geburtenkontrolle durch Hausbesuch in England geben drei Kapitel in *Biological Aspects of Social Problems*, herausgegeben von J. E. Meade und A. S. Parkes, Oliver & Bond, 1965.

brauchen, sind zugänglich. Etwa die Hälfte von ihnen braucht nur ein Mindestmaß an Ermutigung; sie kommen von weither zu großen Zentren für Familienplanung, wo sie kostenlos (oder stark verbilligt) beraten und mit Verhütungsmitteln versorgt werden. Man muß sie nur wissen lassen, wo diese Zentren sind – durch die Massenmedien oder durch Aufklärungsmaterial in Gesundheitsämtern und Krankenhäusern –, aber mehr als diese Information brauchen sie kaum. Die zweite Hälfte benötigt schon einen stärkeren Anstoß. Gewöhnlich haben sie einfach keine Zeit dafür, weil sie für ihre Familien sorgen müssen, aber eine in ihrer unmittelbaren Nähe gelegene Klinik können sie aufsuchen. Sie brauchen auch eine intensivere Aufklärung: Plakate, Briefe usw., die ihnen sagen, wo sie hingehen müssen und was sie dort erwarten können. Wenn man ihnen diese Anhaltspunkte gibt, schaffen sie den Rest allein.

Bis vor ganz kurzer Zeit hat kaum eine Gemeinde ernsthaft versucht, diesen Frauen zu helfen (von den Problemfamilien und den Unverheirateten ganz zu schweigen). Trotz der wachsenden Zahl von Kliniken für Familienplanung in den nichtkatholischen Ländern ist die Familienplanung nicht genügend *sichtbar*.

Ein Schleier des Schweigens erstickt nahezu jede Aufklärung: Selten sieht man Plakate oder eine Anzeige, die über Kliniken für Familienplanung informieren. Noch Mitte 1967 war die Werbung für Geburtenkontrolle unter anderem in Belgien, Italien, Kanada, Mexiko, Madagaskar und mehreren Staaten der Vereinigten Staaten verboten, in Großbritannien bis Anfang 1969. Und wo sie erlaubt ist, bleibt sie ängstlich zwischen kleinformatigen Anpreisungen von Bruchbändern und Aknemitteln versteckt.

Der wichtigste Grund aber ist, daß viele Kliniken und Hausärzte die Frauen abschrecken, indem sie furchteinflößende kulturelle Schranken aufrichten. Zahlreiche Ärzte reagieren immer noch lauwarm oder eisig, wenn sie auf Verhütungsmittel angesprochen werden. Selbst wenn sie sich nicht ablehnend verhalten, geben sich doch die wenigsten große Mühe, auch solchen Patienten zu helfen, denen man gut zureden muß, um sie zur Aussprache über ihre Schwierigkeiten zu bewegen. Sir Theodore Fox, vormals Herausgeber der Zeitschrift *Lancet* und Direktor der Family Planning Association, hat das so formuliert: »Zahlreiche Ärzte sind der Ansicht, es gehe sie nichts an, was ihre Patienten im Hinblick auf Empfängnisverhütung tun. Einige halten sie sogar für sündig und viele vielleicht für widerwärtig.«

Die Kliniken für Familienplanung sind natürlich entgegenkommender, machen es aber dennoch vielen Frauen unnötig schwer. In manchen Kliniken müssen sie lange Fragebögen ausfüllen, in die auch das Einkommen des Ehemannes eingetragen wird; in anderen wurden Frauen im überfüllten Wartezimmer aufgefordert: »Ziehen Sie Ihren Schlüpfer aus und setzen Sie sich dorthin.« Selbst wo man auf solche überflüssigen Schikanen verzichtet, kann eine Frau noch lange nicht einfach kommen und sich holen, was sie braucht. Deshalb verzichten zahlreiche Frauen auf den Klinikbesuch oder kommen nicht wieder, wenn sie einmal dort waren.

Diese Tatsachen erklären weitgehend, warum in fast allen Ländern die wirksame (das heißt »kontrollierte«) Empfängnisverhütung noch ein »Luxus« ist, den sich in erster Linie die Ober- und Mittelschicht leisten. Zahlreiche Untersuchungen über die Anwendung kontrazeptiver Methoden ergeben, daß die meisten Frauen der Unterschicht primitive »freie« Methoden benutzen, während fast sämtliche Frauen der Ober- und Mittelschicht sich der Pille oder des Diaphragmas bedienen. Optimisten behaupten, daß es nicht mehr allzulange dauern wird, bis Zeit, Erziehung, mehr Mittel für Kliniken, liberalere Ansichten und soziale Bemühungen dafür sorgen, daß alle Familien und unverheirateten Paare wirksame, moderne Verhütungsmittel haben und auch anwenden wollen. Aber bis es soweit ist und keine Kinder mehr gegen den Willen ihrer Eltern geboren werden – wobei großzügigere Gesetze bezüglich der Schwangerschaftsunterbrechung als Rückhalt dienen müssen –, bedarf es ganz offensichtlich noch vieler Veränderungen und großer Anstrengungen.

Besteht die Möglichkeit einer technischen Lösung, die einen grundlegenden sozialen und ethischen Wandel überflüssig macht? Wird eine Verhütungsmethode erfunden werden, die so wirksam und frei von schädlichen Nebenwirkungen ist, daß sie rezeptfrei und so selbstverständlich wie Brot oder Milch über den Ladentisch verkauft werden kann? Eine solche Erfindung würde das ganze Bild der Geburtenkontrolle und des Bevölkerungsproblems radikal verändern.

Man könnte argumentieren, daß die Pille bereits eine solche Patentlösung sei. Aber wie allgemein bekannt ist, gilt die Pille als medizinisch nicht »sicher«. Die Hauptgefahr ist die Entstehung eines Gerinnsels im Blut, das in die Lunge oder ins Gehirn geschwemmt wird und dort eine Lungenembolie oder einen Schlaganfall bzw. eine Zerebralthrombose verursacht. Neue gründliche Untersuchungen in England* schätzen die jährliche Todesziffer dieser beiden Erkrankungen auf 1 bis 2 pro 100 000 in der Gruppe

* *British Medical Journal* (1968), 2, 193–199 und 199–205.

der 20- bis 34jährigen Frauen, die die Pille nehmen, und auf 3 bis 4 von 100 000 in der Gruppe der 35- bis 44jährigen; insgesamt kommen Frauen, die die Pille nehmen, zehnmal häufiger wegen eines Blutgerinnsels ins Krankenhaus (ohne jedoch daran zu sterben) als andere: Die Vergleichszahlen pro Jahr lauten 1 unter 2000 gegenüber 1 unter 20 000.
Dennoch ist die Pille das *zuverlässigste* Verhütungsmittel, das wir kennen, stellt sie doch die wirksamste Methode dar, eine unerwünschte Schwangerschaft zu verhindern und somit die Gefahren der Geburt zu vermindern. Erstaunlich sind die folgenden Zahlen, die auf den Untersuchungen über Versagerquote und Mortalitätsrisiko der verschiedenen Verhütungsmittel beruhen:
1 Million Frauen zwischen 20 und 34 benutzten die in der ersten Spalte genannten Methoden ein Jahr lang mit den folgenden Resultaten:

| Methode | Schwangerschaften | Tod während der Schwangerschaft oder bei der Geburt | Tod infolge der Methode | Gesamtzahl der Todesfälle |
|---|---|---|---|---|
| Intrauterinpessar | 30 000 | 7 | unbekannt | ? |
| Pille | 5 000 | 1 | 13 | 14 |
| Diaphragma | 120 000 | 27 | 0 | 27 |
| Knaus-Ogino | 240 000 | 55 | 0 | 55 |
| Keine | 1 000 000 | 228 | – | 228 |

(Nach Dr. M. Potts, *IPPF Medical Bulletin,* Oktober 1968. Die Zahlen gelten für Großbritannien, ein Land mit niedriger Müttersterblichkeit. Wo die Müttersterblichkeit höher liegt, bietet die Pille noch mehr Schutz.)

Dr. Malcolm Potts von International Planned Parenthood hat berechnet, daß die Pille genauso riskant ist, wie wenn man während drei von vier Wochen (dem Zeitraum, in dem die Frauen orale Verhütungsmittel einnehmen) täglich eine drittel Zigarette raucht. Vom sozialmedizinischen Standpunkt aus wäre seines Erachtens der Verkauf oraler Verhütungsmittel in Automaten weit eher gerechtfertigt als der Zigarettenverkauf in Automaten; diese müßten, was das gesundheitliche Risiko angeht, vielmehr rezeptpflichtig gemacht werden.
Allerdings gibt es auch gewichtige Gegenargumente. So stellt das Beibehalten der Rezeptpflicht für die Pille sicher, daß jede Frau,

die sie nehmen will, einen Arzt aufsuchen muß, der feststellen kann, ob die Pille ihr gefährlich werden könnte. Ohne diese Kontrolle, die allerdings nur begrenzt wirksam ist, gäbe es noch mehr Krankheits- und Todesfälle durch die Pille.

Dennoch wage ich vorauszusagen, daß auf die Regierungen wachsender Druck ausgeübt werden wird, die Pille rezeptfrei zu machen, und daß die Auseinandersetzung darüber in naher Zukunft eine der wichtigsten Streitfragen im Zusammenhang mit der Geburtenkontrolle sein wird.

Dies wird hauptsächlich deshalb geschehen, weil man neue orale Verhütungsmittel entwickeln wird. Dutzende von Forscherteams suchen nach Formeln für eine Pille, die gefahrlos ist und weniger Nebenwirkungen zeitigt, trotzdem aber ihren ursprünglichen Zweck, die Verhütung einer Schwangerschaft, erfüllt. Unglücklicherweise deutet manches darauf hin, daß die beiden Ziele – Wirksamkeit und Ungefährlichkeit – kaum gleichzeitig erreicht werden können. Möglicherweise müssen wir die Ungefährlichkeit mit einer größeren Versagerquote erkaufen.

Die beiden gebräuchlichsten Arten von Pillen, die zur Zeit auf dem Markt sind, können als Beispiel dienen. Die meisten oralen Kontrazeptiva bauen auf der Kombination zweier Geschlechtshormone auf: Östrogen und einem Progesteron. Die Wirkung ist dreifach: Erstens wird die Ovulation (der Eisprung) verhindert; zweitens wird die Schleimhaut des Uterus so verändert, daß sich ein Embryo nicht einnisten kann; und drittens wird die Zusammensetzung des zähen Zervikalschleimes so verändert, daß es den Spermien unmöglich wird, die Zervix zu durchwandern und in einer der Tuben zu einem Ei zu gelangen. Dieses dreifach gestaffelte System verleiht der Kombinationspille einen Wirkungsgrad von etwa 99,5 Prozent.

Der zweite gebräuchliche Pillentyp läßt die Hormone abwechselnd zur Wirkung kommen. Im ersten Teil des Zyklus liefert eine solche Pille nur ein Östrogen zur Unterdrückung der Ovulation. Später liefert sie Östrogen und Progesteron in einem ausgewogenen Verhältnis. Man will die Nebenwirkungen dadurch einschränken, daß man die Hormondosis kleiner wählt und sich enger an die natürlichen Schwankungen des Hormonhaushalts hält. Aber dadurch ist die Unterdrückung der Ovulation praktisch die einzige Verteidigungsstellung. Zudem können die komplizierten Anwendungsvorschriften verhängnisvoll werden; wenn sie nicht ganz genau befolgt werden, kann es sehr viel leichter zu einer ungewollten Schwangerschaft kommen. Solche Pillen sind also weniger sicher als die Kombinationspillen. Andererseits scheinen Pillen dieser Art

nur bemerkenswert wenige Nebenwirkungen zu haben und kaum gesundheitliche Schäden herbeizuführen.
Dasselbe gilt vermutlich auch für die viel jüngeren »Ein-Hormon-Pillen«. Diese enthalten eine minimale Dosis eines Progesterons (z. B. Chlormadinon-Azetat) und müssen täglich eingenommen werden. Die Nebenwirkungen sind ganz unbedeutend, aber die kleine Dosis Progesteron wirkt nur auf die Zusammensetzung des Zervikalschleimes. Es ist noch nicht ganz sicher, was das im Hinblick auf die Zuverlässigkeit bedeutet, aber es sieht ganz so aus, als würde sie möglicherweise nicht unerheblich (an Pillenmaßstäben gemessen) herabgesetzt – vielleicht auf 97 Prozent.
Der Trend geht eindeutig zur weniger zuverlässigen, aber auch weniger gesundheitsschädlichen Pille (die immer noch weit zuverlässiger ist als alle anderen Verhütungsmethoden). Da zudem in den seltenen Fällen, in denen trotz der Pille eine Schwangerschaft eintritt, eine Schwangerschaftsunterbrechung heute in England kein allzugroßes Problem mehr darstellt, ist zu erwarten, daß die Frauen eine weitestgehend gefahrlose, wenn auch etwas weniger wirksame Pille vorziehen werden; zudem gäbe es dann keinen triftigen medizinischen Grund mehr, die Pille unter ärztlicher Kontrolle zu halten.
Inzwischen hat man auf dem Gebiet der Empfängnisverhütung mehrere neue Wege beschritten, und zumindest auf drei Wegen ist man so weit vorangekommen, daß es allmählich höchste Zeit wird, sich mit ihnen auseinanderzusetzen.

### *Die Pille für Männer*

Viele Männer wollen die Kontrolle über die Empfängnisverhütung unbedingt in der Hand behalten, und viele Frauen müssen sich auf sie verlassen. Aber die Männer haben bisher nur die Möglichkeit der Sterilisation, des Coitus interruptus und des Präservativs. Leider ist die Forschung nach Verhütungsmitteln für Männer auf recht seltsame und sehr schwierige Hindernisse gestoßen. Man hat bis jetzt hauptsächlich nach einer chemischen Substanz gesucht, die, solange sie eingenommen wird, die Spermienproduktion unterdrückt. Diesen Zweck erfüllen mehrere Substanzen, aber alle zeitigen sie bedenkliche Nebenwirkungen oder setzen die Potenz und die Libido erheblich herab.
Gleichwohl stellt man mit einer wachsenden Anzahl chemischer Substanzen derzeit Tierversuche an, und kaum ein Fachmann bezweifelt, daß man eine Substanz finden wird, die beim Menschen

unbedenklich angewendet werden kann – eine Substanz, die entweder eine Hemmung der Spermienproduktion bewirkt oder aber die Spermien bewegungs- oder befruchtungsunfähig macht. Besonders vielversprechend ist die Verhütung durch Impfung. Dabei werden dem Mann Antigene injiziert, die ihn gegen sein eigenes Sperma immun machen, so daß er überhaupt keine Samenzellen bildet oder sie sofort wieder zerstört. Allerdings besteht die Gefahr, daß ein solcher Impfstoff zu gründlich wirkt und dauernde Sterilität hervorruft.

Ich kann mir nicht vorstellen, daß eine wirksame Pille für Männer irgendwelche erheblichen moralischen oder gesellschaftlichen Probleme aufwerfen würde. Sie wäre »lediglich« ein zuverlässiges Gegenstück des Präservativs. Vielleicht werden die Männer nur zögernd nach ihr greifen – viele verwechseln noch Fruchtbarkeit mit Männlichkeit, obgleich in diesem Fall überhaupt kein Zusammenhang besteht –, aber schließlich wird die Pille eine bedeutende Intensivierung des Liebeslebens bei allen Paaren bewirken, bei denen der männliche Partner darauf besteht, die Empfängnisverhütung selbst in die Hand zu nehmen – und sei es mit veralteten Methoden.

## *Reversible Sterilisierung*

Mit einer einzigen Ausnahme verlangen alle heute verfügbaren Methoden der Empfängnisverhütung vor ihrer Anwendung, daß man einen entsprechenden Entschluß faßt. Dieser Entschluß bleibt häufig aus, sei es aus Gleichgültigkeit, Unwissenheit, Vergeßlichkeit oder auch, weil man bewußt ein Risiko eingehen will. Das trifft vor allem die Unverheirateten besonders hart: Ein lediges junges Mädchen kann bei aller Vorsicht eben doch in die Lage kommen, Verkehr zu haben, ohne daß sie vorher damit gerechnet und sich geschützt hat. Der Idealfall wäre, daß ein Entschluß nur dann gefaßt zu werden brauchte, wenn eine Schwangerschaft gewünscht wird. Die übrige Zeit sollten Frauen (und Männer) praktisch unfruchtbar sein.

Die oben erwähnte Ausnahme, die dem Idealfall am nächsten kommt, ist das Intrauterinpessar. Einmal im Uterus, kann es an Ort und Stelle belassen werden, bis die Trägerin wieder zu empfangen wünscht; dann wird es einfach herausgenommen. Aber Intrauterinpessare haben auch schwerwiegende Nachteile. Nur Frauen, die schon geboren haben, sollten sie tragen; bei 20 bis 30 Prozent aller Frauen werden sie aus dem Uterus ausgestoßen; die

Versagerquoten liegen zwischen 2,2 (bei der großen Spirale) und 16 Prozent (bei dem kleinen Ring); es besteht ein Infektionsrisiko, und bei vielen Frauen verursachen sie Schmerzen und Blutungen. Eine der umfassendsten Untersuchungen über das Intrauterinpessar – an fast 24 000 Frauen, größtenteils aus den Vereinigten Staaten – ergab, daß nach vier Jahren fast die Hälfte der Frauen aus dem einen oder anderen Grund vom Gebrauch dieser Methode abgekommen war. Leute, die für das Intrauterinpessar als »Groschenlösung für das Hungerproblem in der Welt« plädieren, dringen selten darauf, daß ihre eigenen Frauen es benützen.

Auch die Sterilisierung ist keine Lösung, da sie bei Frauen überhaupt nicht und bei Männern nur schwer reversibel ist (die günstigste Erfolgsrate, die ich feststellen konnte, beträgt 57 Prozent). Das mag sich noch ändern, aber bis dahin werden sich Männer und Frauen wohl nur dann freiwillig zur Sterilisierung melden (und sollten auch nur dann zugelassen werden), wenn sie wirklich »für immer« steril sein wollen. Doch selbst bei diesen »todsicheren« Fällen kann die Sterilisierung ernsthafte psychologische Folgen haben. Abgesehen von nachträglichen Reuegefühlen, weil man doch lieber mehr Kinder gehabt hätte, können nach einer Sterilisierung Kastrationsängste, Depressionen, Persönlichkeitsveränderungen, Frigidität, Impotenz oder *Ejaculatio praecox* auftreten, besonders wenn der Mann seine sexuelle Selbstsicherheit verliert. Nur wenn er auf diesem Gebiet ganz sicher ist, kann sich eine Sterilisierung bei Männern (und Frauen) günstig auswirken und sogar – durch Ausschalten der Angst vor einer Schwangerschaft – die sexuelle Libido steigern.

Die ersten chemischen Substanzen, die eine garantiert reversible Sterilisation ermöglichen, werden fast mit Gewißheit aus der schon vorhin erwähnten Pille mit der Minimal-Progesterondosis – wahrscheinlich als Impfstoff – entwickelt werden*. Man hofft, daß eine Frau durch eine einmalige Progesteron-Injektion drei bis zwölf Monate lang vor einer Schwangerschaft sicher sein wird, ohne daß ihr normaler Menstruationszyklus durcheinandergerät. Um diesen Dauereffekt zu erreichen, darf das Progesteron nur nach und nach im Organismus freigesetzt werden. Man wendet

* Nicht zu verwechseln mit den allmonatlichen Injektionen, die jetzt allenthalben klinisch untersucht werden. Hier handelt es sich, mindestens bei den bis Ende 1967 durchgeführten Versuchen, um Injektionen der herkömmlichen kombinierten chemischen Kontrazeptiva. Obwohl sich manche auf ihren hohen Wirkungsgrad und eine niedrige Nebenwirkungsquote berufen können, scheint doch keine der normalen Pille so weit überlegen zu sein, daß der monatliche Arztbesuch wegen der Spritze gerechtfertigt wäre – ein Besuch, der sicherlich, und nicht ohne Folgen, hin und wieder einmal aufgeschoben würde.

hier den Kunstgriff an, den Wirkstoff in Tausende von winzigen, wachsähnlichen Kügelchen verschiedener Größe einzubetten, die verschieden schnell resorbiert werden. Noch weiß natürlich niemand, ob diese Mikrokugeln kontinuierlich eine gleichmäßig große Dosis freisetzen können, die genügt, um bei einer großen Anzahl von Frauen eine Schwangerschaft zu verhüten; man weiß auch nicht, wie lange es dauert, bis sich das letzte Kügelchen auflöst und die Frau sich die nächste Spritze geben lassen muß.
Schließlich besteht vielleicht noch die Möglichkeit, mit implantierten Kapseln für einen Schutz auf Jahre hinaus zu sorgen. Die ersten Kapseln dieser Art werden vielleicht für die praktische Anwendung noch zu groß sein, aber in einigen Jahren wird es wahrscheinlich Kapseln geben, die nicht größer sind als ein Streichholz oder ein Zigarettenstummel und die genügend Progesteron abgeben können, um eine Frau auf Jahre hinaus zu schützen. Die Implantation einer Kapsel unter die Haut des Gesäßes würde nur eine kleine Operation nötig machen. Wenn die betreffende Frau wieder empfangen will, müßte sie sich entweder die Kapsel entfernen oder eine Östrogenspritze geben lassen, die die Wirkung des Progesterons aufhebt.
Angenommen, diese reversiblen Sterilisationssubstanzen wären zuverlässig und ungefährlich – was würde das bedeuten? Am wichtigsten wäre vermutlich, daß mit ihrer Hilfe der zeitliche Abstand zwischen den Geburten geregelt werden könnte. Wie wir im dritten Kapitel sehen werden, versagt die aufgeklärte Familienplanung sehr häufig nicht darin, daß die Paare mehr Kinder bekommen, als sie wollen, sondern darin, daß die Kinder eher kommen, als sie erwünscht sind. Hier würde sich ein Wandel sehr günstig sowohl auf das Bevölkerungswachstum wie auch auf das Familienglück auswirken. Was unverheiratete Mädchen betrifft, so liegen die Vorteile auf der Hand – obwohl es lange und stürmische Auseinandersetzungen kosten würde, ehe sich die meisten Eltern damit abfänden, daß ihre Töchter sich bald nach der Pubertät als medizinische Routinemaßnahme eine Kapsel einpflanzen lassen.

## *Die Pille danach*

Alle gegenwärtigen Verhütungsmittel haben einen fundamentalen psychologischen Nachteil. Der amerikanische Biologe Garrett Hardin hat das so ausgedrückt: Sie erfordern »die rationale Vorwegnahme einer Absage an die Vernunft – was sowohl den Logiker

als auch den Dichter in uns beleidigt«. Infolgedessen kommt es häufig vor, daß die Frauen vor dem Geschlechtsverkehr keine Schutzmaßnahmen ergreifen, vor allem, wenn sie jung und unverheiratet sind. Andere müssen mit unglücklichen Zufällen fertig werden, etwa einem verlorenen Präservativ oder einem verrutschten Diaphragma. Für sie wäre das nachträgliche Verhütungsmittel für »den Morgen danach« oder »für alle Fälle« ein großer Segen.
Dafür gibt es viele Möglichkeiten. Einmal könnte man darauf abzielen, das hochempfindliche befruchtete Ei (Zygote) zu vernichten, während es sich auf seiner sechstägigen Wanderschaft durch den Eileiter in den Uterus befindet, wo es sich in die Uterusschleimhaut einnistet, um dort neun Monate lang zu wachsen. Mehrere spezifisch antizygotisch wirksame Substanzen sind entwickelt und im Tierversuch erprobt worden, aber bisher war noch keine darunter, die man für den menschlichen Gebrauch als sicher genug angesehen hätte. Es ist jedoch kaum zu bezweifeln, daß eine hochwirksame und ungefährliche Substanz gefunden werden wird. Eine andere vielversprechende Möglichkeit besteht darin, später einzugreifen und die Implantation des Eies zu verhindern. Einer der Forscher drückt das so aus: »Laßt nicht zu, daß die Geschlechtshormone dem Ei im Uterus ein Federbett bereiten; laßt sie vielmehr ein Bett aus Nägeln schaffen!« Da es die Progesterone sind, die das Federbett bereiten, kann man durch hohe Östrogendosen dies verhindern. Am besten scheint dafür das synthetische Hormon Stilböstrol geeignet zu sein, das man schon oft am Menschen angewendet hat. 1966 und 1967 zum Beispiel verabreichte Dr. John McLean Morris von der Yale University 100 Frauen – zum größten Teil Opfern einer Vergewaltigung, die Anspruch auf eine gesetzliche Schwangerschaftsunterbrechung hatten – Stilböstrol in ziemlich hohen Dosen. Gelegentlich gab es einen Versager, und viele Frauen litten an starker Übelkeit, aber McLean behauptet, daß diese Versager durch eine längere Verabreichung – etwa vier bis sechs Tage lang nach dem Verkehr täglich eine Tablette – und die Übelkeit durch entsprechende Medikamente oder durch Einnahme während der Mahlzeiten verhindert werden könnten. Mehrere andere Forschergruppen, darunter die der großen pharmazeutischen Firmen, stehen mit anderen auf dem Stilböstrol aufbauenden oder stilböstrolähnlichen Substanzen kurz vor der Erprobung am Menschen.
Welche praktische Bedeutung die »Pille danach« erlangen wird, hängt weitgehend davon ab, welche Nebenerscheinungen sie zeitigt und wie oft man sie nehmen muß. Wenn viele Pillen in ziemlich gleichen Zeitabständen nötig sind, mögen verheiratete Frau-

en, die mit regelmäßigem Verkehr rechnen, den fortlaufenden Schutz der alten Pille vorziehen. Wenn sie sich auf die »Pille danach« verließen, müßten sie diese *dauernd* nehmen, falls sie nicht ihre fruchtbaren Tage in der Zyklusmitte ganz genau feststellen können. Wenn hingegen eine Pille genügte, würden sie vielleicht die »Pille danach« vorziehen. Ihre entscheidende Bedeutung wird sie aber sicher für die Unverheirateten haben sowie als nachträgliche Rettung für diejenigen – keineswegs vereinzelten – Frauen, die in einem seelischen Zwiespalt zuerst versuchen, schwanger zu werden, um einen Geliebten oder Ehemann zu halten, und ihren plötzlichen Impuls bald bitter bereuen.
Am meisten wird sich diese Pille jedoch auf dem moralischen Sektor auswirken. Sie wird den jahrhundertealten Streit um die Frage, wann das Leben beginnt oder wo Empfängnisverhütung aufhört und zur Abtreibung wird, wieder aufrühren. Die meisten Biologen vertreten die Ansicht, daß frühestens mit dem Ende der Implantation, wenn die Zygote sich in der Uteruswand eingenistet hat, vom Beginn des Lebens gesprochen werden kann. In diesem Fall wäre sogar die Pille für »die Woche danach« noch ein Verhütungsmittel. Die Meinungen der Theologen über diese Frage sind sehr verschieden. Im Jahre 1869 entschied die katholische Kirche, daß die Seele bei der Empfängnis in Erscheinung tritt und somit jeder Eingriff nach diesem Zeitpunkt Abtreibung ist und streng verurteilt wird. Dennoch verlangt keine einzige Kirche das ordentliche Begräbnis eines abgegangenen Fötus bis hinauf zum siebten Monat.
Doch damit wollen wir uns dem zweiten Hauptgebiet der Geburtenkontrolle zuwenden: Was tut man, wenn die Empfängnisverhütung versagt hat?

### *Schwangerschaftsunterbrechung*

Solange die Empfängnisverhütung noch so oft versagt, wie es heute der Fall ist, werden zahlreiche Frauen sich um eine Schwangerschaftsunterbrechung bemühen und sie vornehmen lassen, um kein unerwünschtes Kind gebären zu müssen. Dabei kümmern sie sich kaum um legale Hindernisse oder um die Meinung des Ärztestandes oder anderer Leute. Und entgegen einer weitverbreiteten Meinung handelt es sich bei diesen Frauen meist nicht um »gewissenlose« junge Mädchen, sondern um »ehrbare« verheiratete Frauen, einfach deshalb, weil die meisten Frauen im gebärfähigen Alter verheiratet sind.

Das große Problem, dem sich so ziemlich jede Gesellschaft gegenübersieht, lautet, inwiefern es moralisch und praktisch möglich ist, dafür zu sorgen, daß solche Eingriffe legal und möglichst gefahrlos vorgenommen werden können.
In diesem Abschnitt vertrete ich die Meinung, daß die Kontroversen über die Schwangerschaftsunterbrechung schließlich mit einem Sieg der Toleranz über das Verbot enden werden – ja, daß es zur »Unterbrechung auf Verlangen« kommen wird. Es besteht berechtigte Aussicht, daß die Biomedizin den Auseinandersetzungen dadurch den Garaus machen wird, daß sie eine akzeptable »Schwangerschaftsunterbrechungs-Pille« entwickelt. Selbst wenn das nicht eintreffen sollte, wird doch die Tatsache, daß wir heute mehr darüber Bescheid wissen, fast zwangsläufig zu größerer Toleranz führen. Dann erhebt sich die wichtige Frage, ob eine großzügig gehandhabte Schwangerschaftsunterbrechung praktisch überhaupt durchführbar ist: Können die Ärzteschaft und andere soziale Institutionen den neuen Erfordernissen genügen?
Der Ausgangspunkt für meine Vorhersage ist die Art und Weise, wie die Grundprinzipien der Diskussion um die Schwangerschaftsunterbrechung festgelegt wurden. Sie wurden um 200 n. Chr. von christlichen Theologen formuliert. In der Sprache unserer Zeit lesen sie sich folgendermaßen (zitiert aus einem Bericht der Church of England über Schwangerschaftsunterbrechung):
»Wir müssen, *als Regel*, die allgemeine Unverletzlichkeit des Fötus ansetzen .. und dann die Beweislast für das Gegenteil mit Entschiedenheit denjenigen aufbürden, die in bestimmten Fällen dieses Recht mit der Begründung aufheben wollen, daß es im Widerstreit mit einem anderen Recht oder mit mehreren anderen Rechten steht, die einen höheren Anspruch auf Anerkennung haben. Nur so ... können wir aufrechterhalten, was das überlieferte Sittengesetz bezweckt, nämlich den Wert und die Bedeutung des menschlichen Lebens.«
Dies ist eine bedeutsame Aussage. Das Lebensrecht des Fötus darf nicht leichtfertig bestritten werden. Aber so aufrichtig man auch dafür eintreten mag, befindet man sich doch in der Defensive. Ich behaupte, daß die »höheren Ansprüche«, die dem Recht des Fötus gegenüberstehen, immer mehr Gewicht erhalten werden, je deutlicher wir erkennen, welch schwerwiegende Folgen es für Menschen und Gesellschaften haben kann, wenn Schwangerschaften *nicht* unterbrochen werden.
Die erste Herausforderung kam von der Medizin, als die Ärzte vorauszusagen lernten, daß Frauen mit gewissen Krankheiten in Lebensgefahr sind, wenn keine Schwangerschaftsunterbrechung

vorgenommen wird. Das war eine ernste Herausforderung von der Praxis her, denn sie war vor allem für die Ärzte sehr wichtig, und die Ärzte sind es ja, die die Schwangerschaftsunterbrechungen vornehmen. Es war jedoch offensichtlich auch eine ernste moralische Herausforderung, denn Eingriffe, wenn das Leben der werdenden Mutter bedroht ist, werden heute in so gut wie jedem nichtkatholischen westlichen Land anerkannt, und immer mehr katholische Ärzte umgehen den Bann der Kirche mit dieser Begründung.

Die zweite Herausforderung begann sich abzuzeichnen, als die Medizin die Risiken der fötalen Schädigung durch Medikamente und Viren erkannte. Diese Herausforderung war schwächer. Risiken sind eben nur Risiken, und eine Schädigung des Fötus muß durchaus nicht immer dessen Tod zur Folge haben. Moral und Medizin konnten darauf bestehen, jede Schädigung nach der Geburt des Kindes so gut wie möglich zu beheben. Trotzdem erkennt jetzt eine wachsende Anzahl von Ländern diese »Härtefälle« an – in England zum Beispiel wurden sie im April 1968 offiziell legalisiert, in vier amerikanischen Bundesstaaten* Ende 1968.

Die dritte Herausforderung geht noch weiter und macht Gesetze notwendig, die so liberal wie nur irgend möglich sein müssen. Sie kommt aus vielen Richtungen: Immer lauter erheben Frauen die Forderung, selbst zu bestimmen, wann und wie viele Kinder sie haben wollen; vernünftige Ärzte vertreten die Ansicht, daß, wenn Frauen ohnehin Schwangerschaftsunterbrechungen vornehmen lassen, es für alle Seiten besser ist, wenn dies auf legalem Weg und auf möglichst ungefährliche Weise geschieht; nüchterne medizinisch-ökonomische Berechnungen sprechen für eine Legalisierung der Schwangerschaftsunterbrechungen: 1964 wurden etwa 35 000 Frauen nach zugegebenermaßen kriminellen oder selbst herbeigeführten Aborten in englischen Krankenhäusern aufgenommen, wo sie 250 000 Betten-Tage beanspruchten, etwa achtzigmal soviel wie 2000 Frauen, bei denen legale klinische Schwangerschaftsunterbrechungen vorgenommen worden waren.

Einen starken Druck übt auch die wachsende Einsicht aus, daß engstirnige Gesetze bezüglich der Schwangerschaftsunterbrechung die Autorität des Gesetzes ganz allgemein untergraben. Da die Gesetze Abtreibungen nicht verhindern können, bewirken sie lediglich, daß die meisten Schwangerschaftsunterbrechungen illegal

* In Colorado, Nord-Carolina, Georgia und Maryland, nicht aber in Kalifornien, wo – wie auch in den genannten vier Staaten – eine Unterbrechung vorgenommen werden kann, wenn die werdende Mutter gesundheitlich oder psychisch ernsthaft gefährdet ist.

erfolgen. Diese Einsicht hat sogar einen amerikanischen katholischen Theologen und Juristen, Pater Robert F. Drinan, zu dem Vorschlag bewogen, alle Gesetze zur Schwangerschaftsunterbrechung aufzuheben.
Doch außerdem wirken sich noch zwei weitere, sehr machtvolle Faktoren aus. Erstens sind aus den verschiedensten Gründen hochentwickelte Gesellschaften in wachsendem Maß auf das Kind hin orientiert. Wir scheinen auf den von dem Psychoanalytiker Erik Erikson vorausgesagten Tag zuzusteuern, an dem »die Allgemeinheit die glühende Überzeugung hegen wird, daß die Verstümmelung einer Kinderseele die schwerste aller Sünden ist«. Wenn dem so ist, müßten an diesem Tag die Grundprinzipien der Schwangerschaftsunterbrechung umgekehrt werden. Fortan müßte bewiesen werden, daß das Recht des Fötus auf Leben größer ist als das unverletzliche Recht eines jeden Kindes, gewünscht und geliebt zu werden.
Der zweite Faktor ist das ständig wachsende Beweismaterial dafür, daß *nicht* unterbrochene Schwangerschaften sehr reale und langfristige Schäden zeitigen können. Dieses Material war durchwegs schon vorher da, aber es handelte sich lediglich um vereinzelte, unsystematische Informationen, meist aus dem engsten Bekanntenkreis – wie dieses Mädchen die Hoffnung auf einen beruflichen Aufstieg aufgeben mußte, wie jene Frau einen Nervenzusammenbruch erlitt, als sie ihr Kind im Stich lassen mußte, wie hier ein Kind auf die schiefe Ebene geriet, weil seine Eltern es ablehnten, dort ein Säugling totgeprügelt wurde. Solche »Einzelfälle« konnten mit einem Achselzucken abgetan werden; so geschah es, und so geschieht es auch heute noch. Aber jetzt, da die Wissenschaften vom Menschen diese Fakten sammeln und die Massenmedien sie uns vor Augen führen, kann man sie nicht mehr so leicht ignorieren.
Hierfür nur ein Beispiel: 1966 berichteten zwei schwedische Psychiater von der ersten über einen langen Zeitraum hinweg durchgeführten Beobachtung von Kindern, die zur Welt kamen, nachdem ihren Müttern eine Schwangerschaftsunterbrechung verweigert worden war. Es handelte sich um 120 Kinder, die alle bis zu ihrem 21. Geburtstag beobachtet wurden. Die Ergebnisse, verglichen mit einer entsprechenden Gruppe normaler Kinder, sahen folgendermaßen aus:

| | unerwünschte | normale Kinder |
|---|---|---|
| Psychiatrische Untersuchung und Krankenhausaufnahme erforderlich | 28,3 % | 15,0 % |
| Im Strafregister erfaßte jugendliche Straffällige | 18,0 % | 8,0 % |
| Öffentliche Unterstützung nach dem 16. Lebensjahr | 14,0 % | 2,0 % |
| Schulbildung über das gesetzliche Minimum hinaus | 14,0 % | 33,0 % |
| Ungesicherte Kindheit (Pflegeeltern, Einweisung in Heime usw.) | 69,0 % | 28,0 % |

(Aus F. Forssman und Inga Thuwe, *Acta psychiatrica scandinavica* [1968], Bd. 42, S. 71–88.)

Zweifellos zeigen sich hier schlimme Schäden, die sich auf lange Zeit hin auswirken, Schäden, die die Sozialausgaben in die Höhe schnellen lassen. Wenn Moral allein von Vernunft und wirtschaftlichem Denken abhinge, fände die Debatte um die Schwangerschaftsunterbrechung sicher schnell ein Ende. Zieht man jedoch die Abnahme der moralischen Autorität und die Zunahme der oben angedeuteten Interessen in Betracht, so scheint es tatsächlich, als sähe man allmählich in Vernunft und Wirtschaftlichkeit die Grundlage für eine Moral der Schwangerschaftsunterbrechung.

Nun wollen wir uns den praktischen Problemen zuwenden. Wenn viele Gesellschaften nach milderen Gesetzen suchen, dann kommt es vor allem darauf an, ob man in der Praxis damit fertig werden kann und ob die Allgemeinheit einen Nutzen davon hat.

Ich möchte den letzten Punkt zuerst behandeln – Hätte die Allgemeinheit einen Nutzen davon? – und die drei Schlüsselfragen stellen, die oft gegen eine Erleichterung der Schwangerschaftsunterbrechung ins Feld geführt werden. Dann werden wir auf die entscheidende Frage zurückkommen: Können wir in der Praxis mit liberaleren Gesetzen fertig werden?

*Führt die Schwangerschaftsunterbrechung zu gesundheitlichen Schäden?*

Allgemein gesprochen sind Schwangerschaftsunterbrechungen in jenen Ländern der Welt am ungefährlichsten, wo sie am einfachsten zu erlangen sind: in Japan und im Ostblock. Das liegt hauptsächlich daran, daß sie zum größten Teil im Krankenhaus, aber auch daran, daß sie frühzeitig vorgenommen werden. Wo eine Schwangerschaftsunterbrechung leicht zu erreichen ist, müssen nur wenige Frauen die medizinisch wertvollen ersten Wochen auf die aufreibende Suche nach der Möglichkeit einer fachgerechten Operation und einem geschickten Operateur verwenden. In Japan zum Beispiel, wo von 1959 bis 1963 5 138 000 Schwangerschaftsunterbrechungen vorgenommen wurden, gab es nur 210 Todesfälle, das sind 4,1 Todesfälle auf 100 000 Schwangerschaftsunterbrechungen. In Osteuropa, wo die Schwangerschaftsunterbrechung aus sozialen Gründen im Krankenhaus nach den ersten drei Schwangerschaftsmonaten nicht mehr erlaubt ist, lauten die Zahlen (für Anfang der 60er Jahre): 4,5 in Jugoslawien, 3,1 in Ungarn und 1,2 in der Tschechoslowakei.

In anderen Ländern ist es nahezu unmöglich, die Sterbeziffern zu schätzen, da niemand genau sagen kann, wie viele Schwangerschaftsunterbrechungen vorgenommen werden. Für England ergibt eine grobe Schätzung, daß jährlich etwa 50 Frauen an den Folgen einer Schwangerschaftsunterbrechung sterben, also 25 pro 200 000 Eingriffe – über fünfmal mehr als in Japan*.

Was die Morbidität angeht, so ist die Sterilität am meisten gefürchtet. Diese kann oft nach einer verpfuschten Abtreibung eintreten, ist aber weit weniger häufig nach Schwangerschaftsunterbrechungen im Krankenhaus. Eine umfangreiche neuere skandinavische Untersuchung** stellte sie in der Folge von 1 bis 6 Prozent der legalen Schwangerschaftsunterbrechungen fest. Das ist ungefähr der gleiche Prozentsatz wie nach Geburten.

* In England gab es 1966 20 Todesfälle bei 2000 legalen Schwangerschaftsunterbrechungen; dabei handelte es sich allerdings überwiegend um »äußerste Härtefälle«, in denen Eingriffe aus therapeutischen Gründen vorgenommen wurden. Im gleichen Jahr starben 30 Frauen im Krankenhaus nach nichtklinischen (also meist kriminellen) Aborten. Wenn man annimmt, daß diese Zahl sämtliche Todesfälle nach Eingriffen umfaßt, kommt man zu einer Gesamtzahl von 50 Todesfällen. Ich gehe davon aus, daß in England jährlich rund 200 000 Schwangerschaftsunterbrechungen vorgenommen werden – eine Zahl, die angesichts der wenig wirksamen Verhütungsmethoden nicht zu hoch ist.

** J. Lindahl, *Somatic Complications Following Legal Abortion*, Svenska bokforlaget, Stockholm (1959).

Weitaus gefährlicher sind die illegalen Schwangerschaftsunterbrechungen. Etwa zur Hälfte werden sie von den Frauen selbst vorgenommen. Der erste Versuch wird gewöhnlich mit Alkohol und einem heißen Bad gemacht, mit Mutterkorn-Extrakt, Chinin oder einer der vielen anderen »Medizinen für Frauen«, die der Drogist ohne weiteres verkauft. Da solche Medikamente selten das bewirken, was sie sollen, nehmen die Frauen häufig große Mengen davon ein, und Tod durch Überdosierung kann, wenn auch selten, die Folge sein. Wenn das Medikament versagt, greifen sie unter Umständen verzweifelt zu gefährlicheren Mitteln, etwa zur Strick- oder Häkelnadel. In »zivilisierten« Ländern ist auch das heute selten geworden, aber noch immer besteht auf der ganzen Welt die häufigste Methode, eine Fehlgeburt selbst herbeizuführen, darin, daß sich die Frauen mit einem zugespitzten Stecken in der Hand auf den Boden legen.

Die fachkundigeren Hinterhofabtreiber bedienen sich der Seifenwasser-Instillation mit einer Spritze. Diese Methode kann gefährlich sein, wenn Luft oder Flüssigkeit in die Uterusvenen eindringt, nachdem der Fötus von der Uteruswand entfernt ist. Wenn Luft in den Blutkreislauf gerät, ist ein schneller Tod fast unvermeidlich. Seifenwasserembolie ist nicht unbedingt tödlich, kann aber lokale Gangräne oder einen Nierenschaden verursachen.

Die zweite hauptsächliche Todesursache bei diesen Hinterhofmethoden ist die Infektion: Der gefährlichste Bazillus, *Clostridium Welchii,* kann in zwölf Stunden tödlich wirken; Rettung ist nahezu unmöglich, es sei denn, daß sofort ein geschickter Arzt hinzugezogen wird. Andere Infektionen kommen häufig vor, sind aber nur selten tödlich, wenn sie behandelt werden; die Frau kann jedoch eine Dauerschädigung der Nieren davontragen oder eine Schädigung des Uterus, der Eileiter und der Ovarien, die nicht selten zur Unfruchtbarkeit führt. Antibiotika vermindern die Gefahr, müssen aber rasch gegeben werden. Dies bedeutet, daß die Frau den kriminellen Abort zugeben muß, was sie aus Scham, Angst oder Schuldbewußtsein, oder weil sie den Abtreiber unter keinen Umständen verraten will, nur sehr ungern tut.

### *Führt Schwangerschaftsunterbrechung zu seelischen Schäden?*

Wenn damit offenkundige Geisteskrankheiten gemeint sind – etwa Psychose oder Schizophrenie –, so bietet das geringe Beweismaterial, über das wir verfügen, keine Anhaltspunkte für einen Zusammenhang. Eine Schwangerschaftsunterbrechung wird solche Krankheiten weder herbeiführen noch heilen, und auch eine abgelehnte Schwangerschaftsunterbrechung wirkt sich in dieser Hinsicht nicht aus. Deshalb ist vielmehr die Frage wichtig, ob bei einer bereits ernsthaft geisteskranken Frau eine Schwangerschaft unterbrochen werden sollte oder nicht.

Wenn nicht, bedeutet das, daß man eine geisteskranke Frau dazu zwingt, ein Kind zu gebären, das sie nicht wünscht – für Mutter und Kind keine erfreuliche Aussicht.

Was »soziale« seelische Erkrankungen betrifft – neurotische Schuldgefühle nach einer Schwangerschaftsunterbrechung, Depressionen, Streß-Reaktionen und so weiter –, so stimmen die meisten Psychiater darin überein, daß die Schwangerschaftsunterbrechung für zwei Gruppen riskant ist: für die narzißtisch oder masochistisch veranlagten Frauen, deren persönliche Integrität durch eine Schwangerschaftsunterbrechung zerstört werden könnte, und für die akut depressiven Frauen, deren gegen sich selbst gerichteter Aggressionstrieb zu unerträglichen Schuldgefühlen führt, wenn eine Schwangerschaftsunterbrechung vorgenommen wird. Nur eine anhaltende, intensive psychiatrische Hilfe während und nach der Schwangerschaftsunterbrechung – wie sie sich der Psychiater, die Patientin und auch die Gesellschaft nur selten leisten können – wäre imstande, das Risiko eines Selbstmords oder Nervenzusammenbruchs nach einer Schwangerschaftsunterbrechung zu beseitigen. Daher wird man in solchen Fällen eine Schwangerschaftsunterbrechung ablehnen müssen.

Andererseits kann auch die Ablehnung einer Schwangerschaftsunterbrechung zu Selbstmord oder Nervenzusammenbruch führen. Die immer wieder vorgebrachte Behauptung, noch keine Frau, der eine Schwangerschaftsunterbrechung verweigert wurde, habe Selbstmord begangen, ist einfach nicht wahr; die Krankengeschichten vieler Psychiater beweisen das*.

Was geringere psychische Schäden angeht – Schuldgefühle, Reue usw. –, so ist hier das Beweismaterial nicht eindeutig. In einer Schweizer Untersuchung sprachen 50 Prozent der Frauen nach Schwangerschaftsunterbrechungen von starken Schuld- und Reuegefühlen. In einer schwedischen Untersuchung sprachen etwa 10 Prozent von sehr starken Schuldgefühlen. Eine norwegische Befragung ergab nur bei 2 Prozent der Frauen sehr starke Schuldgefühle. Eine solch große Variationsbreite in der Reaktion läßt darauf schließen, daß entweder die Untersuchungen schlecht durch-

* Bei E. Tylden, »Suicide Risk in unwanted Pregnancy« in *Medical World* (1966), 104, 25, 28, kann man ein paar erschreckende Krankengeschichten nachlesen.

geführt wurden oder daß die psychologische Reaktion auf eine Schwangerschaftsunterbrechung nicht inhärent, sondern von der Umwelt beeinflußt ist. Einige Krankenhäuser in der Schweiz sind zwar außerordentlich liberal, die allgemeine Stimmung im Lande richtet sich jedoch eindeutig gegen die Schwangerschaftsunterbrechung. In Norwegen dagegen ist man weithin tolerant eingestellt. Mit anderen Worten: Eine Gesellschaft, die sich darauf versteift, Schwangerschaftsunterbrechungen wirkten sich psychologisch schädlich aus, sagt weniger die Folgen voraus, als daß sie sie erzeugt.

*Führt Schwangerschaftsunterbrechung zu sozialen Schäden?*

Oft hört man die Meinung, daß eine weitgehende Tolerierung von Schwangerschaftsunterbrechungen die Achtung vor dem Leben untergraben werde, ja, daß Schwangerschaftsunterbrechung auf Verlangen der erste Schritt zu einem neuen Auschwitz sei.
Stimmt das wirklich? Wird als Argument vorgebracht, die Frauen selbst würden durch leicht erreichbare Schwangerschaftsunterbrechungen seelisch verhärtet, so ist das eine brutale Verdrehung der Beweggründe, aus denen sie eine Schwangerschaftsunterbrechung anstreben. Einige Frauen mögen solch einen Eingriff auf die leichte Schulter nehmen. Aber die meisten tun das nicht; es macht ihnen keine Freude, ihre Leibesfrucht umzubringen. Wenn man andererseits behauptet, die Gesellschaft als Ganzes würde seelisch verhärtet, so gibt es keinerlei Beweis dafür, daß in Gesellschaften mit leicht erreichbarer Schwangerschaftsunterbrechung eine solche Verhärtung stattgefunden hat. Im Gegenteil – das einzige Land in neuerer Zeit, das die Abtreibung durch schwerste Strafandrohungen radikal zu unterbinden suchte, war ausgerechnet das Land der Konzentrationslager, nämlich das nazistische Deutschland der 30er Jahre. Tolerante Gesetze über Schwangerschaftsunterbrechung beruhen auf komplexeren, weniger autoritären Auffassungen über menschliche Werte und Rechte; es ist unwahrscheinlich, daß solche Gesetze von starren, unmenschlichen Gesellschaften erlassen werden oder zu einer Erstarrung und Entmenschlichung führen.

*Kann die Gesellschaft mit toleranteren Gesetzen fertig werden?*

Wird, wenn ein Land liberale Gesetze einführt – wie England 1968 das getan hat und wie viele amerikanische Staaten das planen –, dadurch wirklich der »Eisberg« der Schwangerschaftsunterbrechung weiter aus dem Wasser gehoben, so daß es fortan mehr sichere legale und weniger gefährliche illegale Schwangerschaftsunterbrechungen gibt? Wenn man diese Frage verneinen müßte, dann wäre die Reform der Gesetze zur Schwangerschaftsunterbrechung weitgehend Zeitverschwendung.

Um es gleich vorweg zu sagen: Bei den jetzigen Gegebenheiten muß man die Frage generell tatsächlich verneinen, und das wird sich so lange nicht ändern, bis sich zwei bedeutsame Wandlungen vollzogen haben. Einmal muß sich die Einstellung der Gynäkologen – der Leute, die die legalen, ungefährlichen Schwangerschaftsunterbrechungen vornehmen – so wandeln, daß sie dem neuen Geist der liberalen Gesetze entspricht. Und zum anderen muß sich, wenn das nicht geschieht, das gesamte System der legal durchgeführten Schwangerschaftsunterbrechungen ändern, das heißt, es muß neu bestimmt werden, wo und von wem sie vorgenommen werden. Das ist jedoch unmöglich, solange nicht die Gesetzgebung Schwangerschaftsunterbrechung auf Verlangen uneingeschränkt erlaubt.

Liberalere Gesetze können liberaleren Gynäkologen lediglich die Möglichkeit geben, Schwangerschaftsunterbrechungen auf breiterer Basis mit offizieller Billigung und medizinisch sicher durchzuführen. Sie können niemanden zwingen, solche Eingriffe wider sein besseres Wissen und Gewissen vorzunehmen. Was immer das Gesetz vorschreibt, das letzte Wort hat der Gynäkologe: Er hat das Recht, eine Schwangerschaftsunterbrechung zu verweigern, das Recht, seine eigenen Maßstäbe anzulegen; er hat, wenn man so will, das Recht, Gott zu spielen. Und aus Gründen, die auf der Hand liegen, gehören die Gynäkologen zur Gruppe derjenigen, die sich zuallererst für das Prinzip einer Schwangerschaftsunterbrechung auf Verlangen entscheiden möchten*.

* Bei einer im Februar 1967 von der Zeitschrift *Modern Medicine* durchgeführten Befragung von 40 000 amerikanischen Ärzten waren nur 14 Prozent der Ärzte und ein winziger Prozentsatz der Gynäkologen dafür, eine Schwangerschaftsunterbrechung aus großzügiger sozialer Indikation gesetzlich zu erlauben, während generell 87 Prozent der Ärzte eine gewisse Lockerung der entsprechenden Gesetze befürworteten; in England ergab vor kurzem eine Befragung der Mitglieder des Royal College of Gynaecologists, daß 192 von ihnen jede sozial indizierte Schwangerschaftsunterbrechung ablehnten und nur fünf sie befürworteten.

Was passiert also, wenn sehr liberale Gesetze eingeführt werden? Es kommt zunächst zu einer Häufung der Anträge auf nunmehr legale Schwangerschaftsunterbrechung. Jetzt können mehr Frauen sich ohne Angst oder Scham an ihren Hausarzt wenden, und viele werden, wenn es einen staatlichen Gesundheitsdienst gibt, eine kostenlose Schwangerschaftsunterbrechung im Krankenhaus der privaten Schwangerschaftsunterbrechung für 100 Pfund vorziehen. In kurzer Zeit werden die Krankenhäuser überfüllt sein.

Dann wird verschiedenes passieren. Die weniger liberalen Gynäkologen, die schon stets alle Antragstellerinnen abgewiesen haben, finden nun noch bessere Entschuldigungen hierfür. Die liberaleren hingegen, die es auch schon vor Einführung der neuen Gesetze fertigbrachten, Hunderte von Schwangerschaftsunterbrechungen im Krankenhaus vorzunehmen, werden mit der Arbeit nicht mehr fertig. Und die vielen Frauen, die abgewiesen werden müssen, gehen entweder nach Hause und tragen ihre Kinder bis zur Geburt aus oder suchen einen Hinterhofabtreiber auf oder vertrauen sich den 100-Pfund-Privatärzten an, die es schon immer gab und die jetzt Geschäfte machen wie noch nie. Bald wird sich ein neues Gleichgewicht einspielen: Die Zahl der ungefährlichen, im Krankenhaus vorgenommenen Schwangerschaftsunterbrechungen wird zwar höher sein, aber ansonsten wird sich nicht viel ändern. Die meisten Frauen werden weiterhin bei dem gewohnten Verfahren bleiben – dem Besuch bei der hilfreichen Madam um die Ecke. So geht es leichter und schneller, es werden keine Fragen gestellt, und oft ist es erstaunlich billig*.

Eine solche zunächst massive, dann rasch abebbende Flut von Anträgen bei nur geringfügigem Rückgang der illegalen Aborte hat es in Schweden und Dänemark nach der Einführung liberalerer Gesetze gegeben**; derzeit geschieht das gleiche in Großbritannien.

* Nach einer 1966 durchgeführten National-Opinion-Poll-Befragung von über 2000 Frauen, die eine Schwangerschaftsunterbrechung hatten vornehmen lassen, gaben 63 Prozent der »Illegalen« an, daß sie weniger als 5 Pfund gezahlt hätten; weitere 25 Prozent zahlten zwischen 5 und 30 Pfund.

** Schweden und Dänemark führten in den ausgehenden 30er Jahren umfassende liberale Gesetze zur Schwangerschaftsunterbrechung ein. Eine weitere Liberalisierung ist in Schweden 1946, in Dänemark 1956 erfolgt. In Schweden kamen vor dem Zweiten Weltkrieg kaum zehn legale Schwangerschaftsunterbrechungen auf 1000 Lebendgeburten, aber nach 1946 stieg die Quote bis auf 57 pro 1000 im Jahre 1951. Damit war der Höhepunkt erreicht. Danach fiel der Anteil stetig und schwankt jetzt zwischen 27 und 31 pro 1000. In Dänemark lag der Schwerpunkt 1961 bei 70 auf 1000. Die Quote ist aber jetzt wieder auf 48 bis 60 abgesunken. In beiden Ländern ist die Zahl der illegalen Abtreibungen

Die Gründe dafür sind ähnlich denen auf dem Gebiet der Schwangerschaftsverhütung. Die meisten Frauen bringen es nicht über sich, die umständliche Genehmigungsprozedur für eine legale Unterbrechung über sich ergehen zu lassen. Lieber gehen sie »gleich um die Ecke«, als daß sie sich den geschniegelten, neugierigen Wachhunden der Gesellschaft stellen.

Wenn man die verhängnisvollen Folgen der unhygienischen Hinterhof-Abtreibungen verhindern will, kann man das nur, wenn man die Struktur des legalen Systems der Schwangerschaftsunterbrechungen ändert.

Einmal könnte man es den liberaleren und positiv eingestellten, in der Schwangerschaftsunterbrechung erfahrenen Gynäkologen ermöglichen, mehr Eingriffe mit weniger Umstandskrämerei vorzunehmen. Praktisch heißt das: Neben die Krankenhäuser, in denen Schwangerschaftsunterbrechungen vorgenommen werden, müssen spezielle Kliniken mit einem Stab qualifizierter Gynäkologen treten, die ein minimales Honorar verlangen: Dieses muß die Betriebs- und Pflegekosten decken und eine bescheidene Summe für die ärztlichen Bemühungen einschließen.

Solche Kliniken, in denen eine Unterbrechung 30 bis 40 Pfund kostet, sind in Großbritannien eingerichtet worden. Aber sie reichen lediglich für einen winzigen Bruchteil der Frauen aus, die einen Eingriff wünschen. Immer noch muß das Gewissen der meisten Gynäkologen, die Schwangerschaftsunterbrechung auf Verlangen durchführen, gekauft werden, und zwar um teures Geld.

In diesem Fall gibt es eine weitere Möglichkeit: Man kann die Qualifikationsansprüche herabsetzen. Das ist keine so verzweifelte Lösung, wie man zunächst annehmen möchte, denn es gibt eine Technik, die das möglich macht: die Vakuum-Methode der Schwangerschaftsunterbrechung, bei der der Fötus buchstäblich aus dem Uterus herausgesaugt wird. Diese Technik ist so leicht zu erlernen, daß Hausärzte sie nach ein paar Stunden einwandfrei anwenden können. Sie verlangt keinerlei chirurgische Erfahrung, und die Patientin muß nicht einen einzigen Tag das Bett hüten! In der UDSSR, in Osteuropa und China, wo dies die meistangewandte Methode der Schwangerschaftsunterbrechung ist, verlassen die Frauen schon eine Stunde nach dem Eingriff wieder die Klinik. Gegen ihre allgemeine Einführung im Westen spricht allein, daß viele Gynäkologen sie nicht für ganz ungefährlich halten,

kaum oder überhaupt nicht zurückgegangen. Die englische Zahl von 50 000 legalen Schwangerschaftsunterbrechungen im ersten Jahr nach der Einführung des neuen Gesetzes bedeutet ein Verhältnis von 50 Eingriffen auf 1000 Lebendgeburten.

weil die betreffenden Frauen unter Umständen dadurch unfruchtbar werden könnten. Andere bestreiten das entschieden: Eine der ersten Ärztinnen zum Beispiel, die diese Methode in England anwandte, hat über 50 Absaug-Schwangerschaftsunterbrechungen ohne irgendwelche nennenswerten Komplikationen durchgeführt*. Aber ob das Risiko nun klein ist oder groß – meines Wissens hat noch niemand behauptet, es sei größer als das der Hinterhof-Abtreibungen, deren Zahl durch die Vakuum-Methode ganz beträchtlich eingeschränkt werden könnte.

Nur wenn eine Gesellschaft die Schwangerschaftsunterbrechung auf Verlangen gestattet (und dafür ausreichende Einrichtungen schafft), wird sich die Lage radikal ändern. Dies ist in den Ländern des Ostblocks geschehen. Die entsprechenden Gesetze** verfolgen, wie ausdrücklich gesagt wird, das Ziel, die Schädigungen durch illegale Abtreibungen zu vermindern und (ich zitiere wörtlich aus den Einführungsbestimmungen zu den sowjetischen Gesetzen) »den Frauen die Möglichkeit zu geben, die Frage, ob sie Mutter werden wollen oder nicht, selbst zu entscheiden«.

Drei Ergebnisse dieser großzügigen Gesetze zur Schwangerschaftsunterbrechung fallen besonders ins Auge. Erstens sind die kriminellen Aborte tatsächlich in erstaunlichem Maße zurückge-

* Dorothy Kerslake, »Vacuum Aspiration« in *Abortion in Britain Today*, Pitman Medical Publishing Co., London 1966.

** In Bulgarien, Ungarn, Rumänien und der UdSSR wird eine Schwangerschaftsunterbrechung auf Wunsch der Frau bewilligt. In Polen muß sie ihre »schwierige soziale Lage« einem Arzt nachweisen, der dann die Genehmigung zu einer Schwangerschaftsunterbrechung geben kann. In Ungarn gibt es ärztliche Kommissionen, die die Genehmigung zur Schwangerschaftsunterbrechung geben, aber es handelt sich um eine reine Formsache, da sie gesetzlich dazu verpflichtet sind, dem Wunsch nachzugeben, wenn die Antragstellerin darauf besteht. In Jugoslawien und in der Tschechoslowakei wird die Genehmigung durch ein Gremium von Ärzten und Vertretern der Sozialämter erteilt, die bei der Beurteilung der Gründe für die Schwangerschaftsunterbrechung jedoch sehr großzügig sind. In Jugoslawien gilt als Grund, wenn die Geburt eines Kindes »zu einer ernsten persönlichen, familiären oder wirtschaftlichen Notlage der schwangeren Frau führen würde, die nicht auf andere Weise vermieden werden kann«. In der Tschechoslowakei werden alle Gründe anerkannt: das Alter der Frau; eine »große Kinderzahl«; Tod oder Erwerbsunfähigkeit des Ehegatten; die Möglichkeit, daß die Familie zerbricht; der Fall, daß die Frau Hauptverdienerin ist; der Fall, daß die Frau unverheiratet ist und in eine schwierige Lage gerät, wenn sie das Kind austrägt. Die DDR hat sehr konservative Gesetze. Schwangerschaftsunterbrechungen werden in Krankenhäusern vorgenommen, wo die Frau gewöhnlich zwei oder drei Tage bleibt; ist sie Lohnempfängerin, so bekommt sie anschließend noch einen bezahlten Krankenurlaub. Schwangerschaftsunterbrechung aus medizinischer Indikation ist kostenlos, Schwangerschaftsunterbrechung auf Verlangen muß bezahlt werden, doch ersetzt der Staat einen Großteil der Kosten.

gangen, wenn auch nicht vollständig verschwunden. In der Tschechoslowakei zum Beispiel kommen jetzt drei legale Schwangerschaftsunterbrechungen im Krankenhaus auf eine kriminelle Abtreibung, und in Ungarn ist das Verhältnis 5 oder 6 zu 1. Zweitens ist auch die Geburtenziffer stark gesunken, obwohl einige dieser Länder durch Zuschüsse für kinderreiche Familien und ähnliche Programme eine entschieden positive Bevölkerungspolitik betreiben. Drittens ist es – so sagt man jedenfalls – zu einer »Abtreibungsmentalität« gekommen. Man erklärt das damit, daß die Frauen, anstatt zuverlässige Kontrazeptiva zu benützen, zur Schwangerschaftsunterbrechung als bevorzugter Methode der Geburtenregelung übergegangen sind.

Daran ist vermutlich etwas Wahres. In Ungarn kamen 1964 auf 1000 Geburten 1400 Schwangerschaftsunterbrechungen; in vielen Städten der UdSSR gibt es genau so viele Schwangerschaftsunterbrechungen wie Geburten; und in anderen Staaten des Ostblocks schwankt das Verhältnis zwischen Abtreibungen und Lebendgeburten zwischen 250 und 600 zu 1000.

Diese Zahlen scheinen erstaunlich hoch zu sein und werden im Westen gern als schlagkräftiges Argument gegen eine Zulassung der »Abtreibung auf Verlangen« angeführt. Aber im Vergleich zu vielen anderen Industrienationen sind sie vermutlich keineswegs außergewöhnlich hoch. So schätzt man, daß es in mehreren westeuropäischen Ländern alljährlich ebenso viele Abtreibungen wie Geburten gibt. Sogar in Großbritannien, einem Land, in dem die Familienplanung und die Aufklärung über Verhütungsmittel eine relativ lange Geschichte haben, kommen wahrscheinlich auf 1000 Lebendgeburten rund 200 Abtreibungen (jährlich also etwa 200 000). In den Vereinigten Staaten werden nach Alan Guttmacher jährlich 900 000 Schwangerschaftsunterbrechungen vorgenommen, also ebenfalls rund 200 auf je 1000 Lebendgeburten*.

Also gibt es in gewisser Hinsicht in jedem Land eine »Abtreibungsmentalität«. Der einzige wirkliche Unterschied zwischen West und Ost besteht darin, daß im Westen die meisten Schwangerschaftsunterbrechungen illegal sind. Überdies läßt sich feststellen, daß in Ländern mit hohen Abtreibungsquoten die Verhütungsmethoden *stets* rückständig waren (nicht daß man irgendwann auf früher wirksame Methoden verzichtet hätte). Die »Abtreibungsmentalität« ist also kein brauchbares Argument; viel mehr spricht dafür, daß man die Aufmerksamkeit darauf konzen-

* Diese Schätzung stützt sich u. a. auf die Tatsache, daß 12 Prozent aller Städterinnen mindestens eine Schwangerschaftsunterbrechung zugeben.

trieren sollte, die Beratung über die Möglichkeiten der Familienplanung zu intensivieren und »für alle Fälle« die Schwangerschaftsunterbrechung auf Verlangen zu gestatten.
Aber vielleicht wird die Wissenschaft bald schon Beratung und Unterbrechung durch die Entwicklung einer zuverlässig wirkenden Abortiv-Pille überflüssig machen.
Eine Abortiv-Pille ist nicht das gleiche wie die Pillen für den »Morgen danach« oder die »Woche danach«, die jetzt auf den Markt kommen, wenngleich diese fast durchgehend als Abortiva bezeichnet werden. Frauen nehmen die »Pille danach«, um eine Empfängnis zu verhüten. Auch wenn sie möglicherweise erst nach der Empfängnis wirksam wird, ist die Absicht doch immer die, eine Schwangerschaft gar nicht erst beginnen zu lassen. Eine echte Abortiv-Pille hingegen beendet eine gesicherte Schwangerschaft. Von ihr kann man wirklich sagen, daß sie den Uterus ausräumt. Sie würde erst dann genommen werden, wenn die erste Periode ausgeblieben ist und man noch zehn Tage gewartet hat, ehe die Befürchtung durch einen Schwangerschaftstest bestätigt wird.
Eine Möglichkeit besteht darin, chemische Substanzen zu verwenden, die eine künstliche Menstruation herbeiführen und den noch winzigen implantierten Embryo aus dem Uterus schwemmen. Im Winter 1966/67 haben Forscher an der schwedischen Universität Uppsala eine solche Substanz (F 6103) an 50 jungen Frauen ausprobiert, denen aus medizinischen Gründen eine legale Schwangerschaftsunterbrechung gestattet worden war. Man gab ihnen 20 bis 50 Tage nach dem Ausbleiben der Periode eine einzige Tablette. Nur bei fünf Frauen wirkte die Substanz; allerdings haben spätere Untersuchungen ergeben, daß sie bei früherer Verabreichung bessere Erfolge und weniger Nebenwirkungen zeitigt.
Eine andere Möglichkeit bestünde darin, mit einer Substanz zu arbeiten, die alle schnell wachsenden Zellen mit hoher Teilungsfrequenz angreift. Es gibt viele solcher Zellteilungsgifte, die gewöhnlich gegen Krebszellen eingesetzt werden. Sie sind jedoch auch als Abortiva außerordentlich wirksam – ein Fötus ist ja ebenfalls eine schnell wachsende Gewebemasse. Die Nebenwirkungen sind, wie zu erwarten, ziemlich drastisch. Eine reichliche Dosis eines Antimetabolikums zerstört die Knochenmarkszellen und die Schleimhäute, die den Verdauungstrakt auskleiden. Solche Substanzen haben eine potentiell letale Wirkung, und in Ärztekreisen ist vielfach die Rede davon, daß sie für den Krebspatienten tödlicher sind als der Krebs selbst. Also kommen Antimetabolika als Abortiva nur in Betracht, wenn eine spezifisch antifötale Pille entwickelt wird.

Zum dritten wäre es möglich, in das Immunitätssystem einer schwangeren Frau einzugreifen, das verhindert, daß sie den Fötus abstößt. Er besteht aus fremdem Gewebe, wie jedes Organtransplantat, und nach den normalen biologischen Gesetzen müßte er in wenigen Wochen abgestoßen werden. Offensichtlich gelten diese Gesetze hier also nicht, aber wie das System im Mutterleib funktioniert, das den Fötus schützt, ist noch nicht bekannt. Wenn man Genaueres darüber weiß, wird sich vielleicht eine Möglichkeit finden, es so zu beeinflussen, daß der Fötus ohne Gefährdung der Schwangeren abgestoßen wird.

Wenn – oder sobald – ein unschädliches, wirksames orales Abortivum entwickelt ist, wird eine einschneidende Veränderung eintreten. Eine Schwangerschaftsunterbrechung wäre dann moralisch, psychologisch, medizinisch und sozial diskret – nicht auffälliger als das Einnehmen einer Aspirintablette gegen Kopfweh. Niemand brauchte fortan Schwangerschaftsunterbrechungen vorzunehmen, außer denjenigen, die sie wünschen. Die meisten Frauen ziehen dann vielleicht eine Schwangerschaftsunterbrechung der Empfängnisverhütung vor, wie der amerikanische Biologe Garrett Hardin es voraussagt. Zunächst gäbe es vielleicht Bedenken, die aber bald zu einem gelegentlichen Zweifel verblaßten, der ja, wenn nötig, im nächsten Monat immer noch beseitigt werden könnte.

Es hätte auch keinen Sinn, diese Einstellung dadurch unterdrücken zu wollen, daß man solche Pillen rezeptpflichtig macht oder – was zunächst bestimmt der Fall sein wird – sie moralisch und gesetzlich mit einem strengen Bann belegt. Abtreibung war schon stets etwas weitgehend Illegales. Und man kann Menschen nie daran hindern, etwas zu tun, was sie unbedingt tun möchten und wovon sie wissen, daß es im Bereich der Möglichkeiten liegt. Eine Kontrolle erreicht nur, daß viele Menschen ihre Würde und vielleicht ihr Leben verlieren, indem sie sich das zweitbeste verschaffen.

Neue technische Erfindungen haben schon früher scheinbar unerschütterliche moralische Grundsätze ins Wanken gebracht. Die Abortiv-Pille könnte die gleichen Folgen haben. Ich kann nicht glauben, daß das nicht zu unseren Gunsten ausschlagen sollte. Wenn medikamentöse Schwangerschaftsunterbrechung die medikamentöse Empfängnisverhütung unterstützt, dann liegt es nicht mehr außerhalb der menschlichen Möglichkeiten, daß jeder seine individuelle Entscheidung darüber trifft, wie er es mit der Fortpflanzung halten will. Für die persönliche Freiheit wäre das ein entscheidender Sieg.

Nur eines könnte diesem Sieg seinen Glanz nehmen: wenn die einzelnen Entscheidungen sich so stark summieren würden, daß die Gesellschaft ein Nein dazu sagen müßte. Das jedoch – die Kontrolle des Bevölkerungswachstums – ist das Thema des nächsten Kapitels.

## 2 Bevölkerung

Die Zahl der Menschen, die eine Gesellschaft hervorbringen sollte, entspricht nicht unbedingt der Zahl der Kinder, die die Angehörigen dieser Gesellschaft haben wollen. Allgemein sieht man in dieser Tatsache einen unmittelbaren Konflikt zwischen dem Willen des einzelnen und dem Willen des Staates; man glaubt, daß eine Steuerung des Bevölkerungswachstums zwangsläufig das Recht eines jeden beschneiden müsse, so viele Kinder in die Welt zu setzen, wie er will. Diese Vorstellung weckt starke emotionelle Reaktionen. Schon glaubt man, die Kontrollbeamten zu sehen, die dafür sorgen, daß Kinder nur mit freundlicher Genehmigung des Ministeriums für Fruchtbarkeitskontrolle geboren werden.

Inzwischen hören wir täglich vom wachsenden Elend großer Teile der Erdbevölkerung. Wir lesen von übervölkerten Gebieten, wo die Menschen von Dürre, Hungersnot und Seuche heimgesucht werden, von Millionen von Kindern, die an Unterernährung langsam zugrunde gehen, von Tausenden von Dörfern, auf denen Armut und Arbeitslosigkeit lasten und deren Bewohner in die Städte strömen, die ohnehin schon bersten und verkommen. Kalkutta, so hören wir, wird in fünfzig Jahren vielleicht 60 Millionen Einwohner haben, und bei der jetzigen Wachstumsgeschwindigkeit wird die Bevölkerung der Weltstädte in einem Jahrhundert sich vervierzigfachen. Die Fläche, die sie einnehmen, könnte sich verhundertfachen und dann einem Fünftel der Festlandsfläche der Erde entsprechen. Jahr für Jahr verkünden die Statistiken die gleiche, unbarmherzige Wahrheit: Während die Welt allmählich immer mehr Nahrungsmittel und andere lebensnotwendige Dinge zu produzieren vermag, erhält der einzelne allmählich immer weniger davon. Während das privilegierte Drittel der Menschheit immer reicher wird, werden die beiden armen Drittel immer ärmer. Ein Land nach dem anderen muß feststellen, daß es unter dem bloßen Gewicht seiner Bevölkerungszahl langsam untergeht, so sehr es um eine Befreiung aus der durch Armut und durch eine Wirtschaft, die ausschließlich für den eigenen Bedarf produziert, verursachten Stagnation ringt. Nicht mehr darüber, *ob* diese Länder Hungersnöten und ihrem Untergang zutreiben, sondern *wann* dieser Zusammenbruch eintritt, stellen heute die Fachleute ihre Vermutungen an – und dieser Zusammenbruch wird in der ganzen Welt ein Chaos auslösen.

In den privilegierten Ländern geht inzwischen der Kampf nicht ums Überleben, sondern darum, wie man anständig überlebt, ohne die Umwelt zu zerstören. Das Problem, mit dem wir fertig werden müssen, ist die explosive Zunahme von Wohlstand und Mobilität, die noch zu einer schleichenden Bevölkerungszunahme dazukommt. Nicht so sehr die Masse der Menschen als vielmehr fehlende Planung und Gier nach Gütern und Dienstleistungen lassen unsere Städte verkommen und die Vorstädte wuchern, verstopfen die Straßen und verschmutzen Luft, Wasser und Erdboden. Immer dichter rücken die stahl- und asphaltbedeckten Flächen zusammen und verdrängen von Jahr zu Jahr immer mehr die stillen, noch unberührten Gebiete. Ein Bevölkerungszuwachs von 7 Prozent in zehn Jahren fällt für Straßenplaner oder all diejenigen, die einen ruhigen Strand suchen, kaum ins Gewicht, wenn sich in der gleichen Zeit die Zahl der von den Autofahrern zurückgelegten Kilometer mehr als verdoppelt, wie das in England von 1956 bis 1966 geschehen ist.

Aber natürlich fällt es doch ins Gewicht. Auch bei den langsam wachsenden Völkern gelten noch immer die Regeln der Zinseszinsrechnung. Und wenn sie lange genug wirksam sind, zeitigen sie immer noch absurde Folgen. Bei einem jährlichen Bevölkerungszuwachs von 0,7 Prozent in England sprechen viele Experten noch von Stabilität, doch bedeutet es immerhin eine Verdoppelung der Einwohnerzahl in 100 Jahren. Wenn das 2000 Jahre lang so weiterginge, wäre die Bevölkerung um das Millionenfache angewachsen, so daß dann auf jeden Quadratmeter über 150 Menschen kämen. Diese unsere Nachkommen hätten dann, wenn sie wie die Sardinen in den vielgeschossigen Häusern lebten, die Wärmegrenze erreicht; die Wärme, die von ihren eigenen Körpern und ihren Maschinen erzeugt wird, könnte nicht mehr schnell genug in den Raum abgestrahlt werden*. Schon heute leidet der größte Teil der Stadtbevölkerung (das ist heute der größte Teil der Gesamtbevölkerung) unter dem Druck der Übervölkerung – eine Art biologische Klaustrophobie hat sich eingestellt, deren Auswirkungen vom gegenseitigen Sichanschreien der Autofahrer in einer Verkehrsstockung bis zur brodelnden Gewalttätigkeit in den Slums und den schwarzen Gettos reichen können. Das einzige politische Gebilde in der ganzen Welt, wo heute die Geburtenziffer unter der Sterbeziffer liegt, ist Westberlin; der durchschnittliche Bevölkerungszuwachs der Industrienationen beträgt 1,3 Prozent im Jahr – also doppelt soviel wie im »stabilen« England. Die Konsequenzen liegen auf der Hand. Irgendwann muß die Bevölkerungszunahme aller Länder, ob arm oder reich, freiwillig

* J. H. Fremlin, »How many People can the World Support?« in *New Scientist,* 24, S. 285.

beschränkt werden; wenn nicht, wird sie auf eine sehr viel unangenehmere Weise zum Stillstand gebracht werden.
Wie das in den Entwicklungsländern geschehen könnte, darüber ist oft und viel geschrieben worden, und hier handelt es sich in der Tat wohl um das vordringlichste und bedrohendste aller Menschheitsprobleme. Dennoch möchte ich hier nicht näher darauf eingehen, weil es vielleicht noch etwas Wichtigeres zu besprechen gibt. Wenn man sich die Zahlen ansieht, die aus den Industrienationen vorliegen, zeichnen sich Möglichkeiten ab, wie sich das Bevölkerungswachstum so steuern ließe, daß es zu keinem Konflikt zwischen der Gesellschaft und dem Recht des einzelnen auf Kinder kommt. Ehe wir aus den Entwicklungsländern vergleichbare Daten haben, müssen wir ihre Probleme im Licht dessen betrachten, was wir über unsere eigenen Probleme wissen.
Dieses Kapitel handelt also von der Bevölkerungspolitik in den fortgeschrittenen Industrienationen – in den Ländern, die die ärmeren Länder seit zwanzig Jahren mit guten Ratschlägen überschütten und ihnen predigen, ihre Geburtenziffern seien nicht unabänderlich, die aber selbst ihr eigenes Bevölkerungswachstum unbekümmert weiterhin als unwandelbar betrachten. Sie planen ihre Wirtschaft und Industrie, ihre Städte, Häuser, Schulen, Krankenhäuser, Kommunikationsmittel und den Verkehr, die Landwirtschaft, die Energiequellen und die Sozialleistungen – nur die Bevölkerungspolitik in ihre Planung mit einzubeziehen, das haben sie nicht nötig.
Warum planen wir nicht, wie viele Menschen es geben soll? Auf diese Frage gibt es viele Teilantworten; es lohnt sich vielleicht, darauf kurz einzugehen. Einmal ist klar, daß die Vorstellungen von der angenehmsten Bevölkerungsdichte sich gewaltig unterscheiden. Mancher fühlt sich im lebhaften Gewimmel der Großstadt am wohlsten, während er menschenleere, öde Landstriche verabscheut. Für andere gilt genau das Gegenteil. Da man sich also nicht ohne weiteres einigen kann – und da der Zuwachs, solange die Bevölkerung sich nicht alle 20 Jahre verdoppelt, noch nicht allzu bedrohlich ist –, neigt man bei uns dazu, den einfachsten Ausweg zu wählen, nämlich alles laufen zu lassen. Wir würden es vielleicht durchaus begrüßen, wenn die Bevölkerungszunahme zum Stillstand käme, aber wir lassen sie eben doch zu und versuchen dann, mit den Folgen fertigzuwerden.
Bedenklich ist freilich, daß diese Folgen nicht rückgängig zu machen sind. Wir können weder schon existierende Menschen noch ihre Häuser wieder verschwinden lassen; daher verlieren wir im gleichen Maß, in dem die Bevölkerungsdichte zunimmt, die Frei-

heit, uns für eine andere Bevölkerungsdichte zu entscheiden: Aus einer Vorstadt kann man nicht eine »City mit ländlicher Umgebung« machen. Mögen wir auch danach streben, eine Vielfalt von Umwelten zu schaffen, die Bevölkerungszunahme wird alle unsere Pläne hinwegschwemmen, und zwar unwiederbringlich.

Hier fehlt eine umfassende öffentliche Aussprache und Abstimmung über gewünschte zukünftige Umwelten – vielleicht mit Hilfe des Fernsehens. Klar umrissene Lösungen sind zwar wohl nicht zu erwarten, aber zumindest wäre es ein erster Schritt, um die Dinge in die Hand zu bekommen. Es mag sein, daß der Vorschlag einer »Megalopolis« mit Schnellverkehrswegen zu einem überfüllten Nationalpark fürs Wochenende die meisten Stimmen erhielte, vielleicht aber auch nicht. Wir sollten zumindest versuchen, das herauszufinden – und dann annehmen, daß unsere Kinder und Enkel ebenso denken werden. Zur Zeit sieht es aus, als ob wir ihnen recht wenig Spielraum für eine eigene Wahl ließen.

Weiter wird behauptet, große Bevölkerungen und schnelles Wachstum – in vernünftigen Grenzen – seien gut für die Wirtschaft. Große Industrien brauchen große Märkte, und wenn die Leute Kinder bekommen, müssen sie Geld ausgeben – für größere Häuser, womöglich für neue Häuser in Vorstädten, für größere Autos, für mehr Essen, Kleidung, Medikamente. Als Musterbeispiel führen einige Fachgrößen die Tatsache an, daß die Weltwirtschaftskrise von 1930 auf ein allgemeines Absinken der Geburtenziffer folgte. Ein anderes Beispiel dieser Experten ist Mexiko: Seine Bevölkerung wächst im Jahr um erstaunliche 3,5 Prozent, aber seine Wirtschaftskapazität wächst fast doppelt so schnell wie die der Vereinigten Staaten. Und ähnliches mehr.

Was schließt man nun daraus? Daß wir hohe Geburtenziffern brauchen, um eine wirtschaftliche Expansion herbeizuführen? Oder daß wir nicht gelernt haben, die Industrie und die sozialen Kräfte auf eine stabile Bevölkerung einzustellen, weil wir so etwas noch nie hatten? Expansion durch Bevölkerungswachstum kann ungeheuer viel Gutes bringen, sie kann aber auch einen hohen Preis fordern. Mexiko hat in den letzten Jahren 130 000 Quadratkilometer Anbaufläche verloren. Die dort zu verzeichnende wirtschaftliche Expansion wäre für eine stabile oder abnehmende Bevölkerung offensichtlich von noch größerem Vorteil; oder man könnte den gleichen Vorteil unter geringerer Beeinträchtigung der Umwelt erlangen. Vielleicht sollten wir doch wenigstens den Versuch dazu machen, zumal ja heute alle Experten massive Produktionssteigerungen durch die Automation und das gefürchtete Freizeitproblem voraussagen. Der Mensch ist ein sehr erfindungsreiches Lebewesen; ich jedenfalls weigere mich zu glauben, daß wir es nicht fertigbrächten, eine brauchbare Grundlage für Wirtschaft und Industrie zu schaffen, selbst wenn die Bevölkerung verhältnismäßig schnell abnähme.

Ein dritter Grund liegt in der Befürchtung, daß bei stagnierender oder sinkender Bevölkerungszahl die ständig abnehmende Zahl junger Menschen die stets zunehmende Last der älteren Bevölkerung nicht mehr tragen könnte. Gewiß, der prozentuale Anteil der Alten würde sich allmählich vergrößern, aber bei einem langsamen Bevölkerungsschwund würde, wie Professor Fremlin in seinem Aufsatz »An Optimum Population for Britain« (in *New Scientist*, 21. 12. 1967) aufgezeigt hat, selbst ohne Berücksichtigung der Sterbefälle die Zahl der mehr als 65jährigen jährlich um höchstens 1,5 Prozent der Zahl der unter 65jährigen zunehmen, und »dieser Prozentsatz liegt weit unter der Produktivitätssteigerung, die wir technisch mühelos erreichen können«. In Wirklichkeit wäre die Zunahme weit geringer, da die Sterblichkeitsquote bei alten Menschen sehr viel höher ligt als bei jungen, und etwa 70 bis 80 Jahre nach Aufhören des Bevölkerungsschwundes käme sie von selbst zum Stillstand. Inzwischen wächst aber die Erdbevölkerung weiter.

Ein vierter und wesentlicher Einwand beruft sich darauf, daß wir keine vernünftige Bevölkerungsplanung betreiben können, solange wir mit unseren Voraussagen über das Verhalten der Bevölkerung so weit danebenschießen. Demographen werden noch häufiger Lügen gestraft als Amateurmeteorologen. Man erinnere sich daran, daß sie den steilen Anstieg der Geburtenziffer nach dem Krieg ebensowenig vorauszusagen vermochten wie die fallenden Geburtenziffern in den 60er Jahren. Solche Voraussagen sind verteufelt schwierig. Die zukünftige Größe und Altersstruktur einer Bevölkerung hängt von vielen Einzelfaktoren ab – von der Sterbeziffer in jeder Altersgruppe, vom Heiratsalter, von dem Verhältnis der verheirateten zu den unverheirateten Frauen, der durchschnittlichen Familiengröße und den Abständen zwischen den Geburten; alle diese Faktoren verändern sich unablässig, sind unabhängig voneinander, wirken sich womöglich entgegengesetzt aus. Daher beruhen die meisten Voraussagen auf dauernd revidierten Schätzwerten von Entwicklungen und können nur eine ungefähre obere und untere Grenze für die zu erwartende Bevölkerungszahl angeben, keineswegs aber die Zahl, die am wahrscheinlichsten ist.

Einige dieser Schätzwerte beruhen auf bloßer Raterei. Die offizielle Bevölkerungsvorhersage für England zum Beispiel beruht auf der Annahme, daß die Sterbeziffern für die Menschen unter 40 Jahren innerhalb der nächsten 40 Jahre um mehr als die Hälfte sinken werden. In Wirklichkeit waren sie jedoch in den letzten 15 Jahren auffallend konstant, und die Sterbeziffern für junge Männer sind sogar leicht angestiegen. Andererseits sind zumindest manche kurzfristige Vorhersagen nicht nur geraten. Die folgende Tabelle zeigt, daß man recht gut vorhersagen kann, wie viele Kinder, Jugendliche und Erwachsene es in 15 oder 20 Jahren geben wird, da Kinder und Jugendliche heute nur noch selten sterben.

Bevölkerung in Großbritannien in Millionen

| Alter | 1965 | 1970 | 1975 | 1980 | 1985 | 1990 |
|---|---|---|---|---|---|---|
| 0–4 | 4,8 | | | | | |
| 5–9 | 4,1 | 4,8 | | | | |
| 10–14 | 3,8 | 4,1 | 4,8 | | | |
| 15–19 | 4,3 | 3,8 | 4,1 | 4,8 | | |
| 20–24 | 3,7 | 4,3 | 3,8 | 4,1 | 4,8 | |
| 25–29 | 3,4 | 3,7 | 4,3 | 3,8 | 4,1 | 4,8 |

Aus John Borcham, »The Pressure of Population« in *New Society*, 3. März 1966. (Ein sehr anschauliches Beispiel dafür, wie Bevölkerungsvoraussagen angestellt werden.)

Die Hauptschwierigkeit liegt natürlich darin, die freigelassenen Seiten in der Tabelle auszufüllen: Wie viele Geburten sind zu erwarten? Da die Sterbeziffern heutzutage mehr oder weniger konstant sind, hängt alles von der künftigen Entwicklung der Fertilität ab. Dem Demographen erleichtert das seine Arbeit, denn wenn man auch nicht gut die Leute fragen kann, wann sie zu sterben beabsichtigen, kann man sie doch fragen, wie sie ihre Familien planen. Anstatt aus Tendenzen der Vergangenheit und Gegenwart Schlüsse zu ziehen, kann man die Ausgangsbasis künftiger Entwicklungen untersuchen, das heißt, die *Absichten* für die Zukunft als Grundlage nehmen. Bisher haben nur sehr wenige Demographen diese einmalige Gelegenheit wahrgenommen, vor allem deswegen, weil die meisten Regierungen zu knausrig sind, um die notwendigen mühsamen Untersuchungen zu finanzieren. In England zum Beispiel wurde erst Mitte 1966 von der offiziellen Behörde für derartige Vorhersagen – dem General Register Office – die erste große Untersuchung über Zukunftspläne auf Landesebene fertiggestellt, obwohl sie seit Jahren dazu gedrängt worden war. Die umfassenden Arbeiten, die über dieses Thema existieren, stammen überwiegend aus den Vereinigten Staaten. Dazu gehört das berühmte Projekt »Growth of American Families«, das zeigte, um wieviel verläßlicher diese Arbeitsmethode ist als das traditionelle Ratespiel*. Allerdings beruhen auch diese hochmodernen Untersuchungen auf relativ kleinen Testgruppen, und sie erfassen nur selten die Gründe, aus denen die Befragten ihre Entscheidungen treffen.

Freilich wird es selbst mit solchen neuen Methoden nie absolut verläßliche Vorhersagen geben. Aber ist das denn wirklich ein so großes Problem? Schließlich bringt doch jede Voraussage immer höhere Zahlen. Und selbst wenn das nicht der Fall wäre, so treffen doch fast allwöchentlich Regierungen weitreichende politische Entscheidungen, die auf wesentlich weniger sicheren Informationen beruhen, als die Demographen sie uns liefern.

Ob sie nun durchschlagen oder nicht, jedenfalls sind dies die vier häufigsten Einwände, mit denen jede Ablehnung einer Bevölkerungskontrolle begründet wird. Doch den letztlich ausschlaggebenden Grund kennen wir natürlich alle: die Annahme, eine Einschränkung des Bevölkerungswachstums bedeute notwendigerweise eine Einschränkung unseres Rechts, so viele Kinder zu haben, wie wir wollen.

Aber ist diese Annahme richtig? Oder bedeutet Bevölkerungskontrolle nicht vielmehr, daß der Staat uns hilft, Kinder nicht zu bekommen, die wir nicht haben wollen? Und selbst wenn die erste Annahme bis zu einem gewissen Grade zuträfe, würde sich wirklich jemand daran stoßen? Das sind die Kernfragen der Bevölkerungszunahme und ihrer Kontrolle, und sie sind es wert, ausführlich betrachtet zu werden.

Die Tabelle auf Seite 60 zeigt die Geburten- und Sterbeziffern verschiedener Industrieländer. Meines Erachtens ist es erlaubt, eine Geburtenziffer von 18 – das ist so ziemlich die neueste Zahl

* P. K. Whelpton u. a., *Fertility and Family Planning in the United States*, Princeton University Press, 1966.
In einer Befragung im Rahmen der »Growth of American Families«-Untersuchung gab eine Testgruppe von Frauen 1955 an, sie wollten bis 1960 durchschnittlich zwischen 0,69 und 0,71 Kinder haben. In Wirklichkeit hatten sie durchschnittlich 0,75 Kinder. Das lag zum großen Teil daran, daß manche Ehepaare ihre Fruchtbarkeit unterschätzt hatten. Schließt man diese aus, so ergeben sich Zahlen von 0,91 (geplante Kinder) und 0,92 (tatsächlich geborene Kinder). Wenn kurzfristige Vorhersagen so genau sein können, kann man langfristige Vorhersagen schon etwas hoffnungsvoller angehen. Tatsächlich sind die Differenzen zwischen den höchsten und niedrigsten Schätzungen in den GAF-Vorhersagen hinsichtlich der Bevölkerungsentwicklung in den USA weit kleiner als in den üblichen, auf Grund bloßer Tendenzen erratenen Schätzungen.

# Einige Geburten- und Sterbeziffern
(je 1000 der Bevölkerung)

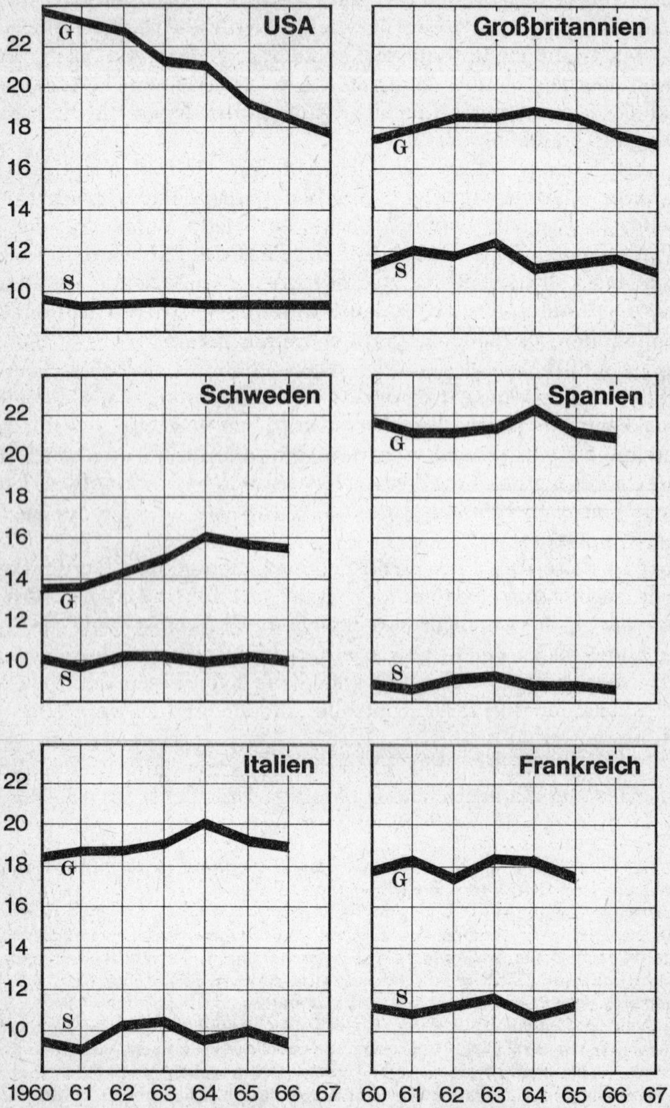

für die Vereinigten Staaten und Großbritannien – als verhältnismäßig typisch zu bezeichnen. Nun fragt sich, um wieviel diese Zahl zurückginge, wenn jedermann hundertprozentige Geburtenkontrolle anwenden würde – reversible Sterilizer etwa, so daß zu jeder Schwangerschaft ein positiver, überlegter Entschluß nötig wäre. Würde die Geburtenziffer auf die Höhe der Sterbeziffer fallen, so daß die Bevölkerungszunahme im Laufe der Zeit zum Stillstand käme?*

Beschäftigen wir uns zunächst einmal mit den unehelichen Kindern. Bei der Möglichkeit einer hundertprozentigen Fruchtbarkeitskontrolle wären nur sehr wenige vor ihrer Empfängnis erwünscht (was nicht heißt, daß nicht manche nach ihrer Geburt oder schon während der Schwangerschaft erwünscht sind). Es ist vielfach bewiesen, daß manche unverheiratete Frauen aus den verschiedensten Gründen ein Kind »brauchen« und daher für ein Versagen der Empfängnisverhütung sorgen, aber ich bezweifle, daß sie das auch tun würden oder tun wollten, wenn sie ein solches Versagen eigens ins Werk setzen müßten. Ich meine daher, daß man sämtliche unehelichen Kinder ausklammern darf**, was für Großbritannien und die Vereinigten Staaten die Geburtenziffer um 8 Prozent verringern würde. Damit fällt die Geburtenziffer von 18 auf 16,6.

Nun zu den verheirateten Paaren. Wie viele von ihren Kindern haben sie nicht gewollt? Diese Frage ist nicht leicht zu beantworten, vor allem, weil die Untersuchungen so schwer durchzuführen sind. Fragt man beispielsweise die Eltern von fünf Kindern, wie viele Kinder sie haben wollten, so werden sie fast immer sagen:

* Es ist wichtig, die Entwicklung auf lange Frist zu sehen. Fast alle Industrieländer erlebten ein steiles Ansteigen der Geburtenkurve, das bald nach 1945 einsetzte und Mitte der 60er Jahre seinen Höhepunkt erreichte. In den Vereinigten Staaten war diese Entwicklung besonders stark ausgeprägt; erst jetzt fängt die Geburtenziffer wieder an zu fallen. Die ersten dieser damals geborenen Kinder fangen jetzt an, ihrerseits emsig Kinder in die Welt zu setzen, während die Kinder aus den Gipfeljahren nicht vor den 80er Jahren mit ihrer Massenproduktion beginnen werden. Infolgedessen wird die Geburtenziffer in der nächsten Zeit hoch bleiben, es sei denn, die Familiengröße sinkt drastisch ab oder die Leute bekommen ihre Kinder sämtlich erst viel später. Auf weite Sicht jedoch – in etwa 15 Jahren – wären die Auswirkungen einer Geburtenbeschränkung zunehmend spürbar.

** Wenn das fragwürdig erscheint, so wird ein Ausgleich dadurch erreicht, daß die meisten unehelichen Kinder von jungen Müttern geboren werden. Junge Mütter tragen erheblich zum Ansteigen der Geburtenziffer bei. Wenn man das in Rechnung stellt, kommt man zu dem gleichen Rückgang der Geburtenziffer, selbst wenn 10 Prozent der gegenwärtigen Zahl an unehelichen Kindern auch weiterhin zur Welt kämen.

fünf; es sei denn, ihre vielen Sprößlinge sind ihnen wirklich eine große Last. Nur wenige bringen es fertig, ein Kind zu verleugnen, das sie in die Welt gesetzt haben. Der Wahrheit wird man nur dann näherkommen, wenn man die Paare am Beginn ihrer Ehe nach der geplanten Kinderzahl fragt und die Angaben später mit dem tatsächlichen Ergebnis vergleicht. Aber wie wir gesehen haben, dauert es lange, bis man auf diese Weise zu Ergebnissen kommt, und außerdem revidieren Eltern ihre Pläne ohnehin, wenn die Kinder kommen und sich ihre Verhältnisse ändern. Auch der Begriff »wünschen« ist nicht leicht zu definieren. In einer idealen Welt ohne Geld-, Wohnungs-, Erziehungs- und sonstige Schwierigkeiten hätten die meisten Paare wohl gern recht viele Kinder. Die GAF-Untersuchungen zum Beispiel ergaben, daß die Amerikaner 3,7 als ideale Kinderzahl betrachten. Wenn man jedoch fragt, wie viele Kinder die Ehepaare unter ihren gegebenen Verhältnissen haben wollen, so geben sie fast immer eine niedrigere Zahl an (3,1 bis 3,4 nach der GAF-Untersuchung). Es gibt also bei der Familiengestaltung einen Faktor der Selbstbeschränkung, der die Begriffe »erwünscht« und »unerwünscht« stark verwischt.
Aus all diesen Gründen können geschätzte Werte kaum mehr als geratene Werte sein. Dennoch wollen wir für das Folgende von der Annahme ausgehen, die GAF-Untersuchungen seien typisch. Eine der wichtigsten Feststellungen, die übrigens durch viele andere Untersuchungen bestätigt wird, war, daß die meisten Paare ihre Familien planen, indem sie Vorsichtsmaßnahmen zunächst überhaupt nicht oder nur gelegentlich anwendbar, bis sie so viele Kinder haben, wie sie sich wünschen. Anschließend bedienen sie sich intensiv der Empfängnisverhütung (und der Abtreibung). Im einzelnen ergaben sich vier Hauptarten der Familienplanung oder Fruchtbarkeitskontrolle:
*Vollständig geplante Fortpflanzung. 21* Prozent aller Ehepaare betreiben vom Anfang ihrer Ehe an zuverlässige Empfängnisverhütung und unterbrechen diese nur, wenn sie ein Kind haben wollen. Bei ihnen gibt es sehr wenige unerwünschte Schwangerschaften und keine unerwünschten Kinder.
*Teilweise geplante Fortpflanzung.* 25 Prozent der Paare überlassen alles der Natur, bis sie, vielleicht eher, als sie eigentlich wollten, ein oder zwei Kinder haben, vermeiden jedoch dann zufällige oder ungeplante Schwangerschaften und bekommen keine unerwünschten Kinder.
*Teilweise ungeplante Fortpflanzung.* 37 Prozent sind ein wenig sorgloser, was den Zeitpunkt der Geburten betrifft. Bei diesen Paaren ist mindestens eine Empfängnis ungeplant oder zufällig;

wenn man sie jedoch fragt, war keine Schwangerschaft wirklich unerwünscht. Entweder sie fanden sich damit ab, oder es kam zu einer Schwangerschaftsunterbrechung. Weitere Schwangerschaften sind jedoch mit weit größerer Wahrscheinlichkeit unerwünscht, obwohl sie durch eine Schwangerschaftsunterbrechung beendet werden könnten.

*Übermäßige Fortpflanzung.* Dies betrifft die 17 Prozent, die schlecht planen und zugeben, daß sie mehr Kinder haben, als ihnen lieb ist.

Es sieht also so aus, als gäben nur die letzten 17 Prozent ein oder mehr unerwünschte Kinder zu. Nehmen wir an, ein Drittel von ihnen hätte eines, die übrigen hätten zwei Kinder mehr als gewünscht, so können wir, da sie alle etwa drei Kinder wollten, die zuletzt errechnete Geburtenziffer um 5 Prozent verringern. Damit kommt man zu einer neuen Geburtenziffer von 15,8.

Vermutlich könnte sie noch viel niedriger sein. Bei hundertprozentiger Fruchtbarkeitskontrolle hätte die größte Gruppe (»teilweise ungeplante Fortpflanzung«) sicher viel weniger Kinder. Außerdem wurde bei anderen Untersuchungen eine weit höhere Anzahl unerwünschter Kinder festgestellt. In England ergab zum Beispiel in jüngster Zeit die Befragung von 120 Familien*, daß 28 Prozent aller Eltern mit vier und mehr Kindern und 14 Prozent aller Eltern mit zwei oder drei Kindern ursprünglich weniger Kinder wollten. Wenn das schon hoch erscheint, so wird das Ergebnis dadurch noch erstaunlicher, daß alle befragten Familien den höchsten sozio-ökonomischen Gruppen angehörten, die allgemein als die besten Familienplaner gelten.

Wie steht es andererseits mit der Vielzahl der Paare, die weniger Kinder bekommen, als sie sich wünschen, oder überhaupt unfruchtbar sind? Wenn es der Medizin gelingt, die Ursachen der Sterilität zu beheben, werden diese Paare die Geburtenziffer mit Kindern, die sie sich wünschen, jedoch bisher nicht bekommen konnten, erheblich in die Höhe treiben. In manchen Gebieten Zentralafrikas, wo mindestens die Hälfte aller Frauen überhaupt keine Kinder bekommen kann, werden sich dadurch bedrückende ethische Probleme für alle diejenigen Stellen ergeben, die sich mit dem Bevölkerungswachstum befassen. Unfreiwillige Kinderlosigkeit kann ein zehrender Kummer sein. Wie intensiv forscht man nach der Ursache dieser erstaunlich häufigen Anomalie? Dasselbe Problem besteht jedoch auch in Bevölkerungen, die weniger von der Norm abweichen. Eines der verblüffendsten Resultate der

* Elizabeth Still, »The Planned Families« in *Family Planning*, Januar 1968.

GAF-Untersuchung war die Erkenntnis, daß die Geburtenziffer um 13 Prozent steigen würde, wenn jede Frau so viele Kinder hätte, wie sie sich wünscht. Was wird zuerst da sein – der reversible Sterilizer oder das Allheilmittel für Sterilität? Wie werden beide sich auf die Geburtenziffer auswirken? Niemand weiß es.

Der nächste Abstrich, den wir an der Geburtenziffer vornehmen können, hat nichts mit der Kinderzahl zu tun. Es geht um die Zeiteinteilung: Wann wird geheiratet, und in welchen Zeitabständen werden die Kinder geboren? Bei all den dringenden Mahnungen, nach denen einer Bevölkerungsexplosion einzig und allein durch Beschränkung der Familiengröße Einhalt geboten werden könnte, möchte man es kaum glauben – aber es handelt sich hier um Faktoren von entscheidender Bedeutung, über die zudem nur allzuoft nicht frei entschieden werden kann: Erstaunlich häufig ist es nicht möglich, den Zeitpunkt von Heirat und Geburt nach Belieben zu bestimmen.

In vielen Ländern, Großbritannien, Dänemark, Schweden, Deutschland und die Vereinigten Staaten eingeschlossen, sind etwa 40 Prozent aller Bräute unter 21 schwanger. Das ist vermutlich häufig einfach die Folge davon, daß ehewillige junge Leute die Hochzeitsnacht nicht abwarten; aber trotzdem müssen noch immer viele dieser Eheschließungen durch ein bißchen Liebe und Pech oder durch Pech und ein Machtwort der Eltern zustande kommen, und das hat oft bittere Folgen. Wenn alle diese Mädchen ihre Fruchtbarkeit hundertprozentig kontrollieren könnten, würden wohl viele die Heirat um Jahre hinausschieben. Auch nach der Heirat ist das »Pech« ungewollter Kinder heute immer noch häufig. Die meisten Paare bekommen ihr erstes Kind nach der kürzestmöglichen Zeit. Sie wenden keine Verhütungsmittel an, um eine Zeugung hinauszuzögern; daher ist das Kind, wann immer es kommt, ihrer Ansicht nach geplant. Manche Paare setzen das fort, bis sie die gewünschte Kinderzahl erreicht haben; ihre Kinder sind ebenfalls alle »geplant«. Die meisten Paare jedoch versuchen, gewisse Abstände zwischen den Geburten einzuhalten, gehen dabei aber nicht konsequent vor. Laut GAF-Untersuchung ist die Folge davon, daß mehr als die Hälfte aller Schwangerschaften, die nach Beginn der Empfängnisverhütung eintreten, ungeplant ist.

Da noch niemand untersucht hat, um wieviel früher als erwünscht diese zufälligen Schwangerschaften eintreten, läßt sich unmöglich abschätzen, wie sich eine zuverlässige Zeitwahl der Schwangerschaften auf die Geburtenziffer auswirken würde. Wir können deshalb lediglich ausrechnen, was für einen erstaunlichen Unterschied schon eine geringfügige Änderung der Zeitwahl bewirkt.

Man stelle sich zwei Länder vor. Das eine ist bewohnt von Menschen, die sich schnell fortpflanzen. Jede Frau heiratet an ihrem 20. Geburtstag, will sofort ein Kind und bekommt es, wenn sie gerade 21 ist. In Abständen von je 18 Monaten bekommt sie noch zwei weitere Kinder. In dem anderen Land pflanzen sich die Menschen langsam fort; sie heiraten mit 23 Jahren, also genau drei Jahre später als die »schnellen Fortpflanzer«. Sie wenden 18 Monate lang Verhütungsmittel an und bekommen daher ihr erstes Kind 2½ Jahre nach der Heirat. Ihre zwei weiteren Kinder kommen jeweils 2½ Jahre später zur Welt. Keines dieser beiden Beispiele ist für heutige Familienverhältnisse extrem, aber wenn die sonstigen Umstände gleich wären, läge die Geburtenziffer der »Langsamen« 20 Prozent unter der der »Schnellen«. Bei gleichbleibender Fortpflanzungsrate in den nächsten Generationen hätten 100 »Schnelle« 504 *Urenkel,* 100 »Langsame« aber nur 336 *Enkel.*

Der Unterschied in den Geburtenziffern der »Schnellen« und der »Langsamen« ist nicht größer als gewisse Schwankungen der Geburtenziffer, zu denen es in diesem Jahrhundert in vielen Industrienationen schon gekommen ist. In den Vereinigten Staaten beispielsweise sank das Durchschnittsalter der Erstgebärenden von 24 Jahren (in den 30er Jahren) auf 21 bis 21½ Jahre (in den späten 50er Jahren) – ein Rückgang um 2½ bis 3 Jahre. Für nachfolgende Geburten sank das Alter sogar um etwa drei bis vier Jahre seit dem Ersten Weltkrieg. Man weiß jetzt, daß diese Neigung zu früheren Geburten (und Eheschließungen) zumindest zu 50 Prozent für das steile Ansteigen der Geburtenziffer nach dem Zweiten Weltkrieg verantwortlich war; der Rest geht auf eine Tendenz zu größeren Familien zurück. Was noch wichtiger ist: Die Demographen vermuten jetzt, daß dieser Trend bereits umgeschlagen hat. Das neuerliche steile Absinken der Geburtenkurve in den Vereinigten Staaten rührt wahrscheinlich nicht von der Pille her (in den 20er Jahren sank die Kurve ebenso tief), sondern geht auf eine Neigung zu späterer Heirat, größeren Abständen zwischen den Geburten und vielleicht auch auf den Wunsch nach etwas kleineren Familien zurück.

Niemand weiß wirklich, worauf diese Wandlungen zurückzuführen sind. Einkommen und Lebenshaltungskosten spielen natürlich eine Rolle – größere Wirtschaftskrisen wirken sich hemmend aus. Wohnungsnot, der Trend zu besserer Ausbildung und die beruflichen Möglichkeiten der Frauen führen sicherlich dazu, daß später geheiratet und das erste Kind später geboren wird, aber außerdem ist das Verhalten weitgehend modebedingt: Wenn die Freundinnen jung heiraten und Kinder bekommen (und die Großeltern es nicht erwarten können), ist der Zwang groß, es ihnen gleichzutun. Das Problem der Abstände zwischen den Geburten ist ebenso komplex; einerseits besteht der Wunsch, die Kinder möglichst schnell aus den Windeln und in der Schule zu haben, auf der anderen Seite geht es über die Kräfte der Mutter, mit einer Schar von Wickel- und Krabbelkindern fertigzuwerden, wenn sie entsprechend den neuen Erkenntnissen das Gefühlsleben der Kinder nicht zu kurz kommen lassen will. Die Verbreitung des »Spock-Syndroms« könnte sich auf die Festlegung der Abstände zwischen den Geburten entscheidend auswirken.

Aber wenn es möglich wäre, diese Faktoren so zu verändern (oder wenn eine Änderung von selbst einträte), daß sich die Fortpflanzung ganz beträchtlich verlangsamte, würde die Geburtenziffer fühlbar absinken, wenn auch nicht annähernd um die 20 Prozent des obigen Beispiels, falls nicht ein ganz massiver Wandel erfolgte. Das liegt daran, daß es schon heute in jedem Land eine Menge »Langsamer« oder sogar »sehr Langsamer« gibt. Wenn beispielsweise in England zwei Drittel aller Frauen bis zu 30 Jahren ihre Geburten um drei Jahre verschöben – das heißt, sich nach dem Beispiel der Paare mit Hochschulbildung richteten –, würde die Geburtenziffer um etwa 6 Prozent sinken. Eine solche Entwicklung wäre durchaus denkbar. Wenn wir von unseren bisherigen 15,8 sechs Prozent abziehen, kommen wir zu einer neuen Geburtenziffer von 14,8.

In Wirklichkeit würde sich dieser Umschwung um mehr als 6 Prozent auswirken. Das Hinausschieben von Heirat und erster Geburt bedeutet in erster Linie eine – recht erhebliche – Verhütung von Geburten, weniger eine bloße Verlängerung der Abstände zwischen ihnen. Frauen, die später heiraten, bekommen weniger Kinder*. Es ist daher erlaubt, in unserer Schätzung die Geburtenziffer um weitere 6 Prozent zu senken, so daß sie nunmehr unter 14 liegt. Ein sehr viel spürbarerer Rückgang der Geburtenziffer träte während der Zeit ein, in der der Umschwung stattfände. Man kann sich das an dem absurd extremen Fall klarmachen, daß sämtliche Paare gleichzeitig Heirat und Geburt um drei Jahre verzögern würden: Während dieser Zeit müßte die Geburtenziffer auf Null absinken.

Verschiebungen in der Zeitwahl würden sich weit stärker auswir-

* In den 15 Jahren nach der Eheschließung hatten englische Frauen, die 1951 im Alter von 19 Jahren oder darunter heirateten, im Durchschnitt 2,9 Kinder, wenn sie zur Zeit der Heirat 20–24 Jahre alt waren, bekamen sie 2,2 Kinder, und nur 1,8, wenn sie mit 25–29 Jahren die Ehe eingingen.

ken als alle denkbaren restriktiven Maßnahmen »von oben«, so zum Beispiel ein offizielles Verbot »großer« Familien. Hätte man in England beispielsweise im Jahre 1966 die Zahl der Kinder pro Familie auf fünf beschränkt, so wären nur 30 000 Geburten unterblieben, es wäre also die Geburtenziffer nur um 4 Prozent gesunken. Wären auch fünfte Kinder verboten (27 000), das heißt, betrüge die zugelassene Kinderzahl vier, so läge die Geburtenziffer insgesamt um 7,5 Prozent niedriger.

Andererseits spielen Verschiebungen in den Prozentsätzen der Paare, die jeweils zwei, drei oder vier Kinder haben wollen – das ist die weitaus bevorzugte Spanne –, eine bedeutsame Rolle. Dies zeigt die folgende Tabelle der geplanten Familiengrößen für drei Länder.

| | gewünscht von x Prozent in | | |
|---|---|---|---|
| Gewünschte Kinderzahl | USA 1960* | Hull (Engld.) 1966** | Tschechoslowak. 1966*** |
| 0 | 1 | 2 | ca. 2 |
| 1 | 5 | 5 | 15 |
| 2 | 25 | 50 | ca. 70 |
| 3 | 25 | 25 | 9 |
| 4 | 27 | 16 | 4 (4 bis 6 oder mehr) |
| 5 | 7 | 1 | |
| 6 oder mehr | 10 | 1 | |
| durchschnittlich erwünschte Kinderzahl | 3,4 | 2,6 | 2,0 |

Daraus ergibt sich, daß der Ansatzpunkt einer Bevölkerungskontrolle die Zahl der gewünschten Kinder sein sollte: Hier müßte ein Wandel eintreten. Aber das hieße den Ereignissen weit vorauseilen.

Wenn wir einmal bei den unerwünschten Kindern bleiben wollen, sieht es mittlerweile so aus, als hätten wir mit unseren Schätzungen fast die Sterbeziffer erreicht. Wenn die bisherigen Zahlen

* P. K. Whelpton u. a., *Fertility and Family Planning in the United States.*
** J. Peel, *Eugenics Review* (1966), 58, 175.
*** E. Szabady und A. Klinger, 5. Konferenz der International Planned Parenthood Federation, Europe and Near East Region, 1966. (Forts. auf S. 68 unten)

auch nur einigermaßen der Wirklichkeit entsprechen, haben wir die Geburtenziffer von 18 auf unter 14 gesenkt und sind der Sterbeziffer zumindest in Großbritannien ziemlich nahe gekommen. Und das alles nur, indem wir unerwünschte Zufälle ausschalteten. Wenn wir jedoch der Bevölkerungsexplosion wirksam Einhalt gebieten wollen, dürfen wir uns nicht auf die Vermeidung unerwünschter Zufälle beschränken. Bis zur hundertprozentigen Fruchtbarkeitskontrolle für jedermann ist noch ein weiter Weg, und nach dem oben Gesagten scheint es, als werde die Zuwachsrate, selbst wenn ab morgen die Möglichkeit einer solchen Kontrolle gegeben wäre, nicht auf den Nullpunkt absinken, geschweige denn, daß die Bevölkerungszahl abnähme, was vielfach als erstrebenswert gilt. Und da sind noch all die subfertilen Ehepaare zu berücksichtigen, die nur darauf warten, daß die Medizin sie fruchtbar macht. Wir sollten uns also auch Gedanken darüber machen, wie man die Anzahl der *erwünschten* Kinder verringern könnte.

Manche Fachleute halten dieses Problem absolut für vorrangig und das ganze Gerede über Familienplanung als Stütze der Bevölkerungskontrolle für eine gefährliche Abschweifung. Politisch und sozial ist nichts dagegen einzuwenden, da sie den Menschen zu helfen sucht; scheinbar wirkt auch sie auf eine Verminderung des Bevölkerungswachstums hin, indem sie zur Senkung der Geburtenziffer durch Vermeidung unerwünschter Kinder beiträgt; da sie jedoch geflissentlich vermeidet, auch nur anzudeuten, daß die Zahl der erwünschten Kinder ebenfalls beschränkt werden müßte, ist sie ein bequemer Vorwand dafür, den entscheidenden Problemen aus dem Weg zu gehen, während man so tut, als würde man mit diesen schwerwiegenden Fragen spielend fertig.

Die schärfste Attacke der jüngsten Zeit in dieser Richtung ritt Ende 1967 Kingsley Davis, Professor für Soziologie und Leiter der International Population and Urban Research an der Universität von Kalifornien in Berkeley*. Entschieden verurteilte er die aus-

Da die beabsichtigte Familiengröße zusammen mit hundertprozentiger Geburtenkontrolle eigentlich die tatsächliche Geburtenzahl ergeben sollte, könnte der Leser fragen, warum ich nicht gleich eine Anzahl Tabellen wie die vorige aufgestellt und ihm damit das Lesen der vorausgegangenen Seiten erspart habe. Meine Gründe sind: a) es gibt nur wenige brauchbare Untersuchungen über die beabsichtigten Familiengrößen; b) die Ehepaare ändern während der Ehe ihre Pläne ohnehin und c) in solchen Untersuchungen bleiben die geplanten Geburtstermine und die Abstände zwischen den Geburten unberücksichtigt. Es wäre etwas anderes, wenn brauchbare, umfassende Untersuchungen jährlich vorgenommen würden, was eines Tages der Fall sein mag.

* »Population Policy: Will Current Programs Succeed?« in *Science*, 158, 730–739.

weichende Haltung der fortgeschrittenen wie auch der unterentwickelten Länder. Er meint, man dürfe die bevölkerungspolitischen Programme nicht als Fehlschläge hinstellen, da sie ja noch nie erprobt worden seien. Es sei eine Vogel-Strauß-Politik, begrenzte Programme für Empfängsniverhütung und Familienplanung schon als bevölkerungspolitische Programme zu bezeichnen, obwohl natürlich auch sie wichtig seien:

»Es besteht kein Grund zu der Annahme, daß die Entscheidung für eine bestimmte Familiengröße, die Millionen von Paaren in ihrem eigenen Interesse treffen, die Bevölkerungszahl automatisch auch im Interesse der Gesellschaft steuert. Im Gegenteil, man kann mit gutem Grund annehmen, daß das nicht der Fall ist. Familienplanung kann die Fortpflanzung bestenfalls in dem Maße einschränken, in dem die Zahl der unerwünschten Geburten die der gewünschten übersteigt. In Industrieländern ist die Bilanz oft negativ, das heißt, die Leute haben in der Regel weniger Kinder, als sie gerne hätten. In unterentwickelten Ländern ist meist das Gegenteil der Fall, aber selbst wenn man die unerwünschten Geburten ausschaltet, bliebe die Zuwachsrate immer noch extrem hoch.«

Davis gibt zu bedenken, daß das Ethos der Familienplanung, der überstarke Nachdruck, der auf die Familie und deren Bedürfnisse und Gesundheit gelegt wird, die Hoffnung auf eine Bevölkerungskontrolle durch andere, entscheidende Methoden zunichte macht. Es besteht die Tendenz, die traditionelle Vorstellung von der Familie und ihren Rechten zu erhalten, ja sogar zu verfestigen, und zwar wird die Familie als autonome Einheit gesehen, die selbst für ihr Schicksal verantwortlich ist. Das Bevölkerungswachstum kann nur dann eingeschränkt werden, wenn es gelingt, diese Vorstellung abzubauen. Um eine wirksame Bevölkerungspolitik betreiben zu können, muß sich die Gesellschaft ein System umfassender, durchgreifender und vielleicht schmerzhafter Belohnungen und Strafen einfallen lassen, die die Motive für den Wunsch nach Kindern verändern. Überlassen wir die Bevölkerungskontrolle – oder vielmehr die Verteilung von Verhütungsmitteln – Ärzten und Sozialhelfern, so werden wir in diesem Punkte kaum weiterkommen. Dieses Verhalten hatte zum Beispiel zur Folge, daß wir noch immer im unklaren darüber sind, warum Familien eine bestimmte Kinderzahl wünschen und unter welchen Umständen sie vielleicht mehr oder weniger Kinder wünschen würden, obwohl uns schon seit 20 Jahren klar ist, daß wir das wissen müßten. Es gibt keine Regierung und nur sehr wenige private Stiftungen, die die notwendigen Untersuchungen, Überlegungen oder breitgestreuten bevölkerungspolitischen Experimente anstellen, weil wir alle höchst naiv geglaubt haben, die Familienplanung würde nicht nur eine Besserung bringen, sondern die Krankheit endgültig heilen.

Eine andere, vielleicht die wichtigste Folge ist, daß die Notwendigkeit einer Sozialplanung zwar inzwischen in fast jedem anderen Lebensbereich zunehmend und weitgehend anerkannt wird, sich aber gleichzeitig die Einstellung »Hände weg von den Rechten der Familie« eher noch verstärkt hat. Um so schrecklicher erscheint daher der Gedanke an eine Kontrolle auf diesem Gebiet: »Sozialreformer, die nicht zögern würden, Eigentümer von Mietshäusern zur Vermietung an jeden beliebigen Zahlungsfähigen oder alle Industriearbeiter zum Eintritt in eine Gewerkschaft zu zwingen, scheuen vor der bloßen Andeutung zurück, daß jedem Ehepaar nur eine begrenzte Kinderzahl gestattet werden könnte. Den Begriff ›Fortpflanzungskontrolle durch die Gesellschaft‹ interpretieren sie ausnahmslos als unmittelbare polizeiliche Überwachung des individuellen Verhaltens. Das Wort ›obligatorisch‹ vor jeder beliebigen Bezeichnung eines Mittels zur Geburtenkontrolle – obligatorische Sterilisierung, obligatorische Schwangerschaftsunterbrechung, obligatorische Empfängnisverhütung – ruft mit Sicherheit leidenschaftlichen Widerstand hervor. Glücklicherweise braucht man gar nicht zu so unmittelbaren Kontrollmethoden zu greifen, aber das entgeht sowohl den Konservativen als auch den Radikalen in ihrer blinden Opposition gegen die Vorstellung einer kollektiven Festsetzung der Geburtenziffer in einer Gesellschaft.«

Das große Problem der »kollektiven Festsetzung«, dieses zentrale Problem, dem sich jede Bevölkerungspolitik gegenübersieht, besteht natürlich darin, Mittel der Kontrolle zu finden, die gleichzeitig wirkungsvoll und annehmbar sind (ohne daß der Staat dabei bankrott macht). Es gibt eine Menge wirksamer, jedoch nicht attraktiver Mittel zur Kontrolle. Die meisten davon werden gegenwärtig angewandt, aber für eine Regierung würde es politischen Selbstmord bedeuten, sie zum Zweck der Bevölkerungskontrolle (oder zu anderen Zwecken) zu fördern. Faßt man sie als Mittel zur vorsätzlichen Manipulierung der Bevölkerung auf, so ergeben diese Maßnahmen, wie Davis das ausdrückt, einen regelrechten Greuelkatalog: »Man bedrücke den Verbraucher durch hohe Steuern und Inflation, man schaffe durch beschränkte Baugenehmigungen Wohnungsnot, man zwinge Ehefrauen und Mütter, außer Haus zu arbeiten, um den niedrigen Verdienst des Mannes aufzubessern, und stelle gleichzeitig nur wenige Kindergärten und -horte zur Verfügung; man verstärke die Landflucht (in der Stadt liegt die Geburtenziffer niedriger), indem man auf dem Land niedrige Löhne zahlt und nur wenige Arbeitsplätze bereitstellt . . .«

Es gibt jedoch auch andere Möglichkeiten. Ohne auf das letzte Hilfsmittel des Zwanges und der Gesetzgebung zurückgreifen zu müssen, kann man heute auf vielerlei Wegen – durch Vergütungen oder auch mit neutralen Mitteln – die Erziehungs-, Wirtschafts- und Steuerpolitik so handhaben, daß sie erstens die Eheschließungen verzögert und zweitens die Kinderzahl einschränkt. Hier eine Aufstellung einiger dieser Möglichkeiten:

*Kontrolle mittels Vergünstigungen*

1. Prämien für freiwillige Sterilisierung; die Übernahme sämtlicher Kosten für freiwillige Schwangerschaftsunterbrechung durch den Staat; verbilligte Verhütungsmittel für Bedürftige und leichterer Zugang zu gegenwärtig »kontrollierten« Methoden wie der Pille (vgl. 1. Kapitel). Im Verein mit besserer Aufklärung über Sexualität, Geburtenkontrolle und so weiter durch die Schule sind dies die wichtigsten neuen Beiträge zu den gegenwärtigen Familienplanungsprogrammen.
2. Bessere Schulbildung für jedermann.
3. Abschaffung der höheren Besteuerung Unverheirateter.
4. Hohe staatliche Heiratsprämien, wenn eine Ehe erst nach Überschreitung eines bestimmten Alters geschlossen wird (und die Braut nicht schwanger ist). Dabei könnten die Prämien bis zu einem Maximalbetrag bei etwa 25 Jahren gestaffelt werden. Bei Prämien, für die sich das Warten lohnt, wären die Kosten hoch – in Großbritannien werden im Jahr etwa 350 000 Erst-Ehen geschlossen –, aber es handelt sich dabei nur um einen »Spieleinsatz«, der schnell umliefe und durch andere Steuern wieder eingebracht werden könnte.
5. Förderung der Frauenarbeit durch Steuergesetze, die Ehepaare, bei denen beide Partner berufstätig sind, nicht benachteiligen. Wenn in solchen Ehen schon Kinder vorhanden sind, könnte sich dies für sie verheerend auswirken; also braucht man in großer Zahl Tagesplätze für die Kinder, aber dies wiederum könnte zu mehr Geburten führen. Besser wäre also eine radikalere Lösung:
6. Gleichberechtigung in Ausbildung, Berufschancen und Bezahlung für Frauen; dazu eine schulische Sexualerziehung, die die Rollen der Geschlechtspartner neu bestimmt und so versucht, das

Interesse der Frau von ihrer Rolle als Hausfrau und Mutter weg auf neue Aufgaben außerhalb von Haus und Familie hinzulenken. Dieser Wandel trägt entscheidend zu den niedrigen Geburtenziffern Osteuropas bei.

7. Zuschüsse, die sich familienfeindlich auswirken, das heißt, Prämien oder Steuervergünstigungen für kinderlose Ehepaare.

Diese Vorschläge zielen in erster Linie darauf ab, die Familie zu entglorifizieren und zugkräftige Alternativen zu schaffen. Aber obwohl dadurch das Bevölkerungswachstum verringert werden könnte, müssen wir auf der Hut sein vor anderen, weniger wünschenswerten sozialen Auswirkungen. Als strukturelle Einheit ist die Familie in irgendeiner Form das Herzstück aller Gesellschaften. Wo man bewußt versucht hat, diese Struktur aufzulockern, hat man keine sehr befriedigenden Alternativen zu finden vermocht. Die israelischen Kibbuzim beispielsweise wollen einen Großteil der traditionellen Aufgaben der Familien und die Kinderaufzucht übernehmen, aber die dort aufgezogenen Kinder lehnen oft diese Lebensweise ab und kehren zur herkömmlichen Familie zurück. Ähnlich ergeht es den meisten Experimenten in anderen Ländern. Eigentlich ist das gar nicht so überraschend. Obgleich zahlreiche Psychologen die Familie als Rahmen der Kinderaufzucht bemängeln, weist vieles darauf hin, daß keine der bisher entwickelten Formen einer Gruppenaufzucht im gleichen Maß die Kinder auf das Leben in der Gesellschaft von heute vorbereiten kann.

Die einfachste Lösung scheint darin zu bestehen, das Hauptgewicht auf jene Verhütungsmaßnahmen zu legen, die eine Verzögerung der Eheschließung oder der Geburten bewirken, indem man jedem einimpft, daß Frauen eine längere schulische Ausbildung brauchen und länger berufstätig sein sollten, ehe sie ihre »natürliche« Rolle als Ehefrau und Mutter übernehmen. Leider wäre dies, wie wir noch sehen werden, vom medizinischen Standpunkt aus gefährlich. Während ältere Mütter bevölkerungspolitisch ein Vorteil wären, würden Genetiker und Mediziner es begrüßen, wenn die Frauen früh ihre Kinder bekommen. Hier müßte irgendwie ein Kompromiß gefunden werden.

Da obendrein kein Staat über unerschöpfliche Mittel verfügt und alle diese Neuerungen viel Geld kosten würden, werden sie wohl durch eher restriktive Kontrollmethoden ausgeglichen werden müssen, die dem Staat wieder etwas Geld einbringen. Das sind diejenigen Maßnahmen, über die man so viel reden hört und die große Gefahren bergen. Entweder untergraben sie wichtige Rechte, oder sie bedrohen die vorhandenen großen Familien der ärmeren Schichten. Im folgenden gebe ich eine Aufstellung der wichtigsten vorgeschlagenen Maßnahmen.

*Restriktive Kontrollmethoden*

1. Alle unehelichen Schwangerschaften sind zu unterbrechen. Etwas humaner: Nach Beendigung einer unehelichen Schwangerschaft durch Schwangerschaftsunterbrechung oder Geburt ist mit Nachdruck darauf zu bestehen, daß sich die betreffende Frau freiwillig ein Intrauterinpessar einsetzen läßt oder, sofern verfügbar, einen reversiblen Sterilizer verwendet.
2. Nach Beendigung der Schule oder Hochschule sind viel mehr junge Leute für überseeische Hilfsprogramme zu verpflichten (oder auf freiwilliger Basis einzusetzen). Wehrdienst in Übersee verzögert den Zeitpunkt der Eheschließung erheblich.
3. Die Kosten für die Heiratserlaubnis sind stark zu erhöhen. (Dadurch würden die armen Leute sehr benachteiligt, auch wäre es allzu leicht, in eine wilde Ehe auszuweichen.)
4. Stipendien für verheiratete Studenten oder Studenten mit Familie sind einzustellen. Studenten haben dem Staat die Kosten für die Ausbildung zurückzuerstatten, etwa durch empfindliche Gehaltsabzüge über zwei oder drei Jahre hinweg. (Das wäre eine ihrem Wesen nach gerechte Art der Besteuerung, da die Gelder für die staatlichen Zuschüsse für Hochschulen zu einem beachtlichen Teil von der ärmeren Majorität aufgebracht werden müssen, deren Kinder nicht in den Genuß einer Hochschulbildung kommen.)
5. Kinder sind hoch zu besteuern. Keine Regierung könnte von Kindergeldern auf Kindersteuern umschalten, ohne selbst ausgeschaltet zu werden. Allerdings hätte sie die Möglichkeit, für erste und zweite Kinder beträchtliche Prämien auszusetzen, die bei weiteren Geburten wegfallen oder in hohe Steuern übergehen. Ein drittes Kind zum Beispiel könnte das Kindergeld des zweiten Kindes auf Null reduzieren, ein viertes es in eine hohe Kindersteuer verwandeln. (Für Mehrlingsgeburten müßte es Ausnahmeregelungen geben.) Dieses Programm käme armen kleinen Familien sehr zugute, während die Ausgaben, die dem Staat dadurch erwüchsen, durch eine andere Form der Besteuerung wieder eingebracht werden könnten. In England wird das jetzt so gehandhabt, daß dem besser Verdienenden erhöhte Kinderbeihilfen dadurch entzogen werden, daß der von der Einkommensteuer absetzbare Kinderfreibetrag reduziert wird. Das Problem der armen großen Familien hat allerdings bisher noch kein Steuersystem lö-

sen können. Ihretwegen besteht im Gegenteil der Drang nach immer höheren Kindergeldern. Hier könnte, obschon diese Vorstellung vielen Leuten gräßlich ist, die Einkommensermittlung viel dazu beitragen, der Schwierigkeiten Herr zu werden; in Härtefällen könnten dann Ausnahmen gemacht werden.

6. Mehrere andere Vorschläge, wie etwa der Verzicht auf Zuerkennung von Dienst- und Sozialwohnungen nach Maßgabe der Familiengröße, allgemeine Herabsetzung des Kindergeldes, Abschaffung der Stillgelder oder des bezahlten Entbindungs- und Wochenbetturlaubs, scheinen mir ungerecht und wenig erfolgversprechend.

Der Sinn dieser Aufstellung ist nicht in erster Linie die Bereitstellung einer einfachen Lösung für das Aufhalten des Bevölkerungswachstums. Sie macht vielmehr deutlich, daß wir, sofern uns an einer stabilen oder sogar abnehmenden Bevölkerungszahl liegt, anfangen müssen nachzudenken, und zwar nicht in den eingefahrenen Bahnen. Die bestehenden Formen der Ehe und der Fortpflanzung sowie die sozialen Kontrollen, die wir jetzt schon (ohne unser Wissen) auf sie ausüben, sind nicht auf irgendwelchen heiligen Gesetzestafeln festgelegt. Es sind keine gottgegebenen Gesetze. Sie variieren in den heutigen Gesellschaften stark und haben sich im Verlaufe der Geschichte einer jeden Gesellschaft schon immer vielfach gewandelt. Industriegesellschaften sind entschieden gegen uneheliche Kinder eingestellt, aber es gibt auch Gesellschaften, in denen ein Mann nicht im Traum daran dächte, eine Frau zu heiraten, die nicht schon ein oder zwei Kinder gehabt und damit bewiesen hat, daß sie zur Mutter taugt. In Europa und Amerika ist es heute Mode, jung zu heiraten; noch vor hundert Jahren heirateten unsere Vorfahren absichtlich spät, um eine Geburtenziffer zu senken, die ihnen zu hoch erschien.

So werden auch wir unsere Gewohnheiten ändern und vielleicht soziale Druckmittel in Kauf nehmen müssen, um diese Änderungen zu erzwingen. Bessere Technik der Empfängnisverhütung und ihre allgemeine Anwendung mögen dazu beitragen, die Bevölkerungszunahme zu verlangsamen. Aber selbst wenn wir alle nur so viele Kinder haben, wie wir uns wünschen, und zwar zu einem Zeitpunkt, an dem wir sie haben wollen, gibt es noch viel zu tun. Die Chance, daß die Gesamtzahl der erwünschten Kinder die Bevölkerungszunahme schon zum Stillstand bringen wird, ist sehr gering, und außerdem werden auch in Zukunft bald mehr, bald weniger Kinder gewünscht werden. Eine echte Bevölkerungspolitik kann nur die ständige und immerwährende Kontrolle der Bevölkerungszahl bedeuten.

Erschreckt uns diese Vorstellung wirklich so sehr, daß wir uns weigern oder es nicht wagen, sie zu durchdenken und in aller Öffentlichkeit zu diskutieren? Oder werden wir vielleicht doch bald einsehen, daß eine sinnvolle Bevölkerungspolitik das kleinere von zwei Übeln sein könnte und daß sie schließlich doch nicht so unerbittlich zu sein braucht? Wenn uns das einmal klargeworden ist und wir beginnen, darüber zu sprechen, dann werden die Regierungen imstande – oder gezwungen – sein, Überlegungen und Forschungen zu unterstützen, die begrüßenswerte oder doch zumindest neutrale Kontrollmaßnahmen herbeiführen könnten. Je länger wir zögern, um so größer wird die Wahrscheinlichkeit, daß wir von der steigenden Bevölkerungszahl erdrückt werden oder daß die Kontrollmaßnahmen, wenn sie dann doch kommen, weder begrüßenswert noch neutral sind. Die Entscheidung liegt bei uns.

### *Zwischenbemerkung: Wir müssen die Ruhe bewahren*

In den nächsten Kapiteln stoßen wir in das noch weitgehend unerforschte Gebiet der menschlichen Fortpflanzung vor, in den Bereich der künstlichen Befruchtung, der Ei- und Samenbanken und der Gen-Manipulation. Wir werden uns mit neuen, ganz und gar außergewöhnlichen Methoden befassen, die heftige Reaktionen hervorrufen, wie die folgenden drei Beispiele zeigen mögen.
Zunächst die Zuschrift einer Frau an die Londoner *Times* (10. Dezember 1967) nach einer Fernsehsendung der BBC, die das Thema dieser Kapitel behandelte und bezeichnenderweise unter dem Titel »Anschlag auf den Menschen« lief:
»Mit wachsendem Entsetzen und steigender Angst sah ich zu, wie Wissenschaftler aus Großbritannien und den Vereinigten Staaten Experimente erörterten und erläuterten . . ., bei denen es darum geht, durch Kombination von Zellen verschiedener Gattungen neue Lebensformen zu schaffen, das heißt durch Zellkombinationen von Mensch und Maus, Mensch und Affe und so weiter. Unendlich viele verschiedene Verbindungen können unendlich viele verschiedenartige Geschöpfe hervorbringen, die bestimmte spezifische Funktionen erfüllen, etwa eine Gattung mit subnormaler Intelligenz, die willfährige Dienstboten stellen könnte, aus der unbesiegbare Heere zusammengestellt werden könnten und so weiter . . . Sollen wir dabeisitzen und die Hände in den Schoß legen, während die Wissenschaftler die Mittel zur Vernichtung der Menschheit bereitstellen, indem sie neue Lebensformen schaffen? Denn was sie da auf uns loslassen, wird mit Gewißheit nicht ein-

mal eine in höchstem Grade verantwortungsbewußte Gesellschaft unter Kontrolle halten können.«
Zweitens ein Zitat aus dem *New Scientist*, der sich in einem zwar freundlichen, aber nicht weniger aufschlußreichen Ton über den zukünftigen Biologen in seiner Eigenschaft als nicht allzu gütige Fee an der Wiege Gedanken macht (28. Dezember 1967, S. 745):
»Dadurch, daß wir während des Befruchtungsprozesses die nötigen Erbinformationen ins Erbgut einbringen, könnte es uns in Zukunft möglich sein, jeden beliebigen gewünschten Persönlichkeitstyp zu züchten. Arbeiter, Soldaten, Denker und alle möglichen anderen Typen könnten entsprechend der jeweiligen Situation des Volkes und dem Marktbedarf vorausbestellt werden. Der weißbekittelte Biologe für Geburtenkontrolle in seiner Samenbank mag vielleicht nicht so berückend wirken wie die hübsche Ballett-Fee in Krönchen, Tutu und Trikot, aber die physischen, emotionellen und intellektuellen Eigenschaften seiner Reagenzglas-Nachkommenschaft wird er genauer vorausbestimmen können als jene.«
Als letztes Beispiel gebe ich hier – um auch namhafte Persönlichkeiten zu Wort kommen zu lassen – einen Auszug aus der Erklärung einer Gruppe von 74 hervorragenden amerikanischen Gelehrten, Juristen, Publizisten und Ökonomen, die 1967 zusammentrat und »The Commission to Study the Organisation of Peace« genannt wurde (vgl. *The Guardian*, London, 5. September 1967):
»Die gefährlichste Bedrohung des menschlichen Privatlebens hängt mit der Kontrolle der Erbanlagen zusammen. Dieser Bericht vertritt die Meinung, daß man schon bald die Eigenschaften eines Kindes vor der Geburt wird voraussagen können und daß es weniger später möglich sein wird, ›diese Eigenschaften so zu manipulieren, daß die Zukunft der Menschheit entsprechend den vorgefaßten Meinungen derjenigen verändert wird, die die Mittel in der Hand haben, diese Änderung herbeizuführen‹.«
Warum sind diese Leute, und mit ihnen so viele andere, offensichtlich vor Angst ganz aus dem Häuschen? Warum sind sie so fest davon überzeugt, daß die neuen biologischen Möglichkeiten unbedingt zu üblen Zwecken eingesetzt werden und außerdem auch noch in der Hand einiger weniger Mächtiger liegen müssen?
Der Grund hierfür liegt zum Teil darin, daß einige der sich abzeichnenden Fortpflanzungsmöglichkeiten etwas ganz und gar Neues sind. Seit Menschheitsbeginn war der Geschlechtsverkehr zwischen Mann und Frau die einzige Methode der Fortpflanzung; wenn man nun die Möglichkeit eines Eingriffs von dritter Seite

aufzeigt oder den Gedanken ausspricht, daß auch ohne Sex Kinder gezeugt werden könnten, sieht das wie ein Angriff auf tiefeingewurzelte Werte aus. Durch Gespräche über neue Fortpflanzungstechniken scheint unser traditionelles Menschenbild bedroht zu sein, beschleicht uns die Furcht vor einer Entpersönlichung. Von da ist es nur noch ein kleiner Schritt bis zu phantastischen Vorstellungen in der Art der vom Staat betriebenen Fortpflanzungsfabriken nach dem Vorbild der »Schönen neuen Welt«.

Meines Erachtens gibt es noch einen ebenso triftigen, wenngleich weniger offensichtlichen Grund. Man kann heutzutage kaum einen Artikel über eine biologische Entdeckung lesen, der mit Erbanlagen oder Fortpflanzung zu tun hat, ohne daß zum Schluß eine (meist) wohlgemeinte Warnung vor den gewaltigen Problemen kommt, vor die die Menschheit dadurch gestellt wird. Präzis genannt oder gar analysiert werden diese Probleme allerdings nur sehr selten; in der Regel begnügen sich die Warnungen mit allgemeinen, verschwommenen Andeutungen. Und wenn die Mehrzahl der Leser nicht imstande ist, die Sache selbst durchzudenken, weil ihr die Fakten nicht ausreichend bekannt sind, dann ist es nur allzu natürlich, daß diese Menschen es mit der Angst zu tun bekommen. Sehr oft vergleicht man auch die rasche Entwicklung der Biologie mit der Flut von physikalischen Entdeckungen vor 30 Jahren, die uns das »Geheimnis der Materie« enthüllten – und uns die Möglichkeit eröffneten, durch den Druck auf einen Knopf die Menschheit mit Hilfe der Kernenergie auszurotten. Nicht ausgesprochen, aber angedeutet wird die Schlußfolgerung, daß der Biologe, der »das Geheimnis des Lebens« enthüllt, eine gleichartige Gefahr heraufbeschwört.

Es ist zwar richtig, daß die Fortschritte der Biologie Probleme aufwerfen, die wir alle erkennen und durchsprechen sollten. Aber sie lassen sich nicht mit den Gefahren vergleichen, die die Physik ins Leben gerufen hat. Wenn man von der biologischen Kriegführung einmal absieht, gibt es keine biologische Entsprechung zur Atombombe, keinen biologischen »Druckknopf«, durch den einige wenige unbeschränkte Macht über viele gewinnen könnten. Mag auch die Technik noch so außergewöhnlich sein – die menschliche Fortpflanzung kann nur auf individueller Ebene und mit unserer Billigung und Mitwirkung erfolgen. Es ist also notwendig, daß wir uns genügend informieren, um entscheiden zu können, welche der vielen Möglichkeiten, die sich verwirklichen lassen, sowohl notwendig als auch wünschenswert sind, auch wenn sie für den einzelnen oder für die Menschheit Gefahren bringen könnten.

# 3 Fortpflanzung in der Retorte

Die beste Methode, das Thema »Fortpflanzung in der Retorte« zu behandeln, besteht darin, sich Stufe um Stufe von der Natur zu entfernen. Auf jeder Stufe – bei jeder noch weiter vom Üblichen abweichenden Art der Fortpflanzung – können wir uns Gedanken darüber machen, warum und wie sie angewandt werden könnte, welche Vorteile und Probleme sie mit sich brächte und welche moralischen und sonstigen Einstellungen ihr im Wege stehen. Auf jeder Stufe können wir uns fragen: Sollen wir hier die Grenze ziehen?

Unser Ausgangspunkt ist die gute alte Methode der geschlechtlichen Fortpflanzung: die körperliche Vereinigung ohne die geringste Ahnung, wie das Ergebnis aussehen wird: Die meisten Menschen geben sich damit durchaus zufrieden. Immerhin entstehen dadurch Kinder, und in den meisten Fällen sind diese Kinder normal. Aber für einen beachtlichen Prozentsatz von Menschen genügt es nicht. Sie sind entweder unfruchtbar, so daß sie sich überhaupt nicht fortpflanzen können, oder sie wissen vielleicht, daß sie irgendeinen schweren Erbfehler haben, den sie nicht weiterzugeben wagen. Diesen Menschen bietet die künstliche Fortpflanzung wenigstens die Möglichkeit eines Auswegs.

Wenn uns im weiteren Verlauf unserer stufenweisen Darstellung je das Entsetzen überfällt, müssen wir daran denken, daß wir durch die Weigerung, weiter reichende Maßnahmen zu ergreifen, einige – wenn auch vielleicht nur sehr wenige – Ehepaare dazu verdammen, kinderlos zu bleiben oder erbgeschädigte Kinder zu bekommen. In den vorangegangenen Kapiteln war die Rede vom Recht, so viele Kinder zu haben, wie man sich wünscht. Nun müssen wir uns fragen, wie weit dieses Recht geht. Wenn die Gesellschaft über – wenn auch noch so außergewöhnliche – Möglichkeiten verfügt, einem kinderlosen Ehepaar zu Kindern zu verhelfen, hat das Ehepaar dann das Recht, eine Realisierung dieser Möglichkeiten zu verlangen? Dieses Recht ist dem Dilemma verwandt, in das uns künstliche Organe und Organverpflanzungen geführt haben (vgl. Kapitel 9 und 10). Hier geht es um außergewöhnliche Mittel, die Menschen befähigen sollen, Leben weiterzugeben; dort wird es um außergewöhnliche Mittel im Kampf gegen den Tod gehen. Dennoch besteht ein Unterschied: Die die Fortpflanzung betreffenden Mittel und Möglichkeiten haben ein neues menschliches Wesen zum Ziel. Wir müssen nicht nur auf sein Wohlergehen bedacht sein, sondern auch an das Wohlergehen

des unerwünschten oder verwaisten Kindes denken, das von dem kinderlosen Ehepaar vielleicht adoptiert worden wäre, wenn man die neuen Möglichkeiten nicht erschlossen hätte.
Wir wollen jetzt Stufe für Stufe weitergehen und uns zwischendurch immer wieder überlegen, ob uns gefällt, worauf wir stoßen.

### *1. Stufe: Untersuchung der Ursachen von Sterilität*

Dies ist eine Zwischenstation, auf der alle jene ausgesiebt werden, die noch eine oder mehrere Stufen weitergehen müssen. Wenn man genetische Gründe für den Augenblick beiseite läßt (4. und 5. Kapitel), dann ist Sterilität der nächstliegende Grund, aus dem sie das wünschen. Obwohl nur sehr wenige Paare völlig steril sind, bleiben 10 bis 12 Prozent aller Ehen so unfruchtbar, daß den Partnern noch nach 15 Jahren die Zeugung eines Kindes nicht gelungen ist. In England betrifft das 50 000 der jährlich geschlossenen Ehen. Früher hat man immer der Frau die Schuld gegeben, aber heute weiß man, daß die Kinderlosigkeit in 10 Prozent der Fälle allein und in weiteren 40 Prozent zum größten Teil auf das Konto des Mannes geht.
Nehmen wir an, daß ein kinderlos gebliebenes Ehepaar nach einigen Jahren vergeblicher Versuche einen Spezialisten um Rat fragt. Dieser entdeckt vielleicht als erstes, daß der Geschlechtsverkehr selbst die Ursache ist. Viele Kliniken, in denen die Sterilität behandelt wird, berichten, daß jede 20. Patientin noch Jungfrau ist; bei vielen anderen ist die sexuelle Technik so unzureichend, daß der Same des Ehemannes kaum zur Zervikalöffnung am oberen Ende der Vagina oder auch nur in die Vagina selbst gelangt; einige Ehefrauen geben an, sie hätten nur drei- oder viermal im Jahr Verkehr.
Wenn mit dem Geschlechtsverkehr alles in Ordnung ist, fangen die Untersuchungen an. Ist das Sperma normal? Man untersucht das gewöhnlich, indem man zählt, wie viele Spermien etwa zehn Stunden nach dem Verkehr noch lebendig sind. Wenn die Zahl ungewöhnlich klein ist (weniger als etwa zehn Millionen anstatt normalerweise 200 bis 300 Millionen), kann man nach Masturbation eine erneute Samenzählung vornehmen. Wenn das Ergebnis auch hier niedrig ist, könnte die Samenproduktion trotzdem normal sein; vielleicht sind die Samenleiter durch ein Geschwür oder »Gewächs« blockiert.
Für Frauen gibt es Untersuchungen verschiedener Art. Wenn das Sperma des Ehemannes normal ist, kann der Zervikalschleim der

Frau nicht in Ordnung sein, oder die Frau ist unfähig, normale Eizellen zu produzieren. Letzteres läßt sich oft durch eine einfache Untersuchung feststellen, und durch eine Hormonbehandlung – mit FSH zum Beispiel (Follikel stimulierendes Hormon) oder mit Clomiphen – kann man heute in vielen Fällen eine normale Ovulation erreichen, wobei allerdings das Risiko von Mehrlingsgeburten nicht unerheblich ist.
Nach all diesen Untersuchungen und Behandlungen – einschließlich Psychotherapie für impotente Männer oder klinisch frigide Frauen – wird es wahrscheinlich bei mehr als 50 Prozent der jüngeren und einem Drittel der älteren Paare (Frauen über 30) zu einer Zeugung kommen. Diese Paare haben damit ihr Problem gelöst. Die übrigen haben die Wahl zwischen Kinderlosigkeit, Adoption oder den nächsten Stufen.

### *2. Stufe: Künstliche Insemination mit dem Samen des Ehemannes (KIE)*

Im Gegensatz zu einer weitverbreiteten Meinung ist diese viel seltener als künstliche Insemination durch einen fremden Samenspender (KIS). Normalerweise wird sie vorgenommen, wenn die männlichen Organe fehlgebildet sind, bei Impotenz, mangelnder Virilität und infolgedessen seltenem Geschlechtsverkehr oder bei vorzeitigem Samenerguß – mit anderen Worten hauptsächlich dann, wenn das eheliche Verhältnis psychosexuell schwer gestört ist.
KIE kann von einem Ehepaar selbst durchgeführt werden. Der Ehemann masturbiert, und mit Hilfe einer Spritze wird das Sperma direkt in die Zervix eingebracht. Gewöhnlich tut dies ein Spezialist für KI, da er die fruchtbare Zeit der Frau genauer bestimmen kann: Für die Erfolgschancen können ein paar Stunden vor oder nach dem Eisprung sehr viel ausmachen.
Das zweite hauptsächliche Motiv für KIE ist schwere Subfertilität des Mannes. Der Leitgedanke dabei ist, die wenigen schwachbeweglichen Samen direkt in die Zervix und den Zervikalschleim zu bringen und damit den Weg zum Ei kürzer und das Milieu weniger sauer zu machen. Aber die Ergebnisse sind sehr unbefriedigend: Erfolgsziffern von 20 Prozent sind außergewöhnlich hoch. Vermutlich ist dies dadurch bedingt, daß eine geringe Samenproduktion oft mit Unzulänglichkeiten der Spermien vergesellschaftet ist.

*3. Stufe: KIE durch eine Samenbank*

Sperma ist tiefgefroren unbegrenzt haltbar. Man mischt es zu diesem Zweck in einem Glaskolben mit einer schützenden Flüssigkeit wie Glyzerin oder Eidotter und kühlt das Ganze langsam auf –196 °C, die Temperatur flüssigen Stickstoffs. Dann wird es in einem Thermosbehälter mit Stickstoff gelagert. Man kann die Samenbanken natürlich dazu verwenden, die Samenflüssigkeit mehrerer Ejakulationen eines schwer subfertilen Ehemannes über Wochen oder Monate zu sammeln, um eine normale Menge zu erreichen. Nach dem Auftauen kann man sie zur normalen KIE benützen. Andererseits kann man mit der angesammelten Samenflüssigkeit eine Frau während der Tage um die Ovulation mehrere Male inseminieren, um sicherzugehen, daß mindestens eine Insemination zur günstigsten Zeit stattfindet. Leider sind die Ergebnisse bisher sehr entmutigend, da unzulängliches Sperma das Einfrieren und Auftauen nicht sehr gut zu überstehen scheint.

Gegen die erste Stufe, die Behandlung der Sterilität, scheint niemand ernsthafte Einwände zu erheben. Manche Leute fragen zwar, warum die Gesellschaft ihr Geld dafür ausgeben soll, den Unfruchtbaren zu Kindern zu verhelfen, während man andererseits der Bevölkerungsexplosion Einhalt gebieten will; aber diese Leute sind sehr selten selbst unfruchtbar.

Was die Probleme betrifft, so können die Kosten recht erheblich sein. Eine hormonelle Behandlung der Sterilität kostet von etwa 500 bis zu ausnahmsweise 5000 Pfund (5000 bis 50 000 DM), wenn es sich um einen wirklich schweren Fall männlicher Sterilität handelt. Es ist zwar so gut wie sicher, daß die Kosten sinken werden, aber für einen staatlichen Gesundheitsdienst, wie er beispielsweise in Großbritannien existiert, wirft das eine ernste Frage auf: Von welcher Grenze an werden Arzt (und Gesellschaft) anraten, von einer Behandlung abzusehen und statt dessen ein Kind zu adoptieren? Wie hoch soll man den Wert eines langersehnten Kindes veranschlagen?

Für mich jedoch sind das größte Problem jene mitleiderregenden unfruchtbaren Jungfrauen und die Tatsache, daß viele unfruchtbare Paare ihr Leiden als Makel empfinden und sich zu sehr schämen oder zu schüchtern sind, um überhaupt eine Klinik zu konsultieren. (Wann wird Sexualität wirklich ein Thema sein, das man in aller Öffentlichkeit erörtern kann?)

Heftig umstritten hingegen ist die zweite Stufe – die KIE. Die katholische Kirche verbietet sie und alle weiteren Stufen grundsätzlich als unbefugte Eingriffe in die natürlichen Vorgänge von

Sexualität und Fortpflanzung. Nach der katholischen Lehre verleiht die Eheschließung dem Ehepaar kein absolutes Recht auf Kinder, sondern nur darauf, geschlechtlichen Verkehr zu haben, der zur Zeugung eines Kindes führen kann. 1949 verwarf Papst Pius XII. die KI ohne Einschränkung, weil sie unter anderem den Menschen auf eine Ebene mit dem Tier stellen und »den heimischen Herd und das Heiligtum der Familie in ein bloßes biologisches Laboratorium verwandeln würde«*.

Dennoch haben manche Katholiken nichts gegen eine »Befruchtungshilfe« einzuwenden, also dagegen, daß nach dem Geschlechtsverkehr eine Spritze benutzt wird, um das Sperma in die Zervix zu bringen. Die jüdisch-orthodoxe Kirche und die Lutheraner verbieten ebenfalls jede Form der KI. Im großen und ganzen begrüßen alle übrigen christlichen Kirchen die KI zwar nicht ausdrücklich, haben jedoch im Prinzip heute nichts mehr dagegen.

Überraschend ist die rechtliche Lage. Mitte 1967 gab es nur in zwei Staaten der Welt Gesetze, die sich mit der KI in irgendeiner Form befaßten. In New York City existiert eine Vorschrift der Gesundheitsbehörde, die die Zulassung von Spendern regelt, und in Oklahoma wurde im Mai 1967 ein Gesetz erlassen, das sehr umständlich die verwickelten gesetzlichen Aspekte der KIS darlegt (vgl. Stufe 4). Für KIE ist das nicht allzu wichtig; daß ein solcher Fall vor Gericht kommt, ist nur in zwei Fällen wahrscheinlich: einmal, wenn ein impotenter Ehemann sich zuerst mit KIE einverstanden erklärt und später er oder seine Frau die Annullierung der Ehe beantragt, da diese nicht vollzogen worden sei, und zum anderen, wenn ein Ehepartner einen Arzt überredet, eine KIE ohne Einwilligung des anderen Partners vorzunehmen. Im ersten Fall stimmen die meisten Juristen heute darin überein, daß um des Kindes willen eine KIE als Vollzug der Ehe angesehen werden sollte. Für den zweiten Fall ist eine Gesetzgebung ziemlich unerheblich, da fast alle Ärzte, die KI vornehmen, heute auf einer schriftlichen Einwilligung beider Ehepartner bestehen.

Vielleicht die wichtigste Frage zum Thema KI, die erörtert werden muß, betrifft das Recht der Ärzte, Antragsteller abzuweisen. Diese Frage ist akut, weil die meisten Ehemänner, die eine KI beantragen, verhältnismäßig schwere psychosexuelle Schwierigkeiten haben. Da nun die meisten Spezialisten für KIE sich für das Kind, bei dessen Zeugung sie behilflich sind, verantwortlich fühlen, glauben sie sich auch ein Urteil über die Ehe anmaßen zu dürfen, die ja fehlschlagen und die Sicherheit des Kindes bedrohen könn-

* G. Kelly, »Teachings of Pope Pius XII on Artificial Insemination« in *Linacre Quarterly*, 23, S. 5–17.

te. Daher lehnen sie eine KIE in vielen Fällen ab. Die Ärzte bringen sich damit in eine einzigartige Lage – sie maßen sich ein unfehlbares Urteil darüber an, ob ein Mann und eine Frau dazu geeignet sind, ihr eigenes Kind aufzuziehen. Die meisten Spezialisten für KIE verteidigen dieses Recht mit allem Nachdruck. Für einen derartigen Standpunkt gibt es zwar viele medizinische Präzedenzfälle, denn zahlreiche Operationen, von Notfall-Operationen abgesehen, hängen weitgehend von der Entscheidung des Arztes ab; aber keiner dieser Fälle ist so extrem. Wenn alle Ärzte, die KIE durchführen, mit absoluter Sicherheit die für eine solche Entscheidung notwendige psychiatrische Qualifikation hätten, könnte man die Meinung vertreten, daß sie im Recht seien. Aber offensichtlich ist das nur bei wenigen der Fall, und ganz gewiß ziehen sie nicht immer einen psychiatrischen Experten zu Rate. Ihre Einstellung hätte auch dann nicht viel zu besagen, wenn es genügend andere Ärzte gäbe, an die sich abgewiesene Ehepaare einer KIE wegen wenden könnten. Die gibt es aber nicht: Ärzte, die KIE vornehmen, sind sehr dünn gesät. Also muß das Paar entweder auf Kinder verzichten oder ein Kind adoptieren (womit wir wieder am Ausgangspunkt angelangt wären). Natürlich gibt es noch eine andere Möglichkeit: psychiatrische Behandlung für das Ehepaar.

Wenn die Gesellschaft die Auffassung vertritt, daß den Eltern – zumindest im bisher beschriebenen Umfang – bei der Kinderzeugung geholfen werden sollte, kann das Verhalten der Ärzte offensichtlich nicht toleriert werden. Aber wie bei der Abtreibung und der Empfängnisverhütung kann man andererseits nicht einfach jeden Arzt dazu zwingen wollen, etwas zu tun, was ihm sein Gewissen nicht erlaubt. Vielleicht wird das Problem der KIE durch neue Techniken ebenso gelöst werden, wie sich das Problem der Schwangerschaftsunterbrechung möglicherweise durch neue Techniken lösen läßt. Der Kernfrage können wir allerdings nicht ausweichen. Geht das »Recht« eines kinderlosen, psychisch gestörten Ehepaares auf Kinder, wenn solche durch Hilfsmaßnahmen gezeugt werden können, dem »Recht« der Ärzte vor, zu entscheiden, ob das Paar für Kinder geeignet ist? Stufe 3 – KIE durch Samenbank – wirft keine neuen Probleme auf. Die Bank ist lediglich ein Mittel, die Wirkung der KIE zu verstärken.

*4. Stufe: Künstliche Insemination durch Spendersamen (KIS)*

Die erste KIS überliefert eine arabische Handschrift aus dem Jahr 1322. Ein Pferdezüchter ließ einen Wollebausch eine Nacht lang in einer Stute, hielt ihn in der nächsten Nacht einem preisgekrönten Zuchthengst vor die Nüstern, fing das ejakulierte Sperma mit der Wolle auf und brachte diese wieder in die Stute ein – die dann auch pünktlich fohlte. In unserer Zeit spielt die KIS in der Viehzucht eine wichtige Rolle: In Dänemark beispielsweise werden 98 Prozent aller Kälber durch KIS von einigen wenigen Bullen gezeugt.
Die ersten KIS am Menschen wurden in aller Heimlichkeit in den 90er Jahren von einem amerikanischen Arzt namens Robert Dickinson vorgenommen. Von da an breitete sich diese Technik langsam, aber sicher aus, so daß die üblichen (sehr groben) Schätzungen in den Vereinigten Staaten 5000 bis 10 000 auf diese Weise gezeugte Kinder pro Jahr angeben. In Europa sind es vielleicht 1000 jährlich, davon einige hundert in England.
Ärzte, die KI durchführen, stimmen weitgehend darin überein, daß eine gültige Indikation für die KIS meist dann gegeben ist, wenn eine physisch und psychisch normale Frau mit einem Mann verheiratet ist, der ebenso normal ist, außer daß er überhaupt keinen oder keinen lebensfähigen Samen erzeugt (Aspermie bzw. Azoospermie). Weitere Indikationen sind gegeben, wenn die Samenzahl sehr niedrig ist und das Ehepaar lange Zeit vergeblich versucht hat, ein Kind zu bekommen; ferner, wenn ein schweres Risiko eines genetischen Defektes besteht. Aspermie und Azoospermie sind zwar nur bei etwa 5 Prozent aller unfruchtbaren Ehen bzw. bei 0,5 Prozent aller Ehen überhaupt für die Kinderlosigkeit verantwortlich; trotzdem könnte die Nachfrage überraschend stark sein: Jährlich sind in England 2000 und in den Vereinigten Staaten 8000 neu eingegangene Ehen betroffen. Natürlich werden viele dieser Ehepaare Kinderlosigkeit oder Adoption vorziehen; doch kann sich das ändern, wenn in Zukunft die KIS nicht mehr so ungewöhnlich erscheint. Schon jetzt haben mehrere Befragungen ergeben, daß mehr als 50 Prozent aller unfruchtbaren Ehepaare eine KIS der Adoption vorzögen, bei der sich später mehr Probleme ergeben*.
Der große Vorteil der KIS gegenüber der Adoption besteht darin, daß die Frau das Erlebnis der Mutterschaft voll erfährt. Viele

* Besprochen werden solche Probleme in dem Kapitel über »Künstliche Insemination« von S. J. Behrmann in *Progress in Infertility*, hrsg. von Behrmann und Kistner (New York, 1967).

Ehemänner stellen fest, daß auch sie diese Erfahrung teilen können, ganz als wären sie der echte genetische Vater. Der ganze Vorgang kann auch viel einfacher und diskreter sein als eine Adoption: Er bedeutet einige Besuche bei dem Arzt, der die KIS vornimmt, und eine normale Geburt. Die lange Prüfung durch die Adoptionsbehörden und das plötzliche Erscheinen eines sechs Wochen alten Säuglings im Hause fallen weg. Die Nachbarn brauchen nie etwas davon zu erfahren. Adoptionseltern fürchten oft die natürliche Mutter, so viele gesetzliche Dokumente sie auch haben mögen. Auch wird bei einer Zeugung durch KIS der Spender passend zu den ins Auge fallenden Eigenschaften des Vaters ausgesucht; die Mutter ist dieselbe, daher sehen die Kinder alle wie normale »echte« Kinder aus.

Der Vorgang ist, kurz geschildert, folgender: Nachdem der Arzt, der die KI durchführt, ein Ehepaar – möglichst nach eingehender psychiatrischer Beurteilung (was allerdings selten ist) – als geeignet befunden hat, wählt er aus den ihm zur Verfügung stehenden Spendern einen geeigneten Mann aus. Hier werden noch sehr verschiedene Maßstäbe angelegt. Einige Ärzte bestehen darauf, daß die Männer verheiratet sind, Kinder haben und ihren Samen ohne Entgelt spenden, andere nehmen Medizinstudenten gegen eine Vergütung (gewöhnlich 5 Pfund, in den Vereinigten Staaten, wo die Technik verbreiteter ist, 15 bis 35 Dollar). Alle bestehen auf einer gründlichen körperlichen Untersuchung und auf einer Chromosomenuntersuchung, die verborgene Defekte ans Licht bringen soll. Sie versuchen auch, Spender auszuwählen, die möglichst die gleichen sichtbaren physischen Merkmale – Größe, Augen- und Haarfarbe und so weiter – aufweisen wie der Ehemann. Recht häufig nimmt man einen Spender von gleicher oder sogar höherer Intelligenz.

Die Ehefrau ist zum Zeitpunkt der Ovulation in der Mitte ihres Zyklus inseminationsbereit und begibt sich zur Praxis des Arztes. Der Spender, der vorher benachrichtigt wurde, gewinnt seinen Samen durch Masturbation. Theoretisch darf das nicht länger als 30 Minuten vor der Insemination der Frau geschehen. Damit der Spender dem Ehepaar nicht begegnet, gibt er die Samenflüssigkeit nicht selbst in der Praxis ab; ein Angestellter des Arztes (manchmal auch ein Taxifahrer) holt sie bei ihm ab.

Alle Ärzte, die KIS vornehmen, bestehen auf strenger Anonymität des Spenders und ordnen ihre Karteien oft nach einem sorgfältig ausgearbeiteten Code-System, für den Fall, daß eine Frau allzu neugierig ist. Manche erlauben allerdings gelegentlich einem engen Freund des Paares oder auch einem Verwandten des Ehemannes, Samen zu spenden. Die Insemination selbst ist einfach: Ein paar Kubikzentimeter des Spendersamens werden in die Zervix der Frau eingespritzt, sie legt sich 20 Minuten lang hin, und die Sache ist erledigt. Manche Ärzte nehmen am nächsten Tag eine zweite Insemination vor (vom gleichen Spender), um die Wahrscheinlichkeit der Befruchtung zu erhöhen. Viele raten dem Ehepaar auch zum Geschlechtsverkehr innerhalb weniger Stunden nach der Insemination oder mischen sogar etwas von dem Sperma des Ehemannes unter das des Spenders. Die Absicht ist dabei, den Ehemann glauben zu lassen, das Kind könne auch sein eigenes sein; außerdem wird dadurch der Nachweis einer KIS erschwert, falls es zu einem Prozeß käme.

KIS wird nur in Privatpraxen ausgeführt und ist gebührenpflichtig, zum Teil deswegen, weil man sie für einen nicht unbedingt notwendigen »Luxus« hält, dann aber auch, weil bisher noch keine Behörde eine Möglichkeit sieht, die Verantwortung gegenüber Spender und Kind auf sich zu nehmen, die die privaten Ärzte bewußt übernehmen. Die Ärztehonorare sind sehr verschieden. Ein amerikanischer Arzt mit einer großen Praxis (sechs Inseminationen am Tag) verlangt 25 Dollar für eine solche Behandlung, nimmt diese an der Patientin dreimal im Monat vor und schätzt, daß bei 70 Prozent seiner Patientinnen innerhalb von drei bis vier Monaten eine Schwangerschaft eintritt. Ist das nicht der Fall, so stellt er keine weitere Rechnung aus, gibt den Fall jedoch nach sechs bis neun Monaten als hoffnungslos auf. Die Höchstkosten betragen also 300 Dollar. Ein führender Londoner Arzt sagte mir, er stelle pro Behandlung 80 bis 100 Pfund in Rechnung, obwohl diese oft nur eine einzige Insemination einschließt. Andere Londoner Ärzte wollten mir ihre Honorare nicht preisgeben, aber alle waren der Ansicht, daß 100 Pfund unerhört viel sei.

Ebenso wie bei der KIE bestehen auch hier die Ärzte auf dem Recht, Antragsteller abzuweisen. Wie oft sie dieses Recht ausüben, variiert sehr stark. Ein Londoner Arzt, mit dem ich sprach, weist von vier Paaren drei ab; ein anderer nimmt jährlich 100 bis 120 Antragsteller an. Eine Ärztin, die jährlich 50 bis 60 KIS durchführt, sagte, sie habe in fünf Jahren nur 10 Antragsteller abgewiesen, hauptsächlich auf Grund unzulänglicher sozialer Verhältnisse. Alle sagen, sie seien gezwungen, Gott zu spielen, da sie nicht gegen ihr eigenes Gewissen handeln könnten, und mit einer einzigen Ausnahme haben mich alle durch ihr Verantwortungsbewußtsein beeindruckt. Der Ausnahmefall brüstete sich damit, er habe ein scharfes Auge für leichtfertige Antragsteller, »die sich Kinder aussuchen wollen, wie man ein Hemd kauft«. Er habe vor kurzem ein Schauspielerehepaar bei sich gehabt, das, wie er zugab, über KIS ernsthaft nachgedacht hatte und genau wußte, was es tat – »reizende, verantwortungsbewußte Menschen«. Aber er wies das Paar ab, da »doch jeder weiß, wie es um Schauspielerehen bestellt ist«.

Im Zusammenhang mit der KIS gibt es drei große Probleme: das religiöse oder moralische, das gesetzliche und das psychologische. Das größte religiös-moralische Problem ist, ob sich KIS mit der Heiligkeit der Ehe, wie sie uns von alters überliefert ist, vereinbaren läßt. Mit anderen Worten: Ist KIS Ehebruch? Viele Ethiker sind vollkommen davon überzeugt. Selbst wenn die Beweggründe und die Auswirkungen auf die Ehe durchaus positiv sind, widerspreche es dem innersten Wesen der Ehe und müsse daher verboten werden, daß eine Frau den Samen eines Dritten empfängt.

Eine der schärfsten Äußerungen zu diesem Standpunkt (von Rom abgesehen) stammt vom Ausschuß für KIS des Erzbischofs von Canterbury (1948):

»Künstliche Insemination mit dem Samen eines fremden Spenders bedeutet Ehebruch. Sie verletzt die Einheit von Ehemann und Ehefrau, die jeden Dritten ausschließt. Sie betrügt das gezeugte Kind und hintergeht sowohl die vermeintlichen Verwandten als auch die Gesellschaft insgesamt. Für Spender wie Empfänger verliert der sexuelle Akt seine persönliche Bedeutung und wird zu einer bloßen Transaktion. Für das Kind besteht ständig die Gefahr der absichtlichen oder versehentlichen Aufdeckung der Umstände seiner Zeugung. Wir sind daher der Meinung, daß künstliche Insemination mit dem Samen eines fremden Spenders grundsätzlich abzulehnen ist und daß sie christlichen Maßstäben zuwiderläuft.«

Zehn Jahre später machte eine Arbeitsgruppe der Kirche von England, die für das *Home Office** Material für eine umfassende Untersuchung der KIS zusammenstellte, sich die Schlußfolgerun-

* Bericht der Departmental Committee on Human Artificial Insemination (Command 1105, Juli 1960), H. M. Stationery Office, London. Vor allem für denjenigen, der gern ausgeklügelte Argumente durchlöchert, hat die Lektüre dieser erschöpfenden (über 90 Seiten langen) Prüfung aller Aspekte der KI einen unwiderstehlichen Reiz. Das Material der Kirche von England wurde unter dem Titel »Artificial Insemination by Donor« vom Church Information Office in London 1959 veröffentlicht. Die erste Hälfte, der Beitrag des Erzbischofs von Canterbury, ist ein klassisches Beispiel dafür, wie die Kirche Neuerungen bekämpft, indem sie alles Beweismaterial mit Ausnahme ihres eigenen ignoriert. Um gerecht zu sein, muß man jedoch zugeben, daß diese Abhandlung zu einem Zeitpunkt geschrieben wurde, als die KIS ganz allgemein noch weniger tolerant beurteilt wurde als heute.

gen dieser Erklärung zu eigen und fügte hinzu: »Wir halten die KIS aus theologischen, moralischen und sozialen Gründen für falsch.« Im Verlauf weiterer zehn Jahre hat sich diese Einstellung bedeutend gemildert, und die Mehrheit der protestantischen Theologen und Ethiker betont heute die grundlegenden Unterschiede in Motiv und Praxis zwischen Ehebruch und KIS. Ersterer erstrebt sexuelle Lust und bedeutet eine gefühlsmäßige Bindung an einen Dritten, die den Ehemann ablehnt und für gewöhnlich ein Kind zu vermeiden sucht. KIS setzt bei Eheleuten gründliche Überlegung voraus, ehe sie sich dazu entschließen; sie wollen ein Kind innerhalb ihrer Ehe aufziehen; die Frau begegnet dem Spender nie und kennt nicht einmal seinen Namen.

Auch juristisch ist man in jüngster Zeit etwas nachgiebiger geworden. In den 20er Jahren wetterte man in gerichtlichen Erklärungen lautstark gegen die KIS als Sünde wider die Ehe. In ihrer Kürze besonders prägnant war in England eine Äußerung Lord Dunedins: »Befruchtung *ab extra* ist ganz ohne Zweifel Ehebruch.« 1954 endete ein Scheidungsfall vor einem Gericht in Illinois mit dem Urteil, daß KIS mit oder ohne Zustimmung des Ehemannes unmoralisch, die Frau eine Ehebrecherin und das Kind unehelich sei. Aber inzwischen spricht immer mehr der gesunde Menschenverstand mit. In England und Schottland zum Beispiel hängt das Urteil von Fall zu Fall – und alle diese Fälle werden nach Präzedenzien entschieden – vermutlich von einer Erklärung ab, die Lord Wheatley 1958 abgab, wonach die KIS nicht als Geschlechtsverkehr gilt und daß Ehebruch voraussetze, »daß beide Partner zur gleichen Zeit den sexuellen Akt ausführen« (oh, wie fein mahlen die Mühlen des Gesetzes!).

Der zweite Punkt, auf den Moral und Gesetz ihr besonderes Augenmerk richten, ist der Status des Kindes. Ist es ehelich? Ist es gesetzlich erbberechtigt? Wer ist sein Vater? Wer hat das Aufsichtsrecht nach einer Scheidung? Bis vor kurzem wurde auf Grund all dieser Fragen eine Zulassung der KIS entschieden abgelehnt. Es gab viel ängstliches Gerede über die generationenalten Traditionen des Erbfolgerechts von Besitz, Titeln usw. Jetzt schwenkt die öffentliche Meinung langsam in Richtung auf die einfache Feststellung um, die von einer Frau mit einem KIS-Kind getroffen wurde: »Natürlich ist mein Mann der Vater unseres Kindes. Vaterschaft hängt nicht nur von Genen und Chromosomen ab.« Mit anderen Worten, Moral und Gesetz beginnen allmählich dem durch KIS gezeugten Kind wenigstens den Status des adoptierten Kindes zuzuerkennen; viele wären dafür, es als leibliches Kind einzustufen. Damit könnte man in Zukunft so außergewöhnliche Fälle verhindern wie jenen Gerichtsbeschluß, der einem Ehemann nach der Scheidung alle Rechte auf »sein« Kind absprach, obwohl er dem KIS uneingeschränkt zugestimmt hatte und leidenschaftlich beteuerte, er habe das Kind geliebt und umsorgt, als ob es sein eigenes wäre. Natürlich ist jeglicher Streit über den legalen Status des Kindes überflüssig, wenn das Ehepaar das Kind gesetzlich adoptiert. Leider weigern sich die meisten Eltern, das zu tun, weil dadurch eines ihrer Hauptanliegen vereitelt wird: daß die KIS geheim bleibt.

Die dritte Hauptsorge des Gesetzgebers gilt der KIS ohne die Zustimmung des Ehemannes. Ist das zum Beispiel ein Scheidungsgrund? Die Mehrheit bejaht es. Damit dieses Ergebnis zustande kam, müssen Tausende von Arbeitsstunden nötig gewesen sein – und dabei dächte doch in Wirklichkeit kein Arzt auch nur im Traum daran, eine KIS ohne die uneingeschränkten schriftlichen Zustimmungen vorzunehmen – einschließlich einer Erklärung, daß der Spender sich sämtlicher Rechte auf das Kind begibt.

Unter allen anderen juristischen und ethischen Problemen im Zusammenhang mit der KIS ragen zwei von allgemeinem Interesse hervor.

Erstens haben die Juristen die Herausforderung der KIS nur sehr zögernd angenommen. Offiziell existiert eine KIS nicht. In den Gesetzbüchern steht nichts darüber, und die Urteile in den einzelnen Fällen gehen erheblich auseinander. Inzwischen halten viele Ärzte an der Meinung fest, daß es hauptsächlich ein Versäumnis des Gesetzgebers sei, wenn man vor einer weitverbreiteten Anwendung der KIS noch zurückschrecke.

Zweitens ist es erstaunlich, wie sehr sich die Einstellung zur KIS in kurzer – wenn auch nicht gar so kurzer – Zeit geändert hat. Eine amerikanische Ärztin, die KI vornimmt, Dr. Sophia Kleegman, drückt das so aus: »Jede Veränderung von Sitten und Gebräuchen auf diesem emotionell belasteten Gebiet hat zuerst immer eine entsetzte Abwehr seitens der althergebrachten Sitten und Gesetze zur Folge; der nächste Schritt ist Abwehr ohne Entsetzen, danach wird man allmählich neugierig, sieht sich die Sache näher an, bildet sich ein Urteil darüber und eignet sie sich schließlich langsam, aber sicher an.« Entsetzen ist kein Freund der Wahrheit. Daher wiegen in den frühen Stadien dieses Prozesses sogar bei »verantwortungsbewußten« Berichterstattern Vorurteile schwerer als Tatsachen. Um nur ein Beispiel zu geben: Der oben erwähnte umfangreiche Bericht des *Home Office* regt sich gewaltig über das sittlich zweifelhafte Verhalten und das mangelnde Verantwortungsbewußtsein der Spender auf. Er befürchtet auch, daß das

Kind diese Eigenschaften erben könnte. Alles vorliegende Beweismaterial deutet jedoch darauf hin, daß unbezahlte freiwillige Spender sittlich hochstehend und sehr verantwortungsbewußt sind und daß sie in erster Linie einfach deswegen ihren Samen spenden, weil sie das schreckliche Leid der Kinderlosigkeit lindern möchten. Was die Erblichkeit der Sittenlosigkeit betrifft, so ist das für die Genetiker etwas ganz Neues.

Die bedeutendsten Probleme der KIS liegen sicherlich nicht auf juristischem und moralischem, sondern auf allgemein psychologischem Gebiet. Wie wirkt sie auf die Menschen, die am tiefsten davon betroffen sind, eine Ehefrau, einen Ehemann, ein Kind? Obwohl schon so viele tausend KIS durchgeführt worden sind, lautet die ehrlichste Antwort auf diese Frage: Niemand weiß genau Bescheid. Die Gründe dafür sind interessant. Fast alle Ärzte, die KIS ausüben, vertreten die Meinung, man solle die Paare, denen sie helfen, nicht weiterhin unter Beobachtung halten. Sie würden dadurch nur ständig daran erinnert, daß ihr Kind durch KIS gezeugt wurde, während sie das sonst gewöhnlich vergäßen. Ein Arzt sagte zu mir: »Man soll nie das Glück eines Menschen der Wissenschaft zum Opfer bringen.«

Was an Material vorliegt, scheint jedoch den schlimmsten Befürchtungen zu widersprechen, daß nämlich KIS sich psychologisch katastrophal auswirken müsse. Vielmehr können bei behutsamem Vorgehen die psychologischen Auswirkungen überraschend günstig sein. S. J. Behrman zum Beispiel, ein Arzt, der in Amerika KIS vornimmt, berichtete 1966, daß unter 393 solcher Schwangerschaften nur zwei Fälle mit »seelischen Störungen« vorkamen, und 1967 meldete er, daß von 800 Ehepaaren, die um eine KIS eingekommen waren, nur eines (dessen Antrag abgelehnt worden war) sich später scheiden ließ. Da jede vierte amerikanische Ehe geschieden wird, spricht das entweder sehr für die psychologische Kompetenz des Arztes oder für die Reife und Charakterfestigkeit der Ehepartner, die sich für eine KIS entscheiden.

Andererseits können auch durchaus Gefahren drohen. Ein amerikanischer Psychiater, Dr. Bernard Rubin, berichtete*, daß sämtliche 43 Frauen, die durch KIS ein Kind empfangen hatten, vom Gedanken an den – unbekannten – Spender geplagt wurden und daß ein Drittel von ihnen häufig über sein Äußeres und seine persönlichen Eigenschaften Vermutungen anstellte. Ein französischer Gynäkologe* berichtet, daß er und viele seiner Kollegen

* »Psychological Aspects of Human Artificial Insemination« in *Archives of General Psychiatry* (1965), 13, 121–132.
* Jean d'Alsace in *Gynécologie Pratique* (1962), 13, 707–710.

wegen katastrophaler Fehlschläge die KIS ganz aufgaben. In einem Fall erfuhr eine junge Ehefrau den Namen des Spenders, worauf sie ihren Mann verließ und mit dem Spender ein Verhältnis einging. Einer anderen Frau, die durch KIS ein bezaubernd schönes Kind bekam, gefiel plötzlich ihr Ehemann nicht mehr; sie quälte den Gynäkologen, ihr den Namen des Spenders zu nennen, weil sie ihn heiraten wollte. Aber die meisten Ärzte behaupten, solche extremen Fälle seien verhältnismäßig selten und gingen vermutlich auf ungenügende psychologische Untersuchung und Behandlung vor der KIS zurück. Wenn der Ehemann seine Sterilität ohne Einschränkung akzeptiert, wenn er aufrichtig wünscht, daß seine Frau ein Kind zur Welt bringt und nicht nur adoptiert, wenn Mann und Frau gleicherweise bei ihrem Entschluß bleiben, wenn der Ehemann willens ist, das Kind als das »seine« anzuerkennen, wenn die Frau keine Besorgnisse über ihre zukünftige Haltung gegenüber Mann und Kind hegt und wenn vor allem die Frau sich bewußt ist, daß ihr Mann mit seiner Zustimmung zu einer KIS ihr ein unschätzbares Geschenk macht – wenn alles das zutrifft, dann kann sich eine KIS psychologisch sehr günstig auswirken. Das ist jedoch eine lange Reihe schwieriger Fragen, die ein Arzt stellen und ein Ehepaar zufriedenstellend beantworten muß. Außerdem wirft diese Liste weitere Fragen auf, die von der Fachwelt beantwortet werden müssen. Sollten die psychologischen Auswirkungen der KIS noch gründlicher erforscht werden? Sollte zur Vorschrift gemacht werden, daß ein Psychiater die Eignung eines Paares bestätigt? Oder sollten Medizin und Gesellschaft ein gewisses Risiko psychischer Störungen in Kauf nehmen, wenn das betroffene Paar willens ist, diese als Preis für ein langersehntes Kind auf sich zu nehmen? Schließlich haben ja auch viele Kinder, die im Bett gezeugt werden, psychisch gestörte Eltern und müssen Ehescheidungen und alle möglichen anderen psychischen Gefahren durchstehen. Nur allzu viele Kinder sind unerwünscht, wie wir in den ersten drei Kapiteln gesehen haben. Zumindest dies bleibt dem durch KIS gezeugten Kind erspart. Es ist ein Wunschkind, denn sonst würden sich seine Eltern nicht so viel Mühe machen. Wenn die natürliche Elternschaft ein Recht ist, dann kann man die KIS, die für solche Ehepaare der natürlichen Elternschaft am nächsten kommt, nicht verdammen. Wenn es ein Privileg ist, ein Kind aufzuziehen, dann müßten eigentlich *alle* Eltern zuvor so gründlich geprüft werden wie Adoptiveltern. Allerdings müssen wir noch viel mehr über die Umweltfaktoren wissen, die eine glückliche Kindheit ermöglichen, ehe wir behaupten können, daß durch KIS mehr glückliche Kinder gezeugt werden.

Diese Methode wird heute ziemlich häufig angewandt. Die Gründe dafür liegen auf der Hand, wenn man die Nachschubschwierigkeiten bei der KIS bedenkt. Ohne die Bank muß der Spender in der Regel jeden Monat an zwei aufeinanderfolgenden Tagen sein Sperma auf Abruf liefern, und das vielleicht mehrere Monate hintereinander; der Transport vom Spender zum Arzt muß innerhalb von 30 Minuten erfolgen und geheim bleiben. Das ist sehr mühsam. Daher werden nur wenige Spender für mehr als etwa ein halbes Dutzend Patientinnen spenden. Das bedeutet wiederum, daß der Arzt dauernd auf der Suche nach bereitwilligen Spendern sein und diese auf ihre körperliche und genetische Gesundheit untersuchen muß. Einige Ärzte geben zu, daß sie das weniger gründlich tun, als es ihrer Meinung nach eigentlich erforderlich wäre. Außerdem besteht die Schwierigkeit, einen dem Ehemann ähnlichen Spender auszusuchen. Da die Spender knapp sind, ist es nicht immer möglich, einen zu finden, der körperlich und genetisch gesund ist, einen hohen Intelligenzquotienten hat und dann auch noch physisch dem Ehemann ähnelt.
Umfangreiche zentrale Samenbanken wären eine große Erleichterung. Dort könnte man sehr viele verschiedene »Sperma-Typen« lagern, darunter auch eine Reihe seltener Typen (bezüglich der Rasse, Blutgruppe, Körpergröße usw.). Alle Spender könnten gründlich untersucht werden, wie das bei Blutspendern in gutgeführten Blutbanken geschieht. Auch die Geheimhaltung würde sehr erleichtert. Der Arzt könnte bei der Bank eine gewisse Menge von Samen eines Spenders mit bestimmten Eigenschaften anfordern. Die einzige Verbindung zwischen Arzt und Ehepaar einerseits und dem Spender bestünde in einem neutralen Röhrchen mit einer Seriennummer. Bei der Bank müßte man natürlich für einen absolut sicheren Geheimcode sorgen, aber das wäre nicht schwer. Solche Banken gibt es schon, wenn auch in einer bescheideneren Größenordnung. Die beiden ersten wurden 1964 in Iowa City und Tokio eingerichtet.
Bei der KIS durch eine Samenbank stoßen wir auf einige ernste biologische Probleme. Das eine ist die Gefahr des »schuldlosen Inzestes«: Es besteht die Möglichkeit, daß zwei durch den Samen desselben anonymen Spenders gezeugte Kinder heiraten. Das kann bei jeder KIS passieren, aber bei Verwendung von frischem Sperma ist die Wahrscheinlichkeit äußerst gering. Wenn zum Beispiel in England jährlich 2000 solcher Kinder geboren würden (etwa zehnmal soviel wie heute) und jeder Spender fünfmal her-

angezogen wird (etwa so oft wie heute), käme es nur alle 50 bis 100 Jahre einmal zu einer unwissentlichen Inzest-Ehe. Man sagt, daß das seltener sei als das Risiko, daß früh voneinander getrennte leibliche Geschwister einander heiraten. Wenn freilich eine staatliche Samenbank zu größeren Anforderungen an manche Spender führte, würde sich die Wahrscheinlichkeit bedeutend erhöhen. Daher müßte vielleicht gesetzlich festgelegt werden, wie oft ein Mann Samen spenden darf; vielleicht wäre sogar ein Gesetz nötig, daß – natürlich unter strenger Geheimhaltung – vor jeder Heirat das zentrale Spenderregister eingesehen werden muß.

Auch andere Gefahren können auftauchen, Gefahren für die Erbmasse. Das erste mit Samen von einer Samenbank gezeugte Kind wurde 1953 in den Vereinigten Staaten geboren und war völlig normal. Seit damals ist die Zahl dieser Kinder ständig, wenn auch langsam gewachsen, und die Lagerzeit für Sperma wuchs bis zu drei Jahren an, ohne daß es bisher zu genetischen Katastrophen gekommen wäre. Aber die Entwicklung steht noch am Anfang: Die wenigen Untersuchungen, die bisher angestellt worden sind, berichten nur über etwa zehn bis zwölf Kinder. In Wirklichkeit weiß niemand etwas Genaues. Niemand weiß auch etwas über möglicherweise noch viel schlimmere Folgen der Samenbanken für die Erbmasse. Eine Samenbank bedeutet sozusagen eine zwangsweise Auslese der Besten im kleinen: Dort findet eine strenge Auslese nach der Gefrierbarkeit statt. Samenproben verschiedener Spender unterscheiden sich erheblich in ihrer Fähigkeit, das Einfrieren, Lagern und Auftauen zu überstehen. Auch findet innerhalb einer jeden Spermaprobe eine strenge Auslese statt. Da »Gefrierbarkeit« in gewisser Weise ein Erbmerkmal sein muß, ist sie höchstwahrscheinlich mit anderen wichtigen Merkmalen gekoppelt, wie zum Beispiel Resistenz gegen Krankheiten, Körpergröße, Intelligenz usw. Also wird Sperma mit diesen Erbanlagen am ehesten überleben und die Merkmale weitergeben. Zur Zeit kann man dazu nur sagen, daß es über dieses Thema sicher noch viele erbitterte Auseinandersetzungen geben wird, vielleicht ebenso viele wie über die Auswirkung von radioaktiver Strahlung auf die Erbanlagen.

Ein anderes ernstes Problem ist die Möglichkeit, daß zentrale Banken mißbraucht werden könnten. Solange die Samenbank nur aus ein oder zwei Thermosbehältern in einer Arztpraxis besteht, ist ein Mißbrauch unwahrscheinlich. Ärzte sind im großen und ganzen verantwortungsbewußte Menschen. Aber man kann sich vorstellen, daß eine Regierung sich einer zentralen Samenbank

bemächtigt und dann beginnt, nach ihrem Gutdünken Samen auszuteilen. Ich kann mir nicht denken, daß eine der gegenwärtigen Regierungen so vorzugehen imstande wäre oder was sie dadurch zu gewinnen hätte. Wo jedoch eine absolut zentrale Geheimhaltung gewährleistet ist, besteht immerhin die Möglichkeit, daß so etwas passiert. Ebenso besteht die Gefahr, daß zwielichtige Spekulanten in das Geschäft Samenbank »einsteigen«. Von manchen Bestattungsunternehmern in Amerika behauptet man, in ihren Bestattungsverträgen sei ein Angebot für Samenlagerung enthalten. Solange der Samen nicht benutzt wird, mag das ein harmloses Trostpflaster für den Selbsterhaltungstrieb der Sterbenden sein; es könnte jedoch in einen Handel mit der Verheißung hochwertiger Kinder für Lebende übergehen. Darauf werden wir im 5. Kapitel noch zu sprechen kommen, wo wir uns mit dem alten Traum der Eugenik beschäftigen, mit der Möglichkeit, die Erbanlagen des Menschen zu verbessern – ein Traum, der durch KIS über Samenbanken verwirklicht werden könnte. An dieser Stelle sei nur erwähnt, daß 1937 ein europäischer Gynäkologe ein spermiologisches Institut gründen wollte, wo Samenflüssigkeit von möglichst vielen berühmten Zeitgenossen gesammelt werden sollte*. Einerseits plante man da wohl ein ziemlich kurioses Museum, eine Art von Samenkeller, dessen Wert mit der Zeit steigen würde, andererseits sollte sicherlich auch die Insemination Leichtgläubiger einen hübschen Verdienst abwerfen.
Damit gelangen wir zu einer der ungewöhnlichsten Auswirkungen der Samenbanken: Sie ermöglichen es, die traditionellen raumzeitlichen Begrenzungen der geschlechtlichen Fortpflanzung aufzuheben. Prinzipiell kann mit ihrer Hilfe eine Frau durch jeden Samen eines jeden Mannes empfangen, auch wenn dieser Mann schon längst tot ist.

### *6. Stufe: Samenbank zur Überwindung von Raum und Zeit*

Aus verschiedenen Gründen können Frauen (und ihre Ehemänner) den Wunsch haben, sich einer Samenbank zu bedienen, um zur Zeugung eines Kindes nicht auf den üblichen Geschlechtsverkehr angewiesen zu sein. Meistens wird KIE in Frage kommen, aber auch für KIS könnte durchaus Bedarf bestehen.
*Die Rückversicherung.* Am wahrscheinlichsten wäre es, daß ein Ehemann in einer Samenbank Samen deponiert, ehe er sich aus

* Näheres darüber siehe *Eugenics Review* (1957), 48, S. 209–210.

Gründen der Empfängnisverhütung sterilisieren läßt. Bei einer irreversiblen Sterilisation könnte er, falls er und seine Frau später noch Kinder haben wollen oder er ein zweites Mal heiratet, auf diesen Vorrat an Eigensamen zurückgreifen und ihn für KIE verwenden.

*Schutz gegen Mutationen.* Von manchen Biologen wurde gefordert, jeder Mann sollte sein Sperma zur Zeit der Pubertät in bleiausgekleideten strahlensicheren Samenbanken einlagern lassen, um es vor Mutationsschäden zu schützen, die sein ganzes Leben lang nahezu ständig auf ihn einwirken. Um nach der Heirat Kinder durch KIE zu zeugen, könnte man dann Samen von der Bank abheben. Wenn überhaupt, so wird dieses Verfahren sicherlich nicht allgemein praktiziert werden. Das Risiko der dadurch bewirkten psychosexuellen Verkrampfung wäre gewiß größer als das einer Schädigung der Erbmasse. Und wer denkt schon daran, schnell Kinder zu zeugen, nur damit Mutationen verhindert werden? Männer, die ständig hohen Strahlungsdosen ausgesetzt sind, unter anderem Astronauten und die Besatzungen von Überschallflugzeugen, sind die wahrscheinlichsten Anwärter für das genannte Verfahren, das ebenfalls zur KIE führt.

*Samenwahl.* Wie wir im 5. Kapitel sehen werden, besteht die Möglichkeit, daß in Zukunft Ehepaare beschließen, ein oder zwei Kinder mit dem in einer Bank deponierten Samen eines hochqualifizierten Spenders zu zeugen, der schon längst tot sein kann. Dabei handelt es sich um KIS.

In den genannten drei Fällen werden die Ehepartner vermutlich gemeinsam entscheiden, ob und wann sie zu dieser Technik greifen wollen. In den folgenden beiden Fällen wird der Entschluß nur von einem der Partner getroffen:

*Der umgekehrte Keuschheitsgürtel.* Vielleicht wünscht ein Ehepaar ein Kind, während der Ehemann (Matrose, Geschäftsmann, Astronaut usw.) für längere Zeit abwesend ist. Allerdings müßte es sich schon um eine längere Abwesenheit (zwei Jahre und mehr) handeln, damit sich die Mühe lohnt. Wenn auch der Entschluß gemeinsam gefaßt wird, bleibt es doch der Frau überlassen, wann genau sie das Kind durch KIE empfangen will.

*Der Witwentrost.* Samenbanken machen es einer Frau möglich, auch noch von einem inzwischen gestorbenen Ehemann Kinder zu bekommen. Da diese Möglichkeit viel mit Gefühlswerten zu tun hat, könnte sie der Hauptgrund für die Inanspruchnahme von Samenbanken sein. Die Empfängnis erfolgt durch KIE.

Die Hauptgefahr dieser 6. Stufe ist bereits angedeutet worden. In den letzten drei Fällen ist die Fortpflanzung von einer ständigen sexuellen Beziehung ganz oder teilweise getrennt. Wenn heute eine Frau schwanger wird, nehmen wir an, daß sie mit einem Mann zusammenlebt oder ein Verhältnis hat. Durch die Samenbank jedoch könnte sie ihre Schwangerschaft völlig autonom steuern: Sie empfängt von ihrem Partner ein Kind, wann *sie* es wünscht, nicht wann beide dies wünschen. Überdies wären solche Kinder in besonderem Maß ein ausschließlicher »Besitz« der Mütter. Der abwesende (oder tote) Gatte hätte an der Aufzucht des Kindes keinen Anteil. Emotionell, wenn nicht gar gesellschaftlich, wären diese Kinder in einer ähnlichen Lage wie uneheliche Kinder, deren Väter unbekannt sind oder von der Mutter nicht genannt werden. Hauptsächlich aus diesen Gründen hat – mit einer Ausnahme – jeder von mir befragte Arzt, der KI praktiziert, sich entschieden dagegen ausgesprochen, je bei einer Witwe KI durchzuführen. Lediglich ein angesehener amerikanischer Gynäkologe meint, er würde einer Witwe dann helfen, wenn sie bereits ein paar Kinder hätte, nicht aber, wenn sie kinderlos wäre oder wieder geheiratet hätte.

### *7. Stufe: Ei-Transplantation*

In diesem Kapitel war bisher nur vom Samen die Rede, und tatsächlich ist auch bisher nur Sperma gespendet, gelagert und benutzt worden. Eine Übertragung weiblicher Samenzellen und damit auch ein »Heilmittel« für leibliche Sterilität gibt es noch nicht. Wir kommen jetzt auf eine neue Ebene: zur Insemination in umgekehrter Richtung.

Manche Frauen haben keine Ovarien, bei manchen findet trotz Hormonbehandlung keine Ovulation statt, wieder andere haben vielleicht einen Erbfehler. Allen diesen Frauen könnte eine Ei-Transplantation Hoffnung auf ein Kind geben. Der Vorgang wäre folgender: Die Spenderin liefert ein reifes Ei, wenn sie ovuliert, oder sie könnte auch durch Hormondosen zu einer »Über-Ovulation« gebracht werden und mehrere reife Eizellen produzieren. Das Ei wird dann in einen Eileiter der anderen Frau eingebracht und vom Ehemann auf die übliche Weise befruchtet. Auf den ersten Blick sieht das wie ein Spiegelbild der KIS aus. In Wirklichkeit sollte es psychologisch viel weniger belastend sein. Zunächst einmal geschieht die Empfängnis durch einen normalen Koitus. Aber vor allem teilen Mann und Frau das Erlebnis der Elternschaft viel gleichmäßiger als bei der üblichen KIS, da der Mann tatsächlich der genetische Vater ist und die Frau das Kind trägt und gebiert, auch wenn sie nicht die genetische Mutter ist. Möglicherweise ist die Frage der genetischen Elternschaft für eine Frau weniger wichtig als für einen Mann. Der genetische Beitrag der Frau ist »unsichtbar«, aber ihr Beitrag für das Werden des Kindes im Mutterschoß dauert neun Monate und gipfelt in dem emotionell wie physisch tief einschneidenden Erlebnis der Geburt. Der physische Beitrag, den die Männer leisten, besteht hingegen lediglich in der von ihnen ausgestoßenen Samenflüssigkeit.

Andererseits ist die Technik wesentlich komplizierter. Der Monatszyklus der Spenderin muß mit Hormonen (zum Beispiel oralen Kontrazeptiva) zeitlich auf den der Empfängerin abgestimmt werden. Die Gewinnung des Eies ist zwar verhältnismäßig einfach – es kann mit einer Pipette buchstäblich aus dem Eileiter gespült werden –, die Implantation jedoch erfordert zur Zeit eine kleine Operation (ein teleskopartiges Rohr, ein Hysteroskop, welches das Ei trägt, wird in die Zervix eingeführt, und das Ei wird von hier aus weiter in den Eileiter vorgeschoben). Das würde die Frau sicher auf sich nehmen; als schwieriger könnte es sich jedoch erweisen, Spenderinnen zu finden, zumal ihre Mithilfe viel länger als bei männlichen Spendern erforderlich sein dürfte, da die Erfolgszahlen wahrscheinlich viel niedriger liegen werden. Möglicherweise würden sich nur Schwestern und nahe Verwandte der Frau als Spenderinnen zur Verfügung stellen; damit wäre natürlich die Spenderanonymität hinfällig.

Viele Ärzte, die KI vornehmen, verfügen über die Hilfsmittel, die zu dieser Operation erforderlich sind, und sind auch schon von Patientinnen darum angegangen worden. Meines Wissens ist bisher noch keine Ei-Transplantation vorgenommen worden; aber ich bin überzeugt, daß es geschehen sein wird, wenn dieses Buch erscheint.

Wie ich die Dinge sehe, wird durch die Transplantation nur ein einziges Problem aufgeworfen, das bei der Diskussion um die KIS noch nicht erfaßt worden ist – allerdings ist es von entscheidender Bedeutung. Es handelt sich um eine Schwierigkeit, die vielleicht alle schönen Träume von einer Gen-Chirurgie zerrinnen lassen wird. Es geht einfach darum, daß die Fertilisierung zwar von Millionen von Spermien, aber nur von einem einzigen Ei ausgeht und daß dieses hochempfindliche Ei während der Transplantation beschädigt werden könnte. Wenn es dadurch abstürbe, so wäre das weniger schlimm, als wenn das Ei zwar lebensfähig bliebe, jedoch vielleicht ein oder zwei Chromosomendefekte davontrüge. Leider gäbe es keine Möglichkeit, einen solchen Schaden festzustellen. Man könnte diese Gefahr durch die Transplantation mehrerer

Eizellen umgehen; dies birgt jedoch wieder das Risiko von Mehrlingen in sich. Gäbe es eine Methode, um Chromosomenaberrationen beim Fötus zu erkennen (vgl. 7. Kapitel), so wäre eine Schwangerschaftsunterbrechung möglich; für eine Frau ohne Ovarien wäre dies allerdings höchst tragisch. Die ersten Ei-Transplantationen werden jedenfalls, milde ausgedrückt, Experimente sein.

*8. Stufe: Befruchtung in der Retorte*

Manche Frauen produzieren zwar völlig normale Eizellen, doch sind ihre Eileiter unheilbar blockiert; der männliche Same hat daher keine Möglichkeit, zum Ei zu gelangen und es zu befruchten. Hier könnte man Abhilfe schaffen, wenn man dem Ovar einige Eizellen entnähme, sie außerhalb des weiblichen Körpers im Reagenzglas befruchtet, die befruchteten Eizellen ein oder zwei Tage wachsen läßt und dann eine davon in den Uterus der Frau einpflanzt, wo sie sich normal weiterentwickeln kann. Da die Wahrscheinlichkeit, daß eine Frau mit undurchgängigen Tuben einen Mann mit Azoospermie oder Aspermie heiratet, verschwindend gering ist, wäre das Sperma das des Ehemannes. Also handelt es sich um KIE: Mann und Frau sind die echten Eltern des Kindes.
Befruchtung im Reagenzglas ist bei Menschen noch nicht durchführbar, doch kann man sie Anfang der 70er Jahre erwarten. Bisher hat man erst ein Zwischenstadium erreicht, das »scheinbefruchtete Ei«. Anfang 1966 gab der führende Forscher auf diesem Gebiet, Dr. Robert Edwards von der Universität Cambridge, bekannt, daß es ihm gelungen sei, einen Follikel menschlicher Ovarien, die aus therapeutischen Gründen entfernt worden waren, zur Teilung und Eireifung zu bringen. Damit bewies er zum ersten Mal, daß man lebensfähige menschliche Eizellen in großer Anzahl außerhalb des Körpers wachsen lassen kann. Edwards versuchte dann, sie mit menschlichem Sperma zu befruchten. Ein paar Spermien durchdrangen die dicke Eihülle, den meisten jedoch gelang es nicht. Keine der Eizellen entwickelte sich allerdings weiter. Das nannte Edwards das »scheinbefruchtete Ei«. Daß die Spermien versagten, liegt so gut wie sicher daran, daß sie den endgültigen Reifungsprozeß nicht durchgemacht hatten, der normalerweise gegen Ende der Samenwanderung durch Zervix und Eileiter stattfindet. Niemand weiß genau, was dabei vor sich geht, aber man hofft, es bald herauszubekommen, so daß dann die Befruch-

tung in der Retorte möglich sein wird. Wenn sie durchführbar ist, würden die Eizellen natürlich nicht irgendwelchen aus therapeutischen Gründen entfernten Ovarien, sondern den Eierstöcken der Patientin entnommen. Ein Herausspülen ist in diesem Fall unmöglich, da ja die Eileiter nicht durchgängig sind; daher müssen sie aus dem Ovar selbst entnommen werden. Das erfordert einen kleinen Einschnitt in die Vaginalwand, um so zu den Ovarien zu gelangen und etwa ein Dutzend Follikel zu entfernen. Die Operation ist verhältnismäßig klein, kann jedoch eine Blutung im Gefolge haben.

Wiederum werden dadurch einige neue Probleme aufgeworfen. Befruchtung in der Retorte bedeutet nicht nur, daß menschliche Eizellen außerhalb des weiblichen Körpers weitergezüchtet werden – ein deutlicher Bruch mit dem Herkömmlichen –, sondern auch, daß einige davon im Reagenzglas zugrunde gehen. Das ist unvermeidlich, da es bei dieser Technik zu viele Versager gibt und möglicherweise immer geben wird. Um eine erfolgreiche Implantation garantieren zu können, muß der Arzt vielleicht etwa zehn Eizellen befruchten; wenn das bei fünf Zellen gelingt, muß er vier lebensfähige, befruchtete Eizellen wegwerfen. Darüber entrüsten sich viele Menschen – und nicht nur Katholiken. Obgleich sie sich an Verhütungsmitteln wie Intrauterinpessaren, die eine Vernichtung befruchteter Eizellen in einem viel späteren Entwicklungsstadium bewirken, überhaupt nicht stoßen, erscheint ihnen der Gedanke an den Tod eines Mikroembryos im Reagenzglas besonders abstoßend. Ist diese Einstellung berechtigt, oder beruht sie einfach auf dem vielleicht entscheidenden Unterschied, daß im zweiten Fall der Tod sichtbar ist?

Diese Fragen verlangen klare Antworten, denn bevor ein Ehepaar aus der Möglichkeit der Befruchtung in der Retorte Nutzen ziehen kann, müssen viele Wissenschaftler zahlreiche befruchtete menschliche Eizellen weiterzüchten und sezieren. Nur durch diese Mikrosektionen können wir hoffen, eine Technik zu vervollkommnen, die die Eizellen nicht schädigt, und damit die Gefahr vermeiden, daß geschädigte Kinder oder Mehrlinge zur Welt kommen (wovon bereits die Rede war).

### 9. *Stufe: Ei-Banken und Embryo-Banken*

Sobald Eizellen transplantiert werden können, ist es nur noch eine Frage der Zeit, bis auch sie – wie heute schon die Samenzellen – tiefgefroren und eingelagert werden können. Neue Probleme scheinen sich dadurch nicht zu ergeben. Wenn es aber gelingt, Eizellen in der Retorte zu befruchten, wird es sicherlich auch technisch möglich sein, befruchtete Eier und Mikroembryos (Blastozysten) einzufrieren, um sie bei Bedarf aufzutauen und in einen Uterus einzupflanzen. Wie wir im 7. Kapitel sehen werden, ist es höchst unwahrscheinlich, daß die gespeicherten Embryonen irgendwie »menschenähnlich« aussehen werden. Es wird also mit Sicherheit keine »abgepackten Fötusse« nach dem Vorbild der »Schönen neuen Welt« geben, die man sich beliebig vom Regal holen kann. Vielmehr handelt es sich dabei um Zellverbände aus 50 bis 100 Zellen, die man mit dem bloßen Auge kaum sieht. Wir müssen jedoch sehr behutsam vorgehen, ehe wir es soweit kommen lassen. Obgleich auch unbefruchtete Eizellen und Samenzellen in gewissem Sinn potentielle Menschenwesen sind, handelt es sich doch bei einem befruchteten Ei oder Embryo um ein genetisch bereits völlig festgelegtes Menschenwesen. Durch die Befruchtung ist der Entwicklungsplan genau festgelegt. Wer für eine Geburtenkontrolle nach erfolgter Empfängnis (durch Intrauterinpessare, Abtreibung usw.) eintritt, wird sich nicht viel daraus machen und gewichtigere Argumente ins Feld führen, aber der Gedanke, solche potentiellen Menschenwesen zu *speichern*, ist etwas ganz anderes, hat etwas Erschreckendes. Menschen werden geboren, Menschen sterben, werden getötet, aber daß »Menschen« auf irgendeiner Stufe ihres Lebenszyklus eingefroren werden – das hat es noch nicht gegeben.

### *10. Stufe: Zwischenwirte*

Der Wirt könnte ein Tier oder eine Frau sein. Die Methode der tierischen Zwischenwirte nennt man heterologe Eitransplantation. An Tieren wurde sie schon sehr oft angewandt, da es eine äußerst billige Methode ist, hochwertige Gene zu transportieren. Hochwertige englische Lämmer zum Beispiel werden in Amerika und Südafrika von Durchschnittsschafen geboren; aus dem Uterus in England gedeckter Schafe werden die Mikroembryonen herausgewaschen und in Kaninchen als Zwischenwirte verpflanzt, die man per Flugzeug an den Bestimmungsort bringt. Ein kleines Kaninchen kann mehrere Embryonen tragen; es erübrigt sich daher, Frachtkosten für den Transport vieler trächtiger Schafe zu zahlen. Am Bestimmungsort werden die Kaninchen getötet, die Embryonen werden wieder aus ihnen entfernt und in den Uterus gewöhnlicher Schafe implantiert, wo sie sich dann normal weiterentwickeln. Diese umständliche Methode könnte vielleicht eines Tages Frauen helfen, bei denen irgendein Defekt die Nidation der Blastozyste in der Uteruswand verhindert. Eine Frau empfinge von ihrem Mann, der Embryo würde ein oder zwei Wochen lang von einem tierischen Organismus beherbergt und wieder in den Uterus der Frau implantiert, wenn er dort eine größere Überlebenschance hätte.

Durch die Heranziehung eines menschlichen Zwischenwirtes wird dieser Gedanke noch weitergeführt. Eine Frau ohne Uterus, die ansonsten normal fortpflanzungsfähig ist, könnte mit ihrem Mann auf die übliche Art ein befruchtetes Ei erzeugen. Man könnte dieses Ei in eine freiwillige Wirtsmutter transplantieren, die es normal austrägt, das Kind zur Welt bringt und es dem Ehepaar zurückbringt. Mit anderen Worten, die Wirtsmutter würde als Brutapparat benützt.

Sicherlich sind die meisten Menschen der Meinung, daß es abscheulich wäre, eine Frau dafür zu zahlen oder auch nur den geringsten Druck auf sie auszuüben, daß sie sich zu einem Brutapparat – einer Sache – machen läßt. Wenn sie jedoch freiwillig bereit wäre, auf diese Weise einem kinderlosen Ehepaar zu helfen, würde sie sich keineswegs erniedrigen, sondern diesem Ehepaar vielmehr ein wertvolles Geschenk machen. Doch kann sie wirklich im Augenblick ihres Angebotes die Folgen dieses Geschenkes für sich selbst ermessen? Sie wird das Kind in ihrem Leib tragen und gebären – das alles liegt noch vor ihr. Solange wir nicht wissen, ob diese Methoden nicht vielleicht die gesamte Struktur des Eltern-Kind-Verhältnisses ändern – und vor allem, wie sich die Entdeckung seiner ungewöhnlichen Herkunft auf das Kind auswirken könnte –, wäre ich persönlich gegen ihre Anwendung. Während man adoptierten Kindern mit Feingefühl und einigem Glück klarmachen kann, daß ihre Mütter sie zwar liebten, aber nicht bei sich behalten konnten, müßten diese Kinder sich damit abfinden, daß die Frau, die sie in ihrem Schoß trug und gebar, dies ganz bewußt tat, ohne sie zu lieben. Wenn dieses Verfahren weite Verbreitung fände, müßten wir die genetische Elternschaft in den Vordergrund stellen und dafür die viel wichtigeren physischen und psychischen, für das Kind vielleicht leichter verständlichen Aspekte von Schwangerschaft und Geburt herunterspielen.

*11. Stufe: Keimdrüsen-Transplantation*

Hier soll nicht von Verjüngungskuren alter Männer mit Affendrüsen die Rede sein, wohl aber von den beiden ernsten Problemen der Eitransplantation: der Möglichkeit der Eischädigung durch die verschiedenen Hantierungen und der schweren Belastung der Spender. Beide Probleme könnte man wahrscheinlich durch die Überpflanzung eines ganzen oder eines Teilovars auf die Frau lösen. Sie würde dann mit den Keimdrüsen und den Genen einer anderen Frau leben und wäre sozusagen Trägerin eines eingebauten Spendervorrats (solange es freiwillige Samenspender gibt, besteht keine Notwendigkeit, diese Technik auch auf männliche Keimdrüsen anzuwenden).

Auch wenn man die ethischen Gesichtspunkte einmal unberücksichtigt läßt*, wird sich diese Technik höchstwahrscheinlich schon deswegen nicht durchsetzen, weil sich wohl kaum Spender finden werden. Vielleicht wären Frauen dazu bereit, die sich sterilisieren lassen wollen; diese sind jedoch meist schon älter und ihre Ovarien daher biologisch weniger geeignet. Ovarien, die aus therapeutischen Gründen entfernt werden, wären als zweite Quelle denkbar, aber schließlich werden Eierstöcke nicht ohne Grund entfernt.

Aussichtsreicher erscheint die Möglichkeit – an der mehrere Biologen arbeiten –, nicht Eizellen einzufrieren und einzulagern, sondern die Zellen, aus denen die Eizellen entstehen: die Oogonien selbst. Diese könnten nur weniger als sechs Monate alten abortierten Föten entnommen werden, da sich die Oogonien später in unentwickelte Eizellen umwandeln. Falls es technisch möglich wäre, Oogonien im Reagenzglas weiterzuzüchten und aus ihnen reife Eizellen zu gewinnen, hätte man einen unerschöpflichen Vorrat an Eizellen, deren weitere Verwendung zur Insemination weniger risikobelastet wäre. Allerdings könnte eine technische Schwierigkeit die klinische Anwendung verbieten: Wie kann man bei einem Fötus körperliche Eigenschaften vergleichen? Dennoch ist es ein erregender Gedanke, daß bei Anwendung dieser Technik der Tod eines unerwünschten weiblichen Fötus einem anderen Kind – seiner »Tochter« oder seinem »Sohn« – vielleicht in weiter Ferne und viele Jahre später das Leben schenken könnte.

* Was die Ethik (und die juristische Seite) angeht, so sei an den seltsamen Fall des reichen Neapolitaners erinnert, der in den 30er Jahren einem neapolitanischen Jungen einen Hoden abkaufte und in seinen eigenen Körper einpflanzen ließ. Die Reaktion der Öffentlichkeit war erschreckend und führte zum Erlaß der italienischen Transplantationsgesetze, die für Transplantationschirurgen ein schweres Hindernis darstellen. Ich glaube, daß man auch heute noch in jedem beliebigen Land nicht anders reagieren würde.

Seit der 2. Stufe (KIE) begleitet uns unausgesprochen der Gedanke an die Möglichkeit, das Geschlecht unserer Kinder vorauszubestimmen. Ich bin bisher nicht darauf eingegangen, da diese Vorstellung etwas Unheimliches hat. Die Aussicht, daß jeder sich nach seinem Gutdünken für Mädchen oder Knaben entscheiden und so das naturgegebene Gleichgewicht der Geschlechter stören könnte, erschreckt viele Leute. Dennoch wollen wir uns mit diesem Schreckgespenst näher befassen und feststellen, ob tatsächlich eine Gefahr besteht oder nicht.

Das Geschlecht wird bei der Empfängnis durch den männlichen Samen bestimmt. Etwa 50 Prozent aller Spermatozoen enthalten das Geschlechtschromosom X, das das weibliche Geschlecht festlegt, die andere Hälfte enthält das etwas kleinere »männliche« Y-Chromosom. Zusammen mit den X-Chromosomen des weiblichen Eies ergibt sich entweder die Kombination XX (Mädchen) oder XY (Knabe). Um das Geschlecht vorauszubestimmen, müßte man also im einfachsten Fall eine Methode finden, die X- und Y-Chromosomenträger unter den Samenzellen anhand von winzigen Unterschieden der Verhaltensweise voneinander zu trennen. Bis jetzt hat noch niemand eine überzeugende Lösung gefunden, aber es laufen Versuche in vielen Richtungen; vor allem wird mit dem winzigen Gewichtsunterschied (könnte man sie durch Zentrifugieren trennen oder sie in einer Flüssigkeit sich absetzen lassen?) und der unterschiedlichen Reaktion auf ein schwaches elektrisches Feld experimentiert. Aber welche Methode der Trennung auch immer Erfolg haben wird – es wird sicherlich bald eine gefunden werden –, immer noch muß das Sperma dem Mann entnommen und der gewählte Anteil auf die Frau übertragen werden. Das bedeutet also KIE – und damit eine emotionelle und finanzielle Schranke, die wohl nur die ganz fest Entschlossenen überwinden würden.

Gegenwärtig arbeitet jedoch die einzig tatsächlich durchführbare Methode der Geschlechtswahl bei Säugetieren nicht mit dem männlichen Samen, sondern mit den Embryonen. Im April 1968 berichteten Dr. R. L. Gardner und Dr. Robert Edwards in der Zeitschrift *Nature,* daß es ihnen zum ersten Mal gelungen sei, das Geschlecht eines Säugetierjungen im voraus festzulegen. Sie waren folgendermaßen vorgegangen: Weiblichen Kaninchen entnahmen sie Embryonen etwa im 4000-Zellen-Stadium der Entwicklung. Mit Mikrowerkzeugen und erstaunlich ruhigen Händen trennten sie dann unter dem Mikroskop etwa 300 Zellen der ballonförmigen Zellhülle ab, die den Embryo umgibt, wobei sie sorgfältig darauf achteten, dessen Eigensubstanz nicht zu verletzen. Diese abgetrennten Proben prüften sie dann auf ihr Geschlecht. Das ist möglich, da alle weiblichen Zellen, wenn sie gefärbt sind, ein kleines Teilchen erkennen lassen, das man Sex-Chromatin nennt, die männlichen jedoch nicht. Nachdem sie das Geschlecht der Proben und damit der Embryonen selbst festgestellt hatten, implantierten Gardner und Edwards die Embryonen, deren Geschlecht jetzt bekannt war, wieder in die weiblichen Kaninchen – hier einen männlichen, dort einen weiblichen Embryo – und warteten auf das Ende der Tragzeit. Die Ergebnisse waren bemerkenswert. Es entwickelten sich zwar nicht alle Embryonen, in jedem Fall jedoch, wo sie sich entwickelten, war das vorhergesagte Geschlecht richtig, und von 20 war nur ein einziges Junges geschädigt. Die Ausnahme hatte keinen Kopf – vermutlich war die Eigensubstanz des Embryos bei der Abtrennung der Testzellen beschädigt worden.

Von dem Schädigungsrisiko abgesehen, ist bei Menschen diese Technik nicht anwendbar, ehe die Befruchtung in der Retorte möglich ist (Stufe 8), und zwar aus einem sehr einfachen Grund: Menschen produzieren normalerweise nur jeweils ein befruchtetes Ei, also kann von einer Auswahl keine Rede sein. Wenn Befruchtung in der Retorte möglich ist, könnten einer Frau mehrere Eizellen entnommen, vom Ehemann befruchtet, im Reagenzglas bis zum erforderlichen Reifestadium weiterentwickelt und dann untersucht werden. Einen Embryo des gewünschten Geschlechtes könnte man dann in den Uterus implantieren, wo er zu einem männlichen oder weiblichen Kind weiterwachsen könnte. Wiederum würden nur wenige Menschen diese Prozedur auf sich nehmen wollen oder sich leisten können – schon gar nicht die Millionen von Asiaten, die glauben, nur dann in ihr Nirwana eingehen zu können, wenn sie einen Sohn haben.

Die Aussicht, daß es eines Tages eine geschlechtsbestimmende Pille geben könnte, ist sehr gering. Zwar läßt sich das Geschlecht auf chemischem Weg beeinflussen – Professor Gregory Pincus, der Pionier der Kontrazeptiva in Pillenform, erzielte bei Kaninchen zu 90 Prozent und bei Fröschen zu 100 Prozent weibliche Nachkommenschaft, indem er ihre Eizellen in Östrogenlösung tauchte –, aber eine ausreichend wirksame, also hundertprozentige Pille ohne bedenkliche Nebenwirkungen liegt derzeit noch in weiter Ferne.

Aber nehmen wir trotzdem einmal an, es gäbe eine einfache, unschädliche Methode – was wäre die Folge? Umfassende Befra-

gungen von Ehepaaren in allen Stadien der Familiengründung – welches Geschlecht sie für ihr nächstes Kind wählen würden und ob sie wirklich Wert darauf legen würden, selbst zu entscheiden – sind nie durchgeführt worden. Es bleiben uns also nur grobe Schätzungen, woran allerdings kein Mangel besteht. In hochentwickelten Ländern dürften sich die Ehepaare etwa gleich häufig für Knaben und Mädchen entscheiden; in ärmeren Ländern hingegen, wo der Gedanke an die Mitgift für Töchter und an mitverdienende Söhne vielleicht eine starke Nachfrage nach männlichen Kindern zur Folge hätte, könnte sich die Sozialstruktur noch radikal ändern, ehe die Möglichkeit der Geschlechtswahl für weitere Kreise gegeben wäre. Andere meinen, daß viele Eltern sich vornehmen würden, zuerst einen Sohn und dann eine Tochter zu bekommen und das Geschlecht eines dritten Kindes dem Zufall zu überlassen. Dies hätte einen Knabenüberschuß zur Folge, da die meisten Paare, wenn sie einmal ihren ersten geplanten Sohn haben, ihre übrigen Kinder auf natürliche Weise – also etwa je zur Hälfte Knaben und Mädchen – bekämen. Oder, eine dritte Möglichkeit, das erste oder die beiden ersten Kinder würden auf dem üblichen Wege gezeugt und das Geschlecht des letzten würde, wenn nötig, durch Wahl bestimmt. Das erscheint mir bei weitem am wahrscheinlichsten, zumal wenn die Geschlechtswahl die Durchführung einer KIE bedeuten und ungefähr 1000 DM kosten würde. Einen Ausgleich des Geschlechtsverhältnisses zieht man erst dann in Betracht, wenn das eine Geschlecht überwiegt.
Von dieser letzten Vorstellung ausgehend, zeige ich hier anhand einer Tabelle, inwieweit das Verhältnis zwischen den Geschlechtern in den verschiedenen Sparten bei ausschließlicher Knabenwahl verändert werden könnte. Ich setze voraus, daß auf 100 weibliche Neugeborene 105 männliche kommen, was etwa dem Durchschnitt entspricht. Die Zahlen zeigen, wie viele männliche Neugeborene dann auf 100 weibliche kämen.

| | Alle Ehepaare betreiben Geschlechtswahl | 50% der Ehepaare wählen | 20% der Ehepaare wählen | 10% der Ehepaare wählen |
|---|---|---|---|---|
| Jede Frau hat zwei Kinder. Geschlechtswahl findet nur statt, wenn das erste ein Mädchen war. | 170 | 132 | 116 | 107 |
| Jede Frau hat drei Kinder. Geschlechtswahl findet nur statt, wenn die ersten zwei Mädchen waren. | 123 | 114 | 108 | 110 |

Wenn nur größere Familien Geschlechtswahl ausüben, um auch einen Sohn zu haben, so wirkt sich das sehr wenig aus. Auch hier würde wahrscheinlich eher ein Ausgleich dadurch geschaffen, daß Familien, die nur Söhne haben, sich noch ein Mädchen wünschen.

---

In der Praxis wäre allenfalls mit den Zahlen der rechten Tabellenhälfte zu rechnen, und diese sind natürlich viel zu hoch, da wir die Möglichkeit ganz unberücksichtigt gelassen haben, daß Eltern sich für Mädchen entscheiden. Doch trotz dieser Einseitigkeit zugunsten des männlichen Geschlechts verlagert sich das Verhältnis der Geschlechter im heiratsfähigen Alter – und darauf kommt es an – nicht sehr viel stärker, als das ohnehin dank anderen Kräften der Fall ist.

Da das männliche Geschlecht anfälliger ist als das weibliche, verändert sich im Laufe der Zeit das bei der Geburt gegebene Verhältnis von 105 Knaben zu 100 Mädchen. Früher war der Knabenüberschuß schon im 5. Lebensjahr verschwunden; von diesem Zeitpunkt an überwog das weibliche Geschlecht. Das erklärt die zahlreichen »alten Jungfern« der viktorianischen Zeit: Vor 100 Jahren betrug das Verhältnis zwischen Männern und Frauen im heiratsfähigen Alter 90 : 100. Um 1900 erhielt die fortgeschrittene medizinische Wissenschaft mehr Knaben am Leben, so daß sich das Gleichgewicht der Geschlechter auf das Ende des zweiten Lebensjahrzehnts verlagerte. Heute liegt es bei etwa 30 Jahren. Mit anderen Worten, die Medizin hat das Verhältnis umgekehrt und für einen geringen Überschuß an Junggesellen gesorgt (in England stand es 1960 101,2 : 100 im dritten Lebensjahrzehnt).

Das Interessante an der Sache ist, daß das Gleichgewicht bereits heute stark verschoben ist, ohne daß sich außer ein paar Demographen jemand besonders darüber aufgeregt hätte. Damit soll jedoch nicht gesagt sein, daß die Folgen auf die leichte Schulter genommen werden dürfen. Der amerikanische Demograph Kingsley Davis sieht als wahrscheinlichste Folgen eines Junggesellenüberschusses ein Ansteigen des Heiratsalters bei den Männern, eine größere Zahl von Männern, die überhaupt nicht heiraten, und ein Ansteigen von Prostitution und Homosexualität[*]. Andere sagen voraus, daß die Männer dazu übergehen werden, sich ihre Frauen aus immer jüngeren Jahrgängen zu holen. Von den Auswirkungen eines verschobenen Geschlechtsverhältnisses wäre also die ganze Gesellschaft betroffen; was sich in der UdSSR und in Deutschland nach dem Zweiten Weltkrieg (damals betrug in Deutschland das Verhältnis zwischen Männern und Frauen 77,7 : 100) und in Israel in den ersten Jahren der Einwanderung, in denen ein starker Frauenmangel herrschte, ereignete, stützt diese Annahme.

Sind damit die Vorteile einer Geschlechtswahl zu teuer erkauft? Darüber muß diskutiert werden. Aber wenn auch der Preis sehr hoch erscheint, ist doch grundsätzlich die Möglichkeit einer kontrollierten Geschlechtswahl nicht auszuschließen. Ein Staat kann durch statistische Ermittlungen unschwer voraussehen, ob sich ein Knaben- oder Mädchenüberschuß abzeichnet. Dann könnte, vorausgesetzt, ein jeder ist sich von vornherein klar, daß es Freiheiten gibt, die einzuschränken dem Staat zusteht – so wie wir alle nach Belieben ein Fahrzeug steuern können, uns aber auf der rechten Straßenseite und an die Verkehrsregeln halten müssen –, dieser Trend rechtzeitig dadurch abgefangen werden, daß man bestimmten Bevölkerungsgruppen die freie Geschlechtswahl verbietet. Mit anderen Worten, die Geschlechtswahl müßte in irgendeiner Weise von einer behördlichen Genehmigung abhängig gemacht werden, vermutlich nach einem System, das eine gleitende Skala der Dringlichkeiten und Bedürfnisse vorsieht. Am Anfang könnten zum Beispiel die Genehmigungen uneingeschränkt an alle erteilt werden. Wenn dann ein Knaben- oder Mädchenüberschuß erkennbar wird (was man innerhalb weniger Monate feststellen könnte), müßte man den am wenigsten dringlichen Fällen die Genehmigung verweigern – in welchem Ausmaß, hinge von der

* Vgl. A. Etzioni, »Sex Control, Science and Society« in *Science* (1968), 161, S. 1107–12.

Größe des drohenden Überschusses ab. Solche Dringlichkeitsstufen wären leicht aufzustellen. Geschlechtswahl des ersten Kindes zum Beispiel käme ganz ans Ende der Skala. Ganz oben ständen die Paare, bei denen die Frau Überträgerin eines geschlechtsgebundenen Gen-Defektes ist, etwa der Hämophilie, da sie mit fünfzigprozentiger Wahrscheinlichkeit einen kranken Sohn zur Welt bringt, während bei Töchtern keine Gefahr besteht. Danach kämen Familien, die schon eine ununterbrochene Reihe von acht, sieben, sechs usw. Kindern gleichen Geschlechts haben.

Würde ein solches System aufgestellt und bekanntgemacht, *ehe* eine Geschlechtswahl möglich ist, so kann diese, wenn sie Wirklichkeit wird, unsere biologische Freiheit nur ausweiten. Dann wird uns eine neue, aber klug begrenzte Freiheit geboten. Im anderen Fall jedoch, wenn die Beschränkungen erst eingeführt werden, nachdem wir uns gewöhnt haben, die Geschlechtswahl als eine Art gottgegebenes Recht anzusehen, könnte es einen gewaltigen politischen Aufruhr geben. Aus Angst hiervor würden die Regierungen nur zögernd und widerstrebend handeln und vermutlich zu spät, als daß ein Ungleichgewicht der Geschlechter vermieden werden könnte. Auf wenigen Gebieten der Biomedizin ist eine sachliche, umfassende öffentliche Diskussion dringlicher als auf diesem.

### *12. Stufe: Ungeschlechtliche Vermehrung oder Ableger eines Elternteils*

Auf Stufe 10 kamen wir zur äußersten Grenze der KIE, und auf Stufe 11 wurden die Möglichkeiten der KIS erschöpft. Wir verlassen jetzt die geschlechtliche Vermehrung ganz und gar und gehen über zur Vermehrung von Menschen – und von Tier-Mensch-Hybriden – in einer Weise, wie ein Gärtner Ableger von Rosensträuchern macht.

Im Juni 1966 berichtete eine Gruppe von Oxforder Biologen in der Zeitschrift *Nature**, sie hätten aus Darmzellen von Kaulquappen sieben Frösche gezüchtet. Mit anderen Worten, sie hatten an einem Tier etwas erreicht, das im Garten täglich praktiziert wird: die Erzeugung eines neuen Organismus aus einem Ableger eines einzigen Elternorganismus. Vereinfacht gesagt führten sie einen Chromosomentausch durch. Sie nahmen eine Frosch-Eizelle, entfernten daraus den Kern mit den Chromosomen und ersetzten ihn

* J. B. Gurdon u. a. in *Nature* (1966), 210, S. 1240–41.

durch den Kern einer Körperzelle eines anderen Frosches (oder vielmehr einer Kaulquappe). Dann implantierten sie die Eizelle mit dem neuen Kern in einen weiblichen Frosch und gaben den Anstoß zur Entwicklung des Eies. Das Ergebnis war ein Frosch. Da jedoch der übertragene Kern aus einer Körperzelle stammte, die den vollständigen doppelten Satz der genetischen Informationen ihres Trägers enthält, war der entstandene Frosch das genetische Ebenbild – ein echter identischer Zwilling – seines einzigen Elterntieres. Führt man das mehrere Male unter Verwendung desselben Spenders aus, so ist das Ergebnis ein ganzer Wurf oder Klon völlig gleicher Zwillinge, die auch mit ihrem Elterntier identisch sind.

Wenige Biologen zweifeln daran, daß ungeschlechtliche Vermehrung schon bald auch beim Menschen technisch möglich sein wird; manche behaupten sogar, sie ließe sich bereits seit 1968 durchführen. Voraussetzung ist, das es gelingt, die ungeheuren Schwierigkeiten der Kernchirurgie zu meistern; Säugetiereier sind nämlich kleiner und haben härtere Hüllen als Amphibieneier. So hätte vielleicht in den 70er Jahren jeder Mensch die Möglichkeit, vollkommen übereinstimmende Kopien seiner selbst hervorzubringen. Theoretisch mag das möglich sein, aber wie wahrscheinlich ist es? Über die Aussichten und Gefahren der ungeschlechtlichen Vermehrung ist mehr Unsinn geschrieben worden als über jede andere biologische Technik. An der Spitze steht das perfekte Schreckbild des Despoten, der von einem »Modellmenschen« Kopien in unbegrenzter Zahl herstellen läßt. Gordon Tattray Taylor zum Beispiel hat in *Die biologische Zeitbombe* angedeutet, daß die freie Welt gezwungen sein könnte, eine staatlich kontrollierte ungeschlechtliche Vermehrung einzuführen, um gegen die Gelbe Gefahr bestehen zu können: »Ein orientalischer Despot, der zu der Überzeugung käme, er könne durch solche Methoden mehr ausdauernde Soldaten, mehr hochbegabte Wissenschaftler, mehr geschickte Arbeiter oder mehr fruchtbare Frauen produzieren, würde vielleicht die Mittel bereitstellen, die nötig sind, um diese Methoden bis zur praktischen Anwendbarkeit zu entwickeln, und sie dann zwangsweise einführen.«

Zwangsweise einführen? Wirklich? Seit 5000 Jahren haben machtbesessene Herrscher durchaus die Möglichkeit gehabt, spezialisierte Menschentypen nach ihrer Wahl zu züchten und eine entsprechende Auslese zu treffen, so wie die Menschen Rinder und Hunde gezüchtet haben. Keiner hat es je getan, weil keiner ihrer Untertanen es auch nur einen Augenblick geduldet hätte und weil es ohnehin viel schneller geht und leichter ist, die Menschen entsprechend abzurichten, wenn man spezialisierte Typen schaffen will. Erzwungene ungeschlechtliche Vermehrung wäre ebenso sinnlos wie schwierig.

Fast ebenso wilde Phantasievorstellungen haben mehrere Biologen, die eine freiwillige, guten Zwecken dienende Massenanwendung der ungeschlechtlichen Vermehrung zur Verbesserung der menschlichen Erbanlagen voraussehen. Auf diese Weise könnte man gute Eigenschaften herauszüchten. Schließlich ist das der Grund, aus dem Gärtner Ableger machen. Die geschlechtliche Vermehrung dient zu Versuchszwecken: Die Erbanlagen werden gemischt, damit durch Zufall günstige Abkömmlinge entstehen; wenn dann eine günstige Spielart auftritt, werden die Eigenschaften durch ungeschlechtliche Vermehrung fixiert. Warum sollte man das nicht auch beim Menschen tun? Professor Joshua Lederberg, der amerikanische Nobelpreisträger für Biologie, hat einmal geschrieben: »Wenn ein hochwertiges Individuum – nehmen wir an, es sei der Genotyp – identifiziert ist, warum sollte man es dann nicht direkt kopieren, anstatt alle die Risiken – einschließlich der Geschlechtsbestimmung – auf sich zu nehmen, die die Teilung des Kernmaterials als Voraussetzung der Reproduktion mit sich bringt?«*

Mit anderen Worten, wenn ein Einstein oder Russell auftritt, warum soll man nicht für weitere Einsteins oder Russells sorgen? Man braucht nur einen Zellabstrich – aus der Mundhöhle etwa –, um ihre hochwertigen Erbanlagen zu erfassen, und tiefgekühlt könnten sie unbegrenzte Zeit verwendet werden, noch lange nach dem Tod des Spenders. Natürlich weiß man, daß Einsteins und Russells nicht ausschließlich Produkte ihrer Gene sind. Daher spinnen manche Biologen diesen Gedanken noch weiter aus. J. B. S. Haldane** hat prophezeit, daß »hochwertige Individuen« ihre letzten Lebensjahre damit verbringen werden, ihre eigenen Ableger zu unterrichten. Da die gesamte Ablegerklasse – Lehrer wie Schüler – aus identischen Zwillingen bestünde, nimmt man an, daß sie sich fast auf telepathischem Wege verständigen können und daher sehr große und rasche Fortschritte machen. Lederberg steuert eine Variante zu diesem Thema bei: Ablegerpaare könnten für sehr diffizile Arbeiten besonders geeignet sein, zum Beispiel für den paarweisen Einsatz als Astronauten,

* Aus dem interessanten Aufsatz »Experimental Genetics and Human Evolution« im *Bulletin of the Atomic Scientists,* Oktober 1966, S. 4–11. Alle Lederberg-Zitate in diesem Abschnitt sind obigem Aufsatz entnommen.

** »Biological Possibilities in the Next 10 000 Years« in *Man and His Future,* hrsg. von Gordon Wolstenholme, London (1963).

Tiefseetaucher oder Chirurgen. Haldane hat den Vorschlag gemacht, noch stärker spezialisierte Ableger zu schaffen, um seltene Fähigkeiten, wie etwa lange Lebensdauer oder außergewöhnlich gutes Sehvermögen, zu erhalten. Andere Biologen sprachen voller Sehnsucht von einem Ableger-Fußballteam oder Ableger-Bridgepartnern. Wie absurd das doch alles ist! Wenn kein Zwang ausgeübt wird – kann man sich bei nüchterner Überlegung vorstellen, daß ein Ehepaar sich aus eigenem Willen dazu entschließt, auf diese ungewöhnliche Weise ein Kind zu bekommen, nur um es dann zu einem Genie erziehen zu lassen? Oder ist es denkbar, daß eine Gruppe von Elternpaaren zu der Ansicht kommt, es wäre doch nett, wenn sie alle Ableger von einem berühmten Sportler hätten, und ihre Kopie-Kinder zusammen aufziehen ließen, damit sie in 25 Jahren einmal ein famoses Fußballteam auf die Beine stellen könnten? Eltern wollen Kinder haben – ihre Kinder, nicht irgendwelche »Spezialwerkzeuge«.

Immerhin gibt es einige möglicherweise plausible und triftige Gründe für die ungeschlechtliche Vermehrung. Lederberg weist darauf hin, daß es zwar großartig wäre, wenn die Hoffnung in Erfüllung ginge, geistige und körperliche Defekte durch Eugenik, Chromosomenchirurgie und biologische Manipulationen auszumerzen, daß aber andererseits das alles vielleicht nur Teilantworten seien, die jedenfalls noch in weiter Ferne liegen. Ungeschlechtliche Vermehrung könne eher praktikabel sein und wäre zuverlässiger. Wenn zum Beispiel der eine Ehepartner einen ernsthaften Erbschaden hat, könnte das Kind aus einem Ableger des anderen entstehen. Wenn beide Eltern Träger des gleichen schweren Chromosomendefektes sind, so daß sie, obgleich man äußerlich nichts merkt, ein 25prozentiges Risiko eingehen, daß sie ihrem natürlichen Kind den Erbfehler vererben, könnte nacheinander jeder Elternteil ein Kopie-Kind erzeugen. Ungeschlechtliche Vermehrung wäre auch eine zuverlässige Methode der Geschlechtswahl. In dieser Situation – innerhalb der Ehe und mit der Absicht, eine Weitergabe der erblichen Defekte zu verhindern – könnte ein Mann eine Frau wohl weit eher überreden, seinen Ableger zur Welt zu bringen. Frauen brauchten natürlich nicht erst einen willigen Mutterschoß zu suchen – sie könnten einfach Ableger von sich selbst haben. Allerdings ist auch in diesem Fall die ungeschlechtliche Vermehrung nicht gerade sehr wahrscheinlich. Wie wir auf vorhergehenden Stufen gesehen haben, gibt es einfachere Methoden, seine Chromosomendefekte nicht zu vererben.

Immerhin ist diese Methode durchaus denkbar, und man sollte

sich über alle Probleme, die sich durch die Anwendung beim Menschen ergeben könnten, klarwerden. Lederberg und andere Biologen haben auf mehrere biologische Gefahren hingewiesen. Die Genetiker befürchten, daß die Neigung zur Fortpflanzung durch Ableger vererbt werden und damit sich selbst verewigen könnte. Menschen mit Chromosomendefekten (oder Narzißmus oder krankhafter Selbstüberschätzung) würden sich selbst kopieren und Kinder erzeugen, die sich selbst kopieren, und diese wiederum würden Kinder erzeugen ... Selbst wenn dadurch hochwertige Typen entstünden, so ist doch die vegetative Fortpflanzung für die Evolution eine hoffnungslose Sackgasse. Zum anderen besteht das individuelle medizinische Risiko, das uns schon früher begegnet ist – das Problem der geschädigten Eizelle. Trotz allem jedoch sprechen sich die Biologen durchaus nicht einmütig gegen diese Methode aus. Ich zitiere wieder Lederberg: »Meine Kollegen reagieren sehr unterschiedlich auf die Vorstellung, jemand könnte sich mit klarem Verstand an dieses entscheidende Experiment wagen, den ersten Versuch, einen Menschen auf vegetativem Wege zu erzeugen. Vielleicht wird man diesen Versuch erst wagen, wenn man Vorgänge bei der Schwangerschaft genauer überwachen und sicher sein kann, daß der Fötus den Erwartungen entspricht.«

Ich für meine Person zögere nicht, dieses Experiment abzulehnen, ganz gleich, ob die Überwachung der Fötalentwicklung möglich ist oder nicht. Es sind ja nicht nur biologische Faktoren zu berücksichtigen. Ungeschlechtliche Vermehrung bringt etwas völlig Neues ins Dasein – die Geistesverfassung eines Kindes, das sich bewußt ist, bis zu einem hohen Grad vorgeprägt zu sein; ein Kind, das sich bewußt ist, ein biologisches Ebenbild seines Erzeugers zu sein; ein Kunstprodukt, das seine biologische Zukunft in einem anderen Menschen vorgezeichnet sieht.

Psychologisch verheerend könnte sich das auswirken, wenn dieser andere eine berühmte Persönlichkeit wäre. Nach Genialität zu streben ist schön und gut; als Kind eines Genies geboren zu werden kann große Schwierigkeiten bringen, vernichtend jedoch kann es sich auf die Psyche eines Kindes auswirken, wenn von ihm erwartet wird, daß es ein Genie wird, da es ja dessen identischer Zwilling ist. Lederberg hat von der ungeschlechtlichen Vermehrung gesagt, daß wir doch »zumindest den Genuß hätten, ein Experiment beobachten zu können, bei dem sich herausstellen müßte, ob ein zweiter Einstein den ersten überträfe«. Das ungeschlechtlich erzeugte Versuchskarnickel fände das Experiment vielleicht gar nicht so spaßig.

*13. Stufe: Mensch-Tier-Hybriden*

Das Ableger-Kind wird notwendigerweise plötzlich da sein – wenn das erste Experiment durchgeführt ist. Die »untermenschlichen« Hybriden dagegen könnten langsam und unbemerkt Wirklichkeit werden. Schon gibt es in mehreren Laboratorien verschiedener Länder Zellgewebekulturen, die genetisch teils menschlichen, teils tierischen Ursprungs sind. Es gibt Mensch-Affe-Zuchtreihen und Mensch-Maus-Kulturen. Es handelt sich um weitgehend formlose Massen von Körperzellen (Somazellen), und es ist ausgeschlossen, daß diese sich jemals aufrichten und zu knurren anfangen. Sie zählen lediglich zum sehr nützlichen biologischen Instrumentarium etwa der Krebs- und Immunologieforschung.

Biologen jedoch ruhen und rasten nie; eines Tages wird einer von ihnen menschliches Chromosomenmaterial in die Eizelle eines Tieres einbringen und die erste Mensch-Tier-Hybride schaffen. Lederberg meint dazu: »Wir werden ganz sicher bald davon hören, daß man Versuche anstellt, wie sich eine Übertragung des menschlichen Chromosoms 21 auf die Gehirnentwicklung von Maus oder Gorilla auswirkt.«

Würde daran jemand Anstoß nehmen? Vielleicht nicht, wenn es sich um eine Maus handelte; vielleicht nicht einmal bei einem Gorilla, wenn es nur um ein einziges Chromosom geht. Aber wie wäre uns bei einem echten Zwitter aus Mensch und Menschenaffe zumute? Wäre das dann ein Mensch oder ein Affe?

Lederberg gibt die Meinung vieler Biologen wieder, wenn er dringend rät, die Ruhe zu bewahren. Wir sollten gleich jetzt damit anfangen, öffentlich zu klären, was es bedeutet, ein Mensch zu sein; er meint hierzu: »Vielleicht ist die Fähigkeit zum Gedankenaustausch innerhalb der Gattung, worauf sich ja die Einzigartigkeit des Menschen gründet, ein der Vernunft gemäßeres Kriterium für den Begriff des Menschseins als nur das äußerliche Erscheinungsbild und die Zusammensetzung des Chromosomensatzes.«

Das ist ein guter Rat, wenn auch die Definition falsch ist. Aber hier, auf der 13. Stufe jener Leiter, deren unterste Stufe die – verhältnismäßig einfache und harmlose – Behebung der Sterilität war, drängt sich mir das Gefühl auf, als hätten wir ruhige und vernünftige Überlegungen weit hinter uns gelassen. Mögen die Biologen noch so sehr darauf dringen, daß wir ganz vernünftig über die Menschlichkeit der von ihnen geschaffenen halbmenschlichen Hybriden nachdenken, mögen ihre Absichten bei der Erschaffung dieser Lebewesen noch so uneigennützig oder wohltätig

sein – dennoch glaube ich nicht, daß sich eine Mehrheit für ihren Standpunkt finden wird.
Die meisten Menschen werden ein uraltes und einfaches Kriterium des Menschseins fordern: Mensch ist nur, wer von einer Menschenfrau geboren wurde. Bei einem Hybriden ist das kaum zu erwarten. Es ist nicht ernsthaft anzunehmen, daß sich eine Frau zu einem solchen Experiment hergibt – also muß ein Hybrid von einem Tierweibchen ausgetragen und geboren werden. Daraus wiederum ergibt sich, daß wir ihn als artfremd betrachten und ihm die arteigene Loyalität versagen: Wenn wir vor der Wahl stünden, diesen Hybriden oder den seltsamsten, fremdesten, primitivsten Menschen aus einem Feuer zu retten, würden wir uns für den Menschen entscheiden. Wenn jedoch der Hybrid artfremd ist, können wir dann Manipulationen zulassen, die die Kluft zwischen Tier und Mensch verwischen? Mögen uns auch die Biologen gezeigt haben, daß wir unseren nichtmenschlichen Vorfahren näherstehen, als man sogar nach Darwins sensationellen Erkenntnissen angenommen hat – tiefverwurzelte Traditionen bestehen dennoch auf einer scharfen Trennungslinie. Wenn je ein Mensch-Tier-Hybrid geschaffen wird, dann werden wir ihn in einen Zoo oder ein Laboratorium stecken und lieber für eine Besichtigung dieser Peinlichkeit Eintritt zahlen; in unsere Wohnungen werden wir ihn nicht aufnehmen. Und vielleicht wird uns ein solches Lebewesen mehr beunruhigen, als wir ertragen können.
Alle Biologen, die auf diesem Sektor tätig sind, sollten sich der Minotaurus-Sage erinnern, jenes Zwitters aus Mensch und Stier, der in ein Labyrinth eingeschlossen werden mußte, weil sein Anblick allzu schrecklich war.

# 4 Qualitätsauslese

Vor hundert Jahren hatte Francis Galton, der Vetter Charles Darwins, eine Vision. Er träumte davon, daß die Menschen, wenn die Biologen erst genug über die Vererbungslehre wüßten, bei sich selbst mit einer Zuchtwahl beginnen könnten, wie sie sie längst schon bei Tieren ausübten. Die menschliche Rasse könnte sich selbst verbessern, wenn Regeln aufgestellt würden, wer sich mit wem paaren, wer viel und wer überhaupt keine Nachkommenschaft haben sollte. Sie könnte neue Generationen hervorbringen, in denen es mehr Kinder mit »guten« und weniger mit »schlechten« Eigenschaften gäbe. Und für diesen ehrgeizigen Plan der Selbstverbesserung prägte er den Begriff »Eugenik«.

Es ist kein Geheimnis, daß die Biologen in ihrem Wissen um die Zusammenhänge des genetischen und molekularen Mechanismus des Lebens heute tatsächlich so große Fortschritte machen, daß eine gezielte Eugenik und dergleichen mehr sehr bald Wirklichkeit werden kann. Es hat den Anschein, als würden wir schon in naher Zukunft über erstaunliche Möglichkeiten verfügen, nicht nur die Zahl, sondern auch die Art der Kinder zu bestimmen, die wir haben werden. Wir sind im Begriff zu lernen, wie man nicht nur die Quantität, sondern auch die Qualität unter Kontrolle hält, und das ist von ungeheurer Bedeutung, nicht nur für den weiteren Evolutionsprozeß des Menschengeschlechts, sondern auch für die Gesellschaft und den einzelnen. Obwohl die Verwirklichung dieser Aussichten zum Teil noch in einiger Ferne liegt, wird es doch höchste Zeit, daß wir alle uns darüber unterrichten und darüber sprechen. Diese neue Macht bringt offenkundige Gefahren mit sich, aber auch einige echte Möglichkeiten, Not zu lindern. Wenn wir uns nicht jetzt schon sachlich und vernünftig mit beiden auseinandersetzen, werden wir höchstwahrscheinlich zunächst einmal in die Gefahren hineinstolpern und erst viel später auf die Vorteile stoßen.

So wollen wir denn in diesem Kapitel uns mit dem ersten Teil des eugenischen Traums befassen – mit der Auslese, die zu einer allgemeinen Zunahme der »guten« Eigenschaften führt. Das wird den Boden bereiten für die komplizierteren Maßnahmen und die größeren Schwierigkeiten des zweiten Teils, für die negative Eugenik mit dem Ziel der Ausmerzung bestimmter Gen-Fehler, die für Krankheiten und Defekte verantwortlich sind. Dann können wir über die Eugenik hinaus zu radikaleren Methoden der Veränderung grundlegender biologischer Eigenschaften des Menschen fortschreiten; zu Gen-Manipulationen, die die Gene selbst verändern, und zu biologischen Manipulationen, die die Gene unbehelligt lassen, ihre nachteilige Wirkung jedoch mit den präzisen molekular-biologischen Mitteln der zukünftigen Defektmedizin zu korrigieren suchen.

Vorerst wollen wir uns fragen, ob positive Eugenik überhaupt möglich ist. Könnten wir, wenn wir wollten, einer größeren Zahl unserer Kinder die Eigenschaften mitgeben, die von den meisten Menschen bewundert werden: hohe Intelligenz zum Beispiel oder Schönheit, Vitalität, ein mitfühlendes Herz, Langlebigkeit, ein eindrucksvolles Äußeres? Generell läßt sich diese Frage bejahen, aber es ist höchst unwahrscheinlich, daß sich irgendeine Gesellschaft als Ganzes darüber viel Gedanken macht.

Den ersten Einwand – wie man sich darüber einig werden solle, welche Eigenschaften bewundernswert sind – wollen wir für den Augenblick unberücksichtigt lassen und uns zunächst mit der Tatsache befassen, daß die meistbewunderten Eigenschaften nicht mit der Erbmasse weitergegeben werden. Wenige Biologen würden sich zum Beispiel zu der gewagten Behauptung versteigen, daß die Familie J. S. Bachs besonders stark mit »musikalischen Genen« bestückt war oder daß Ghandis Weltanschauung bei seiner Zeugung in der Erbmasse festgelegt wurde. Es gibt jedoch mehrere wichtige Eigenschaften, bei denen die Erbanlagen zumindest die obere und untere Grenze jener Möglichkeiten ziehen, die durch Umwelt und Erziehung beeinflußt werden können. Hierzu gehören »Schönheit«, Gestalt und natürlich die Intelligenz – oder jedenfalls das, was wir bei Intelligenztests im sogenannten Intelligenzquotienten messen.

Die meisten dieser Eigenschaften scheinen durch das Zusammenwirken vieler Gene bestimmt zu sein. Sie sind multifaktoriell oder polygenisch. Auch wir können verschieden große Bruchstücke unserer spezifischen Gen-Kombinationen bei der Zeugung unversehrt weiterreichen, wo sie sich dann mit denen des Partners vermischen. Daher können unsere Kinder in diesen Anlagen weitgehend entweder uns selbst oder dem Partner ähneln, oder sie können irgendwo dazwischen liegen. Die wahrscheinlichste Kombination liegt jedoch bei einer Mischung von 50 : 50, und je weiter eine Kombination von diesem Verhältnis abweicht, um so unwahrscheinlicher wird sie. Mit anderen Worten: Die Wahrscheinlichkeit, daß eine Frau mit einem Intelligenzquotienten von 100 von einem Mann mit einem IQ von 120 ein Kind mit einem IQ von 110 bekommt, ist größer als jede andere. Die Wahrscheinlichkeit jedoch, daß sie Kinder mit einem IQ von 100 oder 120 bekommt, ist nicht viel geringer, und Kinder mit einem IQ von 90 und 130 sind nur wenig unwahrscheinlicher. »Aus der Art geschlagene« Kinder sind nicht selten. In der Gesamtbevölkerung jedoch gleichen sich alle diese individuellen Varianten aus, so daß die neue Generation im Durchschnitt den gleichen IQ hat wie ihre Elterngeneration, *solange die Partnerwahl dem Zufall überlassen bleibt.* Nicht die Einzelmenschen, sondern die Gesamtbevölkerungen reproduzieren sich erwartungsgemäß.

Das ist entscheidend. Da die Genetiker vernünftigerweise nicht von Individuen sprechen können, wird der gesamte Komplex der positiven Eugenik fast immer auf der Ebene der Gesamtbevölkerungen abgehandelt. Als Folge kann nicht ausbleiben, daß alles recht autoritär klingt. Es entsteht eine Atmosphäre, in der es nicht um den einzelnen, sondern immer um die Gemeinschaft geht: »Wenn wir das Intelligenzniveau anheben wollen . . .«, »Wie können wir entscheiden, welche Eigenschaften erstrebenswert sind?« usw. Die individuelle Entscheidungsfreiheit wird notwendig allein schon durch die Kompliziertheit der individuellen Vererbung weitestgehend aufgehoben, und infolgedessen taucht das Schreckgespenst des Pogroms auf.

Für den Augenblick wollen wir von dieser Voraussetzung ausgehen und sehen, zu welchen Resultaten wir kommen; wir wollen jedoch immer daran denken, daß jedes eugenische Programm auf freiwilliger Basis durchgeführt werden kann. Zunächst müssen wir uns fragen, was die Folge wäre, wenn die Partnerwahl oder die Fortpflanzung nicht mehr vom Zufall abhinge, sondern von oben dirigiert würde. Wir werden finden, daß alles davon abhängt, wie einschneidend die Maßnahmen sind, für die man sich entscheidet; der Biologe Lederberg meint: »Je unwirksamer ein Programm der positiven Eugenik ist, um so eher kann man es verteidigen.«

Eine denkbar harmlose Methode wäre es, wenn der Staat es so einrichtete, daß intelligente Paare sich mit höherer Wahrscheinlichkeit begegnen und heiraten, indem er etwa für Frauen ebenso viele Studienplätze einrichtet wie für Männer. Wenn aber die Intelligenten heiraten und sich fortpflanzen, ohne sich von der übrigen Bevölkerung abzusetzen, hätte das keinerlei eugenische Wirkung. Wenn zwei Menschen mit einem IQ von 140 heiraten, nehmen sie damit zwei anderen mit einem IQ von 100 die Möglichkeit, durch eine Heirat mit ihnen intelligentere Nachkommen in die Welt zu setzen. Die Gesamtmasse der »Intelligenz-Gene« ändert sich nicht. Eine solche Ehepolitik kann sich nur dann eugenisch auswirken, wenn eine Gruppe von Menschen beschließt, sich von der Gesellschaft zu isolieren.

Nehmen wir einmal an, eine Gruppe verhielte sich so und begänne einen Intelligenz-Kult mit einer intensiven Zuchtwahl nach dem Intelligenzgrad. Hätten diese Menschen dann lauter superintelligente Kinder? Der Birminghamer Genetiker Kenneth Mather schätzt, daß bei einer aufs äußerste intensivierten Zuchtauslese eine menschliche Population ihr durchschnittliches geistiges Niveau oder ihren IQ schon in zwölf Generationen verdoppeln (oder halbieren) könnte*. Ein anderer englischer Genetiker, John Maynard Smith, führt ein Beispiel vor, das eher einleuchtet**. Er ist der Meinung, daß nach drei Generationen der Durchschnitts-IQ einer isolierten Gruppe um 15 Prozent höher läge, wenn die meisten Frauen dieser Gruppe mindestens ein Kind von einem Partner mit hohem IQ hätten. Wenn sie zu Beginn nur durchschnittlich intelligent wären, könnten sie die meisten ihrer Urenkel auf die Universität schicken. Wie Maynard Smith bemerkt, rechtfertigt das wohl kaum die Einführung eines neuen Kultes oder einer neuen Religion. Was geschähe, wenn diese Gruppe nicht drei, sondern 30 Generationen lang so fortführe? Würde der IQ dadurch um 150 Punkte angehoben werden? Das ist höchst unwahrscheinlich. Ergebnisse in der Tierzucht sprechen dafür, daß bei intensiver Zuchtauslese die Weiterentwicklung einer bestimmten Anlage immer langsamer vor sich geht und irgendwann einmal ganz aufhört. Niemand kann freilich voraussagen, wann das der Fall ist; bei der menschlichen Intelligenz könnte das erreichbare Niveau sehr hoch liegen. Unsere IQ-Anbeter könnten ihre durchschnittliche Intelligenz vielleicht mehrmals sprunghaft um 15 Punkte steigern und viele Nachkommen zeugen, deren geistige Fähigkeiten auf einem sehr viel höheren Niveau lägen als die irgendeines heute lebenden Menschen. Ob sie damit etwas ausrichten, ob sie Nervenzusammenbrüche vermeiden könnten, steht auf einem anderen Blatt. Wir wissen darüber wenig – machen wir doch eben erst unsere Erfahrungen im Umgang mit den hochbegabten Kindern von heute.

Unseren IQ-Anbetern drohen jedoch noch ärgere Gefahren. Alle Zuchtexperimente an Tieren zeigen uns, daß die durch Zuchtauslese erzielten Erfolge meist ihren Preis haben. Eine bestimmte Eigenschaft kann man auf Kosten anderer weiterzüchten: Man

* *Human Diversity*, Oliver & Boyd, Edinburgh und London (1964): eine höchst lesenswerte, umfassende populärwissenschaftliche Darstellung der Bevölkerungsgenetik.

** »Eugenics and Utopia«, ein Kapitel aus dem Sonderheft »Utopia« des *Daedalus*, der Zeitschrift der American Academy of Arts and Science, Frühjahr 1965.

kann Rennpferde oder Arbeitspferde züchten; man kann Schweine züchten, die viel Speck ansetzen, im Endeffekt jedoch völlig stupid sind und nur noch ein paar Meter laufen können. Mit anderen Worten, die Verbesserung *aller* Eigenschaften durch Zuchtauslese ist nicht gegeben. Wir können nicht wissen, ob die Männer und Frauen der Zukunft um einer höheren Intelligenz oder irgendeiner anderen Eigenschaft willen bereit sein werden, eine Verkümmerung anderer positiver Eigenschaften in Kauf zu nehmen, doch ist das kaum anzunehmen. Die meisten Menschen pflichten sicherlich der Ansicht des englischen Nobelpreisträgers Sir Peter Medawar bei, der einmal geschrieben hat: »Die Herstellung von Übermenschen durch systematische Kreuzung zweier oder mehrerer Elternstämme ist heutzutage genauso indiskutabel wie die Vorstellung, daß sich das eines Tages ändern könnte.«*

Also scheiden mit Nachdruck betriebene Partnerwahlprogramme aus, und wenn einem auch die Vorstellung isolierter Elitegruppen nicht zusagt, gibt es überhaupt keine positive Eugenik durch Partnerwahl. Es bleiben uns nunmehr noch Programme, die mit vorgeschriebener Kinderzahl arbeiten. Sollte man durch Steuervergünstigungen oder ähnliches sozial wertvollere Paare dazu anreizen, mehr Kinder zu haben, und die sozial weniger wertvollen von der Zeugung vieler Kinder abhalten?

Viele Wohlmeinende (und noch mehr Übelwollende) plädieren aus allen möglichen Gründen für diese Maßnahmen. Aber der triftigste Einzelgrund, aus dem sie dafür sind, ist die weitverbreitete Furcht, daß das Intelligenzniveau sinken könnte. Tatsächlich ist der Intelligenzgrad je nach Gesellschaftsklasse, Vermögensstand und sozialem Status sehr verschieden (darum dreht sich ja das gesamte Problem der sozialen Mobilität), und jener Furcht liegt die Vorstellung zugrunde, daß die mittleren und oberen Vermögens- und Gesellschaftsklassen ihre Familiengröße viel »verantwortungsbewußter« planen als die untüchtigen Dummköpfe. Bis vor ein paar Jahren erschienen immer wieder Artikel, die diese sozial bedingten Unterschiede in der Fruchtbarkeit beklagten und vor den schlimmen Folgen warnten, die das zahlenmäßige Übergewicht der Dummen gegenüber den Intelligenten haben müßte. Heute jedoch scheint es, als seien diese Mahnungen aus zwei Gründen überflüssig.

Erstens waren alle früheren Berechnungen, nach denen wenig intelligente Ehepaare massenhaft Kinder in die Welt setzen, falsch.

* Dieses Zitat und das Thema des ganzen Abschnitts stammen aus Medawars »Science and Sanctity of Life: An Examination of Current Fallacies« in *Encounter*, Dezember 1966, S. 96–104.

Sie untersuchten nur große Familien mit niedrigem Intelligenzniveau und berücksichtigten nicht die Familien der Brüder und Schwestern dieser Eltern mit niedrigem IQ, die kinderlos blieben. Bezieht man diese mit in die Rechnung ein, so bleibt das gefürchtete Absinken des Intelligenzniveaus aus*. Zweitens steigt die Kinderzahl der Elternpaare mit hohem IQ in manchen reichen Ländern in neuerer Zeit an. Eine amerikanische Untersuchung zum Beispiel ergab, daß zwischen 1935 und 1940 die Geburtenziffer bei Ehepaaren mit Hochschulabschluß um 48 Prozent unter der für die Erhaltung des Bestandes erforderlichen Zahl lag, daß sie jedoch zwischen 1945 und 1950 diese Zahl um 10 bis 15 Prozent überstieg. Die neuesten amerikanischen Statistiken bestätigen diese Tendenz.

Natürlich könnte, wie das vielfach gewünscht wird, diese Entwicklung von seiten des Staates gefördert werden. Es gibt kaum eine Steuermaßnahme, ein Prämiensystem, eine Bestimmung auf dem Gebiet der Sozialversicherung oder eine Lohnerhöhung, die nicht in irgendwelcher Beziehung einen (unbeabsichtigten) eugenischen Effekt hätte, indem sie einen Teil der Gesellschaft reicher macht und ihm damit die Möglichkeit bietet, je nach Wunsch mehr Kinder zu haben. Man braucht diese Unterstützung nur der erwählten Elitegruppe zukommen zu lassen – Lehrern, Dozenten, leitenden Geschäftsleuten, den Akademikern, den Spitzen der Gesellschaft oder einer anderen privilegierten Schicht –, und es wird sich eine Verlagerung in der gewünschten Richtung ergeben. Aber hier finden wir freilich auch einige Haare in der Suppe. Jedes auf finanziellen Maßnahmen gründende Programm ist notwendigerweise sozial ungerecht, da es die davon ausgeschlossene, nicht-elitäre Gruppe benachteiligt (aber worauf sonst könnte eine Gesellschaft ein Programm gründen?). Und abgesehen davon, wie soll man wissen, wohin ein solcher Trend führen wird? Um eine prominente Stellung in der Gesellschaft zu erreichen oder zu halten, muß man gewisse Talente besitzen; aber wie J. B. S. Haldane es ausdrückt, man braucht dazu nicht weniger »schlechte« Eigenschaften als »gute«.

Am Ende versagt aus diesen Gründen jedes gelenkte große Programm für die Züchtung des »Neuen Menschen«. Wenn es funktionieren soll, müssen die Anreize sehr stark sein, und dadurch erregen sie unter sozialen Gesichtspunkten Anstoß. Mit königlicher Vollmacht ausgestattet, müßte ein durchaus einsichtsvoller Eugeniker das Steuer in der Hand halten, der nie den geringsten

* J. B. Higgins, E. W. und S. C. Reid »Intelligence and Family Size: a Paradox Restored« in *Eugenics Quarterly*, 9. S. 84–90.

Zweifel haben dürfte, wohin sein Kurs führt. Und selbst wenn er das genau wüßte, müßte er auch sicher sein, daß der Neue Mensch, den er schafft, mit dem Ziel ebenfalls einverstanden ist.
Damit bleibt uns nur eine letzte Möglichkeit, daß nämlich jedes Paar in seiner Ehe aus eigener Vollmacht Eugenik betreibt und sich entschließt, eines oder mehrere seiner Kinder mit Hilfe hervorragender Ei- oder Samenspender zeugen zu lassen. Das wiederum wirft all die sozialen und psychologischen Probleme auf, von denen bereits im 4. Kapitel die Rede war.
Diesen kühnen Plan zur Verwirklichung positiver Eugenik entwarf erstmals der amerikanische Biologe Hermann Muller im Jahre 1939; er nannte das »Eugenik durch freie Wahl der Erbanlagen«. Später fanden begeisterte Befürworter – vor allem Herbert Brewer und Sir Julian Huxley – andere Namen dafür: »Eutelegenesis« und »Eugenik durch pränatale Adoption*.
Gemeint ist, daß die heutigen Verfahren der Insemination mit Spendersamen langsam zu einem wohlüberlegten, umfassenden Eugenikprogramm auf freiwilliger Basis ausgebaut werden sollten. Anstatt anzustreben, daß ein durch KIS gezeugtes Kind für ein natürliches gehalten wird, und infolgedessen einen Spender zu suchen, der dem Ehemann so ähnlich ist, daß alle Leute glauben, der Ehemann sei der Vater, solle man doch lieber diese einzigartige Gelegenheit ergreifen und versuchen, ein »besonders wertvolles Menschenwesen« in die Welt zu setzen.
Muller schlug vor, Samen (und später auch Eizellen) von den verschiedensten Spendern in Banken zu lagern. Als Spender sollten möglichst Menschen ausgewählt werden, die durch ihr Leben und ihre Erfolge gezeigt haben, daß sie »hervorragende Geistesgaben, vorzügliche Charakter- und Gemütsanlagen oder körperliche Gesundheit« besitzen. Ihre persönlichen Daten würden lückenlos in eine Art Sperma-Katalog aufgenommen, und um die Gefahr vorübergehender Modelaunen – und damit die unwürdige Jagd nach dem Sperma von Filmstars, Popsängern, Sportlern oder vom

* Muller umriß seinen Plan erstmals in seinem Buch *Out of the Night* (1935), verbesserte ihn jedoch später in einer Fülle von Artikeln. Die wichtigsten davon sind: »The Guidance of Human Evolution« in der Zeitschrift *Perspectives in Biology and Medicine* (1959), 3, 1–43; eine kürzer gefaßte, jedoch verständlichere Fassung des gleichen Artikels mit dem Titel »Should we Weaken or Strengthen our Genetic Heritage?« in *Daedalus*, Sommer 1961; und »Means and Aims in Human Genetic Betterment«, ein Kapitel in *The Control of Human Heredity and Evolution*, hrsg. von T. M. Sonnenborn, New York und London (1965). Die wichtigsten Aussagen Huxleys finden sich in »Eugenics in Evolutionary Perspective« – nachzulesen zum Beispiel in *Essays of a Humanist*, Penguin Books (1966).

»Mann des Jahres«, den die *Times* kürt – zu vermeiden, könnte man das Sperma erst 20 Jahre nach dem Tod des Spenders zur Verwendung freigeben. Wenn unfruchtbare Ehepaare erst einmal einen Anfang gemacht hätten, so glaubt Muller, würden auch normale Paare eines Tages soweit kommen, wenigstens bei einem ihrer Kinder die Erbanlagen lieber nach ihrer freien Wahl zu bestimmen, und »die durch diese Methode erzielten offensichtlichen Erfolge würden ihr innerhalb einer Generation noch mehr Anhänger gewinnen. Die menschliche Freiheit würde damit in einer völlig neuen Richtung bedeutend erweitert.« Er glaubt, daß Tabus, die dieser Idee heute noch im Wege stünden, bald schwinden würden. Das größte psychologische Hindernis – die Zerstörung des Wunschtraums eines jeden Vaters, in der Erbmasse seiner Kinder irgendwie fortzuleben – bezeichnet Muller als Mystizismus. In Zukunft werde dieser Traum durch den Stolz verdrängt werden, den der »uneheliche Vater« eines durch freie Wahl der Erbanlagen gezeugten Kindes deswegen empfinden werde, weil er sich bewußt sei, »seinem« Kind die bestmöglichen Erbanlagen gegeben zu haben. Wir alle würden über die Vererbung sachlicher denken lernen. Daß wir heute noch auf die Weitergabe unserer eigenen Erbanlagen mit all ihren »Eigentümlichkeiten, Idiosynkrasien und Schwächen« fixiert sind, würden wir als Zeichen kindischer Eitelkeit verurteilen. Statt dessen würden wir unsere Befriedigung darin suchen, die besten Eigenschaften, die wir finden können, weiterzugeben und uns darin repräsentiert zu sehen; dies werde eine höhere Form der Sittlichkeit darstellen.

Vielleicht werden unsere Enkel einmal so darüber denken. Gegenwärtig jedoch glauben nur sehr wenige Genetiker daran, da jede freie Wahl der Erbanlagen völlig wirkungslos bleiben muß – sowohl für Einzelpaare als auch für eine ganze Bevölkerung. Es gibt einfach zu viele biologische Einwände dagegen, von dem augenfälligen persönlichen und psychologischen ganz zu schweigen.

Wir wollen zunächst die Einzelpaare betrachten. Die Wahl der Spender wertvollen Samens fiele zumeist auf Männer mittleren oder höheren Alters, und die bis dahin eingetretene Schädigung der Erbanlagen wäre in den Sperma-Katalogen nicht verzeichnet. Kein Katalog könnte die Umwelteinflüsse von den Erbanlagen der Spender trennen, und selbst wenn das möglich wäre, würde der Umstand, daß die Gen-Verteilung bei der Samenproduktion eine recht unsichere Sache ist, sehr häufig zur Abschwächung der guten Eigenschaften führen. Kurz, erschreckend viele Paare würden bitter enttäuscht werden.

Der entscheidendste Einwand jedoch ist, daß die eugenische Wirkung der freien Wahl der Erbanlagen unbedeutend wäre, sofern diese nicht ganz massiv »in Mode« käme. Nach Maynard Smith stiege innerhalb einer Generation der durchschnittliche IQ einer Bevölkerung nur um 0,04 Punkte, wenn 1 Prozent aller Frauen mit durchschnittlichem IQ die Hälfte ihrer Kinder von Spendern mit einem durchschnittlichen IQ von 115 bekämen. Sogar wenn sich 10 Prozent für die freie Wahl der Erbanlagen und für Spender mit einem IQ von 160 entschieden, betrüge der IQ-Anstieg nur 1,5 Punkte. Das scheint kaum der Mühe wert, zumal man heute weiß, daß man den IQ eines wenig intelligenten Kindes durch einfühlsamen Unterricht um 15 bis 20 Punkte steigern kann. Es scheint wirklich, als seien bessere Schulen wesentlich dringlicher als die Gründung von Samenbanken für bessere Erbanlagen.

Die begeisterten Befürworter der positiven Eugenik haben jedoch noch ein letztes Argument. Muller und Huxley betonen, daß schon sehr geringe Erhöhungen des Durchschnitts-IQ letztlich lohnend wären, da dadurch die Zahl der Hochbegabten beträchtlich erhöht würde. Mit anderen Worten, wenn man die Mitte der Verteilungskurve der Intelligenz um ein geringes nach der rechten, der gescheiten Seite hin verschiebt, wird die Mannigfaltigkeit der Gen-Kombinationen dafür sorgen, daß die Zahl der Hochbegabten stark ansteigt. So hat man geschätzt, daß eine Erhöhung des Durchschnitts-IQ um 1 Prozent den Anteil der Menschen mit einem IQ von 175 und mehr von etwa 3,5 auf 4 pro 1 Million erhöhen würde – eine Steigerung von 15 Prozent. Wenn man 15 Prozent mehr Einsteins und John Stuart Mills produzieren könnte, sei das vielleicht doch der Mühe wert. Andere Biologen bestreiten das mit der Begründung, ein außergewöhnlich hoher IQ sei fast mit Sicherheit nicht nur auf multifaktorielle Gene zurückzuführen. Die klassische glockenförmige Verteilungskurve der Intelligenz läuft an beiden Seiten ziemlich flach aus. Spezifische »schlechte Gene« und Geburtsschäden führen häufiger zu Schwachsinn, als man erwarten sollte, andererseits gibt es vermutlich spezifische »Intelligenzgene«, die für hohe Intelligenz verantwortlich sind. Jedenfalls kommen nicht etwa drei, sondern eher rund 80 Menschen mit einem IQ von über 175 auf 1 Million der Gesamtbevölkerung, und bei einer durchschnittlichen Erhöhung des Durchschnitts-IQ um 1 Prozent wären es nur fünf mehr – ein sehr geringer prozentualer Anstieg. Und warum, so fragte schon Maynard Smith, sollte man annehmen, daß mehr Genies auch mehr geniale Werke hervorbringen würden? Warum hat das Athen des Perikels so viele, das Griechenland der Byzantinischen Zeit so wenige hervorgebracht? Um ein Einstein zu sein, muß man vielleicht ungewöhnliche Erbanlagen haben, aber es ist nicht gesagt, daß man durch deren Verdoppelung auch doppelt so viele Relativitätstheorien bekommt. Genie wird immer nur in einer günstigen sozialen Atmosphäre auftreten, und sie zu schaffen, sollte unser Ziel sein.

Nein, im kalten Licht der biologischen und sozialen Wirklichkeit betrachtet, bleibt Galtons Traum in seinem ersten Teil ein bloßer Traum. Und darüber sollten wir nicht allzu bekümmert sein. Eine noch verheerendere Möglichkeit liegt in unseren Keimdrüsen begründet, und darüber müssen wir nachdenken.

# 5 Defektausmerzung

Wenn wir unsere Kinder zeugen, tappen die meisten von uns hinsichtlich dessen, was sie dabei zu erwarten haben, ebenso im dunkeln wie ein Kind, das sich ein Geschenk aus einem Krabbelsack herausfischt – schwankend zwischen Hoffnung und Furcht vor Enttäuschung. Wir setzen ein paar 100 Millionen Spermien auf eine Eizelle, von deren Erbanlagen wir keine Ahnung haben, und dann warten wir neun Monate – oder auch Jahre –, bis wir feststellen können, ob wir in der Vererbungslotterie gewonnen oder verloren haben.

Die meisten von uns gewinnen. Obgleich wir alle in unseren Keimdrüsen auch Gene, die Tod oder Mißbildung bewirken, mit uns herumtragen, bekommen wir normale Kinder. Das Glück ist uns hold. Doch manchmal kommt es auch anders, und die Gene fügen sich zu einer Kombination, die Verderben bedeutet. Mindestens eines von acht gezeugten Kindern geht im Embryonalstadium an seinen Gen-Defekten zugrunde. Annähernd eines von 40 Kindern wird tot geboren oder stirbt innerhalb eines Jahres an einer Geburtsschädigung oder einer angeborenen Mißbildung. Am schlimmsten ist, daß etwa eines von 25 Kindern mit einem körperlichen oder geistigen Defekt geboren wird und am Leben bleibt. Allein in England beläuft sich die Zahl dieser Fälle, die ein grausames Mißgeschick bei der Vererbung, Entwicklung oder Geburt überleben, auf 500 in jeder Woche; daraus ergibt sich eine Gesamtzahl von etwa zwei Millionen behinderter Kinder und Erwachsener. Obwohl durchaus nicht alle davon schwer geschädigt sind, fällt ihre Gesamtzahl schwer in die Waagschale menschlichen Leids.

In den nächsten Jahren werden uns Medizin und Biologie die Chance geben, dieses Elend zu lindern; wir werden es zwar nicht ganz beheben, aber doch sehr weitgehend einschränken können. Indem sie den Mechanismus der genetischen und chemischen Vorgänge beim Menschen aufdecken, werden sie reichlich Methoden finden, wie man viele und verschiedenartige Geburtsschäden verhüten oder heilen kann. Ob wir freilich diese Methoden auch anwenden, ob wir die gebotene Gelegenheit ergreifen werden, ist eine andere Frage. Denn bevor wir dazu imstande sind, werden wir unsere Einstellung zu vielen überlieferten Gewohnheiten und »Rechten« radikal ändern müssen. Die meisten dieser Methoden bringen es mit sich, daß wir irgend etwas ändern, opfern oder daß wir dafür bezahlen. Es geht also nicht einfach darum, neue, vielversprechende Wege zu beschreiten; wieder einmal zwingt uns die Biomedizin dazu, sehr gründlich über die Folgen nachzudenken und klar auszusprechen, wofür wir uns nun eigentlich entscheiden wollen.

Die schwierigste Frage (und das Hauptthema dieses Kapitels) lautet: Wie werden wir damit fertig werden, daß wir sehr bald viel mehr über die »schlechten« Gene, die wir alle in uns tragen, wissen werden – oder wissen könnten, wenn wir wollten? Hier liegt die Herausforderung der negativen Eugenik. Was werden wir tun, wenn wir im vorhinein über unsere Erbanlagen Bescheid wissen und das Risiko, ein mißgebildetes Kind in die Welt zu setzen, genau kennen? Eines Tages, wenn wir jemals die nötige technische Geschicklichkeit erlangen, können wir vielleicht unsere Gene vom Chromosomen-Chirurgen »heilen« lassen. In der Zwischenzeit jedoch bürdet uns dieses neue Wissen eine schwere Verantwortung auf, denn solange wir uns mit unseren eigenen, unveränderten Genen fortpflanzen müssen, wird uns diese Kenntnis unserer Erbanlagen zu der Frage zwingen, wen wir heiraten, mit wem wir Kinder haben oder ob wir überhaupt Kinder haben dürfen. Und wenn man die hohen Behandlungskosten angeborener Schäden bedenkt, wird die Gesellschaft vielleicht gezwungen sein, diese Frage für uns zu beantworten, indem sie uns »empfiehlt«, was wir tun sollen.

Die allgemeine Ansicht geht dahin, daß von den Hunderten von verschiedenen schweren angeborenen Schäden oder Krankheiten nur etwa ein Viertel auf echte Erbschäden zurückzuführen ist. Wie wir im nächsten Kapitel sehen werden, gehen die anderen auf irgendeine Schädigung während der Schwangerschaft oder bei der Geburt oder auch auf »komplexe« (das heißt unbekannte) Ursachen zurück. Je mehr solcher unbekannter Ursachen die Epidemiologen klären, um so wahrscheinlicher wird es werden, daß ein guter Teil davon sich als rein genetisch bedingt herausstellen wird. Der amerikanische Genetiker J. F. Crow zum Beispiel schätzt, daß neben den ungefähr 250 bekannten Gen-Defekten vom rezessiven Typ vielleicht weitere 600 auf ihre Entdeckung warten.

Inzwischen verdient jedoch schon jenes Viertel ernst genommen zu werden. Es bedeutet, daß etwa 1 Prozent aller Kinder, die am Leben bleiben, von der Vererbung spezifischer »schlechter« Gene betroffen ist; in einem Land, in dem jährlich 1 Million Kinder geboren werden (wie in England), summiert sich das im Jahr zu 10 000 neuen Opfern eines Gen-Defektes und zu einer Gesamtzahl von etwa 500 000 Überlebenden mit solchen Defekten. Außerdem wächst der prozentuale Anteil an der Gesamtbevölke-

rung im gleichen Maße an, in dem die Medizin andere Todesursachen und Krankheiten ausmerzt, auf Gen-Defekte jedoch kaum oder keinen Einfluß nimmt, und in dem sie das Leben der Betroffenen verlängert, die noch vor zehn Jahren fast sicher gestorben wären. Um nur ein einziges Beispiel anzuführen:
Eine neue englische Untersuchung ergab, daß 1922 37 Prozent aller Fälle von Blindheit auf genetischen oder »teilweise genetischen Ursachen« beruhten, 1950 jedoch 68 Prozent.
Damit wäre das Ausmaß des Problems kurz umrissen. Was man tun kann, hängt ganz entscheidend davon ab, um welche Art von Gen-Defekt es sich handelt, mit anderen Worten, ob es ein dominanter, rezessiver, geschlechtsgebundener oder ein Chromosomendefekt ist. Das sind die vier Eckpfeiler der negativen Eugenik.

*Dominante Defekte*

Die Matrize der menschlichen Erbmasse besteht aus mehreren hunderttausend Genen oder besser Genpaaren. Wahrscheinlich ist jedes Genpaar für eine der hunderttausend chemischen Reaktionen oder Produktionsprozesse verantwortlich, die den Lebensmechanismus in Gang halten. Einige davon sind Gene, die »wissen«, *was* geschehen muß; sie sind die Träger der Informationen, die eine Zelle braucht, um komplexe chemische Verbindungen und damit die zahllosen Proteine und Enzyme herzustellen, die wir benötigen. Andere »wissen«, *wann* das geschehen muß; sie sind sozusagen die Schalthebel des Lebens, die den Genen der ersten Art übermitteln, wann sie mit ihrer Produktion beginnen und aufhören müssen. Physikalisch ist ein Gen ein langgestrecktes fadenartiges Molekül einer Substanz, die man DNS (Desoxyribonukleinsäure) nennt. Diese speichert – ähnlich wie die Schrift – Informationen, und zwar durch eine Abfolge von vier verschiedenen chemischen Verbindungen – die vier Buchstaben der genetischen Sprache. Wie das vor sich geht, ist eine andere (oft behandelte) Geschichte. Für jetzt genügt es, wenn wir wissen: Gene treten paarweise auf und manche einzelne Gene können so »falsch« sein, daß entweder ein »falsches Protein« entsteht (das den Ablauf der chemischen Reaktionen ernstlich stört) oder aber überhaupt keines.
Bei dominanten Defekten trifft die erste dieser beiden Möglichkeiten zu. Eines der Gene produziert ein so abnormes Protein, daß schwere und oft umfangreiche Schädigungen die Folge sind; seine Wirkung überdeckt die des zweiten Gens aus dem Paar. Mit an-

deren Worten, wenn wir das Genpaar mit *Aa* bezeichnen, kann man sagen, daß *A* den Schaden verursacht und *a* nicht ins Gewicht fällt. Daraus folgt ganz offensichtlich, daß mit dem Defekt nur behaftet ist, wer ein *A*-Gen erbt; weniger offensichtlich ist, daß nur diejenigen den Defekt weitervererben können, die genau wissen, daß sie ihn haben (außer er ist so geringfügig, daß er ohnehin keine Rolle spielt).

Wenn wir eine Eizelle oder Samen bilden, wird der doppelte Gensatz geteilt. Von jedem Genpaar erhält jede Samen-(oder Ei-)Zelle ein Gen, eine andere Zelle erhält das zweite. Das ist bei jeder Ei- oder Samenzelle, die wir bilden, der Fall. Anders ausgedrückt, wenn wir ein *A*-Gen tragen, wird dieses nur auf die Hälfte unserer Keimzellen übergehen – und im Durchschnitt auf die Hälfte unserer Kinder. Das bedeutet nicht, daß das zweite Kind verschont bleibt, wenn das erste den Defekt erbt. Es bedeutet, daß jedes Kind eine ebenso große Chance hat, den Defekt zu erben, wie verschont zu bleiben. Das Grundschema der Vererbungslehre sieht so aus:

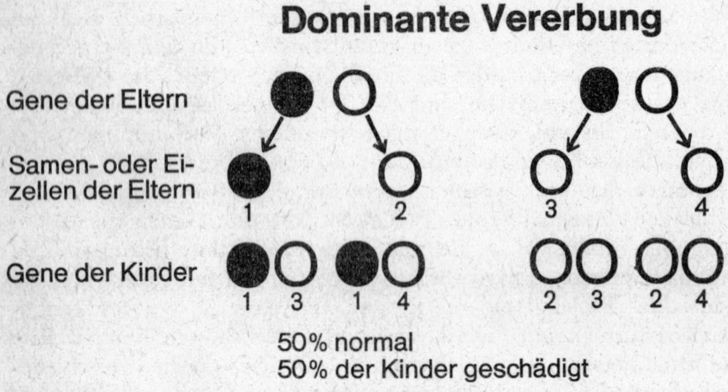


Bei vielen dominanten Defekten sind mehrere Gene betroffen; ebenso kann es auch vom Einfluß der Umgebung während der gesamten Embryonalentwicklung abhängen, wie stark sich der Defekt später tatsächlich als körperliche Schädigung bemerkbar macht. Darum ist das Vererbungsschema nicht immer so eindeutig wie auf unserer Übersicht.

Im ganzen jedoch wird heute bei einem dominanten Defekt die Entscheidung, ob man Kinder haben soll oder nicht, nicht mehr durch Unkenntnis verhindert. Wer eine dominante Erbkrankheit

hat, weiß das; er weiß, welches Leid sie ihm verursacht; und wenn er nicht geistig zurückgeblieben ist, kennt er die Gefahren für seine Kinder genau.
Typische Beispiele sind Chondrodystrophie (der Zirkuszwerg mit den kurzen Extremitäten); hochgradiger Schwachsinn, der häufig mit epileptischen Anfällen verbunden ist, und Retina-Aplasie, die für ein Zehntel aller blinden Kinder verantwortlich ist. Vermutlich gibt es beim Menschen mehrere hundert dominante Erbschäden; allerdings sind die meisten noch nicht entdeckt, und nicht alle sind so schwer oder werden so schwer sein wie diese drei Beispiele. Jeder für sich betrachtet sind die dominanten Defekte selten: Eine größere Häufigkeit als einer unter 5000 Geburten ist ungewöhnlich.

*Rezessive Defekte*

Es gibt wahrscheinlich zehnmal soviel rezessive wie dominante Defekte, und sie sind meist viel ernster. Viele sind tödlich. Über 250 sind schon identifiziert, und buchstäblich Monat für Monat entdeckt man weitere. Glücklicherweise sind die einzelnen Krankheiten zum größten Teil selten; im Durchschnitt kommt ein Krankheitsfall auf 10 000 Geburten – aber einige sehr böse Defekte sind viel häufiger.
Bei einem rezessiven Erbfehler sind beide Gene eines Genpaares »defekt«, mit dem Ergebnis, daß das Protein, für das sie zuständig sind, nicht irgendeinen Schaden anrichtet, sondern einfach nicht funktioniert. Es fällt praktisch aus. Selbst wenn nur ein einziges von hunderttausend Genpaaren (das heißt Enzymen) fehlt, können die Folgen einschneidend oder verhängnisvoll sein. Das Kind, dem das Enzym zur Umwandlung des Phenylalanins in der Nahrung in Tyrosin fehlt, wird schwerer geistiger Retardierung verfallen. Es hat Phenylketonurie. Das Kind, das wegen Enzymmangels das Tyrosin nicht in Thyroxin umwandeln kann, wird ein Kretin. Das Kind, das die zwei Schritte der Umwandlung des Thyroxins in Melanin nicht vollziehen kann, wird weiße Haare und rosa Augen haben. Es wird ein Albino sein. Jedes fehlende Enzym, jedes winzige Zahnrad in dem komplizierten Mechanismus des menschlichen Lebens, wirkt sich dergestalt aus.
Wo beide Gene eines Paares »fehlen«, müssen die Eltern des Opfers beide ihrerseits ein »fehlendes« Gen haben. Das heißt, das Opfer hat *aa,* während die Eltern *Aa* haben. Sie haben ein normales und ein »fehlendes« Gen. Aber das wissen sie fast nie. Einer

allgemeinen Regel nach scheint der Körper recht gut mit nur einem normalen Gen auszukommen oder, was im Grunde das gleiche ist, mit nur der halben Menge des Enzyms oder Proteins, für das das entsprechende Gen zuständig ist. Die Eltern jedoch sind Überträger des rezessiven Merkmals, und wenn zwei Überträger Kinder haben, kann man das Ergebnis leicht voraussagen.

Die Zahl der Opfer rezessiver Krankheiten ist zwar gering, aber das bedeutet nicht, daß auch Überträger selten sind. Fast mit Sicherheit trägt jeder lebende Mensch mehrere rezessive Gene, die zu schwerer Krankheit oder zum Tode führen: Die Schätzungen reichen von einem oder zweien bis zu einem halben Dutzend. Da es jedoch so viele rezessive Gene gibt, ist es höchst unwahrscheinlich, daß wir jemanden mit dem gleichen rezessiven Fehler heiraten, den wir selbst haben; und das rettet uns gewöhnlich vor der Katastrophe. Nehmen wir zum Beispiel den Albino. Eines von 20 000 Kindern ist ein Albino; die Wahrscheinlichkeit jedoch, daß jemand Überträger des dafür verantwortlichen Defektes ist, beträgt etwa 1:70. Dieselbe Wahrscheinlichkeit, daß beide Überträger sind, nicht 1:70 plus 1:70, sondern 1:70 multipliziert mit 1:70, das ist 1:4900. Wenn man wirklich das Pech hat, daß beide Partner Überträger sind, dann wird im Durchschnitt nur ein Viertel der Kinder beide Gene erben. Daher beträgt die Wahrscheinlichkeit, daß ein beliebiges Ehepaar ein Albino-Kind bekommt, 1/4 von 1:4900 oder rund 1:20 000.

Solange die Überträger nicht wissen, daß sie Überträger sind, heiraten sie und bekommen sie Kinder in glücklicher Unkenntnis

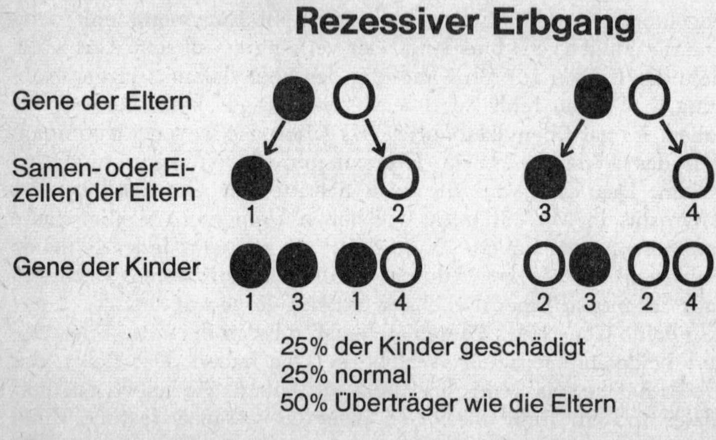

der geringen Gefahr, die sie laufen. Viele Paare erfahren tatsächlich nie, was sie riskiert haben. Selbst wenn sie beide Träger des gleichen rezessiven Erbfehlers sind, können sie ohne weiteres sechs Kinder haben, ohne daß das Schicksal zuschlägt und sie ein krankes Kind bekommen. So können rezessive Defekte generationenlang unbemerkt und ganz ahnungslos weitergegeben werden, um plötzlich, vielleicht hundert Jahre später, als scheinbar zufälliger angeborener Defekt aufzutauchen. Erst wenn das passiert – bei einem der eigenen Kinder oder bei nahen Verwandten –, kommt ein Ehepaar vielleicht auf den Gedanken, daß es genetische Beratung nötig haben könnte. So zahlt man heute noch für diese Beratung einen hohen Preis: die Geburt eines kranken Kindes. Wie wir sehen werden, wird sich das grundlegend ändern.

### *Geschlechtsgebundene Defekte*

Bekannte Beispiele sind die Hämophilie (Bluterkrankheit), Rot-Grün-Blindheit und ein großer Teil der Muskeldystrophien. Als geschlechtsgebunden bezeichnet man sie, weil ein rezessives Gen in einem der beiden Geschlechtschromosomen der Eltern liegt. Bei Frauen sind die Geschlechtschromosomen identisch und sehen etwa wie ein X aus. Frauen sind also XX. Bei Männern sehen die Chromosomen verschieden aus; das eine ist kleiner und Y-förmig, also sind Männer XY.

Außer einem einzigen geschlechtsgebundenen Defekt – der in Teilen Indiens Haarbüschel aus den Ohren wachsen läßt – sitzen alle übrigen auf dem X-Chromosom. Das heißt, lediglich Männer können geschlechtsgebundene Defekte haben, da nur sie kein zweites Chromosom haben, das ein normales Gen tragen könnte. Frauen können jedoch Überträgerinnen sein. Das Vererbungsschema mag das verdeutlichen. Das erste zeigt, was bei zwei normalen Eltern geschieht, und ist das weitaus häufigste; das zweite gilt, wenn der Vater krank ist.

Daher können nur Knaben erkranken, und nur ihre Mutter kann ihnen das Gen vererben. Umgekehrt kann nur ein normales Paar einen kranken Sohn hervorbringen, während ein Mann den Kindern seine Krankheit nicht vererben kann (allerdings werden alle seine Töchter Überträgerinnen sein). Solange Überträger ahnungslos sind, kann man nur dadurch Vorsorge treffen, daß man den Schwestern eines erkrankten Knaben mitteilt, es bestehe eine Wahrscheinlichkeit von 50:50, daß sie Überträger seien, und damit insgesamt eine Wahrscheinlichkeit von 1:8, daß sie einen kranken

Sohn haben werden. Einen erkrankten Mann kann man warnen – nicht im Interesse seiner Kinder, denn von ihnen wird keines krank sein, sondern um der Kinder seiner zukünftigen Töchter willen.

**Geschlechtsgebundene Vererbung**

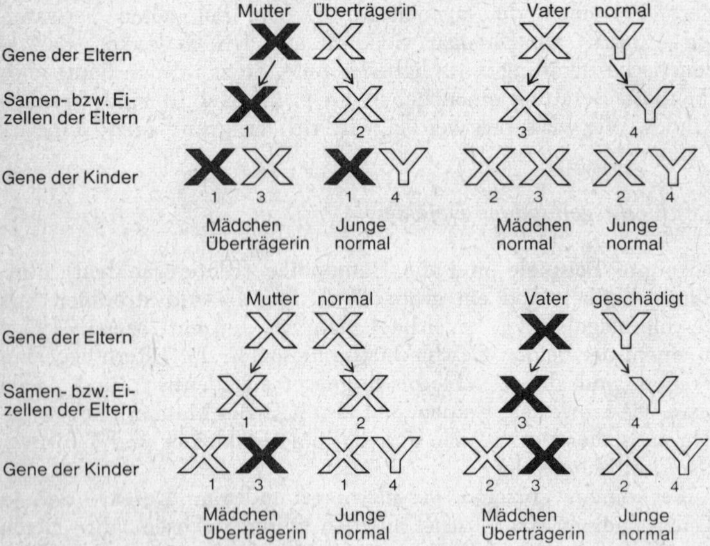


*Chromosomendefekte*

Mindestens 1 Prozent aller lebendgeborenen Kinder hat in seinen Erbanlagen einen schwerwiegenden Fehler. Anstatt eines einzelnen Gens (oder einiger weniger Gene) ist eine ganze Reihe – ein ganzes Chromosom oder ein Teil eines Chromosoms – falsch weitergegeben worden. Die Folgen können verheerend sein. Chromosomendefekte hält man für die Ursache von mindestens 25 Prozent aller spontanen Aborte, und bei den Überlebenden finden sich immer wieder Sterilität, geistige Retardierung und eine Reihe von Mißbildungen. Das bekannteste Beispiel ist der Mongolismus. Andererseits sind die Folgen mancher dieser groben Fehler merkwürdigerweise erstaunlich geringfügig.

Etwa zur Hälfte liegen diese Defekte an den Geschlechtschromosomen. Zum Beispiel haben etwa zwei unter 1000 männlichen Kindern die Chromosomenkombination XXY statt XY. Diese Kinder mit dem sogenannten Klinefelter-Syndrom sind fast immer steril, manche von ihnen haben auch kleine Hoden und sehen wie Eunuchen aus. Etwa eines von 3000 Mädchen hat nur ein einziges X-Chromosom (Turner-Syndrom) und kann unter schweren Defekten leiden, so an einer Unterentwicklung der Geschlechtsorgane, Geistesschwäche, Zwergwuchs, Flügelfell und Taubheit. Andere Mädchen wiederum (etwa eines unter 1000) haben drei X-Chromosomen; sie kommen mit einem geringen Risiko von Geistesschwäche und, in manchen Fällen, unterentwickelten sekundären Geschlechtsmerkmalen noch verhältnismäßig gut weg. In den letzten zehn Jahren hat man ungezählte Abarten dieser drei Haupttypen gefunden. Da gibt es »weibliche« Männer mit den Kombinationen XXXY und XXXXY (grobe Skelettmißbildungen und Geistesschwäche) und eine ganze Reihe von »Doppelmännern«, XYY, XXYY usw.; diese scheinen eine ausgeprägte Tendenz zu Hochwuchs, Aggressivität, Asozialität und Kriminalität zu haben. Bei einer Untersuchung von 1000 Männern in Verwahrungsanstalten fanden sich 21 mit dieser Art von Chromosomendefekt, das sind zehnmal soviel wie in einer normalen Bevölkerung und doppelt soviel, wie man unter Geisteskranken üblicherweise zu erwarten hat*. Und während bei dieser Untersuchung die normalen Männer meist aus kriminellem Milieu stammten, war das bei den YY-Männern nicht der Fall. Ob das nun bedeutet, daß eine gewisse verbrecherische Anlage wirklich erblich ist oder daß YY-Männer deshalb häufig in Verwahrungsanstalten enden, weil ihr schnelles Wachstum und ihre geistige Schwäche zu einer Überforderung durch ihre Umwelt führt (die sich vermeiden läßt, wenn man ihren Zustand früh erkennt und sie entsprechend behandelt) –, darüber werden heftige Auseinandersetzungen geführt. Es spricht auch viel dafür, daß Frauen mit nur einem oder mit drei X-Chromosomen zu Schizophrenie neigen und häufig in Heil- oder Besserungsanstalten enden.

Unter den übrigen 4 Chromosomenaberrationen – den Fehlern an den 22 Autosomen – ist der Mongolismus bei weitem der häufigste und schwerste Defekt. Etwa 96 Prozent aller Mongoloiden haben drei statt zwei Exemplare des Chromosoms 21. Das ist die »Trisomie 21«. Statt daß in jede Eizelle eine Hälfte des mütterlichen Chromosomenpaares 21 gelangt, bekommt in diesen Fäl-

* Vergleiche »The YY Syndrome« in *Lancet* (1966), 1, 583, und »Criminal Behaviour and the Y Chromosom« in *British Medical Journal* (1967), 1, 64.

len die eine Eizelle beide Teile, die andere gar nichts. Wenn der Vater das Ei mit dem doppelten Chromosom 21 befruchtet, fügt er noch ein drittes dazu.

Obgleich das wie ein einfaches Vererbungsschema aussieht, kann von einem Schema leider keine Rede sein. Die Mutter eines mongoloiden Kindes ist an sich völlig normal, da der Fehler bei der Reproduktion erst in ihren Keimdrüsen oder bei den ersten Zellteilungen des Embryos auftritt. Mongolismus und fast alle Defekte durch Chromosomenaberrationen entstehen aus verborgenen, zufälligen Fehlern. Sie ähneln eher Mutationen.

Vorläufig besteht die einzig mögliche Präventivmaßnahme darin, älteren Frauen von Kindern abzuraten. Ungefähr eines von 600 lebendgeborenen Kindern ist mongoloid; während jedoch bei allen Frauen unter 30 die Wahrscheinlichkeit eines mongoloiden Kindes sehr gering ist (etwa 1:2000), steigt sie auf 1:300 bei den 35- bis 39jährigen und auf 1:35 bei noch älteren Müttern. Das ist immer noch ein geringes Risiko, etwa ebenso groß wie das Risiko bei jeder Geburt, daß das Kind mit einer schweren Anomalie oder Mißbildung zur Welt kommt. Aber es läßt sich nicht leugnen: bekämen Frauen über 40 keine Kinder, wäre Mongolismus viel seltener.

Abgesehen von Schwangerschaftsunterbrechung und Kindstötung wäre die einzige Präventivmaßnahme, die sonst in Frage käme, daß man die Häufigkeit der Viruskrankheiten herabsetzte. Zwar wird darüber noch gestritten, aber es gibt doch überzeugende Beweise dafür, daß etwa neun Monate nach Hepatitis-Epidemien besonders viele mongoloide Kinder geboren werden. Außerdem zeigen manche Laborversuche, daß Serum von Hepatitis-Patienten bei Zellkulturen mongolismusähnliche Chromosomenanomalien hervorruft. Auch werden Kinder mit anomalen Geschlechtschromosomen häufiger in ärmeren Familien und im Frühjahr oder Sommer geboren, und bis zu 3 Prozent aller Kinder, deren Mütter während der Schwangerschaft an Röteln (Rubella) erkrankt waren, leiden an Chromosomenanomalien. Umweltfaktoren mögen bei Chromosomenaberrationen eine ebenso große Rolle spielen, wie man es bei vielen anderen Anomalien mit »unbekannter Ursache« vermutet. Auf diesem Gebiet bleibt der Wissenschaft noch viel zu tun. Vorerst jedoch kann die Neue Eugenik bezüglich falscher Chromosomen nicht viel ausrichten, wenn man von den oben erwähnten älteren Müttern und den wenigen Menschen absieht, die um ihre Defekte wissen und nicht ohnehin steril oder durch Verwahrung in Anstalten sozial unfruchtbar gemacht sind.

Und wie sieht es mit den »falschen« Genen aus? Im Augenblick läßt sich da sehr wenig tun. Beim heutigen Stand unserer genetischen Kenntnisse wissen nur sehr wenige Paare, daß sie genetische Beratung brauchen, und daher müssen sich nur sehr wenige Gedanken machen darüber, ob sie aus genetischen Gründen besser keine Kinder haben sollten. Aber das könnte sich bald ändern: Vielleicht müssen wir alle schon bald eugenisch denken und handeln.

Heute ist genetische Beratung für diejenigen Paare, die sie nötig haben, sehr dringlich. Weitaus die meisten dieser Paare haben schon ein Kind, das nicht normal ist, und wollen wissen, welche Gefahr sie beim zweiten Kind laufen. 90 Prozent aller Ehepaare, die Kliniken für genetische Beratung aufsuchen, gehören in diese Kategorie. Die übrigen haben Fragen, die sich aus der eigenen Person ergeben; gewöhnlich sind das Paare der Mittelklasse oder mit höherer Bildung, die Beratung vor dem ersten Kind oder sogar noch vor der Hochzeit suchen. Der Anlaß ist bei ihnen meist ein Defekt, den sie selbst haben oder der in der Familie liegt; oft sind sie auch Geschwisterkinder.

Wenn der genetische Berater die Art des Defektes festgestellt hat, muß er dem Ehepaar mitteilen, welche Risiken sie bei weiteren Kindern eingehen. In etwa 10 Prozent der Fälle wird er feststellen, daß der Defekt gar nicht genetisch bedingt, sondern die Folge eines bösen Zufalls bei der Schwangerschaft oder bei der Geburt war. In diesem Fall ist das Risiko für ein weiteres Kind dasselbe wie für alle anderen Geburten: etwa 1:30 bis 1:40 für einen schweren oder mäßig schweren Defekt. In weiteren 30 bis 40 Prozent der Fälle wird er einen Defekt »aus unbekannter Ursache« feststellen. Auch hier ist die Gefahr einer Wiederholung fast immer gering – etwa 1:20 oder noch niedriger. Von den übrigen Fällen jedoch werden die meisten ein viel höheres Risiko eingehen. Da sind die einfachen dominanten Defekte (Gefahr von 1:2 für jedes Kind), die rezessiven und geschlechtsgebundenen (1:4) und einige wenige andere Fälle, wo das Risiko bei 1:10 oder höher liegt. Grob gesagt, gibt es also zwei auffallend verschiedene Risikogruppen: eine Gruppe mit hohem Risiko (mehr als 1:10) und eine mit niedrigem Risiko (1:20 und darunter).

Ebenso auffallend ist, daß diese zwei Gruppen etwa dem entsprechen, was die meisten Paare einerseits für ein zu hohes Risiko halten, um Kinder zu zeugen, oder andererseits für ein eben noch annehmbares, um den Einsatz zu wagen. Auf diesem Gebiet sind bislang wenige Untersuchungen angestellt worden, aber eine Arbeit von Dr. J. A. Fraser Roberts wird weithin anerkannt*.

* »Genetic Prognosis« in *British Medical Journal* (1962), 1, 587.

Bei einem niedrigen Risiko sind 50 Prozent der Paare im Hinblick auf weitere Kinder völlig beruhigt, 30 Prozent werden weiterhin von Zweifeln gequält (bekommen aber zur Hälfte trotzdem weitere Kinder), und 20 Prozent entschließen sich, keine Kinder mehr zu zeugen. Für diese letzte Gruppe, meint Fraser Roberts, bedeutet die genetische Prognose vielleicht einen erwünschten, sozial plausiblen Vorwand, da sie ohnehin keine Kinder mehr wollen. Bei einem hohen Risiko entscheiden sich etwa 65 Prozent für Verzicht, 15 Prozent sind unschlüssig, und 20 Prozent entschließen sich zu weiteren Kindern.
Welches Risiko Eltern auf sich nehmen, hängt natürlich davon ab, wie schwer der Defekt ist. Ist er so schwer, daß das Kind bei der Geburt oder wenige Monate danach stirbt, werden viele Eltern die Gefahr in Kauf nehmen. Das können sie eher ertragen als das Überleben eines mißgebildeten Kindes*. In zweiter Linie hängt es natürlich davon ab, inwieweit der Defekt das Leben einschränkt und welche Behandlungsmöglichkeiten es gibt – oder genaugenommen davon, wie ausführlich und wahrheitsgemäß der Berater oder Hausarzt den Eltern diese Dinge erklärt. Da die meisten Berater stark überlastet sind und nur wenige Hausärzte die verschiedenen Defekte in ihrer Praxis kennenlernen, neigen sie bisweilen allzuleicht dazu, zu sagen: »Machen Sie sich keine Sorgen; heutzutage kann man bei so etwas Wunder tun!« Dabei vergessen sie die langwierigen, qualvollen Anstrengungen, die diese Wunder für das Kind oder seine Familie bedeuten können. Viele Hausärzte betätigen sich auch als Amateurberater und tun das Risiko als unbedeutend ab, auch wenn es in Wirklichkeit groß ist, oder sprechen düstere Warnungen aus, wenn es niedrig ist. Da sich jedoch in den meisten hochentwickelten Ländern die genetische Beratung sehr schnell verbreitet, wird hierin wahrscheinlich eine Besserung eintreten.
Die grundlegende Schwierigkeit bei der genetischen Beratung liegt natürlich in der Frage, ob die Eltern allein entscheiden sollen oder ob der Staat ein Mitspracherecht haben soll. Gegenwärtig sind die Mediziner nahezu einstimmig der Meinung, daß die ganze Verantwortung bei den Eltern liegen solle: der Genetiker habe lediglich die Tatsachen darzulegen und sich dann zurückzuhalten. Niemand, sagen sie, habe ein höheres Recht darauf, zu entscheiden, ob die Zeugung eines Kindes mit einem bestimmten Defekt

* Eltern mag das nichts Neues sein, doch bis zu den Leuten, die medizinische Statistiken erstellen, ist es noch nicht gedrungen. Sie bemessen den Schweregrad einer angeborenen Mißbildung fast ausschließlich nach der Mortalität und nicht nach der Morbidität.

ein tragbares Risiko sei, als jemand, der bereits den Defekt selbst oder ein Kind mit dem betreffenden Defekt habe. Es sei ein unerträglicher Eingriff in die persönliche Freiheit, wenn die Gesellschaft sich in eigenem Interesse einmengen wollte. Tatsächlich würde das eine erzwungene Sterilisierung der Untauglichen bedeuten, und das ist eine unangenehme Vorstellung. Manche Staaten verfahren so. In Dänemark zum Beispiel gibt es ein Gesetz zur Sterilisierung aus eugenischen Gründen (hauptsächlich den Schwachsinn betreffend), das zur Sterilisierung etwa der Hälfte aller Frauen führt, von denen man weiß, daß ihr IQ unter 75 liegt; viele lassen sich zwar freiwillig sterilisieren, andere aber nicht. Aber daraus läßt sich kein umfassender Katalog von Sterilisationsgesetzen ableiten. Wie könnte man außerdem die Grenzen zwischen den einzelnen Defekten ziehen, zumal die Medizin die Behandlungsmöglichkeiten dauernd verbessert und sogar Heilerfolge erzielt?

Das sind schwerwiegende Argumente, aber es gibt auch gewichtige Gegenargumente. Meiner Meinung nach stammt das beachtlichste von Professor C. H. Waddington, der den Ausdruck »stochastische (oder statistische) Ethik« geprägt hat. Wenn ich vorsätzlich ein Kind verstümmele, bin ich ein Ungeheuer, und die Gesellschaft wird mich einsperren. Wenn eine Regierung 1000 Kinder an die Wand stellen und erschießen würde, wäre ein politisches Blutbad die Folge. Was aber, wenn ich es wissentlich auf mich nehme, mit einer Wahrscheinlichkeit von 1:4 ein mißgebildetes Kind zu zeugen? Oder wenn ich in betrunkenem Zustand ein Kind überfahre? Habe ich dann Pech gehabt und verdiene Mitleid – oder bin ich ein leichtsinniger Mensch, dessen Unbesonnenheit zu grausam ist, um noch erträglich zu sein? Und was sagt man dazu, wenn eine Regierung in der Atmosphäre eine Kernwaffe erprobt, die irgendwann und irgendwo unausbleiblich 1000 Kinder durch Gen-Mutationen töten oder verstümmeln wird? Die meisten Regierungen haben jetzt Versuche in der Atmosphare verboten, denn die Öffentlichkeit hielt den Schaden, den sie anrichteten, für größer als den Gewinn auf militärischem Gebiet. Mehrere Regierungen haben aus ähnlichen Gründen scharfe Kontrollen gegen betrunkene Fahrer eingeführt. Das Fahren selbst hat noch keine Regierung verboten, da das Risiko der Schädigungen, gemessen an den Vorteilen, zu geringfügig ist. Mit anderen Worten, die gesamte Sozialgesetzgebung beruht zum großen Teil darauf, daß man die Vorteile einer Sache gegen ihre Nachteile abwägt; wenn die Nachteile überwiegen, wird ein Verbot erlassen.

Das Verlangen nach einem Kind kann in einer tiefempfundenen Sehnsucht wurzeln, jedoch auch auf selbstsüchtiger Schwäche oder auf der Einbildung beruhen, das hingebungsvolle Aufziehen etwa eines mongoloiden Kindes könne ungeahnte seelische Qualitäten zur Entfaltung bringen. Wie unter diesen Umständen eine Gesellschaft (besser, als es mir selbst möglich ist) die positiven Seiten des Elternseins gegen die verschiedenen Gefahren und Schweregrade eines Defektes abwägen könnte, entzieht sich meiner Kenntnis. Ich will nur zeigen, daß der Gedanke, der Staat sei berechtigt, beim Abwägen des für die Allgemeinheit Nützlichen mitzureden, in anderen Lebensbereichen weithin anerkannt wird. Man sollte auch daran denken, daß fast allen Ehepaaren, die von einer staatlich vorgeschriebenen Kinderlosigkeit betroffen wären, bald die Möglichkeit der Insemination mit Hilfe der Ei- oder Samenspende als zweiter, aber sicherer Weg der Fortpflanzung offenstehen wird. Wie lange es allerdings dauern wird, bis genügend Ärzte fähig und willens sind, diese Technik anzuwenden, läßt sich nicht sagen.

Wem die Aussicht auf staatliche Sterilisierungsgesetze immer noch erschreckend erscheint oder wer glaubt, der biologische Fortschritt mache solche Gesetze wahrscheinlicher, indem er uns genauere Voraussagen auf genetischem Gebiet erlaubt, kann beruhigt sein. Letztlich entscheidend ist nämlich, daß Zwangsprogramme entweder weitgehend überflüssig werden oder nur noch eine fast unerhebliche Beeinträchtigung unserer »Rechte« darstellen, sobald man den gewichtigen Schritt von der individuellen genetischen Beratung zu der zukünftigen genetischen Beratung ganzer Bevölkerungen tut.

Das wird deutlich, wenn man sich einmal eine Gesellschaft mit einer intensiven eugenischen Politik vorstellt, deren Ziel es ist, jedes Paar, bei dem das Risiko hoch wäre, an der Fortpflanzung zu hindern. Wenn sich eine Regierung gegen alle Einwände eine solche Politik zu eigen gemacht hätte, müßte sie schon sehr sicher gewesen sein, daß der Erfolg die Mühe lohnen werde. Mit anderen Worten, eine durchgreifende negative Eugenik müßte entweder wirkungsvoll sein, oder es dürfte keinerlei Einwände dagegen geben.

Betrachten wir zunächst die dominanten Defekte. Diese scheint man am leichtesten verhüten zu können. Man braucht kein neues Wissen dazu: Jeder, der einen solchen Defekt hat, weiß es, und die Gefahr, daß er ihn weitervererbt, ist groß. Warum soll man diese Menschen nicht einfach alle sterilisieren? Weil das merkwürdigerweise aufs Ganze gesehen wenig wirksam wäre. Um das zu ver-

stehen, muß man nur daran denken, daß die meisten dominanten Defekte zum Tode führen. Wie kann also ihr Träger den Defekt je weitervererben, wenn er tot ist – vielleicht bei der Geburt gestorben? Er gibt ihn nicht weiter: Alle letalen dominanten Defekte entstehen durch Gen-Mutationen in jeder Generation aufs neue.
Mutation bedeutet Veränderung und bei Genen fast immer eine Veränderung zum Schlechten. Gemäß der allgemeingültigen Regel, daß man ein kompliziertes, fein eingestelltes System durch einen blindlings geführten Schlag wohl kaum verbessert, wird auch ein Gen (oder die DNS), wenn es von einer Strahlung betroffen oder einer mutagenen chemischen Substanz ausgesetzt wird oder, wie es meist der Fall ist, sich selbst fehlerhaft reproduziert, letzten Endes »falsch« sein. Mutationen betreffen meist die Samen- oder Eizelle und ziehen fast immer nur ein einzelnes Gen in Mitleidenschaft. Auch sind sie überraschend häufig. Die Schätzungen der Häufigkeit von Mutationen variieren; man darf jedoch annehmen, daß für die meisten Gene die Mutationsrate 1 bis 10 pro 1 Million beträgt. Anders ausgedrückt, 200 bis 2000 von den 200 Millionen Spermien in dem Ejakulat eines Mannes tragen irgendein mutiertes Gen. Da jedoch nur einige Samenfäden eine Eizelle befruchten, ist die Wahrscheinlichkeit, daß ein defekter Fötus entsteht, ungefähr ebenso gering wie die Mutationsrate.
Da man Mutationen nicht verhindern und durch Einschränkung diagnostischer Röntgenaufnahmen usw. nur sehr geringfügig vermindern kann, besteht keine Aussicht auf die Verhütung letaler dominanter Defekte. Ähnlich sieht es bei den schweren, aber nicht tödlichen dominanten Defekten aus. Betrachten wir zum Beispiel den chondrodystrophischen Zwerg. Nur jeder fünfte überlebt das erste Lebensjahr. Wenn man also anfangs 100 Zwergkinder hat, werden bestenfalls 20 davon das fortpflanzungsfähige Alter erreichen. Wenn jeder von ihnen zwei Kinder hat, werden 20 davon – die Hälfte – wieder Zwerge sein. Inzwischen werden jedoch genauso viele neue Mutationen eintreten, wie nötig sind, um die Zwergbevölkerung in eben der gleichen Höhe zu erhalten. Das heißt, 80 normale Eltern werden ebenfalls zwergwüchsige Kinder bekommen – gleichsam aus heiterem Himmel. Sterilisierung könnte also das bekannte Risiko von 20 Zwergen verhüten – vielleicht sieht man das als einen ausreichenden Grund für ein entsprechendes Gesetz an, vielleicht aber auch nicht. Selbst die einschneidendsten Maßnahmen jedoch könnten die Häufigkeit der Chondrodystrophie nicht unter die Mutationsrate senken; das heißt bei dieser angenommen kleinen Population 80 (statt 100) Zwerge in jeder Generation. Im anderen Extrem wären die einzi-

gen dominanten Defekte, deren Zahl man wirklich auf Null senken könnte, diejenigen, deren Mutationsrate gleich Null ist, das heißt, die Defekte, die auf die Fertilität und die Chance, das fortpflanzungsfähige Alter zu erreichen, keinen Einfluß haben. Wenn sie jedoch so wenig ins Gewicht fallen, wären einschneidende Maßnahmen in der Tat sehr hart.

Leider gibt es einige wenige dominante Defekte, die erst in den mittleren Lebensjahren in Erscheinung treten. Zu dieser Zeit hat das Opfer wahrscheinlich schon Kinder und kann also – ganz ahnungslos – das bösartige Gen an sie weitervererbt haben. Die meisten dieser sich spät manifestierenden dominanten Defekte sind nicht schlimm; einer allerdings ist wirklich sehr übel. Es handelt sich um die Huntingtonsche Chorea (Veitstanz): eine progressiv-degenerative Erkrankung des Nervensystems, die außerordentlich qualvoll ist und unvermeidlich zum Tode führt. Wenn diese Krankheit auftritt, müssen Kinder und Verwandte – die mit statistischer Wahrscheinlichkeit zur Hälfte ebenfalls dieses Gen tragen – in der ständigen Furcht leben, daß auch sie diese Krankheit bekommen oder ihren Kindern weitervererben.

Was könnte unsere zu einschneidenden eugenischen Maßnahmen entschlossene Gesellschaft dagegen unternehmen? Man könnte die Zahl der Erkrankungen tatsächlich erheblich senken, wenn man die Geburt solcher Choreatiker verhindern würde, denn der Ausbruch der Krankheit im höheren Lebensalter spricht dafür, daß das Gen meist durch kranke Eltern weitervererbt wird und nicht durch Mutationen entsteht. Unsere Gesellschaft könnte alle Choreatiker sterilisieren, sobald die Krankheit manifest wird, und so eine Zeugung weiterer Kinder verhindern; die größere Zahl der schon geborenen jedoch würde davon nicht betroffen. Sie könnte nahe Verwandte eines bekannten Choreatikers sterilisieren, da sie mit einer Wahrscheinlichkeit von 1:2 die Krankheit bekommen und daher mit einer Wahrscheinlichkeit von 1:4 choreatische Kinder zeugen werden. Das ist ein hohes Risiko. Aber eine erzwungene Sterilisierung wäre eher gerechtfertigt, wenn es eine Möglichkeit gäbe, in einer frühen Lebensphase zu entdecken, wer Choreatiker werden wird – das heißt, wer das verborgene Gen trägt.

Für geschlechtsgebundene Krankheiten gilt weitgehend dasselbe. Hier liegt ein Drittel der bösartigen Gene immer in den Chromosomen der manifest erkrankten Männer; die Träger der übrigen zwei Drittel sind die Frauen. Die Männer zu sterilisieren hat wenig Sinn, da sie und ihre Frauen keine kranken Söhne bekommen können. Sie können nur Töchter haben, die Überträgerinnen sind.

Außerdem erleben die meisten männlichen Opfer eines schweren Defektes wie der Hämophilie oder der erblichen Muskeldystrophie (Duchenne) ohnehin das fortpflanzungsfähige Alter nicht. Es sind die verborgenen Gene in den Chromosomen der Frauen, die den Schaden anrichten; damit wären wir wieder bei der Notwendigkeit angelangt, die Überträger der Defekte zu entdecken. Wenn man das fertigbrächte und alle Überträger sowie alle männlichen Überlebenden sterilisierte, könnte bei einem schweren Defekt in einer einzigen Generation das Auftreten der Krankheit auf die Rate der Neumutationen, also um zwei Drittel, gesenkt werden.
Bislang hat sich gezeigt, daß sich unsere eugenisch eingestellte Gesellschaft in einer recht hoffnungslosen Lage befindet. Je schwerer der Defekt ist, um so weniger kann sie ausrichten, und die einzige Möglichkeit, überhaupt etwas zu erreichen, besteht darin, daß man die Überträger entdeckt. Aber hier gibt es einen Lichtblick, denn das zu ermöglichen ist die Biomedizin tatsächlich eben im Begriff. Die Entdeckung von Überträgern ist eines der meistversprechenden neuen Gebiete der genetischen Forschung, und ihre Bedeutung ist ungeheuer.
Betrachten wir den dritten Defekt-Typ: die rezessiven Defekte. Kranke Kinder werden nur dann geboren, wenn zwei scheinbar normale Überträger des gleichen Gens miteinander Kinder haben. Das Wort »scheinbar« ist wichtig, denn in Wirklichkeit sind sie natürlich nicht normal. Bei ihnen funktioniert nur eines der Gene, und das heißt, daß sie nur etwa die Hälfte des Proteins herstellen, für das dieses Gen zuständig ist. Die hochentwickelte Biochemie, die für die Aufdeckung solcher Defekte nötig ist, macht derzeit ermutigende Fortschritte. Mitte 1966 gab es etwa 20 rezessive Erbkrankheiten, bei denen es möglich war, die Überträger mit mittlerer bis hochgradiger Sicherheit zu entdecken, und seitdem sind ständig neue hinzugekommen; bei einigen davon handelt es sich um die häufigsten oder schwersten aller rezessiven Erbkrankheiten.
Hier folgen einige der wichtigsten rezessiven Defekte, deren Überträger gefunden werden können. Auf die drei ersten werde ich später noch ausführlich zurückkommen.

Phenylketonurie (PKU)

> Schwere geistige Retardierung. Gute, aber schwierige »Heilungs«möglichkeit.

Dem an PKU leidenden Kind fehlt ein Enzym; es vermag Phenylalanin, das in den meisten eiweißhaltigen Nahrungsmitteln enthalten ist, nicht in Tyrosin umzuwandeln. Wenige Wochen nach der Geburt häufen sich Phenylalanin und andere chemische Substanzen an und »vergiften« das Gehirn. Die Entwicklung verläuft normal, wenn man das Kind auf eine strenge künstliche Diät setzt, die kein Phenylalanin enthält, zusätzlich jedoch Tyrosin gibt. Ein Kind bei dieser Diät zu halten ist allerdings viel leichter gesagt als getan.

Mukoviscidose

Häufige Todesursache bei Kindern. Behandlung ist möglich, jedoch mühsam, teuer und alles andere als erfolgversprechend.

Mukoviscidose ist der häufigste schwere rezessive Defekt. Bei der weißen Rasse betrifft sie eines von 600 (New York) bis eines von 7000 Neugeborenen (Schweden); das heißt im Durchschnitt eines von 1000. Daraus ergibt sich, daß zwischen 2 und 8 Prozent der Erwachsenen Überträger sind. Die Symptome sind folgende: Lunge, Luftröhre und Verdauungskanal füllen sich mit einer dicken, klebrigen Flüssigkeit, so daß das Opfer buchstäblich ertrinkt. Wenn die Diagnose frühzeitig gestellt wird, kann man die Lunge durch Spülungen oder, in leichteren Fällen, durch Verlegung des Patienten in ein Aerosol-Zelt freimachen. Kombiniert man diese Methoden mit einer fettarmen Diät, Antibiotika und weiteren Medikamenten, so überleben heute die meisten Kinder das Adoleszentenalter; es ist jedoch ungeheuer mühsam, sie am Leben zu erhalten. 1968 entdeckte man, daß sich in Zellkulturen aus Hautzellen von Erkrankten wie von Überträgern leicht erkennbare dunkle Körperchen befinden. Daraus ergibt sich die Möglichkeit eines nahezu sicheren, wenn auch mühsamen Überträgertestes. Vielleicht werden auch bald Blutuntersuchungen möglich sein.

Sichelzellanämie und Thalassämie (Cooley)

Beide führen fast immer in der Kindheit zum Tode. Keine Behandlung möglich.

Bei der Sichelzellanämie besteht im Aufbau desjenigen Proteins, das das Blut rot färbt und den Sauerstoff im Körper transportiert, nämlich des Hämoglobins, ein geringfügiger Fehler. Wenn aus irgendeinem Grund der Blutsauerstoff abnimmt, schrumpfen infolgedessen die roten Blutzellen zu einer Sichelform. Bei erkrankten Personen verhalten sich fast alle Zellen so, bei Überträgern

etwa ein Drittel. Indem man prüft, ob die Zellen sichelförmig werden, kann man mit 100prozentiger Sicherheit Überträger erkennen.
Diese Erkrankung ist das Musterbeispiel eines rezessiven Defektes, der den Überträgern einen Vorteil bietet. Sie führt zwar zum Tode, wenn man zwei falsche Gene hat, ein einzelnes falsches Gen jedoch immunisiert gegen Malaria. Da Überträger weit häufiger sind als Personen mit zwei falschen Genen, zieht die Mehrheit um den Preis einiger Opfer einen Vorteil daraus. In einigen Gegenden Afrikas, wo die Malaria endemisch ist, sind bis zu 40 Prozent der Bevölkerung Überträger oder manifest krank. Bei diesen »ausgewogenen Polymorphismen« ist es nicht die Mutation, die die Defektrate auf gleicher Höhe hält, sondern die offensichtlichen Vorteile für den Überträger. Sobald der medizinische Fortschritt diesen Vorteil beseitigt – zum Beispiel durch Ausrottung der Malaria –, sinkt die Defektrate langsam ab, wie das jetzt bei afrikanischen Negern in Nordamerika der Fall ist.
Bei der Thalassämie verhält es sich ähnlich. Es muß einen Vorteil für die Überträger geben, doch weiß niemand genau, worin dieser besteht (man vermutet Immunität gegen Malaria). In manchen Gebieten Italiens ist sie so häufig, daß sie zu den ersten Reihenuntersuchungen nach Überträgern geführt hat. In Ferrara zum Beispiel ist jeder zehnte Einwohner Überträger; in einigen Dörfern sogar jeder fünfte. Bei diesen Prozentsätzen wäre ohne Untersuchungen 1 Prozent aller Kinder krank. Um das zu vermeiden, führt man in den am schlimmsten heimgesuchten Gebieten sehr intensive Untersuchungen durch und legt Listen der Überträger an, um die Zahl der Heiraten zwischen zwei Überträgern zu verringern.

Muskeldystrophie (Duchenne)

> Häufigster und schwerster Typ der degenerativen Muskelerkrankungen. Die meisten der Betroffenen sind bis zum Adoleszentenalter invalide und erleben das Erwachsenenalter nicht. Geschlechtsgebunden. Keine Behandlung.

Das ursächlich verantwortliche fehlende Enzym ist noch nicht entdeckt, aber man kann die Überträger durch Messung des Kreatinkinasespiegels im Blut finden. Der Test ist keineswegs 100prozentig sicher. Ein hoher Spiegel verrät einen Überträger; etwa jeder dritte Überträger jedoch scheint einen normalen Blutspiegel zu haben und kann daher nicht gefunden werden. Infolgedessen kann man nicht mit Sicherheit beweisen, daß jemand kein Überträger ist. Zuverlässiger ist der Test bei jüngeren Frauen.

Hämophilie

Anhaltende Blutungen aus Verletzungen und Operationswunden und innere Blutungen in Gelenken und Muskeln, die zu Deformierungen und Schwächung der Extremitäten führen. Geschlechtsgebunden. Teilbehandlung.

Dem Hämophiliekranken fehlt das antihämophile Globulin (AHG oder Faktor VIII), eine von mehreren Substanzen, die zur Entstehung des gerinnungsfördernden Thromboplastins notwendig sind. Die Kranken können teilweise behandelt werden, indem man Frischblut, Plasma oder Faktor-VIII-Konzentrate transfundiert. Es ist praktisch unmöglich, eine solche Therapie so oft vorzunehmen, daß ständig eine genügende Menge des fehlenden Stoffes im Blut vorhanden ist; bei großer Sorgfalt, besonderer Schulung usw. läßt sich jedoch der Betroffene lange am Leben erhalten.

Glykogenspeicherkrankheit

Erhebliche Lebervergrößerung, Tod im Säuglingsalter oder in der frühen Kindheit. Keine erfolgreiche Behandlungsmöglichkeit.

Normalerweise wandelt der Körper Glukose in Glykogen als Reserveenergiespender um. Bei der Glykogenspeicherkrankheit wird das Glykogen zwar aufgebaut, kann jedoch nicht wieder abgebaut werden und häuft sich in der Leber an. Manche Kranke leben länger, wenn man ihnen Antibiotika und kleine Mahlzeiten in kurzen Abständen gibt.

Hypothyreotischer Kretinismus

Schwerer Schwachsinn. In einigen Fällen vollständige Heilung.

Da ihm ein Enzym fehlt, kann der Betroffene in der Schilddrüse das Hormon Thyroxin nicht herstellen. Die Schilddrüse vergrößert sich zum Kropf in dem vergeblichen Bemühen, den Mangel zu kompensieren. Wenn man lebenslang Thyroxin zuführt, können die Krankheitsfolgen vermieden werden.

Histidinämie

Mangelhaftes oder verzögertes Sprechen. Mehr als 50 Prozent sind geistig retardiert. Keine Behandlungsmöglichkeit.

Dem Kranken fehlt das Enzym, das zum Abbau des Eiweißbestandteils Histidin nötig ist. Der Überträgertest ist 100prozentig zuverlässig.

Galaktosämie

Lebervergrößerung, Linsentrübung, Durchfälle. Gelbsucht, Blindheit, geistige Retardierung, wahrscheinlich früher Tod. Vollständige »Heilung«.

Das galaktosämiekranke Kind kann die Milchzucker-Galaktose nicht abbauen, daher häuft sich im Körper eine Galaktose-Phosphat-Verbindung an und vergiftet ihn. Indem man dem Kind alle milchhaltigen Nahrungsmittel entzieht, kann man die Erkrankung vermeiden. Mit dem Überträgertest kann man 95 Prozent aller Überträger entdecken.

Ahornzuckerkrankheit

Irreversible Gehirnschädigung. Die Betroffenen werden selten älter als ein Jahr. Behandlung teilweise möglich.

Der Kranke kann drei Bestandteile, die in fast allen eiweißhaltigen Nahrungsmitteln enthalten sind, nicht abbauen (Leuzin, Isoleuzin und Valin). Diese häufen sich an, vergiften den Körper und verleihen dem Urin einen leicht ahornzuckerähnlichen Geruch. Man behauptet, daß eine Spezialdiät, die diese drei Substanzen nicht enthält, eine Gehirnschädigung manchmal vermeiden könne.

Wie entdeckt man Überträger? Die weitestverbreitete Methode ist die direkte Messung (oder Enzymanalyse), bei der man den Organen, in denen die abnormen Substanzen wirken, Proben entnimmt. Man sucht festzustellen, ob das Protein entweder nicht in genügender Menge vorliegt oder ob es fehlerhaft aufgebaut ist. Es gibt heute viele hochentwickelte Verfahren, um winzige Proben biologischer Moleküle sehr schnell in ihre Einzelbestandteile zu zerlegen. Sie funktionieren nach dem Prinzip, daß verschiedene Substanzen verschieden schnell durch ein Gas, ein Pulver oder sogar durch feuchtes Löschpapier wandern. Wenn man also eine Mischung chemischer Substanzen durch diese Medien wandern

läßt, wird sie sich nach einiger Zeit auf verschiedene Banden verteilen – wie die schnellen und langsamen Läufer bei einem Wettrennen. Dann kann man die Reaktion zum Stillstand bringen und berechnen, wieviel von welcher Substanz in jeder Bande enthalten ist. Sogar verhältnismäßig billige Analyseapparate können schon zwei Proteine trennen, die sich nur in einer von Hunderten chemischer Untergruppen unterscheiden.
Bei den meisten rezessiven Defekten ist die Mengenmessung entscheidend. Gewöhnlich bekommt man folgendes Ergebnis: Normale Menschen, Überträger und manifest Erkrankte unterscheiden sich ziemlich deutlich; nur die ersten beiden Gruppen überschneiden sich geringfügig.

## Entdeckung von Galaktosämie-Überträgern

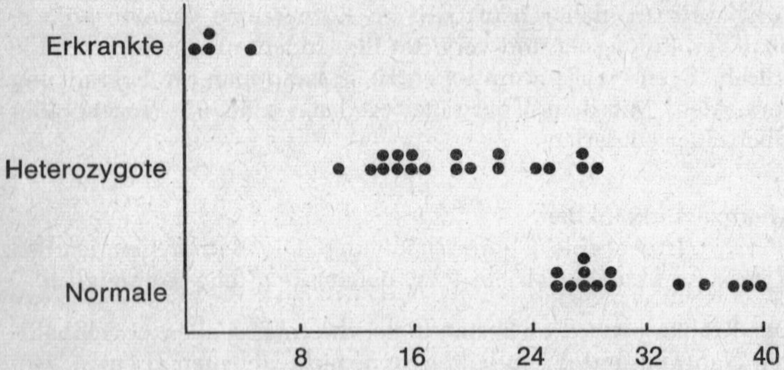


Menge der Detektorsubstanz
(Galaktose-1-phosphat-uridyl-Transferase)
in den weißen Blutkörperchen

Niemand zweifelt daran, daß die Reihe der Krankheiten, deren Überträger man feststellen kann, sich verlängern wird; auch werden die Testmethoden differenzierter und durch Fortschritte der Technik schneller und billiger werden. Mit Analyseapparaten, die heute schon auf dem Markt sind, müßte es zum Beispiel möglich sein, zwölf oder mehr der mit dem Blutstrom kreisenden Enzyme in Minutenschnelle zu untersuchen. Kurz, bei Einsatz aller Kräfte könnten wir sehr viel mehr dazu tun, daß Überträger durch Reihenuntersuchungen ganzer Bevölkerungen entdeckt werden. Die entscheidende Frage ist, ob wir das wollen. Sind umfassende Maßnahmen zur Überträgerentdeckung sozial, wirtschaftlich und genetisch möglich und wünschenswert?

Die Ansichten der Biomediziner gehen stark auseinander. Manche Genetiker halten die Überträgersuche für einen Luxus von geringer Dringlichkeit. Fast alle rezessiven Defekte sind zu selten, als daß sie die ungeheure Mühe der Reihenuntersuchungen lohnten. Andere Experten dringen darauf, daß man jetzt damit beginnen sollte. Dr. James Shannon ist der Meinung, daß genetische Beratung und Überträgersuche »nicht nur eine moralische Pflicht des Ärztestandes, sondern auch ein ernstes soziales Anliegen« seien*.

Wir wollen zunächst die sozialen Probleme betrachten. Viele Biologen, denen ich mich anschließe, sind der Auffassung, daß ein umfassendes Programm für Reihenuntersuchungen unsere individuellen Freiheiten und »Rechte« nicht sonderlich einschränken würden. Anfangs könnte dieses Testprogramm alle verheirateten Paare erfassen, nicht etwa, um festzustellen, ob sie rezessive Gene haben (die haben wir alle), sondern ob sie *die gleichen* rezessiven Gene haben. Dies ist nur selten der Fall. Es gibt immer zweimal soviel »gefährdete« Paare mit einem bestimmten rezessiven Gen, wie Kinder mit der entsprechenden manifesten Erkrankung zur Welt kommen (vorausgesetzt, daß jedes Paar durchschnittlich zwei Kinder hat). Das heißt, sogar von dem gefährlichsten rezessiven Gen – dem der Mukoviscidose – wäre nur eines von 1000 Paaren betroffen; von dem der PKU nur eines von 5000. Diese Paare könnte man dann warnen, ehe sie ein krankes Kind bekommen – jenes kranke Kind, das heute als einziges Warnsignal anzeigt, daß ihre Kinder mit einer Wahrscheinlichkeit von 1:4 krank sein werden. Wenn man ihnen den Ernst der Krankheit und die komplizierten, unangenehmen Behandlungsmaßnahmen vor Augen führte, würden nach den heutigen Erfahrungen der genetischen Berater die meisten Paare freiwillig auf eigene Kinder verzichten. Sie könnten statt dessen ein Kind adoptieren oder sich für die künstliche Insemination mit Spendersamen entscheiden, in dem das rezessive Gen nachgewiesenermaßen nicht enthalten ist. Wenn die Empfängnisverhütung einmal versagte und eine natürliche Schwangerschaft einträte, so spräche sehr viel für eine Schwangerschaftsunterbrechung (die Gefahr, daß das Kind einen Defekt hat, ist ebenso groß, wie wenn eine Frau während der Schwangerschaft an den Röteln erkrankt).

Die Hauptschwierigkeit liegt freilich in der Entscheidung darüber, wie freiwillig oder wie obligatorisch diese Reihenuntersuchungen

* Zitat aus der Einführung zu seinem sehr ausführlichen, umfassenden Überblick über Testmöglichkeiten in »Hearings before a Subcommittee of the Committee of Appropriations«, 4. Teil, Department of Health, Education and Welfare. U.S. Government Printing Office, Washington (1966).

sein sollten – es handelt sich schließlich um gesunde Menschen – und, falls überhaupt Druck ausgeübt werden soll, wie weit die Gesellschaft auf die gefährdeten Paare einwirken dürfte, die bei den Untersuchungen entdeckt werden.
Wenn man in diesem Zusammenhang einmal die Ergebnisse der Untersuchungen auf Zervixkarzinome zum Vergleich heranzieht, scheint Zwang durchaus überflüssig zu sein. Vielleicht werden sich die Leute viel mehr darüber aufregen, daß die Testmethoden zu langsam entwickelt werden. Wenn durch die Untersuchungen jedermann erfaßt würde und die dabei festgestellten Paare keine natürlichen Kinder bekämen – wenn, anders ausgedrückt, ein maximaler Zwang ausgeübt würde –, könnte man den Defekt fast gänzlich ausrotten. Das wäre zwar ein großer Vorteil (für die einzelnen Familien und die gesamte Gesellschaft), aber der Preis an persönlicher Freiheit könnte dennoch zu hoch sein.
Dieser Zwiespalt ließe sich am besten dadurch umgehen, daß man die Menschen vor der Heirat untersucht; noch besser wäre eine Untersuchung in so frühem Alter, daß die Betreffenden noch niemanden kennengelernt haben, den sie vielleicht heiraten wollen, und am besten fände sie gleich nach der Geburt statt. Je früher man sie durchführt, um so unaufdringlicher wird die Untersuchung. Die Testmethoden selbst würden auch bei obligatorischer Untersuchung zunehmend leichter hingenommen und wären leichter durchzuführen. Man bedenke nur, was es für einen Unterschied bedeutet, ob man Verheiratete testet oder Paare, die sich verloben, ob man geschlossene Jahrgänge von Schulkindern im Rahmen routinemäßiger Schulgesundheitsprogramme der Untersuchung unterzieht oder Säuglinge, denen man gleich bei der Geburt einige Kubikzentimeter Nabelschnurblut entnimmt. Noch viel wichtiger jedoch ist, daß die Folgen einer frühzeitigen Untersuchung wesentlich weniger einschneidend sind.
Wenn jeder Mensch als Neugeborener oder Schulkind getestet würde, könnte man grundsätzlich der Qual entgehen, sich in jemanden zu verlieben und erst danach die genetische Inkompatibilität zu entdecken. Wenn man dies vermeiden will, muß man die Inkompatibilität einer neuen Bekanntschaft kennen, *ehe* man sein Herz an sie (oder ihn) verloren hat. Aber wie kann man das herausbekommen? Wenn man sofort bei Anknüpfen einer Beziehung nach genetischen Auskünften fragt, könnte das vorschnell als Heiratsantrag aufgefaßt werden; man kann auf einer Party einem Mädchen nicht seine rezessiven Gene aufzählen, ohne daß die Unterhaltung ein Loch bekommt. Man müßte also optische Signale wählen, deutlich, aber diskret. Professor Linus Pauling hat klei-

ne Tätowierungen auf der Stirne vorgeschlagen. Das mag grotesk klingen, aber ich meine, wir tragen schon genug Merkmale mit uns herum, die dazu führen, daß andere uns meiden; Hautfarbe, Sprache, Reichtum oder Armut, Dialekt, Religion und Erziehung gehören dazu. Genetische Signale würden bei alledem vielleicht gar nicht mehr besonders auffallen, zumal sie nur sehr selten ein Verbot aussprächen.
Bei einer Krankheit wie PKU, an der eines von 10 000 Kindern leidet, ist einer unter 50 Menschen ein Überträger. Daher würde das Warnsignal »laß dich nicht zu sehr mit mir ein« nur einmal bei 49 Begegnungen zwischen jungen Männern und Frauen aufleuchten. Was diesen Defekt angeht, so könnte man unter 49 Menschen jeden heiraten; den 50. zu heiraten jedoch wäre nicht ratsam. Das verringert die Auswahlmöglichkeiten nur unerheblich. Und infolgedessen könnte eine Gesellschaft solche gefährlichen Ehen verbieten, ohne daß es allzu große Wellen schlüge. Zuerst würden sich die Leute vielleicht entrüsten – wie über den Impfzwang und die Zusetzung von Fluor zum Trinkwasser –, aber das würde sich wohl bald legen. Das Eheverbot für nahe Verwandte ist in allen Kulturen seit langem gebräuchlich und anerkannt; es wäre nur ein kleiner Schritt, wenn man diese Verbote auch auf Träger gleicher rezessiver Gene ausdehnte. Professor Peter Medawar (der allerdings in einer Anmerkung für Freiwilligkeit plädiert) schreibt: »Wer glaubt oder jemals glaubte, daß Religion, Vermögen und Hautfarbe bei der Entscheidung darüber, ob eine Ehe passend ist, durchaus in Erwägung gezogen werden sollten, der dürfte keinesfalls die Stirn haben zu behaupten, das genetische Wohl der Menschen sei weniger wichtig.«
Die zweite Hauptfrage zielt auf wirtschaftliche Überlegungen. Kein Staat wird ein teures Reihenuntersuchungsprogramm ansetzen, wenn es sich nicht entsprechend bezahlt macht; das heißt grob gesagt, die Testkosten müssen niedrig oder die Krankheit muß häufig sein, oder die Behandlungs- oder Pflegekosten (und der Faktor Mitleid) müssen hoch sein. Wie schon gesagt, ist diese günstige Kombination bisher nur einmal so durchschlagend aufgetreten, daß es zu Reihenuntersuchungen kam – bei der Thalassämie in Italien, die so häufig vorkommt, daß in manchen Gebieten etwa ein Fünftel der Bevölkerung Überträger ist. Es sieht jedoch so aus, als ob diese Kombination in Zukunft häufiger auftreten würde. Wir alle sollten uns auf eine hitzige öffentliche Debatte über das Verhältnis von Kosten und Nutzen der Reihenuntersuchungen gefaßt machen.
Die Rechnung ist ziemlich einfach. Nehmen wir an, ein Über-

trägertest für eine bestimmte Krankheit koste X. Eine Million Menschen zu untersuchen würde dann 1 Million X kosten. Wenn es sich um eine seltene Krankheit handelte (etwa eines unter 20 000 Kindern), würde diese Million Menschen ohne die Untersuchung etwa 1 Million Kinder in die Welt setzen, von denen 50 krank wären. Wenn also die Behandlungskosten der Krankheit mehr als 20 000 X betrügen, würden sich Reihenuntersuchungen, allein von nüchternen ökonomischen Gesichtspunkten aus betrachtet, lohnen. Bei einer häufiger vorkommenden Krankheit wie der Mukoviscidose (eines von 2000 Kindern) kämen ohne Untersuchungen 500 kranke Kinder zur Welt; daher wären Reihenuntersuchungen »rentabel«, wenn die Behandlung mehr als 2000 X kostet.

Wenn man so rechnet, scheinen mehrere Krankheiten für Reihenuntersuchungsprogramme vordringlich in Frage zu kommen. Bei Mukoviscidose zum Beispiel kostet die Behandlung während der gesamten Kindheit einige 10 000 Mark, so daß ein Untersuchungsprogramm wirtschaftlich wäre, wenn X weniger als 20 bis 50 Mark betrüge.

Auch die PKU wäre durchaus in Betracht zu ziehen. Die komplizierte Spezialdiät, die heute die geistige Retardierung des an PKU erkrankten Kindes verhindern kann, kostet (in England) gegenwärtig über 11 Pfund pro Woche. Da sie wahrscheinlich mindestens 20 Jahre lang streng eingehalten werden muß, kostet die »Heilung« eines einzigen Betroffenen mindestens 10 000 Pfund. Man nimmt heute an, daß eines von 10 000 Kindern von PKU betroffen ist; daher müßten zum Ausgleich die Untersuchungskosten etwa 1 Pfund betragen. Es ist so gut wie sicher, daß die Entdeckung eines einfachen Bluttestes für PKU-Überträger nahe bevorsteht.

Bei einer realistischen Einschätzung der zu erwartenden Untersuchungskosten kommt man auf weit weniger als 1 Pfund (10 Mark). In jüngster Zeit wurden Apparate entwickelt, die Blutproben auf zwölf und mehr Substanzen gleichzeitig etwa 60mal schneller analysieren können als ein Laborant. Einer davon – der »Vickers multichannel 300« – kann bis zu 300 Blutproben in der Stunde analysieren und jede Probe auf zwölf Faktoren hin untersuchen – und das praktisch ohne Unterbrechung. Wenn er nur ein Jahr lang die halbe Zeit arbeiten würde, könnte er 1¼ Millionen Blutproben auswerten – falls man mit den ungeheuren Verwaltungsproblemen fertig würde, das heißt, ihn laufend mit Nachschub versorgen und die Ergebnisse den Einsendern zukommen lassen könnte. Zusammen mit den Zusatzgeräten belaufen sich die

Anschaffungskosten auf etwa 60 000 Pfund, und man schätzt, daß er die Analyse einer Blutprobe – einschließlich Betriebskosten, chemische Reagenzien, Personalkosten usw. – für 1 Shilling durchführen kann, sofern er gleichmäßig ausgelastet wird. Da man aber mit einer einzigen Blutprobe zwölf Überträgertests durchführen kann, käme der einzelne Test auf etwa 1 Penny (4 Pfennig). Danach sieht es auch unter Berücksichtigung beliebiger Verwaltungskosten so aus, als ob die Überträgersuche ausgesprochen wirtschaftlich durchgeführt werden könnte, sobald es zuverlässige Bluttests gibt (es sind schon mehrere entwickelt worden). Ob sich allerdings die administrativen und logistischen Schwierigkeiten ohne weiteres überwinden lassen, ist eine andere Frage. Aber man wird eine Lösung finden müssen; automatische Analyseapparate sind für alle Zweige der Präventivmedizin viel zu wichtig, als daß sie ausbleiben könnte.

Soviel zu den sozialen und wirtschaftlichen Gesichtspunkten. Wie steht es nun mit den genetischen? Hier stoßen wir auf einige faszinierende Probleme von allergrößter Bedeutung – greift doch jede Gesellschaft, die eine solche Überprüfungspolitik erst einmal beginnt, auf entscheidende und vielleicht nicht wieder rückgängig zu machende Weise in den Prozeß ihrer biologischen Evolution ein. Und das kann gefährliche Folgen haben.

Die Hauptgefahr ist folgende: Indem wir die Geburt von Kindern mit rezessiven Defekten verhüten, verhindern wir die natürliche Abnahme der entsprechenden Krankheitsgene. Normalerweise bleibt der Bestand dieser Gene ziemlich unverändert erhalten. Durch neue Mutationen ergibt sich eine geringe Zunahme an defekten Genen, die wiederum durch eine Abnahme mehr oder weniger aufgehoben wird: durch das Verschwinden von Genen nämlich, wenn ein Kranker jung stirbt oder das Erwachsenenalter zwar erreicht, aber keine Kinder zeugen kann. Wenn man die Abnahme stoppt, indem man die Geburt von Individuen mit zwei schlechten Genen verhütet, hindert man diese Gene daran, aus dem Gesamtbestand zu verschwinden. Man hindert jedoch die Eltern, die Überträger, nicht daran, sich fortzupflanzen; das ist unmöglich, denn wir *alle* tragen krankhafte rezessive Gene. Ein Reihenuntersuchungsprogramm erreicht lediglich, daß ein Überträger jemanden heiratet, der hinsichtlich dieses Gens normal ist. Wenn dieses Paar also zwei Kinder hat, wird im Durchschnitt eines davon ebenfalls ein Überträger sein. Mit anderen Worten, in der nächsten Generation wird es ebenso viele Überträger geben. Inzwischen nimmt jedoch die Gesamtzahl der Gene durch Mutationen beständig zu, so daß mit der Zeit die Zahl der Überträger steigen wird. Diese Zunahme geht sehr langsam vor sich. Bei der PKU zum Beispiel würde sie 1 Prozent in einer Generation oder etwa 4 Prozent in hundert Jahren ausmachen. Trotzdem wären auf lange Sicht die meisten Menschen Überträger der meisten durch solche Untersuchungen erfaßten Gene, und wenn sie überhaupt Kinder wollten, wäre eine Paarung von Überträgern der gleichen Defekte sehr wahrscheinlich. Der Bestand der schlechten Gene würde so groß werden, daß unsere Nachkommen gezwungen wären, die prophylaktischen Maßnahmen aufzugeben und sich der Flut der manifesten Defekte durch »Heilungsprogramme« zu erwehren, die immer mehr Heroismus und immer größeren finanziellen Aufwand erfordern würden.

In den Auswirkungen läßt sich das mit einer Entwicklung vergleichen, die gegenwärtig vor sich geht. Infolge der verbesserten medizinischen Fürsorge bleiben mehr Kinder mit genetischen Defekten am Leben und bekommen dann selbst Kinder, während sie früher gestorben wären. Mit Hilfe von Insulin-Injektionen kann ein Mann mit angeborenem Diabetes heute ohne weiteres diabetische Kinder in die Welt setzen. Der Erlaß eines Insulin-Verbotes ist undenkbar; also kann man der Zunahme des Diabetes nur dadurch Einhalt gebieten, daß man den Diabetikern entweder verbietet, Kinder zu haben, oder aber die Heilungsmöglichkeiten so weit verbessert, daß die Zuckerkrankheit (oder jede beliebige andere Krankheit) zur Bagatelle wird.

Wie Biologen über diese Dinge denken, hängt völlig davon ab, wieviel Optimismus sie persönlich aufbringen. Übereinstimmend sind sie der Meinung, daß die Heilungsmöglichkeiten bei unseren Nachkommen weit günstiger sein werden als in unserer Zeit – die Macht, Krankheiten zu heilen, mehrt sich ohne Zweifel viel schneller als um 1 Prozent in jeder Generation. Ob sie aber so rasch wachsen wird, daß sie die fortlaufende Verschlechterung des Erbguts wirksam zu steuern vermag, darüber kann es keine übereinstimmende Meinung geben, weil wir das einfach nicht wissen.

Pessimisten werden es verneinen. Sie sehen ein ungeheures Ansteigen der Heilungskosten voraus, so daß immer mehr Menschen ihr Leben damit verbringen müssen, den übrigen ihr Leben zu erhalten. Sie sehen auch kommen, daß diese Heilverfahren sich immer tiefgreifender gestalten und das Leben immer mehr einschränken werden: »Ohne viel Mühe kann man Bilder einer grotesken ›Schönen neuen Welt‹ heraufbeschwören – einer Welt aufs höchste gesteigerter individueller Variabilität, in der jedes Individuum (kann man noch Mensch sagen?), auf einzigartige Weise ›verdrahtet‹, von seinem speziellen Sortiment transplantierter Organe und externer biochemischer Apparaturen am Leben erhalten wird ... Ein Individuum, das noch als Mitglied der Gattung Homo sapiens kenntlich wäre, bedeutete dann eine Seltenheit*.« Die Schlußfolgerung lautet: Man möge sich mit den heutigen Defekten abfinden, den genetischen Status quo aufrechterhalten und in die Evolution nicht eingreifen – denn jeder Versuch, sich in der Gegenwart Vorteile zu verschaffen, wird unsere Nachkommen teuer zu stehen kommen.

Das andere Extrem vertreten die begeisterten Befürworter einer biologischen Lenkung. Sie glauben, daß die Heilverfahren billiger und einfacher werden. Den Diabetiker werde man statt mit der täglichen Insulinspritze mit einer langwirkenden Insulinkapsel versorgen oder aber mit transplantiertem normalem Pankreasgewebe, das den Insulinmangel behebt. So werde man auch bei allen anderen biochemisch-genetischen Defekten verfahren. Kurz, die Zauberkraft der Medizin von morgen wird die negative Eugenik immer überflüssiger machen.

Was wirklich geschehen wird, liegt natürlich irgendwo zwischen diesen beiden Extremen. Wo genau, das werden wir erst erfahren, wenn es soweit ist. Daher ist es fast unvermeidlich, daß sich die Gegenwart soviel Vorteile wie möglich verschaffen wird – und die Zukunft für sich selber sorgen läßt. So haben wir uns bei technischen Neuerungen schon immer verhalten, und man kann sich nicht vorstellen, daß Schwierigkeiten, die sich in ein paar hundert Jahren vielleicht ergeben könnten, unser heutiges Tun beeinflussen werden – zumal dieses Tun dem einzelnen die Möglichkeit geben will, eines seiner eigenen Kinder vor genetischer Verkrüppelung zu bewahren.

Ob dies nun »richtig« oder »falsch« ist, auf jeden Fall werden wir darüber sprechen müssen. Was immer wir jedoch beschließen werden – es ist ein Entschluß, der abgeändert werden kann. Unsere Nachkommen können den Prozeß der genetischen »Entartung« jederzeit aufhalten, indem sie ihre Untersuchungsmethoden verbessern. Sie brauchten sich nur zu fragen, ob ein Defekt so »heilbar« ist, daß es sich nicht lohnt, ihn zu verhüten – so wie wir heute finden, es lohne sich nicht, den Astigmatismus oder Diabetes zu verhüten, da wir entsprechende Brillen und das Insulin zur Verfügung haben. Unsere Nachkommen, die ja klarer sehen werden als wir, werden durchaus die Möglichkeit haben, ihre Meinung zu ändern.

* Leonard Ornstein »The Population Explosion, ›Conservative Eugenics‹ and Human Evolution« in *Bulletin of the Atomic Scientists*, Juni 1967, S. 57–60.

Falls die Molekularbiologen noch einige schwerwiegende technische Schwierigkeiten zu überwinden imstande sind, ist es nicht einmal ausgeschlossen, daß sie sogar ihre Gene werden ändern können.

*Künstliche Beinflussung der Erbmasse*

Dieses Kind hat viele verschiedene Namen. Wenn man der Ansicht ist, die Fähigkeit, die Erbmasse zu ändern, könne nur unter angemessener medizinischer Kontrolle zur Verhütung oder Behandlung genetischer Defekte praktische Anwendung finden, dann wählt man eine neutrale Bezeichnung, etwa »Beeinflussung der Erbmasse« oder Gen-Chirurgie. Wer von Natur aus pessimistisch ist, zieht zwielichtigere Ausdrücke wie »Herumbasteln« oder »Manipulieren« vor. Ist man so ängstlich, daß man sich sofort die Frage stellt, wer denn wohl entscheiden werde, welche Gene zu ändern seien, dann spricht man von »Typenplanung« und beschwört Visionen von Gen-Designern herauf, die Kinder oder kleine Ungeheuer wie Autos in Fließbandproduktion herstellen. Wie immer man den Vorgang bezeichnen will – die meisten Biologen sind jedenfalls der Ansicht, daß er noch in ferner Zukunft liegt.
Man versteht das, wenn man sich einmal die Probleme vor Augen führt, die sich einem prospektiven Gen-Chirurgen stellen. Seine Aufgabe ist es, die Matrize des Lebens zu redigieren, die fadenförmigen DNS-Stränge, die in jeder Zelle die Erbinformationen tragen, und zwar so genau und kontrollierbar zu redigieren, daß an jeder beliebigen Stelle ein einzelnes defektes Gen entfernt und durch ein normales ersetzt werden kann. Die erste Schwierigkeit liegt darin, daß diese Matrizen, seine »Patienten«, ungemein klein sind. In jeder Zelle des menschlichen Organismus liegt ungefähr 1 Meter DNS, aber die DNS-Moleküle sind so dünn (2 Millionstel eines Zentimeters), daß sie alle zusammen nur 6 Millionstel des millionsten Teiles eines Grammes wiegen. Die Gesamtmenge des DNS aller befruchteten Eizellen, aus denen die gegenwärtigen 3,3 Milliarden menschlichen Bewohner unseres Planeten entstanden sind, wiegt nur $^1/_{50}$ Gramm (oder den zehnten Teil einer Briefmarke). Ein einzelnes Gen ist natürlich noch viel kleiner. Niemand weiß, wie viele Gene der Mensch hat; die Schätzungen gehen von 50 000 bis zu 1 Million – und alle sind auf diesem einen Meter DNS aufgereiht.
Zum zweiten ist die DNS ein nahezu unendlich eintöniges Mole-

kül. Letztlich ist es ein Gerippe, an dem eine lange Reihe von vier verschiedenen chemischen Substanzen sitzt, die man Basen-Paare nennt. Diese sind die vier Symbole des genetischen Codes, den die Zelle »lesen« kann; so erhält sie Informationen, nach denen sie die Proteinbausteine in genau der richtigen Reihenfolge zusammensetzt. Mit diesen Symbolen könnte ein Stück DNS etwa so aussehen:

ACAGGTCTTAAGCCCTAG
ACAGGTCTTAAGCCCTAG
CGACCTATATTGCC
CGACCTATATTGCC
CGAGTAGGACCTATGCGACT
CGAGTAGGACCTATGCGACT
AGCGC ...
AGCGC ...

Eine Reihe solcher Informationen, die lang genug ist, um den Code-Text für ein Protein abzugeben, nennt man ein Gen; der Code ist so aufgebaut, daß je drei Symbole einen Proteinbaustein ergeben. Ein Gen für ein Protein, das aus 100 Bausteinen besteht, hätte also eine DNS-Länge von 300 Basenpaaren; dazu kommen am Ende noch ein paar zusätzliche, die die Produktion der Zelle beginnen und wieder aufhören lassen.

Nun zu dem Problem der Eintönigkeit. Bei den meisten, ja sogar bei den schwersten Gen-Defekten liegt der »Fehler« lediglich darin, daß nur ein einziger Proteinbaustein falsch ist. Mit anderen Worten, eine Dreiergruppe von Symbolen an einer bestimmten Stelle des für dieses Protein zuständigen DNS-Stückes ist falsch: Es heißt vielleicht ... CCG ... anstatt ... ACG ... Aufgabe des Gen-Chirurgen ist es, für das falsche C ein A einzusetzen. Da die gesamte genetische Information aus etwa einer Million Basenpaaren besteht und davon rund ein Viertel »C«-Paare sind, die auf keinen Fall durch »A« ersetzt werden dürfen, ist das eine ziemlich heikle Arbeit. Irgend jemand hat einmal gesagt, das sei etwa so, als wolle man einen einzelnen Buchstaben in einer Bibel ändern, die man nicht aufschlagen kann und die etwa so groß ist wie ein Stecknadelkopf. Schlimmer aber noch ist, um bei unserem Bild zu bleiben, daß von dieser Erbbibel niemand mehr als ein oder zwei Abschnitte gelesen hat. Man hat bisher den Standort nur sehr weniger menschlicher Gene in den Chromosomen festgestellt – und das auch bei diesen nur ungenau. Selbst wenn die Biologen jedes Gen in den verwirrten DNS-Strängen bestimmen könnten.

So kennen sie nur von sehr wenigen auch die Reihenfolge der Basenpaare.

Man könnte fragen, wieso überhaupt jemand daran glaubt, daß Gen-Chirurgie jemals möglich sein werde. Nun, auf diese eben beschriebene, supersubtile Art wird sie wahrscheinlich nie möglich sein; die Vorstellung, daß man einzelne Basenpaare auswechseln könnte, indem man Atome mit ultrafeinen Röntgenstrahlen herausschießt oder die DNS mit hochselektiv wirkenden Chemikalien behandelt, bleibt fast ausschließlich den Zukunftsromanen vorbehalten.

Wenn man jedoch das heutige Wissen mit einer tüchtigen Portion Optimismus würzt, sind auch andere Wege denkbar. Eine Möglichkeit, die die Biologen heute in erster Linie erproben, ist die Anwendung lebender »chirurgischer Instrumente«, um ganze Gene einzufügen oder zu entfernen. Da gibt es zum Beispiel einen wohlbekannten Vorgang, die Transformation; dabei werden Bakterien durch die Gene anderer Bakterien infiziert. In einem anderen Prozeß, der Transduktion, können Viren die Gene einer Zelle aufnehmen, sie auf eine andere übertragen und dort ablagern. In beiden Fällen werden die fremden Gene zu einem funktionellen Teil des genetischen Apparates der Wirtszelle: Virus-Transduktion zum Beispiel ist, wie man jetzt weiß, daran schuld, daß viele Bakterien von anderen, schon resistenten Bakterien die Antibiotikaresistenz übernehmen.

Bisher ist es den Biologen noch nicht gelungen, Bakterien oder Viren zu Gen-Überträgern bei Säugetierzellen zu machen. Man experimentiert derzeit damit, aber niemand weiß, wann diese Experimente erfolgreich sein werden. Und selbst wenn es soweit ist, gibt es noch einige bedenkliche Probleme. Am schwersten wiegt vielleicht, daß Transformation und Transduktion sehr unzuverlässige Vorgänge sind. Nur die Gene einiger weniger behandelter Zellen werden ausgetauscht; es besteht also nicht entfernt die Gewißheit, eine bestimmte Zelle ändern zu können. Ein weiteres, fast unüberwindliches Hindernis stellt für den Gen-Chirurgen die Aufgabe dar, seinen Viren beizubringen, uns ein ganz bestimmtes Gen oder bestimmte Gene zu übertragen und keine anderen. Perfekt abgerichtete Viren müßten in eine menschliche Zellkultur eindringen, zum Beispiel das normale Hämoglobin-Gen (und nichts anderes) aufnehmen, es auf die Empfängerkultur übertragen, dort das fehlerhafte Hämoglobin-Gen vernichten und es durch ein normales ersetzen.

Denkbar wäre auch die Möglichkeit der synthetischen Herstellung von menschlichen Genen oder DNS. Dazu müßte man die Abfolge der Basenpaare eines bestimmten Gens aufschlüsseln, die bei einem Gen für ein kompliziertes Protein über 1000 Symbole lang sein kann, und es dann Schritt für Schritt neu aufbauen. Das klingt zwar wenig wahrscheinlich, aber man kann mit gutem Grund hoffen, daß dieser Weg gangbar ist. Die synthetische Herstellung der RNS – jenes Moleküls, das innerhalb der Zelle den Code »liest« und das ähnlich aufgebaut ist wie die DNS – ist schon gelungen. Zwar handelte es sich dabei um ein verhältnismäßig einfaches RNS, aber der Schritt von hier bis zu einem ganzen DNS-Molekül ist gar nicht so weit. Auch verwirklichte im Dezember 1967 Dr. Arthur Kornberg einen zehn Jahre alten Traum, indem er eine Art Gen-Vervielfältigungsmaschine im Reagenzglas zustande brachte, die unendlich viele Kopien von den Genen eines Virus liefern konnte. Damals verkündete man zwar lauthals, das sei die erste synthetische Erzeugung von Leben, doch ist von diesem Experiment der Weg zur Erschaffung des Lebens ebenso weit wie von der Bedienung einer Druckerpresse bis zum Schreiben eines Buches. Kornbergs Leistung zeigte jedoch immerhin, daß die Gen-Hersteller ihre »Druckerpresse« haben können, wenn sie sie brauchen. Ob aber diese Hersteller ein Gen »schreiben« können, ohne einen einzigen »Tippfehler« zu machen, und ob die Pressen sie ohne »Druckfehler« vervielfältigen können – das ist eine andere Frage.

Wegen all dieser Schwierigkeiten werden die ersten Versuche einer Änderung der menschlichen Gen-Struktur auf gut Glück und infolgedessen an Somazellen, nicht an Keimzellen, unternommen werden müssen. Dr. Edward Tatum, einer der führenden Wissenschaftler, der sich mit der Änderung der Gen-Struktur befaßt und sehr optimistisch ist, sagt dazu: »Die erste erfolgreiche Änderung der Gen-Struktur wird mit den eigenen Zellen des Patienten durchgeführt werden, zum Beispiel mit Leberzellen, die man in einer Kultur weitergezüchtet hat. Das erwünschte neue Gen wird dazugegeben ... (und) die wenigen Zellen, bei denen der erwünschte Wechsel stattgefunden hat, werden dann ausgesondert, zu einer Gewebekultur weitergezüchtet und wieder in die Leber des Patienten implantiert werden. Eine solche Neuprogrammierung von Zellen könnte ein wirksames Mittel zur Behandlung genetischer Defekte werden. Indem man zum Beispiel die Leberzellen eines an PKU leidenden Kindes neu programmiert, könnte man die Zusammensetzung seiner Leberenzyme normalisieren, so daß seine Krankheit völlig und für immer geheilt wäre.« Andererseits könnten sich andere Behandlungsmethoden als weit billiger und einfacher herausstellen. Nach Ansicht der meisten Molekularbiologen wird es noch an die 25 Jahre dauern, bis Bakterienzellen mit spezifischen, ausgewählten Informationen genetisch neu programmiert werden können; wann man das gleiche mit menschlichen Zellen vornehmen kann, weiß niemand zu sagen. Inzwischen werden weniger umständliche »Neuprogrammierungs-Techniken« sichtbare Fortschritte machen: Der PKU-Kranke zum Beispiel bekommt vielleicht einfach ein Lebertransplantat.

Wie lange es bis zu dem nächsten und endgültigen Schritt zur echten Änderung der Gen-Struktur an Keimzellen noch dauern wird, kann niemand voraussagen; es sieht jedoch kaum so aus, als käme es noch in diesem Jahrhundert dazu. Wenn man die Gene einer Samen- oder Eizelle oder die eines befruchteten Eies auf genaue und kontrollierte Weise behandeln wollte, müßte man seiner Technik völlig sicher sein, ehe man es wagen könnte, den »Patienten« wieder in eine Frau zu implantieren; sonst bestünde die Gefahr, daß sich eine Mißgeburt entwickelt. Wäre diese Behandlung mit 100prozentiger Sicherheit durchführbar, dann wäre die Gen-Chirurgie natürlich die entscheidende eugenische Maßnahme, denn sie würde schädliche Gene bei jedem neuen Individuum und bei seinen Nachkommen ausrotten.

Haben wir von alledem irgend etwas zu befürchten? Birgt die Änderung der Gen-Struktur neben der erfreulichen Aussicht auf die Ausrottung von Defekten irgendwelche nie dagewesenen Gefahren? Gibt es – im schlimmsten Falle – irgendeinen Anhaltspunkt dafür, daß die unheimlichen Visionen Wirklichkeit werden könnten, in denen irregeleitete Wissenschaftler mit menschlichen Genen manipulieren, um die Spezies Mensch zu »verbessern« oder für spezielle Zwecke der Gesellschaft spezialisierte Menschen zu entwerfen? Das glaube ich nicht im mindesten.

Am auffälligsten ist bei der Flut von düsteren Warnungen, die zu diesem Thema ausgesprochen werden, erstens, daß sie sämtlich erstaunlich unklar formuliert sind, und zweitens, daß es völlig unmöglich ist, diese Warner – selbst wenn sie zu den bekanntesten Biologen gehören – dazu zu bringen, ins einzelne zu gehen, wenn man Genaueres wissen möchte. Versucht man, auf spezifische Übel einzugehen, so neigen sie zu Ausflüchten. Zum Beispiel hat eine eventuell denkbare »Gen-Bombe« im Krieg – etwa eine Phiole mit Transduktionsviren, die in den Trinkwasservorrat des Feindes geworfen würde – eine weit schneller wirkende und verheerende Konkurrenz im Arsenal der heutigen biologischen und chemischen Kampfmittel. Wenn die »Verbesserung des Menschen« das Übel ist, das man fürchten muß, so werden allgemeine Eigenschaften, wie zum Beispiel die Intelligenz, von so vielen

Genen bestimmt, daß ein erfolgreiches Herumhantieren hier so gut wie undenkbar ist. J. B. S. Haldane hat einmal gesagt, die einzige Schwierigkeit, eine Rasse von menschlichen Engeln zu schaffen, liege darin, die Gene für die Flügel und die sittliche Vollkommenheit zu finden. Spezielle Eigenschaften, die man vielleicht einfügen könnte – schnelles Reaktionsvermögen zum Beispiel oder gutes Sehvermögen –, werden bei den Kunden wohl kaum Anklang finden, wenn man zu ihrer Erzielung sich im Reagenzglas fortpflanzen und obendrein für dieses Vorrecht noch ein ansehnliches Honorar bezahlen muß. Und jeder Gedanke an Zwang ist hier vollkommen absurd. Bei all diesen verwirrenden Aussichten auf neue Arten der Fortpflanzung wirkt es sehr ernüchternd, wenn man sich einmal vorstellt, was wir gegenwärtig wohl damit anfingen. Würden wir denn heute wirklich die Gen-Chirurgie in der Weise mißbrauchen, wie die Pessimisten sich das vorstellen? Oder würde nicht vielmehr die allgemeine Entrüstung dem Umstand gelten, daß die Gen-Chirurgen so unerhört knapp sind, wo doch so viele Menschen sie so nötig brauchen?

Wie alle neuen Technologien, so wird auch die Arbeit an der Änderung der Gen-Struktur unvorhergesehene und unvorhersehbare Nebenwirkungen haben, und wir dürfen daher nicht einfach selbstzufrieden die Hände in den Schoß legen. Andererseits würden wir wahrscheinlich mehrere solche Nebenwirkungen schon sehr frühzeitig erkennen, wenn wir nicht durch das Erzählen und Anhören von Greuelmärchen unseren Verstand und unseren Mut so bereitwillig ausschalten ließen. Jetzt ist es vermutlich noch viel zu früh, eine ins einzelne gehende öffentliche Debatte über die Bedeutung der Gen-Chirurgie zu beginnen, da wir noch nicht die leiseste Ahnung haben, wie sie wirklich aussehen wird. Mittlerweile kann man wohl nur dazu raten, die Ruhe zu bewahren. Darum beschließe ich diesen Abschnitt, ehe wir zu den Problemen der Fötalperiode und des Erwachsenenalters übergehen, mit einem Ausspruch des amerikanischen Molekulargenetikers Salvador Luria: »Ich bin der Meinung, daß wir gegenwärtig weder berechtigt sind, ein zukünftiges Goldenes Zeitalter der Spezies Mensch zu verkünden, noch die bedrohliche Gefahr einer Versklavung durch genetische Manipulationen zu prophezeien. Die Genetiker sind keineswegs im Begriff, sich die Welt zu unterwerfen, sei es zu guten, sei es zu üblen Zwecken.«

# 6 Fötalmedizin

Ein menschliches Ei ist so klein, daß man etwa 50 Millionen davon in der Schale eines Hühnereies unterbringen könnte. Innerhalb von neun Monaten jedoch verwandelt sich jedes dieser winzigen Gewebeteilchen, indem es sich ungefähr 35mal verdoppelt, in einen unendlich komplexen, aber äußerst fein organisierten Verband von weit mehr Zellen, als es Menschen auf der Erde gibt. Dies ist ein erstaunlicher Vorgang, und es braucht uns nicht zu wundern, daß wir ihm nahezu ratlos gegenüberstehen. Um es ganz deutlich zu sagen: Die ersten neun Monate unseres Lebens sind dem wissenschaftlichen Verständnis und der medizinischen Fürsorge ungefähr ebenso zugänglich wie ein Neandertaler in seiner Höhle.

Aber die Zeiten ändern sich. Während unsere moralische und praktische Einstellung dem Fötus gegenüber noch immer weitgehend auf einer althergebrachten glücklichen Unkenntnis der Vorgänge im Mutterleib beruht, dringt die Biomedizin immer rascher und tiefer in diesen Bereich vor.

Einer der Hauptgründe dafür ist rein wissenschaftliches Interesse. Jetzt, da die Biologen ziemlich genau wissen, was Gene sind, lautet die nächste große Frage, wie diese Gene gemeinsam mit der Umgebung Wachstum und Entwicklung bestimmen. Der zwingendste Grund jedoch ist praktischer Natur. Der Mutterleib ist ganz einfach zur gefahrvollsten Umgebung geworden, in der Menschen überhaupt je leben müssen.

Vor hundert Jahren war die Sterblichkeitswahrscheinlichkeit in jeder Altersgruppe ungefähr gleich groß. Heute jedoch, wo die meisten relativ leicht zu überwindenden Gefahren, die Infektionskrankheiten etwa, ihren Schrecken verloren haben, liegen die Schwierigkeiten am Anfang und am Ende des Lebensweges – in den degenerativen und »sozialen« Erkrankungen des mittleren und hohen Alters und den pränatalen Faktoren. So sterben heute zwar etwa 65 Prozent aller Menschen, die in den Industrieländern gezeugt werden, nicht vor dem 65. Lebensjahr, aber ungefähr 20 Prozent schon vor ihrer Geburt. Und diese Zahlen gelten nur für den natürlichen Tod. Nicht enthalten sind darin künstlich herbeigeführte Schwangerschaftsunterbrechungen. Unberücksichtigt bleibt dabei auch, daß viele postnatale Todesfälle auf pränatale Ursachen zurückgehen, sowie die schreckliche Tatsache, daß viele Menschen mit einem angeborenen Defekt durchs Leben gehen müssen.

Der menschliche Uterus ist eine außerordentlich gefahrvolle Umgebung. Von 1000 befruchteten menschlichen Eizellen – etwa viermal soviel Kinder werden jede Nacht in England gezeugt – sterben innerhalb von vier Wochen 120 bis 150 ab. Glücklicherweise bleibt das meist unbemerkt oder tritt nur in Form einer besonders starken Monatsblutung in Erscheinung. Später jedoch, zwischen dem ersten und siebten Schwangerschaftsmonat, gehen weitere 100 bis 150 Embryonen bzw. Föten zugrunde. Dies wird – als spontane Fehlgeburt – sehr wohl wahrgenommen und verursacht viel Kummer. Gewöhnlich sind diese Todesfälle jedoch ein Glück. Mehr als die Hälfte aller spontan abgegangenen Föten weisen selbst bei oberflächlicher Untersuchung Mißbildungen auf, viele davon sogar sehr grobe. Manche Fachleute behaupten, es sei nur selten ein normaler Fötus unter den Abgängen zu finden. Von denjenigen, die diese schwierige Phase überstehen, werden in den fortgeschrittenen Ländern etwa 2 Prozent tot geboren, und weitere 3 Prozent sterben vor dem 14. Lebensjahr. Von diesen fünf Todesfällen, die auf je 100 Geburten kommen, sind vier durch Schädigungen vor oder während der Geburt verursacht. Dazu kommen noch 4 Prozent, die während der Schwangerschaft oder bei der Entbindung eine leichte oder schwere Schädigung erleiden und überleben. Etwa drei Viertel dieser Schäden beruhen nicht auf Gen-Defekten, sondern auf ungünstigen Bedingungen im Uterus oder auf einem Geburtsschaden.
Offenbar sollten wir uns also glücklich schätzen, daß wir heil und gesund aus dem Mutterleib hervorgegangen sind. Ebenso offensichtlich ist es nötig, die Fötalmedizin und Schwangerenfürsorge schnell und weit voranzutreiben. Daher befassen wir uns in diesem Kapitel mit mehreren wichtigen Gebieten, auf denen die Fötalmedizin für uns moralisch, sozial und auch sonst eine Herausforderung bedeuten könnte und über die wir uns – was ebenso wichtig ist – eine Meinung bilden müssen, wenn wir den Kurs in die Zukunft mitbestimmen wollen.
Zunächst geht es darum, die Ursachen von Totgeburten und angeborenen Schäden herauszufinden. Im vorhergehenden Kapitel haben wir gesehen, daß es genetische, umweltbedingte und unbekannte Ursachen gibt. Die letztgenannte Kategorie ist bei weitem die größte. In sie fallen fast alle üblichen Defekte, von der Anenzephalie (es fehlt buchstäblich der gesamte Gehirnschädel) bis zu den Gaumenspalten und Hasenscharten, und auch sämtliche Frühgeburten und fast alle mütterliche Erkrankungen gehören dazu. Da wenig Hoffnung auf Verhütung oder Heilung besteht, solange keine spezifischen Ursachen gefunden sind, wird die Suche

nach ihnen zweifellos auf Jahre hinaus eines der vordringlichsten Anliegen der Fötalmedizin sein.
Ein Weg, den die Epidemiologen gerne beschreiten würden, wäre die prospektive anstelle der retrospektiven Untersuchung. Anstatt danach zu forschen, ob ein Defekt durch Medikamente, Viren, eine bestimmte Ernährung, Gene oder irgend etwas anderes verursacht ist, und zu diesem Zweck die Mütter geschädigter Kinder zu befragen, was sie ein Jahr vor der Geburt getan haben, wie man es in der Vergangenheit gehalten hat – ein bekanntermaßen unergiebiges Verfahren –, zögen sie es vor, Zehntausende von Ehepaaren, die Kinder haben wollen, während der gesamten Schwangerschaftszeit genau zu überwachen. Täglich oder wöchentlich ausgefüllte Fragebögen wären eine gute Gedächtnisstütze, die es sehr wahrscheinlich ermöglichen würde, daß Eltern in den seltenen Fällen, in denen tatsächlich geschädigte Kinder geboren werden, zur Aufdeckung gemeinsamer Ursachen beitragen können. Durch eine solche prospektive Untersuchung wären die Folgen der Thalidomid-Einnahme fast schon bei der Geburt der ersten thalidomidgeschädigten Kinder entdeckt worden. Aber natürlich erfordert das eine gewaltige Anstrengung und viel Mitarbeit ganz normaler, gesunder Eltern. Welcher gesunde Durchschnittsmensch jedoch würde eine solche Mühe auf sich nehmen wollen?
Eine Hilfe, die die Epidemiologen bei ihrer Suche begrüßen würden, wäre der Großeinsatz von Computern. Sie möchten die vollständige Lebensgeschichte einer möglichst großen Zahl von Familien auf Lochkarten übertragen, angefangen bei der Registrierung von Defekten, dem Gebäralter, der Fruchtbarkeit, dem Wohnort usw. der Vorfahren, über die vollständige Krankengeschichte, Erziehungs- und Fortpflanzungsanamnese des Betreffenden bis zu den entsprechenden Daten seiner Kinder, Brüder, Schwestern, des Ehemannes oder der Ehefrau. Kurz, sie möchten einen Massenstammbaum aus allen Daten zusammenstellen, die mit genetischen oder umweltbedingten Defekten in Beziehung stehen könnten. Computer werden in Zukunft so billig, schnell, genau und leistungsfähig sein, daß der Einsatz solcher zweckmäßigen Datenverarbeitungssysteme bereits ernsthaft in Erwägung gezogen wird. Er wird große Anstrengungen und Ausgaben erforderlich machen, die Ärzte werden ihre Datenregistrierung gewaltig umstellen, und man wird sogar Gesetze ändern müssen. Am schwersten wird vermutlich durchzusetzen sein, daß jedermann eine bestimmte Nummer bekommt, damit die Computer genau wissen, mit wem sie es zu tun haben. Wir werden für die Maschinen alle

etikettiert sein müssen. Außerhalb Skandinaviens hat kein Land ein solches Nummernsystem für Personen; und doch hält man die Auswertung der oben erwähnten Massenstammbäume, ja sogar Reihenuntersuchungen mit Hilfe von Computern ohne ein solches System für undurchführbar. Mögen wir auch alle in vielen verschiedenen Nummernsystemen erfaßt sein – schon heute haben wir in der Krankenkasse, bei der Bank usw. bestimmte Mitglieds- bzw. Kontennummern –, so gibt es doch kein einzelnes allumfassendes System, das jedes Individuum unverwechselbar kennzeichnet. Dies ist das Gesamtproblem. Das praktisch-politische Problem lautet: Wie bringt man eine staatliche Behörde dazu, die Mühe auf sich zu nehmen, ihr Nummernsystem so auszuweiten, daß es alle Bürger erfaßt?
Trotz all dieser Schwierigkeiten glauben viele Epidemiologen, daß das Gesamtergebnis die Mühe lohnen würde. Einige befürchten allerdings auch, daß sich weithin ein Sturm der Entrüstung erheben und daß ein leidenschaftlicher Protest gegen den »Einbruch in die Privatsphäre« erfolgen werde. Wird man die Computer dazu mißbrauchen, in unsere persönlichen Geheimnisse einzudringen? Hierin mag eine echte Gefahr liegen, eine echte Notwendigkeit, alle möglichen Sicherheitsvorkehrungen einzubauen und gesetzlich zu untermauern. Jeder Plan müßte sofort nach seiner Vorlage sorgfältig geprüft werden.
Eine dritte Methode, die Suche nach den Ursachen aussichtsreicher zu gestalten, kollidiert noch stärker mit unseren überkommenen Anschauungen und unserem Anspruch auf ein Eigenleben. Sie verlangt von uns, daß wir mit all der Mystik und Doppelbödigkeit hinsichtlich der Unverletzlichkeit und der Rechte des Fötus kurzen Prozeß machen und uns darüber klarwerden, daß dieser ein wichtiges »Versuchstier« sein könnte.
In England enden täglich etwa 1000 Schwangerschaften mit einem Spontanabort. Manche Föten werden untersucht, die meisten jedoch eingewickelt und weggeworfen Es wäre vielleicht besser, wenn wir unseren Wunsch, sie schnell loszuwerden, unterdrückten; wir sollten sie lieber aufbewahren und von einem Fachmann sorgfältig untersuchen lassen. Jeder Fötus könnte Aufschluß darüber geben, warum bei bestimmten Frauen oder durch bestimmte Medikamente, Ernährungsweisen, Umweltbedingungen usw. die Defekte auftreten, die sich bei der Untersuchung der meisten dieser Föten herausstellen würden. Nicht weniger wichtig wäre, daß Fehlgeburten für das betroffene Elternpaar oft ein eindeutiges Warnsignal sein könnten: Die Entdeckung von Chromosomendefekten beim Fötus könnte in manchen Fällen eine Warnung be-

deuten: Die gleichen Defekte könnten wieder auftreten, dann jedoch zur Geburt eines mißgebildeten Kindes führen.
Gegen diese Untersuchungen scheint es keine grundlegenden religiösen oder moralischen Bedenken zu geben. Keine Konfession verlangt oder gewährt die kirchliche Beerdigung eines Fötus vor dem siebten Monat, mit dem man den Beginn der Lebensfähigkeit anzusetzen gewöhnt war. Man muß überlegen, was schwerer wiegt: der menschlich durchaus verständliche Wunsch, den toten Fötus möglichst schnell zu beseitigen, oder die Tatsache, daß ein solches Verhalten nahezu sicher zur Geburt weiterer mißgebildeter Kinder führen muß.
Dasselbe gilt weitgehend auch für indizierte Schwangerschaftsunterbrechungen. Auch hier wird gewöhnlich »Versuchsmaterial« verschwendet, das möglicherweise überaus wichtig sein könnte. Eine Ausnahme bildet die Tschechoslowakei, wo man Frauen, bei denen eine Schwangerschaftsunterbrechung vorgesehen ist, verschiedene Medikamente einnehmen läßt, um deren schädliche Wirkung auf den Fötus zu prüfen. Wenn die Mutter das Medikament ein paar Wochen lang eingenommen hat, wird die Schwangerschaft unterbrochen und der Fötus auf Anzeichen eines Defektes untersucht. Das mag zwar nach einem Exzeß des reinen Nützlichkeitsdenkens aussehen, ist jedoch zumindest eine rationelle und fruchtbare Methode. Auch dadurch wäre die Thalidomidtragödie vielleicht schon im Keime erstickt worden. Andererseits gibt es schwerwiegende Einwände dagegen. Was tun, wenn eine Frau ihren Entschluß zur Schwangerschaftsunterbrechung widerruft? Oder besser, wie findet man Frauen für diese Versuche, die genau wissen, daß sie ihre Meinung nicht ändern werden? Ist es außerdem nicht sehr gewissenlos, eine Schwangerschaftsunterbrechung, die schon in einem sehr frühen Stadium der Schwangerschaft geplant wurde, nicht sofort, sondern erst zwei Monate später vorzunehmen, wenn die medizinischen Risiken und die psychologischen Auswirkungen weit größer sind?
Noch engere Grenzen setzt der Forschung der starke Widerstand gegen die Weiterzüchtung menschlicher Embryonen in der Retorte. Dazu gehört der Versuch, eine Reihe von Zellen im Blastozystenstadium weiterzuzüchten – dieses Entwicklungsstadium ist gewöhnlich einige Tage nach der Empfängnis erreicht –, ebenso wie der Versuch, drei Monate alte spontan abgegangene Embryonen in künstlichen Plazenten am Leben zu erhalten. Das Ziel dieser Arbeiten ist nicht die Vervollkommnung einer Gebärmutter aus Kunststoff und Metall für eine »Schöne neue Welt« mit Retortenbabies, sondern die direkte Beobachtung der biochemischen

und sonstigen Bedürfnisse des Fötus, wobei man hofft, auf diese Weise Einblick in die normale und abnorme Entwicklung in der natürlichen Umgebung zu gewinnen. Alle Biologen und Forscher, die auf diesem Gebiet arbeiten und mit denen ich gesprochen habe, sagen, sie schwebten in der ständigen Gefahr, von irgendeinem empörten Geistlichen oder Journalisten bloßgestellt zu werden. Noch wesentlicher ist, daß sie sich nur sehr schwer das geeignete Material beschaffen können. So muß beispielsweise der Wissenschaftler, um einen lebenden abgegangenen Fötus zu bekommen, entweder gleichzeitig Kliniker sein oder mit einem solchen sehr eng zusammenarbeiten. Die meisten Kliniker werden jedoch dabei nicht mitmachen; wenn sie »lebendes« menschliches Material aus der Hand gäben, würden sie entweder gegen das Gesetz verstoßen oder ihrem eigenen Sittenkodex zuwiderhandeln. Die Folge davon ist, daß nur ganz wenige Wissenschaftler anstelle der tierischen unmittelbar die menschliche Entwicklung untersuchen. Natürlich gibt es hier sehr reale Probleme. Am schwierigsten ist es vielleicht sicherzustellen, daß die Mutter des Fötus freiwillig und in genauer Kenntnis der Umstände sich mit dem Experiment einverstanden erklärt. Sein Kind zu verlieren ist schon schwer genug, auch wenn man nicht weiß, daß es vielleicht (wenn auch ohne Wahrnehmungsvermögen) in einer Retorte als Versuchskaninchen noch ein paar Tage weiterlebt. Überkommene Anschauungen und menschliches Mitleid fordern, daß der tote Fötus um der Mutter willen schnell und dezent beseitigt wird. Auch schreiben sie vor, daß ein menschliches Wesen nicht zum bloßen Versuchskaninchen gemacht werden dürfe. Könnte man aber nicht für den noch nicht lebensfähigen menschlichen Fötus, den abgegangenen Fötus also oder die abgestoßene Eizelle, die ohnehin sterben würden, Ausnahmen machen, sofern die erforderlichen Sicherheitsmaßnahmen getroffen wären und eine Einverständniserklärung vorläge? Wenn wir weiterhin »nein« sagen oder wenn wir darüber hinaus versäumen, in Gesetz und Moral deutlich »ja« zu sagen, werden der Defektforschung entsprechend enge Grenzen gesetzt sein.

Die Schwierigkeit besteht darin, daß diese Art von Forschung tatsächlich nur am Menschen betrieben werden kann. Nur selten sind Tiere gute Modelle für den Menschen, wenn man die Wirkung von Medikamenten und anderen Teratogenen am Fötus untersuchen will. Im Idealfall wird die Teratologie eines Tages so weit fortgeschritten sein, daß sie die Zusammenhänge zwischen Teratogenen und den Defekten, die sie verursachen, biochemisch und molekularbiologisch erklären kann, so daß die Folgen eines Medikamentes für eine Maus zutreffender auf menschliche Verhältnisse übertragbar sind. Wenn unsere Wissenschaft einmal diesen Stand erreicht hat, wird es weit weniger notwendig oder dringlich sein, menschliches Material für Experimente zu benützen. Mittlerweile jedoch müssen wir entscheiden, was uns am wichtigsten ist.

Der zweite wichtige Gesichtspunkt ist, daß wir immer besser dazu in der Lage sind, den Fötus direkt in seiner natürlichen Umgebung, dem Uterus, zu überwachen. Die Biomedizin ist im Begriff, uns gewissermaßen »Fenster« zum Uterus zu öffnen, damit wir besser sehen können, wie gut – oder wie schlecht – es dem Fötus geht.

Aber die »Fenster«, die uns heute zur Verfügung stehen, sind noch erstaunlich klein und trüb. Man überlege nur einmal, welche Untersuchungen auch eine gute Schwangerenfürsorge an einer schwangeren Frau während ihrer neunmonatigen Wartezeit vornimmt. Man untersucht das Becken, um zu sehen, ob der Ausgang weit genug für eine normale Entbindung ist, und stellt die Blutgruppe fest, falls Transfusionen erforderlich werden. Der Allgemeinzustand der Mutter wird flüchtig geprüft, und Blut und Urin werden auf Anämie, Diabetes, Syphilis und andere Krankheiten untersucht. Starke Gewichtszunahme und hoher Blutdruck zusammen mit Knöchelschwellungen können als Frühsymptome vor Schwangerschaftstoxikose warnen – einer wichtigen Todesursache von Mutter und Kind. Die einzige Untersuchung des Fötus selbst jedoch besteht gewöhnlich in einer kurzen Prüfung seiner Herztöne und einigen Handgriffen, mit denen man abschätzt, wie weit die Schwangerschaft fortgeschritten ist und ob der Fötus die für sein Alter normale Größe hat. Wenn irgendein Zweifel besteht, läßt der Arzt vielleicht noch eine Röntgenuntersuchung vornehmen. Und was erfährt er dadurch? Recht wenig. Durch Röntgenstrahlen kann man gewöhnlich Zwillinge, siamesische Zwillinge, schwere Skelettmißbildungen wie angeborenen Zwergwuchs oder die fehlenden Gliedmaßen der Thalidomidkinder feststellen oder, wenn sie schwer genug sind, Wirbelsäulen- und Schädelmißbildungen wie Anenzephalie oder Hydrozephalus. Allerdings wartet heute, da ich dies schreibe, eine Freundin im neunten Schwangerschaftsmonat immer noch darauf, daß eines der ersten Londoner Lehrkrankenhäuser sich endlich darüber klar wird, ob ihr Kind laut Röntgenbild falsch liegt oder nicht.

All dies ändert sich im gleichen Maße, wie die medizinische Technik verfeinerte Methoden zur fötalen Untersuchung entwickelt. Da ist zum Beispiel die Ultrasonographie, eine Art von akustischem Radar, das Ultraschallwellen durch den Fötus schickt und durch die Reflexion dessen Bild wiedergibt. Im Gegensatz zu Röntgenstrahlen sind diese Schallwellen völlig unschädlich und ergeben schon jetzt, im Frühstadium dieser diagnostizistischen Neuerung, klarere und genauere Bilder: Sie können zum Beispiel eine Schwangerschaft schon zwei Wochen nach der Konzeption feststellen, noch ehe ein Harntest Ergebnisse bringt.

Eine unmittelbarere Untersuchung, die jedoch nur in der Spätschwangerschaft eine Rolle spielt, ist die Amnioskopie. Fötaler Sauerstoffmangel ist die wichtigste Todesursache bei Neugeborenen; bis vor kurzem gab es jedoch keine sichere Methode, diesen Mangel festzustellen. Infolgedessen werden viele Geburten vorzeitig eingeleitet, weil man den Verdacht hegt, der Fötus sei gefährdet – wie sich dann herausstellt, oft ohne zwingenden Grund. Mit Hilfe der Amnioskopie hat man in den letzten sechs Schwangerschaftswochen jederzeit eine unmittelbare Kontrolle. Man führt ein Rohr mit einer Lichtquelle durch Vagina und Zervix ein, um die Farbe des Fruchtwassers zu prüfen, ohne die schützenden Membranen zu verletzen. Wenn man in der Flüssigkeit Mekonium entdeckt – die schmierige schwarze Masse, die die fötalen Därme füllt –, ist das ein ziemlich sicheres Zeichen dafür, daß der Fötus von Sauerstoffmangel bedroht ist. Zuverlässiger ist die Methode, noch weiter zu gehen und dem Fötus Blutproben zu entnehmen; man saugt durch einen Katheter aus einem Einstich in die Kopfhaut Blut an und benützt dabei das Amnioskop als visuelle Leitvorrichtung. Durch eine Analyse des Säure- und Basengehaltes im Blut, die nur drei Minuten dauert, kann man die Gefährdung des Fötus sehr genau feststellen. Das Verfahren ist einfach, erhöht angeblich das Infektionsrisiko nicht und kann bei 90 Prozent der Frauen ohne Anästhesie vorgenommen werden. In einem der wenigen Häuser, wo es angewandt wurde – im Londoner Queen Charlotte's Hospital –, werden nur noch halb so viel Kaiserschnitte wegen fötaler Gefährdung vorgenommen, und die perinatale Sterblichkeit ist beträchtlich gesunken.

Ganz besonderes Aufsehen erregt unter den neuen fötalen Untersuchungsmethoden die Amniozentese. Wie wir sehen werden, ist sie von weitreichender Bedeutung. Sie geht von der Tatsache aus, daß der Fötus bereits in der Frühschwangerschaft einige seiner eigenen Zellen in das umgebende Fruchtwasser abstößt. Indem man eine Hohlnadel durch die Bauchdecke der Mutter einführt – die zuvor örtlich betäubt wird –, kann man in etwa 10 Kubikzentimeter der Flüssigkeit einige dieser Zellen gewinnen. Damit hat man etwas recht Bemerkenswertes gewonnen: lebende Bruchteile des Fötus, die man im Laboratorium weiterzüchten kann,

also eine Art paralleles Kontrollmodell des Fötus, das nach Belieben gründlich getestet und untersucht werden kann.
Zum Beispiel kann man mit durchaus üblichen Techniken eine gründliche Analyse der fötalen Chromosomen vornehmen. Dadurch kann man, was bisher noch nie möglich war, mit absoluter Sicherheit erkennen, ob der Fötus einen Chromosomendefekt wie zum Beispiel Mongolismus aufweist. Durch eine einfache Chromosomenfärbemethode kann man auch mit nahezu 100prozentiger Sicherheit das Geschlecht der gezüchteten Zellen und damit das des Fötus feststellen. Das ist für alle geschlechtsgebundenen genetischen Erkrankungen von entscheidender Bedeutung, bei Hämophilie etwa oder bei erblicher Muskeldystrophie. Von diesen Erkrankungen werden nur männliche Kinder betroffen, und zwar nur dann, wenn sie das verhängnisvolle Gen von ihrer Mutter als Überträgerin geerbt haben. Wenn also der Verdacht besteht, daß eine Frau Überträgerin ist, werden sie und ihr Mann vernünftigerweise nur Mädchen haben wollen und keine Jungen – die mit einer Wahrscheinlichkeit von 50:50 manifest krank sein würden. Solange es nicht möglich ist, das Geschlecht der Kinder vor der Empfängnis zu bestimmen, können sie sich dessen nur durch eine Amniozentese versichern, der eine Schwangerschaftsunterbrechung folgen muß, falls bei der Untersuchung festgestellt wird, daß der Fötus männlichen Geschlechts ist.
Bis jetzt sind dies so ziemlich die einzigen verläßlichen Untersuchungen, die an Fötalzellmodellen vorgenommen werden können. In Zukunft wird es jedoch vielleicht viel mehr Möglichkeiten geben. So hofft man, daß präzise Virustests entwickelt werden können. Heute gibt es zwar zuverlässige Untersuchungen, ob eine schwangere Frau eine der gefährlichen Viruskrankheiten hat, aber keine, die anzeigen, ob der Fötus davon betroffen ist, und darauf kommt es ja gerade an. Daher beruht der Entschluß zu einer Schwangerschaftsunterbrechung gänzlich auf der allgemeinen Einschätzung der Gefährdung. Leider waren die Ergebnisse von Virusuntersuchungen an gezüchteten Zellen bisher enttäuschend. Zum Beispiel haben auch Föten, von denen man aus Untersuchungsergebnissen nach der Schwangerschaftsunterbrechung wußte, daß sie Rubella-(Röteln-)Defekte hatten, an ihren Amnionzellen keine Zeichen dieser Schädigung erkennen lassen. Aber die Methodik macht schnelle Fortschritte, und niemand, der auf diesem Gebiet arbeitet, scheint daran zu zweifeln, daß direkte Virustests am Fötusmodell bald durchführbar sein werden. Auch die Entdeckung biochemischer Anomalien im Zellmodell als Hinweis auf spezifische Gen-Defekte wird immer wahrscheinlicher.

Solche Tests befinden sich noch im Versuchsstadium; sie sind noch ziemlich kostspielig und nicht ganz ungefährlich. Zur routinemäßigen pränatalen Betreuung werden sie, wenn überhaupt jemals, erst in ferner Zukunft gehören. Eine schwerwiegende Einschränkung ergibt sich heute überdies daraus, daß diese Tests vor der 15. Schwangerschaftswoche nicht zuverlässig sind*.

Selbst unter diesen Bedingungen ist es nicht zu früh, sich allmählich über die schwerwiegenden Folgen Gedanken zu machen, die sich aus einer derartigen Untersuchungsmöglichkeit für unsere traditionelle, auf Unwissenheit beruhende Einstellung gegenüber dem Fötus ergeben – eine Einstellung, die ja in keiner Weise jene schwierige Lage berücksichtigt, in die wir geraten, wenn wir in der Lage sind, mit Sicherheit eine Mißgeburt voraussagen zu können.

Eine erste Auswirkung wird selbstverständlich sein, daß fötal indizierte Schwangerschaftsunterbrechungen sich auf besser fundierte Diagnosen stützen werden. Heutzutage werden die meisten Ärzte, wo immer solche Schwangerschaftsunterbrechungen gesetzlich erlaubt sind (und oft auch, wo sie verboten sind), den Eingriff vornehmen, falls der Defekt schwerwiegend ist und das Defektrisiko höher als 20 bis 30 Prozent liegt – diese Zahl wird gewöhnlich angegeben, wenn bekannt ist, daß die Mutter im Laufe der ersten drei Schwangerschaftsmonate die Röteln hatte. Sie nehmen lieber das höhere Risiko auf sich, einen gesunden Fötus zu töten, als das geringe, ein mißgebildetes Kind gegen den Wunsch der Mutter bis zum Geburtstermin am Leben zu lassen. Einige jedoch denken anders. Jedenfalls wird eine frühe Entdeckung zur Beseitigung dieser Unsicherheit beitragen. Einerseits wird es dadurch fast unmöglich werden, eine Schwangerschaftsunterbrechung abzulehnen, wenn ein Defekt mit Sicherheit diagnostiziert ist, und andererseits wird die Zahl der Schwangerschaftsunterbrechungen abnehmen, bei denen sich hinterher herausstellt, daß der Fötus normal war.

* Erst dann gibt der Fötus so viele Zellen ab, daß man eine statistisch auswertbare Probe entnehmen, weiterzüchten und untersuchen kann. Nur wenige würden einen Fötus zum Tode verurteilen, weil in einer Zelle des Kulturmodells die auf Mongolismus hinweisende Chromosomenaberration auftaucht. In der gefundenen Zelle kann der Schaden durch eine falsch angewandte Technik entstanden sein; selbst wenn das nicht der Fall ist, kann der Fötus ein sogenanntes mongoloides Mosaik haben, bei dem nur ein Viertel oder ein Achtel der Zellen den fehlerhaften Chromosomensatz trägt. Dann würde sich ein fast normales Kind entwickeln. Ähnlich ist es mit der Feststellung des Geschlechtes: Absolut zuverlässige Untersuchungsergebnisse erhält man frühestens etwa im fünften Monat.

Eine weitere Auswirkung wird sich zweifellos darin zeigen, daß viele Länder gezwungen sein werden, Schwangerschaftsunterbrechung aus fötaler Indikation gesetzlich zuzulassen. In einigen Ländern gibt es erstaunlich paradoxe Gesetze. So kann beispielsweise eine Schwangerschaftsunterbrechung während der ersten drei Schwangerschaftsmonate in vielen Staaten der Vereinigten Staaten noch immer eine (wenn auch selten verhängte) Verurteilung zu 15 bis 20 Jahren Gefängnis nach sich ziehen. Nach viereinhalb Monaten jedoch – von da an ist die Amniozentese durchführbar, und sogar eine altmodische Röntgenaufnahme kann dann schon eine azephale oder mikrozephale Mißgeburt aufdecken – wird die Schwangerschaftsunterbrechung zum Totschlag, auf den eine Höchststrafe von 99 Jahren steht. Mit anderen Worten, man verteidigt aus ethischen Gründen die Heiligkeit des Lebens beim Fötus mit immer mehr Nachdruck, je älter er wird, und widerspricht damit prinzipiell den ethischen Überlegungen, die sich aus den Möglichkeiten der Entdeckung fötaler Fehlanlagen ergeben: daß nämlich eine Schwangerschaft dann unterbrochen werden sollte, wenn der Defekt mit Sicherheit feststeht, das heißt, lieber später als früher. Allerdings führt diese Einstellung zu der ebenso paradoxen Folgerung, daß die beste Zeit für eine Schwangerschaftsunterbrechung dann gekommen ist, wenn man am sichersten ist: nämlich nach der Geburt.
Damit kommen wir zur dritten Auswirkung, mit der vielleicht am schwersten fertig zu werden ist. Was geschieht, wenn man beim Fötus sichere Anzeichen eines nur mäßig schweren Defektes entdeckt? Die meisten Ärzte wären übereinstimmend mit der Mehrzahl der Eltern der Meinung, daß es besser sei, die Schwangerschaft zu unterbrechen und dafür zu einem späteren Zeitpunkt ein normales Kind zu haben, als wissentlich ein mongoloides Kind in die Welt zu setzen. Was aber, wenn zum Beispiel eine Anomalie der Geschlechtschromosomen diagnostiziert wird, die zu leichtem Schwachsinn oder Anomalie der Geschlechtsorgane führt? Viele Eltern würden auch in diesem Fall eine Schwangerschaftsunterbrechung erstreben, aber sie fänden vielleicht nur schwer einen bereitwilligen Arzt. Sie hätten nicht nur alle jene ethischen Prinzipien gegen sich, die auf den Schutz des keimenden Lebens abzielen, sondern wären dazu noch mit der speziellen Schwierigkeit konfrontiert, daß der Eingriff spät stattfinden müßte. Wenn die Amniozentese Ergebnisse bringt – das heißt im günstigsten Fall etwa in der 16. bis 18. Woche der Schwangerschaft –, ist es viel zu spät für eine normale chirurgische Schwangerschaftsunterbrechung. Statt dessen müßte eine Salzlösung (die den Fötus sozusa-

gen totpökelt, ehe er auf normalem Wege ausgestoßen wird) injiziert oder ein Kaiserschnitt vorgenommen werden. Beides sind ausgesprochen unangenehme Methoden – vor allem nach der 20. Woche, wo der Fötus schon sehr menschlich aussieht –, und Salzlösungen sind für die Mutter recht schmerzhaft. Viele Ärzte werden sie nur in extremen Härtefällen anwenden, in denen bei Fortdauer der Schwangerschaft das Leben der Mutter auf dem Spiel steht. Es ist auch ein alter Trick der Ärzte, bei Schwangerschaftsunterbrechung aus sozialer Indikation so lange Ausflüchte zu machen, bis die etwa zwölf Wochen, in denen die Schwangerschaft chirurgisch unterbrochen werden kann, überschritten sind, und der Mutter dann zu erklären: »Es tut mir leid, meine Liebe, aber es ist schon zu spät.«

So bringt uns die Möglichkeit, fötale Fehlanlagen zu entdecken, in eine ganz außergewöhnlich schwierige Lage. Sie verschafft uns die Gewißheit, daß ein menschliches Wesen nicht normal sein wird, hilft uns jedoch nicht bei der Entscheidung darüber, welcher Grad an Subnormalität nicht mehr erträglich ist – welche Menschenwesen nicht wert sind, geboren zu werden. Und diese Gewißheit erhalten wir zu einem Zeitpunkt vor der Geburt, in dem das »menschliche Wesen« – darin stimmen immer mehr Menschen überein – noch nicht gänzlich menschlich ist und getötet werden kann. Wer kann sagen, wie Medizin, Gesellschaft und die betroffenen Eltern mit diesem neuen, unbequemen Wissen zurechtkommen werden? Man kann nur prophezeien, daß wir noch manche Zweifel und Auseinandersetzungen vor uns haben.

Juristisch ergibt sich hier eine interessante Komplikation. In der letzten Zeit gab es in den USA immer häufiger Prozesse, in denen es um »Gefährdung im Mutterleib« ging. Geschädigte Kinder verklagten Ärzte auf Schadenersatz, weil letztere den Müttern dieser Kinder von einer Schwangerschaftsunterbrechung abgeraten hatten, obwohl sie wußten, daß ein außergewöhnlich hohes Risiko eines fötalen Defektes infolge Strahlenbelastung, Rötelnerkrankung der Mutter oder ähnliches bestand. Ich überlasse es dem Leser, über die erstaunliche Inkonsequenz dieser Fälle nachzudenken: Jemand verklagt jemanden, weil dieser nicht verhindert hat, daß er geboren wurde.

Das nächste wichtige Gebiet, auf dem sich die derzeitige Entwicklung auswirken wird, ist die Fötal- oder Embryonalmedizin. Je besser wir die Anomalien eines Fötus zu entdecken lernen, desto dringlicher wird verlangt werden, daß man ihn im Mutterschoß heilt – zumindest in all den Fällen, wo es gefährlicher wäre, bis nach der Geburt zu warten.

Der einzige echte Erfolg, den die Fötalmedizin bisher erzielt hat, ist, wie die meisten Menschen wissen, die Behandlung der Rhesuskrankheit. Kurz gesagt geht es dabei um folgendes: Das Blut mancher Föten ist rhesuspositiv, das ihrer Mütter jedoch rhesusnegativ. Wenn einige fötale Blutkörperchen während der Wehen durch die Plazenta in den Blutstrom der Mutter gelangen, bildet die Mutter dagegen Antikörper. Bei einer erneuten Schwangerschaft gelangen diese Antikörper durch die Plazenta in den Fötus und greifen dort, wenn dieser wieder rhesuspositiv ist, seine Blut körperchen an. Der Fötus bekommt Gelbsucht, eine schwere Anämie und kann kurz vor oder nach der Geburt sterben. Früher bestand die Behandlung darin, daß man die Geburt vorzeitig einleitete und das rhesuspositive Blut des Kindes gegen rhesusnegatives austauschte. 1963/64 erkannte Dr. William Liley aus Neuseeland, daß die Amniozentese, die man bereits zur Diagnostik der rhesusgefährdeten Kinder heranzog, auch als Grundlage einer Therapie dienen könne. Durch zwei Schläuche, die man an den kindlichen Kreislauf anschloß, konnte man das rhesuspositive Blut des Kindes vor der Geburt gegen rhesusnegatives auszutauschen. Die mütterlichen Antikörper gegen das rhesuspositive Blut konnten dann keinen Schaden anrichten.

Seit dieser Zeit haben Austauschtransfusionen unzähligen Kindern das Leben gerettet, und im Volk herrscht weithin der Glaube, auch hier habe die moderne Medizin wieder ein Wunder vollbracht. Daß die Transfusion den Fötus nur einige Wochen lang schützt und daß noch immer, selbst in den besten Krankenhäusern, etwa 60 Prozent aller transfundierten Föten sterben, das wissen die Leute nicht. Allerdings hofft man, die Ergebnisse verbessern zu können. Eine Möglichkeit, die zur Zeit untersucht wird, besteht darin, überhaupt nicht zu transfundieren, sondern in die Bauchhöhle des Fötus eine große Menge von Leberzellen einzubringen, die einer rhesusnegativen Fehlgeburt entnommen wurden. Diese werden im Empfänger weiterhin etwa zehn bis zwölf Wochen lang rhesusnegative Blutkörperchen produzieren; ein Abstoßungsproblem besteht nicht, da ein Fötus ohne weiteres fremdes Gewebe annimmt. Eine andere Methode besteht darin, die Antikörper daran zu hindern, überhaupt in den Fötus zu gelangen. Professor A. C. Clarke aus Liverpool hat angeregt, die Blutkörperchen, die aus dem ersten rhesuspositiven Kind in den mütterlichen Kreislauf gelangen, zu zerstören, indem man der Mutter gleich nach der Entbindung Antikörper gegen die rhesuspositiven Zellen gibt. Wenn die Blutkörperchen früh genug zerstört werden, bildet die Mutter nie ihre eigenen langlebigen Antikörper dagegen und kann sie daher später auch nicht auf andere Föten übertragen. Die ersten Versuche, von denen im Oktober 1966 berichtet wurde, waren erstaunlich erfolgreich. Bei keiner einzigen der 78 behandelten Frauen konnte man bis zu sechs Monaten nach der Entbindung Antikörper entdecken, und keine der 18 Frauen, die später wieder rhesuspositive Kinder bekamen, hatten irgendwelche Schwierigkeiten. Mit anderen Worten, die ersten Bestrebungen der Fötalmedizin scheinen auf eine Krankheit zu zielen, die man schon bald nur noch vom Hörensagen kennen wird.

Man arbeitet aber auch noch in anderer Richtung. Im Oktober 1967 zum Beispiel berichtete Dr. J. A. Haller jr. vor der American Association for Thoracic Surgery über die Heilung von Herzfehlern bei Hundeföten. Es handelte sich um Operationen am offenen Herzen und am offenen Uterus. Die Föten wurden dem Muttertier durch Kaiserschnitt entnommen; man schnitt, operierte, nähte sie zu und brachte sie wieder in das Muttertier zurück, wo sie sich bis zur Geburt erholten. Dr. Haller sagte voraus, man werde diese Operation bald auch am Menschen vornehmen müssen: »Je vertrauter wir mit dem fötalen kardiovaskulären System werden, um so bessere Erfolge kann die Fötalchirurgie erzielen. Da wir Kinderchirurgen sind, müssen wir *selbstverständlich* danach streben, Wege zur Rettung von Kindern mit angeborenen Herz- und Gefäßdefekten zu finden. Gegenwärtig verlieren wir viel zu viele unmittelbar nach ihrer Geburt, da wir sie nicht früh genug behandeln können.«

Die Hervorhebung des Wortes »selbstverständlich« stammt von mir. Die Fötalchirurgie befindet sich ihrerseits noch im Fötalstadium, und niemand kann vorhersagen, wie sie sich entwickeln wird, wenn sie erst einmal wirkliche Fortschritte macht. Vielleicht gelingt es ihr, eine Technik zu vervollkommnen, mit deren Hilfe man einen Fötus aus dem Mutterleib holen, seine Defekte vollständig heilen und ihn wieder in den Uterus zurückbringen kann, wo er sich bis zu seiner Geburt als normales Kind entwickelt. Zwar muß man noch das Trauma bei der Mutter und die Kosten in Erwägung ziehen, aber wenige Mütter und wenige Gesellschaften würden wohl ernste Einwände erheben. Beunruhigend ist allerdings, daß die Fötalchirurgie möglicherweise zu immer früheren Zeitpunkten der Schwangerschaft vermutlich immer häufiger Föten auch in Fällen retten wird, in denen man vielleicht besser nicht rettend eingreifen, sondern lieber die Schwangerschaft unterbrechen sollte. Wie wir im nächsten Kapitel sehen werden, behandelt die Pädiatrie angeborene Defekte immer erfolgreicher, erzielt jedoch dabei zunehmend nur Teilerfolge. Das Ergebnis ist, daß immer mehr Kinder, die früher gestorben oder barmherzig getötet worden wären, am Leben bleiben – allerdings mit Restschäden, die oft sehr schwer sind. Diese Politik der Lebenserhaltung läßt sich, wenn die Alternative Kindstötung heißt, zumindest traditionsgemäß eher verteidigen, als wenn die Alternative in einer Schwangerschaftsunterbrechung besteht, selbst wenn diese in den letzten beiden Monaten der Schwangerschaft vorgenommen wird. Die Fötalchirurgie wird, ähnlich wie die Frühgeborenenstationen, wo die Rettung eines fünf Monate alten Fötus nicht mehr ungewöhnlich ist, die althergebrachte Grenze zwischen den Begriffen »Fötus« und »Kind« verwischen, jene Grenze zwischen dem unsichtbaren »Menschenwesen« und dem sichtbaren Menschenwesen mit seinen vollen menschlichen Rechten. Und sie wird bestrebt sein, sie in die Richtung auf die Empfängnis hin zu verschieben. Solange sie zur Geburt von Kindern mit Restschäden führt – oder auch nur dieses Risiko auf sich nimmt – und solange eine Schwangerschaftsunterbrechung wegen Defektes eine annehmbare Alternative ist, sollten wir da meiner Meinung nach sehr auf unserer Hut sein.

Viele Vermutungen sind darüber angestellt worden, ob nicht vielleicht die größte Bedeutung der Fötalmedizin auf dem Gebiet der Intelligenzerhöhung liegen könnte. Da haben wir zunächst schon den Fall der südafrikanischen Superbabies; in den späten 50er Jahren erfand Professor O. S. Heyns von der Witwaterstrand-Universität seine Methode mit der Plexiglashalbkugel und dem Plastikanzug, mit deren Hilfe bei Frauen in der Spätschwangerschaft der Druck auf die Bauchdecken aufgehoben werden kann. Diese Dekompressionstechnik sollte ursprünglich die Entbindung verkürzen und erleichtern und zur Verhütung von Schwangerschaftstoxikosen beitragen. Ein paar Jahre nach der ersten Anwendung jedoch begannen Berichte darüber einzugehen, daß »Unterdruckbabies« außergewöhnlich gescheit seien. Bei einer Untersuchung von 250 solcher Kinder fand man, daß ihr Entwicklungsquotient etwa 20 bis 30 Punkte über dem normaler Kinder lag; viele schienen regelrechte Wunderkinder zu sein. Die Nachricht verbreitete sich schnell, und Dekompressionskliniken oder Leihsysteme für die entsprechenden Geräte (in England kostet die während einer Schwangerschaft nötige Behandlung 25 bis 40 Pfund) entstehen allenthalben.

In jüngster Zeit haben kritische Untersuchungen den Rummel etwas gedämpft. Der gewichtigste Einwand lautet: Eine Mutter, der die Intelligenz ihres Kindes so am Herzen liegt, daß sie sich der Unterdruckbehandlung unterzieht, ist wahrscheinlich selbst intelligent; außerdem wird sie in der Regel, was noch schwerer ins Gewicht fällt, nach der Geburt alles tun, um ihr vermeintliches kleines Wunderkind vorwärtszubringen. Daher war es für die kritisch Eingestellten keine Überraschung, als im März 1968 Dr. Renee Liddicoat vom National Institute for Personnel Research in Johannesburg die Ergebnisse einer Untersuchung von 329 Kindern veröffentlichte, bei der man Mütter, die sich einer Dekompressionsbehandlung unterzogen hatten, und unbehandelte Kontrollmütter mit entsprechendem IQ gegenüberstellte. Bei Untersuchungen der Kinder im Alter von ein, vier und neun Monaten sowie von drei Jahren ergab sich kein statistisch signifikanter Unterschied zwischen den »Superbabies« und den normalen Kindern. Andere Forscher konnten keine Veränderung des Säure-Basen-Verhältnisses im Blut der Dekompressionskinder finden. Dieses Verhältnis ist ein mehr oder weniger direktes Maß für die Sauerstoffversorgung des kindlichen Gehirns. Und doch beruht die Behauptung, Dekompressionskinder seien besonders intelligent, gerade auf der Annahme, die Dekompression erhöhe den Sauerstoffgehalt im Blut der Mutter und damit auch im Blut des Fötus zu einer Zeit, wo der Sauerstoffbedarf des Fötus das Sauerstoffangebot der Mutter zu übersteigen beginnt.

Aber ob nun die Saugglocke wirkt oder nicht – jedenfalls ist sie bezeichnend für einen wichtigen Trend der fötalmedizinischen Forschung. Wie wir sahen, ist Sauerstoffmangel eine der häufigsten Todesursachen bei Neugeborenen und führt außerdem oft zu Hirnschädigungen. Was immer die Todesursachen sein mögen, jedenfalls ist der Fötus zu lange im Mutterleib gewesen und hätte herausgeholt werden müssen. Im Inkubator der Säuglingsstation ist er sicherer aufgehoben. Bis vor kurzem konnten die Ärzte in dieser Hinsicht wenig unternehmen. Sie konnten zwar erkennen, wenn ein Fötus in eine ernste Notlage geriet und die Geburt eingeleitet werden mußte, hatten jedoch wenig Möglichkeiten, leichte Mangelzustände aufzudecken. Heute haben sie die ersten technischen Mittel dazu in der Hand. Eines davon ist die Amnioskopie. Ein anderes ist die quantitative Messung des Steroids Östriol im Harn der Mutter: Eine Ausscheidung von weniger als zwölf Milligramm in 24 Stunden bedeutet, daß die Bedingungen im Uterus mangelhaft sind; eine Ausscheidung von weniger als vier Milligramm bedeutet, daß der Tod des Fötus unmittelbar bevorsteht. Bisher sind die Messungen nur ungenau: Sie können dringende Notfälle und normale Zustände erfassen, geben jedoch für die mittleren Werte keine eindeutigen Aussagen. Die Methode wird aber wohl noch verbessert werden. Vielleicht treten wir schon sehr bald in eine ganz neue Ära der Geburtshilfe ein, wo Mütter während der letzten ein oder zwei Wochen der Schwangerschaft im Krankenhaus sorgfältig überwacht werden und die Geburt eingeleitet wird, sobald auch nur die leisesten Anzeichen einer drohenden Gefahr wahrgenommen werden. Der Unterschied zwischen dieser Methode und unserer heutigen, bei der man so vieles dem Zufall und der Natur überläßt, ist so riesengroß (und die Kosten wären für alle so enorm), daß man sich auf leidenschaftliche Auseinandersetzungen gefaßt machen kann.

Um auf die Intelligenzerhöhung zurückzukommen, so haben manche Leute noch weit aufregendere Pläne: Sie wollen das fötale Gehirn unmittelbar verändern. Tierexperimente haben gezeigt, daß man die Hormone, die das Wachstum von Gehirn und Nervenzellen steuern, so beeinflussen kann, daß größere Gehirne und damit klügere Lebewesen entstehen. Dr. Stephen Zamenhoff von der Universität von Kalifornien in Los Angeles zum Beispiel hat trächtigen Ratten während der zwei oder drei letzten Wochen der Tragzeit Wachstumshormone injiziert und junge Ratten erhalten, deren Gehirngewicht bis zu 30 Prozent über dem normalen lag. Es stellte sich heraus, daß dadurch in erster Linie die Zahl der Ganglienzellen der Hirnrinde vermehrt wurde, das heißt, die Wahrnehmungs- und Denkzentren des Gehirns sich stark entwickelten; Untersuchungen haben überzeugend nachgewiesen, daß diese behandelten Ratten den Weg durch ein Labyrinth schneller zu finden lernen und langsamer wieder vergessen. In der Welt der Laboratoriumsratten bedeutet das eine Erhöhung des Intelligenzquotienten.

Könnte man diese Methode auch beim Menschen anwenden? Das ist sehr unwahrscheinlich. Injektionen müßten bereits während der ersten drei Schwangerschaftsmonate vorgenommen werden. Würden sich Eltern oder Ärzte finden, die bereit wären, dieses Risiko einzugehen? Ich glaube nicht. Auch könnte die Geburt eines Kindes mit größerem Gehirn zum Problem werden. Professor Joshua Lederberg meint zwar, der Größenzunahme des menschlichen Gehirnes sei wohl eine entschiedene Grenze durch die Größe des menschlichen Beckens gesetzt, das der kindliche Kopf bei der Geburt passieren muß – die zahlreichen Geburtsverletzungen zeigen ja, wie genau diese beiden Größen aufeinander abgestimmt sind –, wir könnten jedoch heute dieses Hindernis für eine Weiterentwicklung durchaus umgehen, da ja der menschliche Geist immerhin schon so hochentwickelt sei, daß er die Kaiserschnittentbindung erfunden habe. Mit anderen Worten, wir könnten die Entwicklung hochintelligenter Babies induzieren und

sie dann durch Kaiserschnitt entbinden. Vielleicht wären wir dazu imstande. Aber wie viele Mütter und Ärzte tatsächlich das Trauma, die Risiken und allein schon die bloße Ungewöhnlichkeit dieses Verfahrens auf sich nehmen würden, ist eine andere Frage.
Allerdings gibt es vielleicht noch eine weniger drastische Methode, die Intelligenz künstlich zu erhöhen. Intelligenz hängt bei weitem nicht nur von der Gehirngröße oder der Ausdehnung der Hirnrinde ab. Delphine haben größere Gehirne als wir, und die Hirnmasse berühmter Männer (nach ihrem Tode aus den Impressionen im Schädeldach berechnet) fällt durchaus nicht aus dem üblichen Rahmen. Es ist so gut wie sicher, daß die Anzahl und Beschaffenheit der Verbindungsbahnen zwischen den zehn Milliarden Ganglienzellen eine weit wichtigere Rolle spielt. Die Anzahl der Ganglienzellen bleibt beim Wachstum und bei der Arbeit des kindlichen Gehirns unverändert, die Verbindungsbahnen jedoch vervielfachen sich, bis jede Zelle mit vielleicht tausend Nachbarzellen verbunden ist. Ausgelöst und gesteuert wird dieser außergewöhnliche Prozeß der Verknüpfung zum Teil durch Hormone (das heißt, er findet praktisch automatisch statt), zum Teil beruht er auf Anregung und Erfahrung. Je mehr das Gehirn beansprucht wird, um so mehr Verknüpfungen werden anscheinend geschaffen, um so mehr bleiben als nützliche Verbindungswege bestehen und um so dichter wird das Geflecht.
Während also viel dafür spricht, daß man Kleinkinder beschäftigen soll, um die Entwicklung ihres Gehirns zu fördern, besteht eine andere, vielversprechende Möglichkeit darin, die Faktoren, die für das Wachstum der fötalen Nerven verantwortlich sind, in einer Art pränataler Schulung durch Injektion chemischer Substanzen zu stimulieren. Tatsächlich machen Wissenschaftler zur Zeit schnelle Fortschritte in der Entdeckung chemischer Substanzen, die sich für diesen Zweck eignen. So berichtete im Februar 1968 eine Forschergruppe in *Science** über die Entdeckung eines neuen nervenzell-stimulierenden Faktors bei Mäusen, der so wirksam sei, daß zehn Moleküle der Substanz (an Küken angewandt) das Wachstum von 100 Verbindungsfasern bewirken. Er ist etwa um das Millionenfache aktiver als jeder bisher bekannte Wachstumsfaktor, und es kann eine zehnmillionenmal größere Menge der aktiven Substanz gewonnen werden. Was aus den Küken geworden ist, wurde bisher noch nicht berichtet (die Züchtung eines intelligenten Huhnes verdient unzweifelhaft den Nobelpreis); zudem weiß man natürlich weder, ob die Substanz auch

* I. Schenkein u. a. in *Science* (1968), 159, S. 640–43.

beim Menschen ohne unangenehme Nebeneffekte wirksam wäre, noch, wie hoch die optimale Dosis wäre. Vielleicht werden wir das nie erfahren. Wie soll man ein erstes Experiment am Menschen vornehmen? Und wie untersucht man die Auswirkungen, abgesehen von der Gehirnsektion der wenigen menschlichen Versuchskaninchen, die sehr bald nach dem Versuch eines natürlichen Todes sterben? Immerhin besteht die Möglichkeit. Man kann sie nicht ganz ausschließen. Und ebensowenig läßt sich ausschließen, daß es zu heftigen Auseinandersetzungen kommen wird zwischen den Befürwortern der Injektionen zur Entwicklung von Genies, den Vertretern einer Gehirnentwicklung durch stimulierende Umweltreize und natürlich auch denjenigen, die alles forcierte Lernen dorthin wünschen, wo der Pfeffer wächst, und verlangen, man solle die Kinder sich von selbst entwickeln und in Ruhe lassen.

Wenn wir schon einmal bei utopischen Vorstellungen sind: Wie steht es eigentlich mit dem künstlichen Uterus? Ist das eine weitere Entwicklung von weitreichender Bedeutung, mit der wir rechnen müssen? Werden wir, wie so viele Leute zu glauben scheinen, eines Morgens aufwachen und in der Zeitung von dem ersten Menschenwesen lesen, das nicht aus seiner Mutter Schoß hervorging, und werden wir uns dann – o Schöne neue Welt! – mit den schrecklichen Problemen herumschlagen müssen, die daraus selbst dann entstehen werden, wenn man annimmt, die Aufzucht mutterloser Kinder erfolge ausschließlich aus lauteren Motiven?

Diese Frage kann kurz mit »Nein« beantwortet werden. In den 30er Jahren, als Huxley seine »Schöne neue Welt« schrieb, sah es so aus, als sei derartiges vielleicht bald möglich. Den Biologen war es eben gelungen, befruchtete tierische Eier im Reagenzglas einige Tage am Leben zu erhalten, während am Ende der Schwangerschaft die Inkubatoren zur Rettung Frühgeborener immer Besseres leisteten. Es schien nur eine Frage der Zeit zu sein, die beiden Methoden so weit auszubauen, bis sie sich in der Mitte treffen würden. Inzwischen sind die Biologen, die auf diesem Gebiet arbeiten, eines Besseren belehrt worden. Sie haben gemerkt, daß der erstaunlich komplizierte Austausch chemischer Substanzen zwischen Mutter und Kind – ein Austausch, der sogar nach einer Jahrmillionen währenden Entwicklungsgeschichte noch nicht vollkommen ist – nicht leicht (wenn überhaupt je) zu kopieren sein wird. Auf lange Zeit hinaus, vielleicht für immer, werden Versuche, die Natur nachzuahmen, sehr unzulänglich und äußerst unzuverlässig sein.

Man überlege sich nur einmal die Schwierigkeiten. Die Geburt versetzt einen Fötus durch den traumatischsten physiologischen Vorgang, den der Mensch je erlebt, aus einer flüssigen in eine gasförmige Umgebung. Ein Weg zum künstlichen Uterus ist es, den Eintritt in die gasförmige Umgebung vorzuverlegen, wie das im Inkubator geschieht. Die Grenzen liegen auf der Hand: Man stößt auf einen Punkt, wo die fötale Lunge noch zu wenig entwickelt ist, um das ertragen zu können. Beim Menschen liegt diese Grenze – die frühestmögliche Anwendung des Inkubators – etwa bei sechs Monaten (obgleich gelegentlich schon Fünfmonatskinder mit einem Gewicht von knapp 1½ Pfund im Inkubator überlebt haben). Die meisten dieser früh inkubierten Kinder jedoch können sich nicht oder nur ungenügend anpassen: Sie sterben oder bleiben mit – meist geistig – eingeschränkter Funktionsfähigkeit am Leben.

Um das zu vermeiden, haben mehrere Biologen Versuche mit Flüssigkeitsinkubatoren gemacht. Dr. John Callaghan von der Universität Alberta zum Beispiel brachte frühgeborene Lämmer (nachdem er sie ihren Müttern durch Kaiserschnitt entnommen hatte) bis zum Geburtstermin, indem er sie in eine mit Zucker- und Salzlösungen gefüllte Plastikblase steckte, ehe sie den ersten Atemzug tun und sich damit unwiderruflich auf die Bedingungen der gasförmigen Umgebung umstellen konnten. Dem Lamm wird der Sauerstoff auf dem üblichen Weg – über die Nabelschnur – zugeführt, die an eine Herz-Lungen-Maschine angeschlossen wird. Bisher hat auf diese Weise noch kein Lamm länger als einige wenige Tage überlebt, vor allem deswegen, weil Herz-Lungen-Maschinen nach vier oder fünf Stunden die Blutkörperchen schädigen. (Das eigentliche Ziel dieser Versuche ist die Vervollkommnung der Herz-Lungen-Maschinen, nicht der Flüssigkeitsinkubatoren.) Aber selbst die Vervollkommnung schonender Herz-Lungen-Maschinen, die die meisten Fachleute für die nahe Zukunft voraussagen, löst nicht das ungemein schwierige Problem, wie man den Fötus mit den richtigen Nahrungsstoffen, Hormonen und den unzähligen anderen chemischen Substanzen versorgen soll, die normalerweise vom Blut der Mutter durch Plazenta und Nabelschnur dem Fötus zugeführt werden.

Um ihn damit zu versorgen, müßte man entweder genau in dem Maße, in dem der Fötus die im Blut enthaltenen Stoffe verbraucht, Frischblut in das System pumpen, oder man müßte dem System diese Substanzen zusetzen, so wie man eine Soße würzt. Die erste Methode ist auf lange Zeit hinaus undurchführbar – woher sollte man all die Spender mit der richtigen Blutgruppe nehmen? Was die zweite betrifft, so kennen wir noch nicht annähernd das richtige »Rezept«. Solange wir das nicht ganz genau wissen, wird der Fötus in kurzer Zeit eine Vergiftung erleiden, die zu seinem Tod oder zu schweren Funktionsausfällen führt. Diese Geräte sind heutzutage so weit entwickelt, daß sie einen fast reifen tierischen Fötus einige Tage lang am Leben halten und bis zum Geburtstermin und zu einem normalen Leben bringen können; sie können auch eine im dritten bis sechsten Monat abgegangene menschliche Fehlgeburt am Leben erhalten – niemals jedoch länger als etwa 48 Stunden. Und auf dieser Entwicklungsstufe stehen sie nun schon seit mehreren Jahren, ohne daß sie verbessert werden konnten.

Am Beginn der Embryonalentwicklung sind die Schwierigkeiten noch größer. Mehrere Biologen haben befruchtete Eier von Säugetieren und Menschen im Reagenzglas weitergezüchtet. Andere nahmen Tierembryonen einer späteren Entwicklungsstufe (entsprechend einem Alter von etwa 14 Tagen beim menschlichen Embryo), auf der die Organentwicklung gerade begonnen hatte, und versuchten, sie künstlich weiterzuzüchten. Bis jetzt hat noch keiner eine Überlebenszeit dieser Organismen von mehr als zwei oder drei Tagen erzielt, obgleich seit Jahren derartige Versuche laufen. Der Hauptgrund für die Fehlschläge ist ganz einfach der Sauerstoffmangel. Bei den meisten dieser Frühexperimente versetzte man die winzigen Eizellen oder Mikroembryonen in Tropfen von Blutserum, denen sie vermittels Diffusion durch die Wände ihrer äußeren Zellen Sauerstoff entnehmen konnten. Da dies ein statisches System ist, war binnen ein oder zwei Tagen aller Sauerstoff im Serum verbraucht, und der Organismus ging zugrunde. Neuerdings haben einige Forscher versucht, den Sauerstoff- (und Nährstoff-)Vorrat zu vergrößern, indem sie Serum durch die Kulturen zirkulieren ließen. Das hilft ein wenig, aber nur für kurze Zeit. Mit dem Wachstum des Organismus vergrößert sich seine Masse viel schneller als seine Oberfläche, und damit wird die Diffusion unzureichend. Zu einem gewissen Zeitpunkt muß sich der Embryo auf die Nahrungsaufnahme über Blut und Plazenta umstellen, aber bis jetzt hat noch kein künstlich gezüchteter Embryo eine funktionsfähige Plazenta gebildet. Selbst wenn man dieses Hemmnis aus dem Weg räumen könnte, wären immer noch einige sehr beträchtliche Hindernisse zu überwinden. Angenommen, irgendein Biologe fände tatsächlich heraus, wie man eine Eizelle weiterzüchten muß, damit sie sich zu Embryo und Plazenta entwickelt, und er entdeckte eine Methode, die winzigen Blutgefäße dieses lebenden Systems an die Plastikschläuche eines künstlichen Systems anzuschließen. Dann stünde er vor der ungeheuer schwierigen Aufgabe, die Blutchemikalien in genau dem richtigen Verhältnis in das System einzubringen. Eines nämlich hat die Biomedizin in den letzten 20 Jahren über den Embryo tatsächlich in Erfahrung gebracht: daß er in den Frühstadien der Organentwicklung äußerst empfindlich und meist katastrophal auf eine ganze Reihe chemischer Substanzen bzw. den Mangel an diesen Substanzen reagiert.

Nein, es scheint ganz unmöglich zu sein, in absehbarer Zeit den künstlichen Uterus zu schaffen, der die gesamte Entwicklung von der Eizelle bis zum reifen Kind übernimmt. Alle Biologen, die auf diesem Gebiet arbeiten, halten das auf Jahrzehnte hinaus (manche sogar für immer) für technisch unmöglich; allenfalls könne das Problem durch irgendeinen unvorstellbaren Fortschritt auf wissenschaftlichem und technischem Gebiet gelöst werden. Unterdessen ist die Vorstellung, ein künstlicher Uterus könne am Menschen angewandt werden, ehe dieser vollständig funktionstüchtig sei, natürlich völlig von der Hand zu weisen. Eine Maschine zur Aufzucht von Menschen zu verwenden, ehe sie imstande ist, einen normalen Uterus genau nachzuahmen, würde bedeuten, daß man ein unverantwortlich hohes Risiko eingeht, ganz bewußt künstliche Mißgeburten zu erzeugen.

Nun wollen wir wieder auf den Boden der Wirklichkeit zurückkehren. Das nächste und letzte bedeutende Gebiet, das wir betrachten wollen, ist viel nüchterner, aber viel wichtiger als alle ausgedehnten Spekulationen. Es handelt sich darum, daß wir Kenntnisse über fötale Defekte viel schneller ansammeln, als wir sie verbreiten, verarbeiten und anwenden können, während wir gleichzeitig kaum erst begonnen haben, Nutzen aus den Kenntnissen zu ziehen, die wir bereits besitzen. Das ist natürlich kein neues Problem – in der Medizin ebensowenig wie auf anderen Gebieten. Bei der Verhütung von Totgeburten und angeborenen Mißbildungen jedoch spielt es eine ganz besondere Rolle, und die Experten streiten sich bereits heftig darüber.

Sehr allgemein ausgedrückt könnten wir zur Verhütung zwei gegensätzliche Maßnahmen ergreifen. Einmal könnte man sagen: Legt weniger Wert auf neue Methoden, auf Forschung, auf all die technischen Vorrichtungen und auf die Untersuchungen der einzelnen Defektursachen! Ausschlaggebend ist vielmehr, daß sehr viele Fötusse zugrunde gehen oder mit Defekten überleben, weil ihre Mütter zu arm oder zu unwissend oder beides sind; sie leben in dürftigen oder überfüllten Wohnungen oder sind unterernährt, und vor allem haben sie keinen Zugang zu einer guten Schwangerenfürsorge oder zu guter geburtshilflicher Versorgung

– die ja ohnehin überall viel zu wünschen übrig lassen. Die dringlichste Aufgabe ist also, durch Erhöhung des Lebensstandards und Verbesserung der Gesundheitsfürsorge auf breiter Front gegen die Mißstände anzugehen.

Dieser Standpunkt läßt sich durch eine Fülle von Beweismaterial erhärten. Ich will nur einige Beispiele anführen: In England hat man die besten Chancen, lebendig zur Welt zu kommen, wenn man eine hochgewachsene Frau zur Mutter hat, die im wirtschaftlich florierenden Süden Englands lebt und mit einem Mann aus einer der beiden obersten sozialen Schichten verheiratet ist. Die perinatale Sterblichkeit (Totgeburten und Todesfälle innerhalb einer Woche nach der Geburt) bei dieser Gruppe liegt um zwei Drittel niedriger als bei Kindern, deren Mütter kleinwüchsig sind, in den Industriegebieten der Midlands leben und mit einem Mann der untersten sozialen Schicht verheiratet sind. In Amerika kann man einem Kind, das am Leben bleiben will, nur wünschen, daß es keine schwarzen Eltern hat. Für Geistesschwäche gilt etwa das gleiche. Man weiß seit langem, daß schwerer Schwachsinn auf den sozialen Status keine Rücksicht nimmt: Ein Herzog kann ebensogut ein idiotisches Kind bekommen wie ein Müllkutscher, da der Herzog und seine Herzogin ebenso Träger von Gen- oder Chromosomenanomalien sein und weil überall die gleichen Geburtsschwierigkeiten bestehen können. Heute deutet jedoch vieles darauf hin, daß eine leichte Geistesschwäche (IQ von 50 bis 75) ohne eigentliche organische Defekte im wesentlichen auf die Schichten mit niedrigem Einkommen beschränkt ist und daß dies zwar teilweise auf schlechte Gene und auf die postnatalen Umweltbedingungen zurückzuführen ist, zu einem großen Teil jedoch auch auf Mangelzustände während der Schwangerschaft und auf das Versäumnis der Mütter, ärztliche Fürsorge in Anspruch zu nehmen*. Frühgeburten und Dysmaturität (die Kinder sind zu klein für ihr Alter) – beides häufige Ursachen von Geistesschwäche oder anderen Mängeln – sind in Schichten mit niedrigem Einkommen ebenfalls häufiger. In einer Untersuchung geistig retardierter Kinder, die in Aberdeen angestellt wurde, heißt es hierzu: »Ein niedriger IQ und Untauglichkeit zu Haus und im Beruf stehen in Verbindung mit einem niedrigen Lebensstandard und mangelhafter Ernährung, die verkümmertes Wachstum, Wehenschwäche und ein niedriges Geburtsgewicht der Kinder nach sich ziehen.«

* Vgl. zum Beispiel die betreffenden Kapitel von James Walker und Albert Kushlik in *Genetic and Environmental Factors in Human Ability*, hrsg. von J. E. Meade and A. S. Parkes (Edinburgh und London, 1966).

Diese Kinder sind in Zeugung, Schwangerschaft und Geburt benachteiligt; sie entwickeln sich unter mangelhaften uterinen Bedingungen, werden während der Geburt sehr unzureichend überwacht und wachsen in der dürftigsten Umgebung auf – und daher wiederholen sie nur zu oft den traurigen Kreislauf der sozial bedingten Defektweitergabe.
Überraschender ist vielleicht, daß für viele spezifische Mißbildungen das gleiche gilt. Die Quoten für Anenzephalie zum Beispiel – eine unweigerlich zum Tode führende Mißbildung des Gehirnschädels – lagen in Schottland in den 50er Jahren zwischen 1 pro 1000 Geburten in der obersten sozialen Schicht und nahezu 4 pro 1000 in der untersten. Fast die einzigen Defekte, von denen die Armen nicht häufiger betroffen werden als die Reichen, sind diejenigen, die durch Viren verursacht werden. Was zum Beispiel das Zytomegalie-Virus betrifft, das auf Erwachsene kaum schädlich wirkt, bei Kindern jedoch Spastik, Krämpfe, Taubheit und IQ unter 35 verursachen kann, wenn die Mütter in der Frühschwangerschaft erkranken, so haben sich 80 Prozent aller Frauen der niedrigen Einkommensgruppen vor dem gebärfähigen Alter angesteckt (und können sich also während der Schwangerschaft nicht erneut anstecken), während es bei den Frauen der mittleren und höheren Einkommensgruppen nur 50 Prozent sind. Das Virus wird mit dem Speichel übertragen, und die Reichen küssen sich zwar auch, begeben sich aber nicht so häufig an Orte, wo Fremde auf den Boden spucken.
Mit der Geburt wird die Kluft zwischen den Kindern der Reichen und denen der Armen noch größer. Freilich trifft es alle ohne Unterschied, daß hier ein kleiner Sektor der Medizin noch erstaunlich unterentwickelt ist. Der amerikanische Geburtshelfer Professor Allan C. Barnes hat darauf hingewiesen, daß in den acht Wochen vor und nach der Geburt 3,5 Prozent der Kinder sterben und bei ebenso vielen Schädigungen eintreten oder festgestellt werden. Viele dieser Fälle sind heute noch unvermeidbar, aber Barnes ist mit zahlreichen Fachleuten der Meinung, daß vieles vermieden werden könnte, wenn Ärzte und Öffentlichkeit die Geburt ernster nähmen und sie nicht für ein »freudiges« Ereignis hielten, bei dem die Natur alles so eingerichtet habe, daß die Mütter selbst damit fertig werden könnten. Sogar in Krankenhäusern glaubt man, eine Geburt sei keinen größeren Aufwand wert als einen einzigen Arzt, ein paar Schwestern und ein Minimum an technischer Ausstattung, obgleich doch die Lebenserwartung von Mutter und Kind zusammen 100 Jahre weit übersteigt. Man vergleiche das mit einer Gehirn- oder Herzoperation, wo oft Dutzende erfahrener Ärzte und

Schwestern und die kostspieligsten Apparaturen herangezogen werden, obgleich die Lebenserwartung des Patienten gewöhnlich höchstens einige Jahre beträgt. Und natürlich werden die meisten Kinder nicht im Krankenhaus geboren – vor allem bei den wirtschaftlich schlecht gestellten Schichten. Sie werden zu Hause geboren, weit weg von den erfahrenen Ärzten und den Apparaturen, die sie oder ihre Mütter vielleicht retten könnten, wenn es zur Katastrophe kommt.

Thomas McKeown, Professor für Sozialmedizin an der Universität Birmingham, schätzt, daß es in England möglich wäre, zwei Drittel aller Totgeburten, die Hälfte bis zwei Drittel aller Todesfälle im Säuglingsalter und eine ganze Reihe der Dauerdefekte zu verhindern, wenn die Versorgung der Schwangeren und Gebärenden besser wäre – und vor allem, wenn es mehr Krankenhausentbindungen gäbe.

Bei dieser Fürsorge geht es nicht nur um die Bereitstellung von ausgiebigen Geldmitteln und genügend Personal. Sie setzt auch einen tiefgehenden Wandel in der Einstellung der Ärzte und der Öffentlichkeit voraus. In einer Untersuchung des British Royal College of Midwives (für Hebammen) im Jahre 1966, über die am 28. April 1966 in der *International Medical Tribune* berichtet wurde, gaben von 1514 Frauen, die gerade ihr erstes Kind zur Welt gebracht hatten, 62 Prozent an, sie hätten Angst gehabt, ihr Kind könnte nicht normal sein. Und doch sagten nur 8 Prozent dieser Ängstlichen, sie hätten durch Kurse und Beratungsstellen für Schwangere Hilfe erhalten. Viele fürchteten, sich lächerlich zu machen, wenn sie das Personal dieser Stellen mit ihren »törichten Ängsten« belästigen, und von den anderen wandten sich viele überhaupt nicht an Beratungsstellen, weil entweder keine in der Nähe waren oder weil sie nichts von ihnen wußten. Ihr Wissen über Schwangerenpflege bezogen sie zum größten Teil von anderen schwangeren Frauen und bekamen so vermutlich eine Menge Märchen aus Großmutters Zeiten zu hören. Wenn nun aber über Nacht ein Wunder geschähe und all diese Frauen sich in den Sprechstunden der Schwangerenberatung einfänden, wären diese Stellen hoffnungslos überfordert.

So bleibt also die zweite Maßnahme. Wenn wir nicht stark genug sind, den Berg zu versetzen, müssen wir ihn eben Stück für Stück abtragen. Bei Allan Barnes heißt es: »Das Streben nach Schwangerenfürsorge ist in unserem Land ein soziales Phänomen und wird bei den wirtschaftlich gut gestellten Schichten gelegentlich zur Marotte. Es ist nicht damit getan, die Schwangerenfürsorge für alle Frauen zur Vorschrift zu machen; dadurch allein wird die geistige Retardierung nicht aus der Welt geschafft. Wenn der Schwangerenfürsorge als allgemeinem Therapiegebiet zu viel Wert beigemessen wird, dann lenkt das von speziellen Faktoren ab, die in hohem Maße mit angeborenen Schäden in Zusammenhang stehen, wie zum Beispiel der Röntgendiagnostik.« Barnes spricht zwar von Amerika, doch gilt seine Aussage wahrscheinlich auch für andere Länder.

Er verlangt, daß man sich für spezifische Diagnosen und für spezifische Therapien einsetzt – und für die Forschung. Bei jenen armen Frauen sollte man sich klarmachen, daß sie mit großer Wahrscheinlichkeit an einem Eisen- oder Folsäuremangel oder einem Mangel an bestimmten Eiweißstoffen leiden, und sie alle daraufhin untersuchen. Anenzephalie muß einen Grund haben; also sollte man intensiv danach forschen. Man findet dann vielleicht eine Möglichkeit der Verhütung in kürzerer Zeit, als sie der Versuch beanspruchen würde, jedermann den Lebensstandard und die Gesundheitsfürsorge der obersten sozialen Schicht zugänglich zu machen. Oder man denke an die vielen teratogenen Substanzen. Manche Wissenschaftler vertreten mit Nachdruck die Meinung, es sei eine so ungeheuer langwierige und mühsame Sache, die spezifische Wirkung verschiedener Substanzen auf den Fötus zu untersuchen, daß es die beste Lösung sei, schwangere Frauen zu einer freiwilligen Medikamentenabstinenz zu überreden. »Wenn ein Medikament einen erwachsenen Organismus angreift, greift es wahrscheinlich erst recht einen empfindlicheren Organismus wie den des Fötus an. Selbst wenn es auf einen Erwachsenen nicht schädlich wirkt, sollte man es nicht einnehmen. Während der Frühschwangerschaft ist der Fötus so empfindlich ..., daß er nur dann sicher ist, wenn sich die allgemeine Überzeugung durchsetzt, das undifferenzierte Einnehmen von Medikamenten sei eine krankhafte Verhaltensform, die in einer gesunden Gesellschaft nichts zu suchen hat.«* Also soll eine Schwangere die Hände von Beruhigungs-, Schlaf-, Aufputsch- und Schmerztabletten lassen, ja, eigentlich überhaupt keine Medikamente nehmen, alle künstlich konservierten oder gefärbten Lebensmittel meiden, auf ausreichende Vitaminzufuhr achten und nirgends hingehen, wo man sich mit Grippe, Mumps, Röteln, Masern oder Erkältung anstecken könnte. Das mag übertrieben klingen, aber all das sind mögliche Teratogene – freilich muß man

* John H. Edwards, Facharzt für Humangenetik am Childrens Hospital in Birmingham, in »The Application of Knowledge«, aus einer von der U.S. National Foundation – March of Dimes herausgegebenen Artikelserie über Geburtsdefekte.

hinzufügen, daß einige davon nur auf Grund sehr unzulänglicher Tierversuche verdächtigt werden –, und zwar nur ein Bruchteil aller verdächtigen Faktoren. Es gibt sehr wenige Substanzen, von denen man mit Sicherheit weiß, daß sie beim Menschen zu Mißbildungen führen, aber unendlich viele, bei denen die Möglichkeit dazu besteht; bis sie als eindeutig unschädlich festgestellt sind, heißt die Parole »Hände weg davon«. Das ist an sich natürlich ein guter Rat. Aber wer kann ihn schon befolgen? Und wenn dazu niemand imstande ist, dann stößt man wieder auf die Notwendigkeit, sich auf die verdächtigsten Faktoren zu konzentrieren – und das heißt, die Forschung viel intensiver zu betreiben.

Natürlich wird man beide Maßnahmen ergreifen. Kein Politiker kann es sich leisten, auf die Stimmen zu verzichten, die er durch sein Eintreten für die Einrichtung eines leistungsfähigen Gesundheitsdienstes gewinnt; ebensowenig kann er über die Tatsache hinwegsehen, daß überall, wo ein solcher Gesundheitsdienst besteht und in Anspruch genommen wird, zumindest die Säuglingssterblichkeit am niedrigsten liegt (wie zum Beispiel in Schweden, Dänemark und Holland). Andererseits kann es sich keine Regierung leisten, die Forschung zu vernachlässigen oder die Notwendigkeit zu übersehen, sie in eine bestimmte Richtung zu lenken, wenn eine brauchbare Präventivmethode entdeckt wird, wie zum Beispiel eine Reihenimpfung gegen die Röteln. Viele Fachleute betonen jedoch, jeder müsse sich darüber im klaren sein, daß diese beiden Maßnahmen sich gegenseitig ausschließen, solange Geldmittel und Arbeitskräfte nur begrenzt zur Verfügung stehen. Bis zu einem gewissen Grad müssen wir zwischen ihnen wählen.

Vor 20 Jahren schrieb der Biologe J. B. S. Haldane in einem Vorwort zu einem Buch über geistige Defekte*: »Zur Zeit können wir weder verhindern, daß Kinder mit Defekten geboren werden, noch können wir, wenige Fälle ausgenommen, ihre Anomalien heilen. Wir wissen nicht, wie wir das anfangen sollen. Selbst wenn wir es wüßten, würden wir die notwendigen Bemühungen vielleicht lieber auf den Bau von Autobahnen, Düsenbombern oder auf die Produktion von Nylonstrümpfen verwenden.« 15 Jahre später schrieb er zu einer Neuauflage des Buches ein anderes Vorwort, das sich schon etwas hoffnungsvoller anhört. Wir hätten Fortschritte gemacht; aber obgleich wir jetzt nach und nach Mittel zur Verminderung der Häufigkeit geistiger Defekte entdeckten, »werden wir, wenn alle Maßnahmen, die wir uns heute vorstellen

* Lionel Penrose, *Biology of Mental Defect* (London, 1948). Das zweite Vorwort findet sich in der dritten Auflage von 1963.

können, getroffen sind, die Zahl der Kinder mit geistigen Defekten wahrscheinlich nur um etwa ein Viertel gesenkt haben«. Noch auf lange Zeit hinaus, vielleicht für immer, werden uns die Kinder mit Defekten zu schaffen machen. Die Biomedizin hat noch etliche Überraschungen für uns bereit, die uns vielleicht weiterhelfen können, aber sie wirft auch schwierige und erschreckende Probleme auf. Davon wird im nächsten Kapitel die Rede sein.

# 7 Angeborene Defekte

Zu den erstaunlichsten Leistungen des Menschen gehört der Sieg über die Infektionskrankheiten. Hier vor allem ist der Grund zu suchen, warum wir heute in den hochentwickelten Ländern eine hohe Lebenserwartung haben und nicht mehr damit rechnen müssen, unsere Kinder schon in den ersten Jahren zu verlieren. Die Wahrscheinlichkeit, daß ein Säugling das erste Lebensjahr überlebt, ist in den letzten 100 Jahren in England um das Sechsfache gestiegen; ein Kleinkind überlebt mit dreißigmal höherer Wahrscheinlichkeit das 14. Lebensjahr, und für den Jugendlichen hat sich die Chance, das 55. Lebensjahr zu erreichen, verfünffacht. Man bleibt heute am Leben.

Wenn das auch, aufs Ganze gesehen, ein großartiger Erfolg ist, so hat es doch ungeheure Probleme aufgeworfen. Da ein angemessenes Gegengewicht fehlte, hatte die erfolgreiche Bekämpfung der Sterblichkeit Bevölkerungsexplosionen oder, wo diese verhindert werden konnten, eine Überalterung der Bevölkerung im Gefolge. Aber sie gab auch den Anstoß zu einer dritten, für den einzelnen weit tragischeren Explosion: zu einem stetigen Anwachsen der Zahl körperlich und geistig verkrüppelter Kinder. Dieses Überhandnehmen von Defekten ist etwas völlig Neues, und es wird uns sehr schwerfallen, damit zurechtzukommen und es in Grenzen zu halten.

Das Unglück liegt darin, daß die Antibiotika usw. zwar verschiedene *erworbene* Defekte wie zum Beispiel Poliomyelitis und Meningitis erfolgreich bekämpfen, daß sie aber noch häufiger Menschen das Leben retten, die schon mit schweren Defekten *geboren* werden. Diese normalerweise empfindlichen, anfälligen Opfer genetischer oder anderer kongenitaler Schäden überleben heute, durch Antibiotika nach allen Seiten hin abgeschirmt. Gleichzeitig vergrößern Internisten und Chirurgen das Problem, indem sie, zur Rettung und Erhaltung des Lebens um jeden Preis verpflichtet, dort noch weiterkämpfen, wo die Antibiotika wirkungslos werden. Jedes dritte mongoloide Kind mit Herzfehler zum Beispiel, das heute einst tödliche Krankheiten übersteht, überlebt dank dem Skalpell des Chirurgen, der wohl sein Herz, nicht aber sein Gehirn heilen kann. Und so wächst die Zahl der Mongoloiden, und sie wächst rasch (obgleich viele Chirurgen eine Operation ablehnen). In den letzten 30 Jahren hat sich die Zahl der mongoloiden Kinder im Alter von zehn Jahren in England mehr als vervierfacht.

Das gleiche gilt für viele andere Defekte. Das Endergebnis des medizinischen Fortschritts ist eine zunehmende Belastung durch die Behandlung, Schulung und Pflege von Kindern mit oft schrecklichen Dauerbehinderungen, mit denen sie, ihre Familien und die Gesellschaft jahrelang leben müssen. Und ich meine wirklich »mit ihnen leben«, denn der Fortschritt bringt auch die feste Überzeugung mit sich, daß man diese Unglücklichen nicht in Anstalten dahinvegetieren lassen, sondern, wenn irgend möglich, in der Gemeinschaft und im Elternhaus aufziehen sollte.

Nur ein unverbesserlicher Optimist kann daran zweifeln, daß dieses Problem erst noch viel schlimmer werden wird, ehe eine Besserung eintritt. Auf lange Sicht werden alle Entwicklungen, die wir bisher betrachtet haben – von den Methoden zur Warnung vor verhängnisvollen genetischen Kombinationen bis zur Gen-Chirurgie, von der Möglichkeit, fötale Mißbildungen und damit Indikationen zur Schwangerschaftsunterbrechung zu entdecken, bis zur Fötalchirurgie –, vielleicht viele Geburtsfehler verhüten. Aber in unserer unvollkommenen Welt werden sie nie ganz auszuschalten sein. Und obgleich die »Macht zum Heilen« bei Medizinern und Chirurgen schnell zunimmt, werden wir, wenn überhaupt jemals, doch erst in sehr ferner Zukunft bei der Behandlung oder Heilung aller körperlichen oder geistigen Defekte so Großartiges leisten können, daß sie nicht mehr ins Gewicht fallen – daß sie so geringfügig werden wie heute zum Beispiel das Tragen einer Brille, wenn man kurzsichtig geboren ist.

Mittlerweile klingen unsere vielen schönen Worte – daß man alles Menschenmögliche tun müsse, um Defekte zu bessern und ihre Opfer für das Leben in der Gemeinschaft tauglich zu machen – verdächtig nach Gleichgültigkeit und Heuchelei, wenn man einmal genau nachprüft, was wir von diesen schönen Reden in die Praxis umsetzen. Zwar gibt es viele Bemühungen, das zu bessern, aber es wird trotzdem noch lange dauern, bis wir alle jedem von Geburt an behinderten Menschen aufrichtig und ohne Scham werden ins Auge sehen können. Und vielleicht können wir es uns einfach nicht leisten, so lange zu warten. Vielleicht müssen wir andere, naheliegende, aber vielleicht weniger beschämende Maßnahmen ergreifen, um diese explosive Zunahme einzuschränken.

Um dies zu untersuchen, habe ich einige typische Defekte ausgewählt, die mir die Hauptgesichtspunkte des Problems zu beleuchten scheinen.

Wie bei vielen Herzfehlern hat hier die Chirurgie einen triumphalen Erfolg errungen – eine einzige Operation kann ein Kind mit einem tödlichen Defekt völlig heilen. Die Pylorusstenose ist die Folge eines Gen-Fehlers: Der Muskel, der das Verbindungsstück zwischen Magen und Dünndarm verschließt, ist zu kräftig; wenn er sich kontrahiert, erbricht daher der betroffene Säugling – oft im Strahl durch das ganze Zimmer. Der Defekt tritt bei fünf von 1000 männlichen Säuglingen, aber nur bei einem von 1000 Mädchen auf und ist tödlich, wenn er nicht behandelt wird. Das Kind verhungert buchstäblich. Vor 40 Jahren fand man eine Operationsmethode, bei der man den Muskel durchtrennt und schwächt; dies bewirkt eine vollständige, dauerhafte Heilung. Die Operation ist derart zur Routine geworden, daß sie die häufigste einzelne Indikation in der Säuglingschirurgie ist.

Hier gibt es keine beunruhigenden Probleme außer vielleicht dem einen: Indem sie einen einst tödlichen Gen-Fehler zur Geringfügigkeit macht, läßt die moderne Chirurgie das »schlechte« Gen häufiger werden. Die Operierten erleben jetzt das fortpflanzungsfähige Alter, und nach einer Untersuchung von Dr. C. D. Carter in England* sieht es so aus, als betrüge die Zuwachsrate an Kindern, die mit dem Defekt zur Welt kommen, 12 Prozent in jeder Generation. Für uns ist das kein Grund, die Operation zu unterlassen oder etwa den Versuch zu machen, überlebende Operierte an der Fortpflanzung zu hindern. Aber es wäre denkbar, daß unsere Nachkommen in diese Lage kommen.

## *Frühgeburten*

Vorzeitige Geburt ist die hauptsächliche Todesursache im Säuglingsalter. Da die Ärzte und ihre Patienten wünschen, daß die Kinder am Leben bleiben, sind die Frühgeborenen Gegenstand einer umfassenden und zunehmend verfeinerten Rettungsaktion. Immer mehr Frühgeborene werden heute in jenen supermodernen Krankenzimmern aufgepäppelt, in denen man das Kinderbettchen vor lauter elektronischen Geräten ringsherum und das Kind selbst

* *British Medical Bulletin* (1961), 17, 251–253. Carter gibt die Zahl von 12 Prozent nicht an, aber sie ergibt sich eindeutig aus seiner Arbeit, in der er untersucht, wie viele Kinder mit und ohne Defekt die überlebenden Operierten haben.

vor all den Elektroden nicht mehr sehen kann, an die es angeschlossen ist und zu denen noch all die Sonden und Schläuche kommen, die in es hineinführen – ein Sauerstoffschlauch in die Nase, eine Nahrungssonde in den Magen, eine Kanüle in die Nabelvene zur Überwachung des Blutes oder zur Gabe von Medikamenten oder für Transfusionen. Ein Experte hat einmal gesagt, Röntgenaufnahmen gefährdeter Frühgeborener sähen heutzutage aus wie die Schaltpläne von Stereoanlagen.

Diese gründlichen Maßnahmen retten tatsächlich Tausende von Leben. Viele Frühgeburten brauchen nur gute Pflege in einem guten Inkubator, um mit sehr hoher Wahrscheinlichkeit ein völlig normales Leben führen zu können. Aber im ganzen führt die Rettung Frühgeborener zu einem Anstieg der Residualdefekte. Eine vor kurzem durchgeführte umfassende amerikanische Untersuchung* von 20 000 Schwangerschaften zum Beispiel ergab, daß Frühgeborene während des ersten Lebensjahres etwa dreimal so häufig neurologische Anomalien zeigen wie termingerecht Geborene, jedoch über sechsmal so häufig bei einem Geburtsgewicht von unter 2000 Gramm. Je wirksamere Waffen den Ärzten zur Rettung Frühgeborener zur Verfügung stehen, um so höher werden diese Zahlen fast zwangsläufig steigen, denn man wird die Waffen dazu benützen, mehr und mehr viel zu früh geborene Kinder am Leben zu erhalten, die häufig Defekte, wie zerebrale Lähmungen, Epilepsie und physische Anomalien, aufweisen. Kinder, die ohne die superintensiven Pflege- und Heilmethoden gestorben wären, werden immer häufiger mit ungeheilten oder bestenfalls leicht gebesserten Defekten am Leben bleiben.

Die meisten Ärzte, die Frühgeborene behandeln, sind sich dieser schwierigen Lage durchaus bewußt, und manche finden einen Ausweg. Die Kosten für die notwendige Intensivbehandlung können sich auf 20 000 oder gar 30 000 Mark für ein Neugeborenes belaufen, das wenig Aussicht hat, zu überleben, geschweige denn ohne Schädigung zu überleben; und dabei reicht heute die Zahl der Apparate bei weitem nicht für alle Fälle aus. Daher werden Inkubatoren nicht allzu selten ausgeschaltet, um Platz für hoffnungsvollere Fälle zu schaffen – manchmal ohne Wissen der Eltern. Nichtsdestoweniger wünschen sich die Ärzte im großen

* Vorläufige Ergebnisse (berichtet im April 1968) des Collaborative Project on Cerebral Palsy, Mental Retardation, and other Neurological and Sensory Disorders of Infancy and Childhood, durchgeführt von den U.S. National Institutes of Health. Anomalien wurden bei 2 Prozent aller Schwangerschaften, 5,7 Prozent aller Frühgeborenen unter 2500 Gramm und 12,5 Prozent aller Kinder mit Geburtsgewicht unter 2000 Gramm festgestellt.

und ganzen mehr Geld für mehr Apparate, Pflegepersonal usw., damit sie keine Kinder mehr aufzugeben brauchen und sie alle mit den höchstentwickelten Geräten behandeln können, die sie für nötig erachten.

Hierin liegen einige schreckliche Ungereimtheiten. Einmal retten diese hochentwickelten Inkubatoren Kinder, die unter einer in puncto Schwangerschaftsunterbrechung liberaleren Gesetzgebung als Fehlgeburten hätten gelten können, da sie die Sieben-Monats-Frist der Schwangerschaft nicht erfüllt haben, nach der sie gemäß der üblichen Auffassung erst unabhängig von ihrer Mutter lebensfähig werden und nach der eine Schwangerschaftsunterbrechung zu Totschlag oder Mord wird. In einem amerikanischen Krankenhaus habe ich ein »gefährdetes« Kind gesehen, das vier Monate zu früh zur Welt gekommen war und nur 750 Gramm wog; seine Pflege kostete täglich 100 Dollar. Niemand gab ihm eine große Überlebenschance, und die Eltern, die sich vor der Rechnung und dem Residualdefekt im Überlebensfall fürchteten, wollten den Apparat ausschalten lassen. Wenn das »Kind« noch in der Mutter gewesen wäre, hätte sie eine Schwangerschaftsunterbrechung vornehmen lassen können; jetzt, da es geboren war, vertraten die Ärzte die Einstellung »Rettung um jeden Preis«.

Die größte Ungereimtheit liegt darin, daß diese kämpferische Methode, die alle Frühgeborenen retten will, notwendigerweise immer mehr Defekte zur Folge hat, je wirksamer sie wird. Zum Zeitpunkt der Geburt eines unreifen Kindes können die Ärzte einen möglichen Hirnschaden nicht feststellen; daher kommt es sofort in den Inkubator, damit es eine Überlebenschance hat. Erst später, wenn es nicht gestorben ist, zeigen sich die Hirnschädigungen. Man hat heute jedoch einiges recht gewichtige Beweismaterial dafür*, daß eine vorzeitige Geburt häufiger die *Folge* fötaler Anomalien als die *Ursache* für spätere Defekte ist. Epilepsie, zerebrale Lähmungen und viele physische Anomalien des »Frühgeborenen-Syndroms« beruhen nicht so sehr auf vorzeitiger Geburt oder mangelhaften postnatalen Umweltbedingungen; diese Defekte sind vielmehr häufig die Ursachen einer Frühgeburt (die vielleicht auf Grund dieses Defektes durch eine hormonale Fehlsteuerung bei der Mutter in Gang kommt). Daher kann die Anwendung hochentwickelter Inkubatoren, so gut sie auch an sich sein mögen, nur Defekte konservieren – sofern nicht Ärzte und

* C. M. Drillien auf dem 1. Kongreß der International Association for the Scientific Study of Mental Deficiency; Montpellier, September 1967. Bericht in *World Medicine*, 31. Oktober 1967.

Eltern eine größere Bereitschaft zeigen, im Fall erkennbarer Defekte den Kampf aufzugeben und die Apparate abzustellen.

*Chemische »Heilungs«methoden – Phenylketonurie*

Viele Defekte kann man behandeln, indem man den biochemischen Haushalt des Betroffenen ständig beeinflußt – durch Medikamente, Hormone, Spezialdiäten und ähnliches. Das klassische Beispiel ist die Insulinspritze des Diabetikers; ein anderes ist die Gabe von Schilddrüsenhormon, die das Kind, das kein Thyroxin produzieren kann, davor bewahrt, ein Kretin zu werden; ein drittes sind die Transfusionen von Blut oder Gerinnungsfaktoren für den Hämophiliekranken. Hier reicht die Skala der Möglichkeiten von der relativ einfachen, billigen und gänzlich erfolgreichen Heilung beim ersten Beispiel bis zu den schwierigen, teuren und alles andere als erfolgreichen »Heilungen« in den beiden anderen Fällen. Hämophiliekranke können heute durchaus am Leben bleiben, aber sie selbst und ihre Angehörigen haben es schwer. Und Schilddrüsenhormone verhindern den Kretinismus durchaus nicht immer.

Spezifische chemische Defekte sind vermutlich die Ursache der meisten schweren Geisteskrankheiten, und der Gedanke, daß die Biomedizin unsere chemischen Heilungsmöglichkeiten bald entscheidend verbessern wird, liegt in der Luft. Auf diesen Punkt werden wir gleich zu sprechen kommen. Mittlerweile ist bedeutsam, daß viele Experten meinen, unsere chemischen Heilungsmöglichkeiten seien in manchen Fällen schon so wirkungsvoll, daß Alternativen dazu – von genetischer Prophylaxe bis zu Schwangerschaftsunterbrechung und Kindstötung – eigentlich undenkbar seien. Als Beispiel führen sie gewöhnlich die Phenylketonurie (PKU) an.

Dieser rezessive Gen-Defekt tritt bei etwa einem bis zwei von 10 000 Kindern auf (also jährlich bei 100 bis 200 Neugeborenen in England). Den Betroffenen fehlt ein Enzym, die Phenylalaninhydroxylase, die normalerweise in der Leber gebildet wird und Phenylalanin – einen Bestandteil der meisten eiweißhaltigen Nahrungsmittel – in Tyrosin umwandelt. Wenn dieser Defekt unbehandelt bleibt, häufen sich von der Geburt an Phenylalanin und andere toxische Substanzen im Blut an; einiges davon wird mit dem Urin ausgeschieden, aber der Rest »vergiftet« das Gehirn. Mit etwa sechs Monaten ist das Kind merklich retardiert; wenn es immer noch nicht behandelt wird, führt die Krankheit in den

weitaus meisten Fällen zu Idiotie (IQ unter 25) oder Imbezillität (IQ 25 bis 50). 2 Prozent kommen gut davon und haben einen nahezu normalen IQ; möglicherweise leiden sie an einer nicht zu Schädigungen führenden Variante des typischen Defekts.
In den meisten hochentwickelten Ländern gibt es heute Reihenuntersuchungsprogramme zur Entdeckung von Kleinkindern mit PKU. In einigen amerikanischen Staaten sind sie gesetzlich vorgeschrieben; in England, wo sie nur empfohlen sind, werden sie trotzdem mehr oder weniger allgemein durchgeführt. Die übliche Untersuchungsmethode ist der Phenistix-Test. Wenn das Kind etwa sechs Wochen alt ist, wird ein mit einer chemischen Substanz beschichteter Papierstreifen in eine nasse Windel gedrückt; verfärbt er sich grünlich-blau, so hat das Kind vermutlich die Krankheit. Leider weiß man heute, daß bei diesem billigen Schnelltest auf jeden entdeckten Fall ein oder zwei nicht entdeckte kommen – wahrscheinlich, weil mit sechs Wochen die Konzentration der »Gifte« noch zu gering ist, um mit Sicherheit entdeckt zu werden. Da man den Test wegen der Möglichkeit, daß eine Schädigung bereits eingetreten ist, nicht viel länger aufschieben kann, besteht ein dringendes Bedürfnis nach einem zuverlässigeren Frühtest. Diese Forderungen erfüllt der Guthrie-Test, der auf der Tatsache aufbaut, daß Phenylalanin im Blut eines Betroffenen das Wachstum eines Bakteriums, des *Bacterium subtilis*, hemmt. Dieser Test verlangt, daß man aus einem Einstich in die Ferse allen Kindern einen Tropfen Blut entnimmt, ihn auf Filterpapier trocknen läßt und in ein Zentrallabor einschickt. Er kann schon am zehnten Lebenstag vorgenommen werden und ist, wie man auf Grund der weitverbreiteten Anwendung in den Vereinigten Staaten weiß, völlig zuverlässig. Dieses Beispiel beweist, daß man nicht immer alles billig und bequem haben kann. Die administrativen Schwierigkeiten und die Kosten des Guthrie-Tests, dazu auch die Frage, ob die Leute damit einverstanden sein werden, daß man ihre Kinder in die Ferse sticht, beschäftigen viele Gesundheitsbehörden. Wenn eine PKU entdeckt ist, muß das Kind auf eine Spezialdiät gesetzt werden, die wenig Phenylalanin enthält. Wenn man mit dieser Diät etwa im dritten Lebensmonat beginnt und sie streng durchhält, wird die Gehirnfunktion theoretisch in keiner Weise beeinträchtigt. Da jedoch Phenylalanin in zahlreichen Nahrungsmitteln enthalten ist, ist es sehr viel schwieriger, diese Diät einzuhalten, als sie zu verordnen. Heute gibt es synthetische PKU-Diäten, die eine Erleichterung bedeuten; trotzdem bleibt es eine ungeheuer schwierige Aufgabe, ein Kind bei dieser Diät zu halten. Natürlich noch nicht am Anfang, wenn die Ärzte sagen, mit

dieser Diät werde sich das Kind normal entwickeln. Der Säugling kümmert sich nicht darum, was in seiner Flasche ist, solange er überhaupt etwas bekommt. Aber was wird später, wenn der Säugling älter wird und die Eltern völlig auf die Behandlung festgelegt sind?

Auch im günstigsten Fall kann, wie eine neue amerikanische Untersuchung zeigte*, die Spezialdiät bei allen Beteiligten zu schwerer emotioneller, seelischer und sozialer Belastung führen. Ein Kind, dem Milch, Eiskrem, Fleisch oder Fisch, Kuchen, Eier, Brot Gemüse und sogar Schokolade – außer vielleicht in kleinen, sorgfältig abgewogenen Mengen – verboten sind, hat es ungeheuer schwer. Viele können keine Kindergesellschaften besuchen, weil die Versuchung zu groß werden könnte; andere versuchen mit Geschwistern und Freunden Spielsachen gegen Eßbares zu tauschen; Naschereien aus dem Eisschrank sind die ständige Klage der Eltern; Mahlzeiten in der Schule sind ein schwieriges Problem. Zu Hause und in der Schule wird das Kind ständig daran erinnert, daß es anders ist als andere und daß es auf dem dünnen Seil der Diät über den Abgrund der Idiotie wandelt. Bei den Eltern andererseits führt der Zwang entweder zu äußerster Strenge – niemals auswärts essen, keine Freunde einladen usw. –, oder aber ihr Schuldgefühl und ihr Mitleid haben gelegentlich ein Nachgeben zur Folge.

Im schlimmsten Fall kann die ständige Belastung dazu führen, daß mit der Behandlung einfach aufgehört wird. Nicht selten verfallen PKU-Kinder der Idiotie, weil ihre Eltern nicht durchhalten können; manchmal müssen Kinderärzte ihnen sogar – in Kenntnis der Folgen – raten, die Diät aufzugeben, da sie wissen, daß die Eltern nicht imstande sind, das leidenschaftliche Verlangen des Kindes nach normalen Speisen zu zügeln. Allen Biologen und Ärzten, die mit »perfekten Heilungsmöglichkeiten« bei Stoffwechselkrankheiten prahlen, sollte dies eine Lehre sein; sie sollten daran denken, daß Kinder nicht nur biochemische Apparate und ihre Eltern kein bloßes Bedienungspersonal dieser Apparate sind.

Wenn man mit der Diät nach einiger Zeit aufhören könnte, wäre ja alles nicht so schlimm: Eine entbehrungsreiche Kindheit wäre vielleicht ein angemessener Preis für ein normales Erwachsenendasein. Aber zur Zeit weiß niemand, ob das möglich sein wird. Manche Biologen vermuten, daß die Diät aufgegeben werden könnte, da der Körper vielleicht eine Toleranz gegenüber hohen

* A. C. Wood u. a. »Psychological Factors in Phenylketonuria« in *American Journal of Orthopsychiatry* (1967), 36, 671–679.

Phenylalaninspiegeln entwickelt. Die Schwierigkeit liegt darin, wie man das untersuchen soll, wenn der Test Ursache sein könnte, daß ein »normales« Kind schwachsinnig wird. Man hat das Experiment zwar schon angestellt*, aber noch niemand hat gewagt, die Diät eines PKU-Kranken länger als einen Tag abzusetzen. Daher müssen die schrecklichen Einschränkungen, die eine »Heilung« auferlegt, vorerst eine lebenslange Belastung bleiben. Um so weniger kann man den Entschluß verteidigen, die Behandlung überhaupt erst anzufangen.

## Kumulative Überlebenskurve bei Mukoviszidose

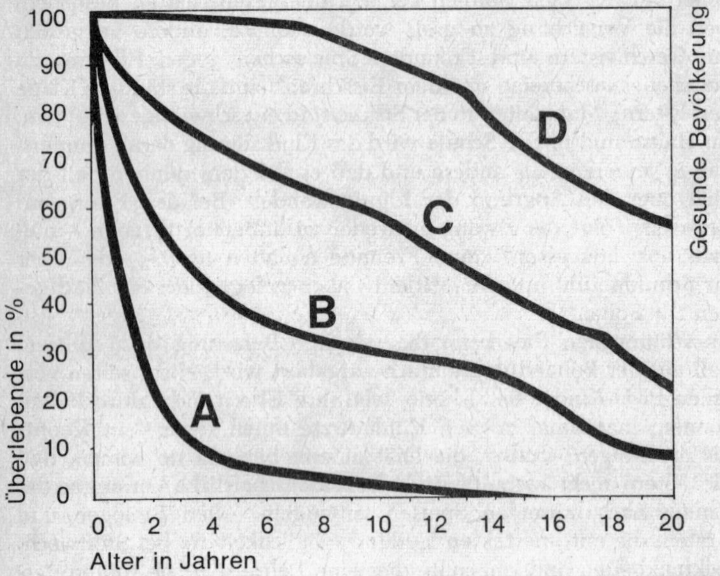


(Aus *World Medicine*, 16. *Mai* 1967.)

* 1966 unterbrach man am Hospital for Sick Children in London die Diät von 12 PKU-Kindern zeitweilig, so daß in ihrem Stoffwechselsystem ein kurzfristiger, plötzlicher hoher Anstieg des Phenylalaninspiegels eintrat. Sieben der zwölf Kinder entwickelten bald danach ein abnormes EEG, während die anderen fünf nur leichte Veränderungen zeigten. Die Forscher entschieden, daß die Spezialdiät in allen Fällen weitergeführt werden solle.

Mukoviszidose ist das Hauptbeispiel für einen angeborenen Defekt, bei dem behinderte Menschen durch immer höher entwickelte Dauerbehandlung länger am Leben erhalten werden. Da die Behandlung, wenn sie erst einmal begonnen hat, über Jahre hinweg weitergeführt werden muß, wachsen die Kosten von Jahr zu Jahr drastisch an; das Problem ist das gleiche wie bei den künstlichen Nieren.

Die Erkrankung beruht auf dem häufigsten aller rezessiven Gen-Defekte und befällt ungefähr eines von 2500 Kindern. Das Hauptsymptom ist eine Pankreasstörung. In Pankreas und Lunge, manchmal auch im Darm, bildet sich ein abnorm zäher Schleim; ferner sind Schweiß und Speichel stark salzhaltig, so daß heute durch einfache Tests alle Kranken bald nach der Geburt erfaßt werden könnten. Das Verfahren eignet sich auch für Reihenuntersuchungen aller Neugeborenen.

Ohne Behandlung betrug die durchschnittliche Lebenserwartung erkrankter Neugeborener sieben Monate. Wie die Abb. auf S. 196 zeigt (Kurve A), starben über 70 Prozent im ersten, mehr als 95 Prozent vor dem fünften Lebensjahr, und nur verschwindend wenige überlebten das zehnte Jahr. Die Lungen, die sich zunehmend mit Flüssigkeit füllen, werden entweder zerstört oder sind, in milderen Fällen, sehr anfällig für Lungenentzündungen. Die Überlebenschance erhöht sich stark, wenn man ständig Antibiotika gegen die Infektionsgefahr gibt und die fehlenden Pankreasfermente zuführt (Kurve B). Seit den 60er Jahren ist in schweren Fällen eine intensivere Behandlungsmethode üblich. Um die Lungen freizuhalten, werden sie mit Hilfe feinverteilter Nebel regelmäßig »ausgewaschen«; diese werden entweder als Aerosol durch Gesichtsmasken inhaliert, oder man läßt den Säugling oder das Kind jede Nacht in einem Nebelzelt schlafen. Manche Kinder werden, im Krankenhaus oder zu Hause, seit mehreren Jahren so behandelt. Bei sehr schweren Fällen nimmt man die Spülung vor, indem man in Narkose einen Schlauch in die Lungen einführt. Bei dieser neuen Behandlung sind die Überlebensraten noch höher (Kurve C). Falls die Behandlung sehr bald nach der Geburt in einem Stadium beginnt, in dem sich der Defekt heute dank dem neuen Schweißtest erkennen läßt, ehe eine merkliche Lungenschädigung eingetreten ist, erhöht sich die Überlebenschance noch mehr (Kurve D): Die durchschnittliche Lebenserwartung ist auf etwa 21 Jahre angestiegen.

Kann man hier von einer »Lebens«erwartung sprechen? Noch

niemand weiß, ob und wann bei stärker geschädigten Überlebenden die Behandlung abgebrochen werden kann. Ist das nicht möglich, so ist ihr Leben weitgehend, wenn auch nicht unerträglich, eingeschränkt. Selbst wenn sie in anderer Hinsicht völlig gesund wären, sind ihnen Unternehmungen wie zum Beispiel Reisen praktisch unmöglich: Wie ein Mensch mit künstlicher Niere sind sie gewissermaßen mit einer Nabelschnur an ihr Nebelzelt gebunden – und damit wahrscheinlich an ein Bett im Krankenhaus, das von Geburt an ihr eigentliches oder sogar ausschließliches Zuhause war. Aber sie sind nicht völlig gesund. In einer Lobeshymne auf den Erfolg dieser neuen Behandlung behauptete ein amerikanischer Experte für Mukoviszidose kürzlich, daß seine älteren Patienten häufig voll arbeitsfähig seien und sich *sogar* körperlich betätigen könnten. Beginnt die Behandlung erst spät oder ist sie nicht die bestmögliche, so ist die Prognose weit schlechter.
Dazu kommt auch noch die soziale Belastung. Da die Behandlung ununterbrochen weitergeführt werden muß, gibt in der Abb. auf S. 196 die Fläche unter jeder Kurve die Gesamtbelastung an, die dem Patienten aus der Krankheit erwächst, und natürlich steigen die Kosten pro Patient von Kurve A bis zur Kurve D sehr stark an – von nahezu Null, wenn überhaupt nicht behandelt wird, bis zu einigen 100 Pfund pro Jahr (vor allem für Medikamente) in den schwersten Fällen bei der intensiven Behandlung, die zum Überleben notwendig ist. Diese Kosten sind zwar keineswegs astronomisch hoch, aber viele Kinderärzte haben trotzdem schwere Zweifel, ob es moralisch gerechtfertigt ist, mit allen Mitteln zu versuchen, sämtliche Kranken von der Behandlungsform der Kurve A in die der Kurve D zu bringen.

### *Chirurgische Behandlungsmethoden – Spina bifida*

Dieser Defekt wirft einige der ernstesten praktischen, sozialen und moralischen Probleme in der gesamten Medizin auf. Er ist auch ein hervorragendes Beispiel dafür, wie wir heuchlerisch die Augen schließen vor den Folgen einer medizinischen Ethik, die auf Rettung eines jeden Lebens besteht.
Etwa drei von jeweils 1000 Kindern – das sind in England jährlich rund 3000 – kommen mit einer Wirbelsäule auf die Welt, die nicht richtig zusammengewachsen ist und so das Rückenmark nicht ganz einschließt. Sie ist noch gespalten (bifid); daher befindet sich auf dem Rücken der meisten dieser Kinder eine sozusagen aufgeschlitzte Stelle, an der das Rückenmark offen und verletzlich da-

liegt. Wenn man bei der Geburt einem solchen Unglück gegenübersteht, kann man drei Dinge tun. Man kann das Kind töten. Man kann gar nichts tun und hoffen, daß es stirbt. Oder man kann so schnell wie möglich operieren. Alle drei Möglichkeiten, auch die letzte, werfen schwere Probleme auf.

Läßt man die Tötung vorläufig einmal beiseite, so ist die Prognose für den Fall, daß gar nichts getan wird, sehr düster. Vier Fünftel der Kinder sterben glücklicherweise im ersten Lebensjahr, aber die anderen, die Widerstandsfähigen, bleiben am Leben. Fast alle sind von der Körpermitte an bis zu den Füßen gelähmt und inkontinent, da ihre bloßliegenden Nervenstränge geschädigt sind. Vier von fünf dieser Überlebenden bekommen einen Hydrozephalus: Ihre Köpfe schwellen an, manchmal so stark, daß die Kinder sie nicht mehr aufrecht halten können. Schwer retardiert, oft spastisch gelähmt und blind, müssen sie ihre Kindheit in Anstalten verbringen, die sich die meisten von uns nicht einmal vorstellen, geschweige denn anschauen wollen. Das Jugendalter erlebt fast keines dieser Kinder.

Die dritte Möglichkeit ist die sofortige Operation. Vor etwa zehn Jahren erfand man einigermaßen wirksame Ventile zur Ableitung der überschüssigen Zerebrospinalflüssigkeit, die den Hydrozephalus verursacht. Da diese bei ungefähr 80 Prozent der Spina-bifida-Kinder notwendig sind, können die Chirurgen heute, wo sie ihnen zur Verfügung stehen, nun auch darangehen, den Schaden an der Wirbelsäule auszubessern. Wenn dies aber nicht innerhalb weniger Stunden nach der Geburt geschieht, kann die Schädigung irreparabel sein: Die Stelle am Rücken schwillt an, übt einen Druck auf das Rückenmark aus und zerrt an den Nervenwurzeln. Das Meningitisrisiko nimmt von Stunde zu Stunde zu.

Chirurgische Behandlung kann zu spektakulären Erfolgen führen. Betrachten wir den Fall »Peter«: er hatte eine etwa 10 Quadratzentimeter große Geschwulst im Nacken – ein leichter Fall, aber immerhin so häßlich anzusehen, daß man Peter bis vor einigen Jahren aufgegeben hätte – ihn hätte sterben lassen. Statt dessen brachten chirurgische Behandlung und hingebungsvolle Pflege es fertig, ihn zu einem munteren, reizenden Kind zu machen, dem man von einer körperlichen Behinderung kaum etwas anmerkt. Andererseits können die Folgen herzzerreißend sein, wenn man nicht früh genug operiert. Nehmen wir den Fall »Sarah«: Die Eltern gaben auf und behielten das Mädchen ohne Behandlung zu Hause. Bei ihr entwickelte sich ein hochgradiger Hydrozephalus. Als sie mit 14 Wochen noch nicht gestorben war (wie ihre Eltern gehofft hatten), wurde sie zur Behandlung ins

Krankenhaus gebracht. Es war zu spät: Sie starb dort. Aber der Chirurg, der sie hätte operieren sollen, berichtete, daß er sie vor ihrem Tod ihre Beine habe bewegen sehen. Sie war nicht gelähmt. Wenn sie frühzeitig operiert worden wäre, hätte sie sich wie Peter zu einem nahezu gesunden Kind entwickeln können.

Von solchen Fällen angespornt, sehen sich die Chirurgen gezwungen, bei *jedem* Spina-bifida-Kind zur frühen Operation zu raten und zu operieren. Da sie zum Zeitpunkt der Geburt nicht sagen können, welche Kinder sich gut und welche sich schlecht entwickeln werden (außer bei den 5 bis 10 Prozent, die sehr starke Schädigungen haben oder zu früh geboren wurden), glauben sie, alle Kinder operieren zu müssen. Sie wissen aber auch, daß sie damit zwar wohl einige wie Peter retten werden, aber noch viel mehr, die bleibend und schwer geschädigt sein werden. Ein Chirurg sagte zu mir: »Manchmal glaube ich, wir sind zu weit gegangen. Ich weiß, daß ich einige Kinder am Leben erhalten habe, die sonst gestorben wären und die besser tot wären.« Ein anderer Chirurg meinte: »Die aktive Behandlung ist der einfachste Ausweg. Die meisten von uns haben nicht den moralischen Mut, an andere Lösungen zu denken.«

Trotz dieser Bedenken wächst die Zahl der Kinder mit Spina bifida, die sofort operiert werden, schnell an. Und ebenso rasch wächst zwangsläufig sowohl die Zahl der für immer behinderten Überlebenden wie auch die medizinische, soziale und familiäre Belastung, die damit verbunden ist. Das Zahlenmaterial über die Bedeutung des Problems ist sehr unterschiedlich. Für England gelten in etwa folgende Zahlen: Von den 3000 Spina-bifida-Kindern, die jährlich geboren werden, sind rund 1000 Totgeburten. Allerdings beruhen möglicherweise viele dieser Todesfälle nicht auf natürlichen Ursachen. Selbstverständlich gibt es keine Statistiken über Kindstötung, aber aufschlußreich sind die aus der Grafschaft Northhamptonshire gemeldeten Zahlen. Seit 1962 wurden fast alle Spina-bifida-Kinder, die dort zur Welt kamen, zur sofortigen Operation in ein berühmtes Londoner Krankenhaus gebracht; ebenfalls seit 1962 sank die »Totgeburtenrate« bei Spina bifida nahezu auf Null. Vor 1962 lag sie, wie üblich, bei einem von drei Kindern. Ob nun Eltern oder Hebammen dieses eine von drei Kindern nicht mehr töten, da sie die Spina bifida für heilbar halten und nicht töten *wollen*, oder ob die Eltern die Kinder nicht töten *können*, da sie wegen der sofortigen Verbringung nach London keine Gelegenheit dazu finden, weiß man nicht. Der Unterschied ist ziemlich wichtig.

Immerhin erleben 2000 Spina-bifida-Kinder die Operation, wenn man die Totgeburtenziffer von eins unter drei als gegeben annimmt. Wenn alle von den geschicktesten Teams operiert werden, können etwa 1200 (60 Prozent) bis zum Schulalter und noch länger leben. Ungefähr 500 von ihnen werden geistig normal, und ihre körperliche Behinderung wird so gering sein, daß sie ein nahezu normales Leben führen können. Weitere 500 werden ebenfalls geistig normal sein, körperlich jedoch an stärker oder schwächer – meist stärker – ausgeprägten Lähmungen unterhalb der Gürtellinie leiden und inkontinent sein. Die übrigen 200 sind körperlich schwer behindert und haben dazu einen Hirnschaden, der sie subnormal oder unerziehbar macht. Nach einer vorsichtigen Schätzung ermöglicht die Chirurgie also jährlich etwa 1200 Kindern ein langes Überleben, von denen 700 auf die intensivste und eigens auf sie zugeschnittene Pflege und Erziehung seitens ihrer Angehörigen und der Gesellschaft angewiesen sind*.

Ein Spina-bifida-Kind aufzuziehen kann, selbst wenn es geistig normal ist, unvorstellbar schwierig sein. Kommt das Kind mit ungefähr fünf Wochen nach Hause, so unterscheidet es sich kaum von anderen Kindern: Es macht seine Windeln naß und schmutzig, es lacht oder schreit, es kann nicht laufen – alles normal. Aber für die folgenden fünf Jahre hat man ausgerechnet, daß die Mehrzahl der überlebenden durchschnittlich zwei Jahre davon im Krankenhaus verbringt; der Aufenthalt dauert meist zwischen einer Woche und 14 Tagen. Der Abfluß des Hydrozephalus muß nachgesehen, wenn er verstopft ist, wieder durchgängig gemacht und entsprechend dem Wachstum des Kindes verlängert werden. Neue Stützapparate für die Beine sind anzupassen, und das Kind muß unter Anleitung lernen, sie zu gebrauchen. Physiotherapeuten werden sich bemühen, eine maximale Funktionstüchtigkeit der gesunden Muskeln zu erzielen. Die Überprüfung auf mögliche Blasen- und Nierenschäden kann langwierige Untersuchungen erforderlich machen. Bei Mädchen kann eine Operation nötig werden, die den Urinabfluß etwa in die Blinddarmgegend verlegt, wo der Urin in einem Beutel gesammelt wird. Viele Knaben mit Spina bifida müssen einen Plastikbeutel über dem Penis tragen. Da Fachkliniken nicht allzu zahlreich sind, ist ein Weg zum und vom Kran-

* Dies ist eine sehr vorsichtige Schätzung. Die meisten Spina-bifida-Kinder gelangen nicht in die Hände der besten Chirurgen; daher liegt die Zahl der Behinderten für das ganze Land höher: Als Gesamtzahl der minimal Behinderten nimmt man besser nur 25 Prozent anstatt der obengenannten 40 Prozent an. Und wenn man die Politik der »Rettung für alle«, wie sie zum Beispiel in Northampton betrieben wird, überall befolgen wollte, so daß alle 3000 Kinder operiert würden, so stiege die Zahl 700 auf etwa 1000 an.

kenhaus von je zwei Stunden nicht ungewöhnlich – und das mit einem gelähmten, inkontinenten Kleinkind. Ungenügende Wohnverhältnisse – eine Wohnung, die einige Treppen hoch liegt, kein eigenes Bad oder kein fließendes warmes Wasser hat – erleichtern nicht gerade die Pflege eines inkontinenten Kindes mit Beinschienen, und die zuständigen Behörden zeigen hinsichtlich der Bedürfnisse der Eltern solcher Kinder oft eine grausame Gefühllosigkeit. In England beantragte vor kurzem ein Ehepaar mit einem Spina-bifida-Kind, dessen Haus nur einen Abtritt in einem Schuppen im Hof hatte, bei ihrer zuständigen Behörde ein Darlehen von 200 Pfund für zweckmäßige sanitäre Anlagen; der Antrag wurde abgewiesen mit der Begründung, das Haus sei in 15 Jahren zum Abbruch vorgesehen. Das mag eine Ausnahme sein, aber fast alle Eltern von Spina-bifida-Kindern – wie auch die Eltern aller anderen schwer behinderten Kinder – geben an, sie entbehrten schmerzlich die wirklich durchdachte, fachmännische allwöchentliche Hilfe und Beratung, die sie nötig hätten.

Mit dem Schulalter ergeben sich neue Probleme. Da die von den Chirurgen vertretene Politik des »je eher, desto besser« auch auf die Erziehung zur Beherrschung der Inkontinenz und der Lähmungen zutrifft, neigt man heute dazu, Spina-bifida-Kinder in immer zarterem Alter in spezielle Schulheime zu geben. Allerdings existierte Anfang 1967 in ganz England nur eine einzige Spezialschule (mit 45 Plätzen) für inkontinente Kinder, meist Spina-bifida-Fälle. Im Laufe des Jahres wurden zwei weitere eröffnet, so daß jetzt im ganzen etwa 150 Plätze zur Verfügung stehen. Diese Schulen sind hervorragend. Sie haben ausreichend und gutes Personal, und man setzt sich mit großem Können und dankenswerter Hingabe dafür ein, die Behinderung der Kinder so weit wie möglich zu bessern. Kinder, die bettlägerig in die Schulen eintreten und als »vollständig gelähmt« aufgegeben sind, verlassen diese dank unermüdlicher Übungen, Physiotherapie und planvollem Blasentraining auf ihren eigenen Füßen – manchmal sogar ohne Beinschienen –, und ihre Inkontinenz ist entweder vollständig geheilt oder doch wenigstens so weit gebessert, daß sie nicht mehr gesellschaftsunfähig sind. Allerdings kann kein noch so intensives Training viel für das zukünftige Geschlechtsleben der Kinder tun: Nur wenige werden je einen Orgasmus erreichen, die Zeugung eines Kindes ist unwahrscheinlich, eine Schwangerschaft jedoch ist möglich.

Eine dieser Schulen hat jetzt eine Kindergartenabteilung eröffnet, die Zweijährige als Pfleglinge annimmt. Man begründet das damit, daß Mütter Flüssigkeitsaufnahme und Infektionen nicht unter

Kontrolle halten oder die gewöhnlich wundgelegenen Kinder nicht behandeln können: Aus ärztlicher Sicht sind diese Kleinkinder in der Schule am besten aufgehoben. Das ist das unvermeidliche Endergebnis der von den Ärzten vertretenen Anschauung, die heute für die Spina bifida gilt, daß man nämlich so früh wie möglich behandeln solle. Aus psychologischer Sicht ist es vielleicht keine gute Lösung.

Da die Gesamtzahl der Plätze in Spezialschulen in England etwa der Zahl an Spina-bifida-Kindern entspricht, die alle sechs Wochen das schulpflichtige Alter erreichen, wird mittlerweile die überwältigende Mehrheit dieser Kinder in Schulen für Behinderte aller Art geschickt. Zum Glück für die Behörden können sie die Plätze einnehmen, die für Opfer der Kinderlähmung geschaffen wurden und, dank der Massenimpfung, nicht mehr benötigt werden. Doch diese Lösung – mag sie auch verwaltungstechnisch günstig sein – ist grausam. Selbst wenn eine solche allgemeine Behindertenschule das Spezialtraining durchführen kann (was oft nicht der Fall ist), das alle Fachleute als ausschlaggebend für das zukünftige Leben des Spina-bifida-Kindes ansehen – nämlich für seine Gehfähigkeit und die Überwindung der Inkontinenz –, so teilen doch wenige der anderen Kinder seine besondere Schwäche: daß es, sogar noch im Jugendalter, häufig naß ist und schlecht riecht. In diesen gemischten Schulen sind Spina-bifida-Kinder vielfach aus der Gemeinschaft Ausgestoßene.

Kurzum, in keiner Gesellschaft wird mehr als einem winzigen Bruchteil der Spina-bifida-Opfer diejenige Fürsorge und Behandlung zuteil, die aus ihren Anlagen das Beste herausholen kann. Und es sieht nicht so aus, als würde sich das in absehbarer Zeit ändern. Wenn man in England Plätze in Spezialschulen für alle Spina-bifida-Kinder bereitstellen sollte, deren Leben die Chirurgen heute retten, müßte man 15 Jahre lang alle 14 Tage eine Schule mit 50 Plätzen bauen – und mit etwa zehn geschulten Leuten besetzen. Und damit müßte man jetzt beginnen.

Der bequemste und annehmbarste Weg, die erschreckende Zahl der unter diesen – und vielen anderen, hier nicht dargestellten – Defekten Leidenden zu vermindern, sind natürlich Methoden zur vollständigen Heilung. Freilich kann niemand voraussagen, was für spezifische Kuren es geben wird, wann es sie geben wird oder wie wirksam sie sein werden. Trotzdem ist man in der Welt der Biomedizin voller Optimismus der Überzeugung, daß man ziemlich bald eine ganze Menge werde unternehmen können – das geht so weit, daß die Leute für den zukünftigen Pädiater schon hochtrabende Namen prägen. Aus einem Kinderarzt wird vielleicht ein Bioingenieur oder, wenn es nach Professor Joshua Lederberg geht, ein Euphäniker werden.

### *Defektbehebung*

Niemand scheint sensationelle Fortschritte in der Chirurgie struktureller Defekte zu erwarten. Operationen, die man heute schon ausführen kann, werden so vervollkommnet werden, daß weniger Kinder dabei sterben und der Krankenhausaufenthalt kürzer wird. Aber im großen ganzen wird es eine sehr langsame und schwierige Angelegenheit sein, im Kampf gegen die schwereren, unbehandelbaren Anomalien – wie die komplizierteren Herzfehler oder die hirnschädigende Schädelmißbildung des Mongoloiden – an Boden zu gewinnen. Transplantate vor allem der Leber könnten viele Kinder retten, sobald (oder falls) sie regelmäßig erfolgreich sein werden; auch besteht die Möglichkeit, daß die Neurochirurgen lernen, Nerven zu verpflanzen und aneinanderzufügen, so daß sie in Tagen oder Wochen zusammenwachsen, was zur Zeit nur in wenigen Fällen gelingt und dann Monate dauert. Dies könnte eine tiefgreifende Bedeutung zum Beispiel für die Behandlung der Spina bifida haben.
Was die körperlich Behinderten betrifft, so werden mit Sicherheit auf dem Gebiet implantierter oder extern angeschlossener elektronisch-mechanischer Hilfsgeräte aller Art erstaunliche Fortschritte erzielt werden. Wiederum für die Spina-bifida-Kinder könnte es Transistorgeräte zur Kontrolle der Blasenfunktion geben, implantierte Verstärker für Nervensignale, die zwar zu den Beinmuskeln gelangen, jedoch viel zu schwach sind, um eine Bewegung auslösen zu können, oder sogar energiegetriebene »Exoskelette« aus Metall und Plastik, die an die Beine angeschnallt und an das Nervensystem angeschlossen werden, so daß etwa ein Schulterzucken das linke Bein in Bewegung setzt. Alles das wäre möglich. Aber obgleich die Thalidomidaffäre diesen Zweig der Technologie vorangetrieben hat, wird er doch immer noch stark vernachlässigt. Es gibt zwar neue verbesserte Mittel der prothetischen Versorgung, und manche Kinder mit defekten Gliedmaßen kommen sogar in ihren Genuß, aber solange jede Gesellschaft unendlich viel mehr darauf bedacht ist, all ihre Fähigkeiten auf dem Gebiet der Elektronik für die Entwicklung von Waffen, Autos und automatischen Werkzeugen einzusetzen, ist jedes Bild in einer Zeitung, das einen neuen, fortschrittlichen Typ einer Prothese zeigt, fast ein schlechter Witz, sofern der beigefügte Text nicht einen beträchtlichen

finanziellen Einsatz dafür ankündigt. Jedenfalls scheint klar zu sein, daß auf absehbare Zeit hinaus künstliche Hilfsmittel immer noch ein beschwerlicher, auffälliger, unzureichender Ersatz für das gesunde Glied sein werden.
Die eigentliche Hoffnung der Euphänologie und der Defektbehebung richtet sich auf die biochemische Medizin; man hofft, mehr, bessere und vom Üblichen noch stärker abweichende Behandlungsmethoden von der Art zu finden, wie wir sie heute schon anwenden, um dem Diabetiker, dem Hämophiliekranken, dem Phenylketonuriekranken oder sogar dem Kind aus den Elendsvierteln zu helfen, das von Rachitis bedroht ist, aber nicht erkrankt, weil es einen Löffel Lebertran schluckt. Mit anderen Worten, Behandlungsmethoden, die wir heute als selbstverständlich hinnehmen, werden durch die neuen Erkenntnisse und Fähigkeiten der Molekularbiologen bis an die Grenze ihrer Möglichkeiten erweitert werden.
Ganz allgemein gesagt gibt es drei Hauptmöglichkeiten für die zukünftige Behandlung biochemischer Defekte. Der ersten sind wir bei der PKU schon begegnet. Weil ein Enzym fehlt, häuft sich die Substanz an, auf die es normalerweise einwirkt, und verursacht Schädigungen; daher heißt es, diese Substanz zu eliminieren. Diesen Weg wird man sicher noch bei vielen anderen Krankheiten beschreiten, bei denen man bislang nicht weiß, um welche Substanz es sich handelt. Allerdings ist dies kaum eine befriedigende Allheilmethode, sofern die Einschränkung nicht sehr geringfügig ist.
Bei anderen Defekten liegt der Fehler darin, daß eine zu geringe Menge einer lebenswichtigen chemischen Substanz gebildet wird. Beispiele dafür sind der Kretinismus, die Hämophilie und der Diabetes. Hier könnte man beispielsweise die fehlende Substanz einfach ersetzen. Aber selbst wenn man genau weiß, was ersetzt werden muß, ist das leider nicht immer möglich, da die Substanz vielleicht nur in beschränkter Menge zur Verfügung steht oder manchmal vom Körper nicht ohne weiteres aufgenommen wird. Der Durchbruch für die Diabetiker beruhte nicht so sehr auf der Entdeckung, daß sie Insulin benötigen, als auf der Erkenntnis, daß auch Pferdeinsulin diesen Zweck erfüllte. Ähnlich war es mit der Hämophilie: Die Zeiten, in denen vor dem Krankenzimmer eines blutenden Hämophiliekranken die Blutspender Schlange standen, sind vorbei; inzwischen hat man herausgefunden, daß der fehlende Gerinnungsfaktor durch schnelles Tiefkühlen des Blutes konzentriert werden kann. Heute benötigt der Hämophiliekranke nur eine Injektion von antihämophilem Globulin.

Auf diesem Gebiet wird man große, manchmal recht außergewöhnliche Fortschritte erzielen. Wo man mit tierischem Material auskommt, dürfte es kaum Engpässe geben. Manchmal jedoch werden sicherlich Schwierigkeiten bezüglich der Artspezifität auftreten: Die tierischen Substanzen, hauptsächlich Eiweißstoffe und Enzyme, unterscheiden sich geringfügig von den menschlichen. Das könnte bei Langzeitbehandlung Schwierigkeiten bereiten, so daß man die Substanzen unter Umständen aus menschlichen Leichenorganen gewinnen muß. Eine annehmbarere Alternative wäre die synthetische Herstellung, und wahrscheinlich wird man sich in weitem Umfang darauf verlegen. Die Schwierigkeiten sind gewaltig. Frederick Sanger brauchte sechs Jahre, um die erste chemische Formel einer Eiweißverbindung, des Insulins, zu erarbeiten, und weitere elf Jahre dauerte es, ehe von den Chinesen im Jahre 1966 zum erstenmal Insulin synthetisiert wurde. Und dabei ist das Insulin ein sehr einfaches Protein mit nur 777 Atomen. Heutzutage, wo man automatische Instrumente zur Aufdeckung der Struktur dieser ungeheuer komplizierten Substanzen besitzt und andere Instrumente, mit denen man die richtigen Bruchstücke in der richtigen Reihenfolge für die Synthese zusammensetzen kann, ist die Sache viel einfacher. Aber sogar die Optimisten sind der Meinung, daß noch viel Zeit vergehen wird, bis man die einfachsten Verbindungen einigermaßen preiswert oder die kompliziertesten, wie zum Beispiel das Hämoglobin, überhaupt herstellen kann. Eine andere Möglichkeit wäre vielleicht, menschliche Enzyme in großen Gefäßen mit menschlichen Gewebekulturen zu speichern; ein »Pankreasgefäß« zum Beispiel würde dann Insulin produzieren, ein »Milzgefäß« den antihämophilen Faktor für Bluter. Auch das ist viel leichter gesagt als getan. Obgleich die Züchtung menschlicher Zellkulturen heute in der Biologie durchaus nichts Ungewöhnliches ist, werden doch fast ohne Ausnahme Krebszellverbände gezüchtet. Eine Kultur spezialisierter Zellen an der Verkrebsung zu hindern könnte sich als ausgesprochen schwierig erweisen. Ebenso schwierig könnte es sein, sie überhaupt erst einmal zum Wachstum anzuregen: Leber- und Pankreaszelle und Zellen des Zentralnervensystems zum Beispiel – die viele für Gen-Defekte entscheidend wichtige Enzyme bilden – vermehren sich im Körper, wenn überhaupt, nur sehr langsam und stellen ihr Wachstum in Kulturen rasch ein. Manche Biologen rechnen damit, daß der einzige Ausweg darin bestehen könnte, die Gefäße mit Organen menschlicher Embryonen zu bepflanzen, deren Zellen sich sehr schnell vermehren.

Neben dem Ersatz fehlender Substanzen könnte die Einfügung

oder Ausschaltung von Genen eine zweite »Heilungs«methode dieser Enzymmangeldefekte sein. Eine der grundlegenden biologischen Entdeckungen der letzten Jahre ist, daß zwar jede Zelle mit dem gleichen Satz genetischer Informationen ausgestattet ist, daß aber infolge komplizierter Reglersysteme, die manche Gene an ihrer Funktion hindern und andere stimulieren, die chemische Aktivität der einzelnen Zellen unterschiedlich ist. In der Biologie spielt gegenwärtig die Vorstellung eine große Rolle, daß es eines Tages möglich sein werde, dieses System der Stimulation und Depression (oder des »Ein- und Ausschaltens«) zu modifizieren und auf diese Weise viele Defekte zu heilen. Ein Defekt zum Beispiel, der darin besteht, daß die Leberzellen nicht in der Lage sind, ein unentbehrliches Enzym zu bilden, könnte auch daher rühren, daß der Stimulationsmechanismus nicht in Ordnung ist, und nicht etwa nur daher, daß die zuständigen Gene fehlen. Es wäre dann vielleicht möglich, diesen Mechanismus entweder in der Leber oder sogar in einer anderen, leichter erreichbaren Zellgruppe in Gang zu setzen. Es gibt in der Tat ein oder zwei seltene Gen-Defekte, bei denen man diese Methode mittels medikamentöser Behandlung (und sogar mit einigem Erfolg) am Menschen erprobt hat. Zur Zeit kann man nur sagen, daß weitere Erfolge zu erwarten sind – irgendwann.

Die dritte Hauptmöglichkeit der Biotechnik ist die radikalste von allen. Bei allen Behandlungsarten, die ich erwähnt habe, ist bisher eine regelmäßige tägliche Diät oder Medikamentengabe nötig gewesen (oder wird nötig sein), mit all den Einschränkungen, die das für gewöhnlich mit sich bringt. Die perfekte »Heilung« wäre im Idealfalle eine dauerhafte Änderung der biochemischen Funktionen des Betroffenen, die an der Wurzel des Defektes ansetzt. Bei dem PKU-Kranken zum Beispiel müßte man für einen dauernden Vorrat des Enzyms sorgen, das ihm fehlt, der Phenylalaninhydroxylase. Da Enzyme Katalysatoren sind, das heißt, Substanzen, die eine chemische Reaktion beschleunigen, ohne selbst abgebaut zu werden, ist es unnötig, große Mengen davon zu geben. Im Gegenteil, eine geringe Menge davon am rechten Platz könnte theoretisch jahrzehntelang vorhalten. Andererseits wird das einen chirurgischen Eingriff nötig machen, da die Enzyme ihre optimale Wirkung nur innerhalb der richtigen Organe entfalten (oder überhaupt nur dort wirken): Vom Schlucken eines Enzympräparats oder dem Einreiben einer Salbe mit Dauerwirkung ist nicht die Rede.

Hier könnten mehrere Techniken Anwendung finden. Einmal könnte man die Enzyme in Mikrokapseln aus Kunststoff einbetten, so daß sie langsam in den Blutstrom sickern. Das ist nicht so günstig, wie wenn man sie direkt in die richtigen Organe bringt, aber nach Experimenten an Hunden scheint es einigermaßen gut zu funktionieren (zumindest mit dem einen Enzym, mit dem man den Versuch angestellt hat). Allerdings liegt das Problem darin, die Abgabegeschwindigkeit so zu regulieren, daß die Enzymspiegel im Körper immer die richtige und gleiche Höhe haben. Eines Tages mag die Kapselforschung dieses Problem lösen, heute jedoch scheint der einzig gangbare Weg der zu sein, einen Behälter für die Kapsel außerhalb des Körpers zu befestigen und mittels Plastikschläuchen, die an eine Arterie oder Vene angeschlossen werden, Blut hindurchzuleiten. Eine andere mögliche Technik ist die Transplantation. PKU-Kranke zum Beispiel kann man vielleicht durch eine Lebertransplantation heilen, da die Phenylalaninhydroxylase in der normalen Leber gebildet wird. Entsprechend könnte man den Hämophiliekranken durch eine Milztransplantation heilen, und es gibt eine ganze Reihe von Gen-Defekten, die man durch eine Nierentransplantation heilen könnte. In ferner Zukunft besteht die Möglichkeit, dem Patienten das entsprechende Gewebe zu entnehmen, die Gen-Funktion dieser Zellen durch technische Verfahren zu ändern und dann das Gewebe wieder an seinen ursprünglichen Platz zu verpflanzen. Auf diese Weise würde ein Teil des Körpers neu programmiert werden, so daß seine genetischen (das heißt chemischen) Funktionen normal wären.

All dies gibt eine leise Vorstellung von unserer zukünftigen Macht, Defekte zu heilen. Aber ehe eine solche Möglichkeit praktisch durchführbar ist, kann niemand voraussagen, wie erfolgreich, wie erschwinglich oder wie annehmbar jede dieser Techniken sein wird. Wie in aller Welt jedoch sollen wir in der Zwischenzeit, auf halbem Weg zwischen der Vergangenheit, in der die Natur das Problem gewöhnlich durch den Tod löste, und der Zukunft, in der die Ärzte vielleicht in immer mehr Fällen annehmbare Heilungsmethoden bieten, mit der wachsenden Belastung durch Defektkranke fertig werden?

Gegenwärtig unterstützt die offizielle öffentliche Moralanschauung in allen ihren Ausprägungen – dem Gesetz, der ärztlichen Ethik, der Kirche usw. – uneingeschränkt das Recht jedes Kindes auf Leben. Offiziell weisen wir alle die Lösung der Griechen, mißgebildete oder verunstaltete Kinder auszusetzen, als zu barbarisch weit von uns. Offiziell vertreten wir alle uneingeschränkt die christliche Ethik, nach der zumindest vom Zeitpunkt der Geburt an alles Leben heilig ist und sogar das nur dahinvegetierende Zyklopen-Kind mit seinem einzigen Auge auf der Stirn ein unver-

letztliches Recht auf sein Leben hat. Die Gesellschaft darf zwar töten, wenn sie bedroht ist, die Mikrogesellschaften oder Familien jedoch, aus denen sie sich zusammensetzt, dürfen es nicht – selbst wenn sie sich durch das Eindringen einer Mißgeburt in ihre Mitte aufs ärgste bedroht sehen.
Natürlich denken und handeln wir insgeheim ganz anders – und sehr unterschiedlich. Manche Leute behaupten, das Aufziehen eines schwer subnormalen Kindes verschaffe ihnen ein erhebendes Gefühl und einen seelischen Gewinn, was immer es sie oder ihre anderen Kinder auch kosten und wie immer das Ergebnis für das betroffene Kind selbst sein möge. Andere, die meiner Meinung nach oft weniger sentimental und im Grunde menschlicher empfinden, halten es für besser, die Qual zu vermeiden, die es (nicht zuletzt für das Kind) bedeutet, ein auch nur mäßig schwer defektes Baby zu einem »glücklichen und nützlichen Glied der Gesellschaft« machen zu wollen, anstelle dessen die Qual der Tötung des Neugeborenen auf sich zu nehmen und später ein anderes, normales Kind zu haben, ein lohnenderes Objekt für ihre Liebe und Hingabe. Die meisten Menschen vertreten eine Ansicht, die irgendwo dazwischen liegt, und fühlen sich dabei vielleicht recht unbehaglich. Wegen dieses weiten Spielraums stellen sich das Gesetz und die anderen Hüter der offiziellen Moral gegenüber der Tatsache, daß immer wieder Kindstötungen vorkommen, bis zu einem gewissen Grade blind, sofern es nicht allzu auffällig geschieht oder wenn sie nicht durch eine weitverbreitete Katastrophe wie im Falle des Thalidomids auf die Wahrscheinlichkeit von Kindstötungen vorbereitet sind.
Ich beabsichtige nicht, all die Argumente für und wider die Kindstötung und ihre einzige Alternative, die Ethik des »Rettens und Erhaltens« um jeden Preis, durchzugehen. Verstandesmäßig sprechen alle Argumente für die Kindstötung und dafür, daß man die gewaltigen Anstrengungen zur Erhaltung des Lebens von Kindern, die nie normal sein werden, lieber auf die Schaffung günstigerer Lebensbedingungen für gesunde Kinder verwenden sollte. Während wir die Kranken am Leben erhalten, verkümmern gesunde Kinder aus Mangel an Nahrung, Liebe und Unterricht, und manche werden in den Gettos unserer »zivilisiertesten« Städte bei lebendigem Leibe von Ratten aufgefressen. Gefühlsmäßig sprechen die meisten Argumente gegen die Kindstötung. Zumindest nach außen hin vertreten wir immer noch die Meinung, daß alles menschliche Leben geheiligt sei, und unsere Schuld- und Angstgefühle gegenüber dem Töten wiegen schwerer als andere Überlegungen. Dazu kommt noch die Furcht (deren Berechtigung

völlig unbewiesen ist), daß ein Zulassen der Kindstötung jenen Glauben an die Heiligkeit des Lebens aushöhlen und die Grundfesten der Gesellschaft erschüttern würde.
Meiner Meinung nach zwingt uns der biomedizinische Fortschritt dazu, uns für die eine oder andere Alternative zu entscheiden, und zwar, wie die Entscheidung auch ausfallen mag, viel offener und ehrlicher, als wir es jetzt tun. Und wenn unsere Entscheidung gefallen ist, dann müssen wir konsequent danach handeln und uns voll dafür einsetzen.
Betrachten wir zuerst die Kindstötung. Zunächst möchte ich klarstellen, was ich darunter verstehe – und was nicht: Ich verstehe darunter keinerlei staatliche Zwangsauswahl der Kinder, die am Leben bleiben, und derjenigen, die sterben sollen (wer sollte das entscheiden, und wo sollten wir die Grenzen ziehen?), obzwar unsere Nachkommen eines Tages und in allgemeiner Übereinstimmung vielleicht dahin gelangen werden. Ich verstehe darunter auch nicht die barmherzige Tötung im Kindesalter. Unter Kindstötung verstehe ich die Tötung eines Säuglings, bei dem die Eltern nach ernstester Überlegung entschieden haben (und entscheiden dürfen), daß die Erhaltung seines Lebens für alle ein größeres Opfer bedeutet und schlimmer ist als die Tötung. Das wird in fast jedem Fall bedeuten, daß es Neugeborene oder sehr junge Säuglinge sind, die getötet werden – mit anderen Worten, es wird sich um eine Tötung vor dem Zeitpunkt handeln, wo die Bindung zwischen Eltern und Kind zu eng wird und die Eltern zu der Entscheidung gelangen, sie müßten sich jetzt (ohne Rücksicht auf die Folgen) so gut wie möglich in ihre Lage finden. Das trifft im großen ganzen für die Hälfte aller bekannten Defekte zu – einschließlich des Mongolismus und der Spina bifida –, die man schon bei oder kurz nach der Geburt erkennen kann; mit zunehmendem Alter werden es immer weniger. Allerdings wird der medizinische Fortschritt mit seinem Trend zur frühen Diagnose die Anzahl der Kandidaten erhöhen. Wenn das PKU-kranke Kind mit sechs Wochen getestet wird, lacht es vielleicht gerade; beim Guthrietest während der ersten Wochen lacht es noch nicht.
Vielleicht werden wir den Zeitpunkt, an dem wir ein Neugeborenes als Mitglied der menschlichen Gesellschaft betrachten, verschieben müssen. Diese Verschiebung würde zeitlich nur wenig, emotionell aber sehr viel ausmachen. Gegenwärtig ist dieser Zeitpunkt der Augenblick der Geburt, da der bis dahin unsichtbare Fötus zum sichtbaren Kind wird. Damit erhält ein menschliches Wesen seine vollen menschlichen Rechte. Vielleicht wird sich zeigen, daß dieser traditionelle Augenblick nicht der günstigste ist.

Möglicherweise sollte man sich auf ein, zwei oder drei Tage oder Wochen umfassendes »Leben auf Probe« einigen, um den Ärzten die Zeit zu geben, das Neugeborene auf Defekte hin zu untersuchen, und den Eltern die Möglichkeit, zu entscheiden, ob sie ein geschädigtes Kind behalten und aufziehen wollen.

Wenn Eltern heute ein Neugeborenes mit einem Defekt töten wollen, haben sie dazu kaum eine Möglichkeit. Die meisten Kinder kommen im Krankenhaus zur Welt. Wenn sie zu Hause geboren werden, gelangen solche mit Schäden (wie die Spina-bifida-Kinder) sehr bald ins Krankenhaus und unter den Schutz der Krankenhausethik. Sogar der zweite Ausweg aus dem Problem bleibt den Eltern immer seltener offen: Außer in den schlimmsten Fällen können sie das Kind nicht mehr der staatlichen Pflege in Anstalten überlassen. Ein guter Ausweg war das nie, da er das kurzdauernde Schuldgefühl nach der Kindstötung durch die lebenslangen Gewissensbisse ersetzte, das Kind wäre besser tot oder man hätte es doch zu Hause behalten sollen. Plätze in guten öffentlichen Anstalten, die keine grauenhaft überfüllten Massenquartiere mit zu wenig Pflegepersonal für subnormale Kinder sind, findet man heutzutage immer schwerer, und private Pflegestellen sind teuer. Zudem besteht sowieso die starke Neigung, von Anstaltspflege abzuraten, außer wenn es sich um wirklich schwere Fälle handelt oder die Familie eindeutig nicht in der Lage ist, damit fertig zu werden. Wenn der Arzt früher sagte: »Verschwenden Sie Ihre Zeit nicht; geben Sie das Kind in ein Heim und schaffen Sie sich ein anderes an«, so heißt es heute immer häufiger: »Behalten Sie es zu Hause; tun Sie alles, was in Ihren Kräften steht, und Sie werden überrascht sein, was Sie aus seinen Anlagen herausholen können.«

Während also die Medizin die Eltern dazu drängt, ihre behinderten Kinder zu behalten, sind die Möglichkeiten für die Eltern, sich anders zu entscheiden, beschränkt. Kindstötung wird mehr und mehr zu einer Entscheidung des Arztes. Oder vielmehr wird die Entscheidung darüber zunehmend in der schützenden Einflußsphäre der Krankenhausethik getroffen, wo es für einen einzelnen Arzt psychologisch und praktisch ungemein schwierig ist, sich den gebräuchlichen Regeln zu widersetzen.

Nach außen hin bildet der ärztliche Stand, was sein Bekenntnis zur Erhaltung des Lebens um jeden Preis angeht, eine geschlossene Front; bei Gesprächen unter vier Augen jedoch hört man viele widersprüchliche Meinungen. Kürzlich gab eine Gruppe von Ärzten in einer öffentlichen Konferenz* wiederum übereinstimmend

* Proceedings of the Royal Society of Medicine (1967), 60, 1195–1246.

ihre Ansicht kund, die Pflicht des ärztlichen Standes sei es, »Leben zu erhalten und das Wohl der Patienten zu fördern, seien sie auch mißgebildet, geistig behindert, tetraplegisch, unheilbar nierenkrank oder auch nur nicht mehr die Jüngsten«. Die meisten dieser Ärzte, die ich später privat sprach, meinten dann allerdings, daß es bei Säuglingen häufig besser sei, sie zu »erledigen«, und daß das Gerede über die »Pflicht gegenüber den Patienten« eine leere Phrase sei, da man es doch eigentlich mit einer behinderten Familie und nicht mit einem behinderten Kind zu tun habe. Ärzte haben viel weniger Hemmungen, mongoloide Kinder als »hoffnungslose Idioten« und Abteilungen für Subnormale als »Gemüsegärten« zu bezeichnen, als die meisten Leute glauben.

Jene Ärzte, die sich ihrer Verantwortung am stärksten bewußt sind, halten einen gemäßigten Kurs ein, indem sie als Berater und Interessenvertreter der Eltern auftreten. Ihnen ist klar, daß es durchaus nicht nur eine medizinische Frage ist, ob das Leben eines schwer defekten Kindes verlängert oder beendet werden soll, und daß das Recht zur Entscheidung in erster Linie bei den Eltern liegt. Was sie dann jedoch wirklich unternehmen, ist eine ganz andere Sache. Wenige Ärzte werden töten, wenn sie sich vielleicht auch nicht »übertrieben eifrig um die Erhaltung des Lebens bemühen«. Das Ergebnis dieses unbehaglichen Konfliktes zwischen Tötung und Sterbenlassen kann erschreckende Folgen haben. Ich sprach mit mehreren Chirurgen, die zugaben, daß sie einige in ihrer Obhut befindliche Kinder hätten töten sollen, da sie selbst und die Eltern das für das Richtige hielten, daß sie es aber nicht fertiggebracht hätten. Eine Möglichkeit, die Therapie einzustellen, gab es auch nicht. Also blieb ein Kind am Leben, das niemand haben wollte. Andere gaben zu, sie hätten auf eine Infektion gewartet, um die Antibiotika vorenthalten zu können – es trat jenoch nie eine Infektion ein. Noch schlimmer sind vielleicht umständlichere Methoden, die schnellste, barmherzigste Tötungsart – etwa eine tödliche Injektion – zu umgehen, zu denen sich der Arzt gezwungen sieht, weil ihm der Mut fehlt, nach seiner Überzeugung zu handeln, oder weil er Angst vor der amtlichen Untersuchung hat. Ich habe von Chirurgen gehört, daß sie an Spina-bifida-Kindern schwere, mit hohem Risiko belastete Operationen vornahmen, in der Hoffnung, sie würden daran sterben. Einer berichtete mir, er habe den Inkubator eines Spina-bifida-Kindes in der Hoffnung auf eine tödliche Unterkühlung abgeschaltet; als das Kind nach einer Nacht noch nicht tot gewesen sei, habe er die Heizung voll aufgedreht. Das habe, nach einiger Zeit, die erwünschte Wirkung gehabt.

Daneben gibt es Ärzte, die die Wünsche der Eltern überhaupt nicht in Betracht ziehen oder darüber hinwegsehen. Manche behaupten, sie versuchten immer, Zeit, Gelegenheit und die Geduld zu einer eingehenden Unterhaltung mit den Eltern oder auch die Menschlichkeit und den Mut dazu aufzubringen, auf Wunsch der Eltern selbst gegen ihr eigenes Gefühl zu handeln – ob das nun eine Tötung oder die Rettung des Kindes bedeutet. In der Regel findet keine (oder nur eine sehr kurze) Besprechung statt, und nach der Zustimmung der Eltern wird nicht gefragt. Ein Spina-bifida-Chirurg schrieb kürzlich ohne jegliche Einschränkung: »Man geht jetzt daran, alle zu retten.« Einem anderen, der in einem armen Industriegebiet Nordenglands arbeitet, schreibt man eine hohe postoperative Sterblichkeitsquote zu, die nichts mit seinen chirurgischen Fähigkeiten zu tun habe. Er nimmt an, daß die Familien seiner Patienten nicht imstande sind, mit dem Problem fertig zu werden, und daß sie das auch gar nicht wollen, und damit ist für ihn die Sache erledigt. Beide Einstellungen sind ethisch nicht vertretbar, aber die zweite ist – in einer Situation, in der die Gesellschaft für schreckliche Schuldgefühle bei den Eltern sorgt, wenn sie auch nur andeuten, das Kind solle nicht gerettet werden – vielleicht menschenfreundlicher.
Ich spüre einen Umschwung in der Einstellung der Ärzte – ein langsames, kaum merkliches Nachgeben der einzelnen Stützen, die nach außen hin die Fassade »Rettung um jeden Preis« aufrechterhalten. Vielen Ärzten, die bei der Rettungskampagne in vorderster Linie stehen, wird ihr Tun allmählich unheimlich. Zum Teil liegt das daran, daß die wachsende Anzahl der Fälle die vorhandenen Hilfsmittel übersteigt. Ein Experte für Mongolismus sagte mir: »Meine Stationen sind allmählich so überfüllt, daß ich dort nicht einmal die primitivsten Lebensbedingungen aufrechterhalten kann.«
In der Hauptsache jedoch scheint der Umschwung aus der langsam sich verbreitenden Erkenntnis herzurühren, daß die Rettung häufig ein kostspieliger und nutzloser Weg ins Elend ist. Ein Chirurg an einem führenden Londoner Kinderkrankenhaus gestand mir, er und seine Kollegen lebten in der Angst, irgendein Wohlmeinender könnte ihnen öffentlich eine künstliche Niere spenden, die sie dann kaum zurückweisen könnten und bei Patienten anwenden müßten, die man besser sterben ließe. Ein anderer fürchtet, eine Interessengruppe könnte mehr Hilfsmittel für Mukoviszidosekranke bereitstellen, damit mehr von diesen Kranken in den Genuß einer vollen Behandlung kämen. Es gibt keine Möglichkeit, aussagekräftige Zahlen aufzustellen, aber medizini-

sche Kongresse und Artikel scheinen in letzter Zeit immer häufiger Feststellungen wie etwa die folgende zu treffen*:

»Kann man sich ein unseligeres Ergebnis vorstellen als das einer dauernden Kotinkontinenz bei einem 12jährigen Mädchen, das bei der Geburt vor den Folgen eines Analverschlusses gerettet wurde, dessen Schließmuskel aber, wenn er je vorhanden war, bei der lebensrettenden Operation zerstört wurde ...? Das behinderte Kind, dessen Leben wir gerettet haben, mag uns in Zukunft mit Recht dafür hassen, wenn es im Daseinskampf bestehen muß und die Anforderungen des Jugend- und Erwachsenenalters auf ihm zu lasten beginnen. Das erinnert mich an die Probleme, denen wir bei der akuten Kinderlähmung gegenüberstanden, als wir mit Hilfe der Eisernen Lunge im Kampf um das Leben der Patienten, die an Lähmungen der Atemmuskeln litten, gloriose Siege errangen, nur um dann unvorstellbar tragischen Situationen gegenüberzustehen: Schwerbehinderte und doch lebende Menschen waren nun für den Rest ihres Lebens bis zur letzten Kleinigkeit von anderen abhängig.« Noch steht die Fassade; die christliche Ethik ist oberstes Gesetz, und eine Befürwortung des Gnadentodes für Säuglinge käme einer Propagierung staatlicher Vernichtungslager gleich. Aus diesem Grund halten sich alle Staaten, die meisten Menschen und die meisten Ärzte an die zweite Alternative – mißgebildete Kinder zu retten und möglichst gut für sie zu sorgen. Und wie gut gelingt uns das? Gelegentlich außergewöhnlich gut, im großen ganzen durchaus nicht gut und ziemlich oft erbärmlich schlecht. Es ist sinnlos, hier grelle Bilder von Anstalten für subnormale Kinder zu zeichnen, in denen inkontinente Blödsinnige sich buchstäblich in ihren eigenen Exkrementen wälzen, weil es zuwenig Schwestern gibt, die sie ordentlich versorgen könnten. Ebenso sinnlos ist es, die wenigen außergewöhnlichen Anstalten zu beschreiben, in denen mitfühlende und hingebungsvolle Schwestern und Fachleute Stunden mühseliger Arbeit daransetzen, bei einem einzelnen Kind einen weiteren kleinen Schritt aus seiner Zurückgebliebenheit zu erreichen – vielleicht das Ersteigen einer Stufe, das Sprechen eines Wortes oder das Schreiben eines einzigen Buchstabens. Es ist sinnlos, weil dies die Extreme sind.

Statt dessen wollen wir in einem kurzen Überblick die Maßnahmen betrachten, die in England für geistig subnormale Kinder – eine der größten Gruppen aller Behinderten – getroffen werden.

* Dr. James L. Wilson: »Congenital Anomalies in Modern Clinical Medicine«, Vortrag auf dem 1. Internationalen Kongreß für angeborene Mißbildungen.

Wie wir gesehen haben, tritt man intensiv dafür ein, die Eltern zu überreden, solche Kinder zu Hause zu behalten. Es liegt Beweismaterial dafür vor, daß man aus solchen Kindern bei liebevoller individueller Betreuung viel mehr herausholen kann, als wenn sie in einer Anstalt aufgezogen werden. Also ist es am besten für das Kind, wenn es zu Hause behalten wird, und es bleibt den Eltern überlassen, die Last der Sorge für das Kind zu tragen, ohne ihr eigenes Leben völlig zugrunde zu richten oder die Erziehung ihrer anderen Kinder völlig zu vernachlässigen.

Das ist eine ungeheure Aufgabe, aber tut der Staat viel zu ihrer Lösung? Von 87 Londoner Familien mit einem defektbehafteten Mitglied lebten nach einer neuen Untersuchung* 29 von Altersrenten oder Fürsorgeunterstützung; weiteren 23 Lohnempfängern fiel es sehr schwer, mit ihrem Lohn auszukommen, und bei 34 Familien waren die Wohnverhältnisse unzureichend: In einem Fall lebte eine 35jährige, die nicht laufen konnte, im Erdgeschoß, und das Bad befand sich zwei Stockwerke höher; in einem anderen Fall lebte ein 14jähriges inkontinentes mongoloides Kind in einem Haus, das überhaupt kein Bad und nur eine Toilette auf dem Hof hatte. Die meisten Familien fanden sich zwar bereitwillig mit der Notwendigkeit ab, für einen Defektkranken zu sorgen, viele jedoch gaben an, sie seien sehr isoliert – sie fanden keinen Babysitter für ihr »Kind« –, und die Kranken selbst waren innerhalb des Hauses mehr oder weniger Gefangene. Etwa die Hälfte von ihnen besuchte Sonderschulen oder arbeitete außerhalb des Hauses an besonders für sie eingerichteten Arbeitsplätzen; alle jedoch verbrachten ihre Freizeit ausschließlich zu Hause, meist vor dem Fernsehapparat oder mit Kinderspielen beschäftigt. Die Familien berichteten, Sozialarbeiter, die ihnen zu helfen versuchten, seien oft sehr unpersönlich und unterschätzten ihre Schwierigkeiten. Obgleich man das alles ändern könnte, wird doch bis dahin (wie die *Lancet* schreibt) die öffentliche Fürsorge ein schönes Wort bleiben, das für die betroffenen Familien wie Hohn und Spott klingt. In einem Kommentar zu der oben genannten Untersuchung meinte Jack Tizard, Professor für kindliche Entwicklung an der Universität London, daß die Lebensumstände der betroffenen Familien heute eher schlechter seien als vor sieben Jahren, wo er selbst eine ähnliche Untersuchung angestellt hatte.

* Jean Moncrieff, *Mental Subnormality in London* (P. E. P., 1966). Weitere Angaben in *Stress in Families with a Mentally Handicapped Child,* einem Bericht eines Arbeitskreises der National Society for Mentally Handicapped Children, 1967.

Manche Kinder, die zunächst zu Hause lebten, werden später doch in Anstalten gegeben. Andere werden schon sehr früh dort untergebracht. Welche Vorsorgemaßnahmen werden also für diese Kinder getroffen? Zunächst ist darauf hinzuweisen, daß es in keiner Anstalt, und schon gar nicht in den besten, genügend Betten gibt, um den Eltern eine echte Wahl zu gestatten: Manche schwer subnormale Kinder müssen zwangsläufig zu Hause behalten werden, ob ihre Angehörigen nun damit einverstanden sind oder nicht.

Mitte der 60er Jahre gab es für geistig defekte Patienten aller Altersstufen in englischen Krankenhäusern etwa 60 000 Betten; während der letzten zehn Jahre ist diese Zahl um etwa 10 Prozent gestiegen. Dieser Anstieg ist zum Teil darauf zurückzuführen, daß man mehr Betten bereitstellte, um die Warteliste zu verkürzen; er hängt aber auch mit einer absoluten Zunahme der Krankenzahl, vor allem der Kinder und Jugendlichen, zusammen. Zukunftsplanungen von 63 000 Betten für 1975 legen eine Quote von 1,3 schwer Subnormalen auf je 1000 der Bevölkerung zugrunde. Die tatsächliche Quote beträgt jedoch nach neuesten Schätzungen 3,3 pro 1000.

In fast allen diesen Anstalten herrscht akuter Mangel an Ärzten, Pflegern und Lehrern. Geschultes Personal sucht selten einen Arbeitsplatz in einer Atmosphäre, die oft bedrückend ist. Auch wollen wenige unter Bedingungen arbeiten, unter denen sie, eben weil ihre Zahl zu gering ist, fast nichts für ihre Patienten tun können, während man mit mehr Personal eine ganze Menge ausrichten könnte. Das Ergebnis ist, daß die Durchgangsrate der Krankenhäuser für Subnormale weit tiefer liegt, als sie sollte. Jugendliche, die man durch intensive Pflege und Schulung so weit hätte bringen können, daß sie zur Aufnahme in Heime geeignet gewesen wären, müssen in den Anstalten bleiben. Erwachsene, die in geschützter Umgebung eine einfache Arbeit hätten verrichten können, sind nie dazu angeleitet worden.

Daß man es versäumt, in den Anstalten die Anlagen so weit wie möglich zu entwickeln, macht die Diskrepanz zwischen der für die Zukunftsquote von Pflegestellen zugrunde gelegten Quote von 1,3 pro 1000 und der tatsächlichen Quote von 3,3 pro 1000 zur Katastrophe. Als man diese Bettenplanung aufstellte, hoffte man, eine stärkere Inanspruchnahme der Heimplätze und der Sozialfürsorge werde das Anwachsen der Wartelisten infolge der Zunahme an Überlebenden wettmachen. Aber Personalmangel verzögert den Übergang von der reinen Anstaltspflege zur Unterbringung in Heimen oder an speziellen Arbeitsplätzen. Und was die Sache noch schlimmer macht: Er verzögert auch die Maßnahmen für eine solche geschützte Unterbringung. Es wird immer mehr für Heime, Sonderwerkstätten und Sonderschulen ausgegeben – 1967 von den Gemeindebehörden über 10 Millionen Pfund –, aber der am schwersten wiegende Einzelgrund dafür, daß man nicht mehr tut, ist der Personalmangel.

Die Gesellschaft vertritt also offiziell die Haltung, man solle geistig subnormale Kinder am Leben erhalten und möglichst gut versorgen, obgleich viele Menschen anderer Meinung sind. Zur öffentlichen Diskussion wurde das Thema nicht gestellt, da die einzige Alternative zur »totalen Fürsorge« politischer Sprengstoff wäre. Die Gesellschaft glaubt also, die Pflege in der Familiengemeinschaft sei am günstigsten, versagt jedoch in der Bereitstellung der Unterstützung, die das erträglich machen könnte. Wo sie für Anstaltspflege sorgt, tut sie das weder so gut noch so umfassend, wie es nötig wäre. Und für die Heime und Werkstätten gilt das gleiche.

Kurzum, die Gesellschaft läßt die behinderten Kinder und deren Familien im Stich – und wird ihren eigenen Grundsätzen nicht gerecht. Es wird viel getan, aber es sieht so aus, als erweise sich die steigende Flut chronischer Defekte im Verein mit den wachsenden Forderungen der Verbraucher nach besseren Verhältnissen als zu stark für uns. Unsere Gesellschaften sind wohlhabend, und durch eine tiefgreifende Umstellung der Hilfsprogramme könnten wir allen behinderten Kindern und Erwachsenen die volle Unterstützung gewähren, die sie brauchen. Andererseits sind unsere Gesellschaften doch nicht so reich, und es gibt tausend andere Anliegen, die unser Interesse fordern: Möglicherweise werden wir unsere Hilfsmittel lieber diesen zugute kommen lassen und den Defektkranken entziehen. Und vielleicht finden wir auch Heilungsmöglichkeiten. Ich habe keine Ahnung, welche dieser drei Möglichkeiten sich durchsetzen wird, für welche wir uns entscheiden werden; es gibt niemanden, der das wüßte. Aber ist es nicht an der Zeit, offen darüber zu sprechen?

Das menschliche Gehirn ist heute nicht mehr eine geheimnisvolle Masse, die man als »Verstand« bezeichnet. Die Wissenschaft hat eine elektrochemische Maschine zur Informationsverarbeitung daraus gemacht, die elektrische Potentiale aufweist und durch Neurohormone, Zellmetaboliten und anderes mehr in Betrieb gehalten wird. Dadurch hat sie das Bild, das wir uns von uns selbst machen, entscheidend verändert. Sie hat uns aber auch eine Technologie des Gehirns beschert und damit die völlig neue Macht, uns selbst zu verändern.
Es gibt kaum noch Hirnforscher, die daran zweifeln, daß diese Macht in der Zukunft erheblich wachsen wird. Die Erforschung des menschlichen Inneren macht an so vielen Fronten Fortschritte, daß es gar nicht anders kommen kann: Es steht uns eine Zeit bevor, in der wir mit wirksameren und präziseren Methoden als bisher den Verstand regulieren, die Persönlichkeit verändern, Stimmungen beeinflussen und Verhaltensweisen kontrollieren können. David Krech, Professor für Psychologie in Berkeley, meint dazu: »Ich glaube, ohne Übertreibung sagen zu können, daß die Entdeckungen, die unsere Forschung möglicherweise machen wird, von noch größerer Tragweite sein werden, als die in jeder Beziehung ungeheuerlichen Errungenschaften der Atomphysik. Es darf uns nicht passieren, daß wir plötzlich fassungslos und bestürzt sehen müssen, was wir angerichtet haben, und uns dann vor der Öffentlichkeit nur noch schuldbewußt an die Brust schlagen können.«
Ich habe für dieses Kapitel vier Schlüsselgebiete ausgewählt und erfasse damit fast alle Methoden, mittels deren wir nach Ansicht der einschlägigen Forschung imstande sein werden, Verstand und Verhaltensweise zu kontrollieren. Ich bin der Überzeugung, daß sie die eigentliche Problematik deutlich machen, mit der wir uns werden auseinandersetzen müssen, und gleichzeitig auch zeigen, welche Probleme nur auf Einbildung beruhen. Das erste Gebiet umfaßt eine Reihe weitgehend spezifischer Techniken, die es vielleicht ermöglichen werden, in das, was man nur als »Gesamt-Hirnleistung« bezeichnen kann, also in die »Intelligenz«, das Gedächtnis usw., entscheidend einzugreifen. Zum zweiten gibt es chirurgische Methoden, die mittels einer Implantation von Elektroden in die Hirnmasse ganz spezifische Änderungen der Stimmungslage oder sogar der gesamten Persönlichkeit bewirken. Dann kommen Medikamente – »Stimmungspillen« –, die ähnli-

che Resultate erbringen könnten. Zuletzt gibt es – und das hat mit der Biomedizin gar nichts mehr zu tun – das Gebiet, auf dem soziale Kontrollen, Belohnungen und Strafmaßnahmen zur Beeinflussung der Verhaltensweise eingesetzt werden.

Bevor wir uns mit diesen Gebieten befassen, wollen wir einen sehr kurzen Blick auf die Gesamtstruktur des Gehirns werfen. Ein Neugeborenes hat drei Hirnabschnitte. Zuunterst liegt der entwicklungsgeschichtlich älteste Teil, der Hirnstamm, der die unwillkürlichen Körperfunktionen wie Herzschlag und Atmung kontrolliert. Weiter oben liegt das Mittelhirn. Hier befinden sich die Organe – Hypothalamus, Hypophyse und Mandelkerne –, die die meisten Hormonsysteme des Körpers steuern und Sitz der Triebe, Stimmungen und Emotionen sind, die teilweise unserer bewußten Kontrolle unterliegen. Alles überdeckend liegt oben die dicke Hirnrinde, der Sitz der Sinne, des Sprachvermögens, der willkürlichen Muskelkontrolle, des Denkens und des Gedächtnisses. Sie setzt sich aus etwa zehn Milliarden Nervenzellen und 100 Milliarden Gliazellen zusammen, die die Nervenzellen als schützende Hülle umgeben und ernähren. Zum Zeitpunkt der Geburt sind bei einem Kind die meisten Nervenzellen schon ausgebildet, und mit etwa zwei Jahren ist die volle Zahl erreicht. Nach diesem Zeitpunkt hören sie auf, sich zu teilen, und bauen sich langsam wieder ab: Nach der Adoleszenz gehen täglich etwa 10 000 Nervenzellen zugrunde. Aber nicht nur die Nervenzellen sind ausschlaggebend. Man weiß heute, daß jede Nervenzelle durch etwa 4000 bis 10 000 Nervenfasern mit ihren Nachbarn in Verbindung steht, so daß jede der zehn Milliarden Nervenzellen mit ihrer Umgebung ebenso reich verdrahtet ist wie eine Telefonzentrale. Eine große Anzahl dieser Verbindungen sind allerdings »tote Drähte«, die keine Signale übermitteln können, ehe sie aktiviert und zu den Nervenzellen, zu denen sie laufen, »durchgeschaltet« werden.

Dieses unvorstellbar dichte Netz verleiht dem menschlichen Verstand seine erstaunlichen Fähigkeiten. Aber die wunderbarste Fähigkeit des Gehirns liegt wohl darin, daß es durch den Gebrauch seine eigene Grundstruktur erweitert und bereichert. Man glaubt heute, daß um so mehr Verbindungsbahnen angelegt und diese um so häufiger aktiviert werden, je mehr das Gehirn in Anspruch genommen wird. Und da dieses Anlegen und Aktivieren von Verbindungsbahnen im Grunde eine Folge der molekularen Vorgänge in den Gehirnzellen ist, hängt es nicht nur vom Grade der Inanspruchnahme des Gehirns ab; es hängt ganz entscheidend von den chemischen Umweltbedingungen der Nervenzellen ab. Die Möglichkeit, unser Gehirn zu verändern, ist weit größer und seine Leistungsfähigkeit ist weit stärker, als unsere Großeltern sich jemals träumen ließen.

*Mittel zur Verbesserung der Hirnleistung*

1917 injizierte ein englischer Wissenschaftler namens Lashley Ratten winzige Dosen von Strychnin und stellte fest, daß sie daraufhin schneller lernten, den Weg durch Labyrinthe zu finden. Seit dieser Zeit haben, vor allem in den letzten Jahren, Hunderte von Wissenschaftlern die Idee aufgegriffen, so daß jetzt reichlich Beweismaterial dafür vorliegt, daß Drogen oder eine stark stimulierende Umgebung oder beides zusammen die Gehirnsubstanz, von der die Lern- und die Merkfähigkeit abhängen, verändern können. Auf dieser Tatsache beruht all das Gerede von »Gedächtnispillen« und »Intelligenz«-steigerung. Wie weit sind diese Spekulationen begründet, und welche Bedeutung könnten sie haben?
Da die Lernfähigkeit letzten Endes durch die Merkfähigkeit bedingt ist – wie schnell und wie gründlich wird eine neue Information im Gehirn fixiert; wie dauerhaft wird sie gespeichert; wie schnell kann sie wieder abgerufen werden? –, haben sich die meisten Experimente auf diesem Gebiet mit den biochemischen Grundlagen des Merkvorgangs befaßt.
Man weiß ziemlich sicher, daß die Fixierung einer Information im Gehirn in mindestens zwei Etappen vor sich geht. Da ständig eine Fülle von Sinneseindrücken auf das Gehirn einstürmt, wird die große Mehrzahl dieser eintreffenden Signale in Sekundenbruchteilen als unnütz zurückgewiesen. Die »nützlicheren« Signale jedoch werden in einem Kurzzeitspeicher des Gedächtnisses untergebracht: Wir können uns gewöhnlich an einen Namen oder eine Telefonnummer erinnern, die man uns eben gesagt hat; wir können uns jedoch durchaus nicht an alles erinnern, was wir vor drei Sekunden gesehen haben, sofern es nicht ein außergewöhnlich lebhafter Eindruck war. Aus diesem Kurzzeitspeicher kann die Information entweder gestrichen (wir vergessen die Nummer) oder auf einen dauerhaften Langzeitspeicher übertragen werden – wenn wir einen Namen oder eine Nummer erst einmal fixiert haben, vergessen wir sie verhältnismäßig schwer. Schätzungen, wie lange dieser Übergang vom Momentan- zum Dauergedächtnis dauert, variieren zwischen ein paar Minuten und ein paar Stunden; im allgemeinen gibt man 30 Minuten an.

Man nimmt an, daß die Information, ehe sie dauerhaft im Gedächtnis fixiert ist, elektrischer Natur ist, mit anderen Worten, ein Nervensignal, das durch einen »Schaltkreis« aus Nervenzellen und Verbindungsfasern wandert. Während dieses Zeitraums kann es leicht durch Drogen, Erschütterungen oder elektrische Schocks, die auf das Gehirn einwirken, ausgelöscht werden. Diese Methoden können jedoch für gewöhnlich nicht die Erinnerung an Ereignisse auslöschen, die länger als einige Stunden zurückliegen; das spricht stark dafür, daß die Langzeitspeicherung nicht elektrischer Natur ist, sondern daß ihr irgendeine dauerhafte, beständige Veränderung in der chemischen Struktur des Gehirns zugrunde liegen muß.

Niemand weiß, was das für eine Veränderung ist, obwohl man oft genug versucht hat, es herauszufinden. Nach einer weitverbreiteten Theorie ist der Sitz des Gedächtnisses ein chemisches Molekül, vergleichbar mit der DNS, die in den Zellen genetische Informationen speichert. Am ehesten kommen die RNS (Ribonukleinsäure), Proteine oder Zucker-Eiweiß-Verbindungen (Mukoide) in Frage. Sie alle bestehen (wie die DNS) aus langen, kettenförmigen Molekülen, aus Reihen einfacherer Bausteine zusammengesetzt, die Informationen in verschlüsselter Form speichern könnten, so wie die DNS den genetischen Kode trägt. Aber aus guten Gründen erweist sich die Suche nach der informationsspeichernden Substanz als sehr schwierig – und höchst strittig.

Eine Methode besteht darin, daß man versucht, Merkinhalte von einem Tier auf ein anderes zu übertragen. Zwei amerikanische Wissenschaftler, James McConnel und Allan Jacobson, stellten vor ein paar Jahren aufsehenerregende Versuche auf diesem Gebiet an. Sie brachten winzigen Wassertierchen, den Strudelwürmern (Planarien), bei, auf einfache Reize zu antworten: sich beispielsweise in Richtung einer Lichtquelle auszustrecken oder sich zusammenzurollen, wenn man ihnen einen leichten elektrischen Schlag versetzte. Danach zerkleinerten sie die Nervensubstanz dieser dressierten Flachwürmer und verfütterten sie an nicht dressierte Würmer; sie behaupteten dann, daß die nicht dressierten Tiere bei dieser kannibalischen Diät aus Hirnsubstanz rascher auf die gleichen Reize zu reagieren lernten. Jacobson und andere haben seither gleichartige Ergebnisse auch bei höheren Tieren gemeldet, die sie mit Hirn-RNS und Hirn-Proteinextrakten dressierter Tiere (auch anderer Gattungen) fütterten.

Viele Leute (wegen der sich abzeichnenden dramatischen Möglichkeiten vor allem Autoren von Science-Fiction-Romanen) stürzten sich auf Grund dieser Experimente in allerlei Spekulationen: Das Zeitalter des sekundenschnellen Lernens mit Hilfe von Injektionen schien nahe bevorzustehen. Wenn der Gedächtnisinhalt eines Menschen in der RNS oder in Proteinen gespeichert ist, warum soll man dann nicht aus dem Gehirn von Professoren nach deren Tod die Substanz extrahieren, replizieren und einer großen Anzahl von Kindern injizieren? Und könnte man die Substanz nicht schließlich auf synthetischem Weg herstellen und spezifische Gedächtnisinhalte einbauen? Glücklicherweise kann man das alles als bloße Phantasterei abtun.

Der überwiegende Teil der Hirnforscher von Rang und Namen ist der festen Meinung, das Gedächtnis müsse von viel weitläufigerer, komplizierterer und empfindlicherer Beschaffenheit sein, als die Vertreter der Übertragungstheorie wahrhaben wollen, einer Theorie übrigens, deren auffallendstes Kennzeichen es ist, daß die Wiederholung der Experimente und die Erzielung der gleichen Ergebnisse für jeden, der sich ihr nicht mit Haut und Haaren verschrieben hat, nahezu ein Ding der Unmöglichkeit ist.

Die meisten Forscher, die sich mit den chemischen Grundlagen des Gedächtnisses befassen, geben sich keinen phantastischen Höhenflügen hin. Ganz allgemein gibt es zwei Forschungsmethoden. Bei der einen bringt man den Tieren etwas Neues bei, tötet sie dann und untersucht Gebiete ihrer Gehirne, um zu sehen, ob sich dort in der chemischen Zusammensetzung irgendwelche signifikanten Veränderungen ergeben haben, etwa eine Zunahme an RNS oder bestimmten Proteinen. Bei der anderen Methode injiziert man den Tieren Substanzen, von denen man weiß, daß sie die Hirnzellaktivität, vor allem die Zunahme von RNS oder bestimmten Proteinen beschleunigen oder verlangsamen; dann testet man die Tiere und prüft, ob ihre Lern- und Merkfähigkeit verändert ist.

Was die Wissenschaft aus diesen Experimenten über den Chemomechanismus der Lern- und Merkvorgänge gelernt hat, gehört nicht hierher*. Wichtig ist der Nachweis, den diese zweite For-

* Diese Experimente haben mit Sicherheit nachgewiesen, daß »Hirnarbeit« eindeutige chemische Veränderungen hervorruft – zum Beispiel eine Zunahme von RNS und Proteinen bewirkt – und daß eine künstliche Veränderung der RNS- und Proteinsynthese eindeutige Veränderungen der Lern- und Merkfähigkeit zur Folge hat. Man weiß nur nicht, wie man diese Veränderungen deuten soll. Einige Wissenschaftler sind der Meinung, sie ließen doch sehr stark auf eine chemische Speicherung schließen. Eine Speicherung welcher chemischen Substanz aber? Das Problem liegt darin, daß eine Zunahme (oder Abnahme) von Proteinen eine Zunahme (oder Abnahme) von RNS nach sich ziehen muß und umgekehrt, da die RNS die Schablone ist, nach der die Zellen Proteine bilden. Außerdem war bis vor kurzem von nur etwa 50 Prozent der in den Hirnzellen enthaltenen Proteine nichts als die Struktur bekannt. Zur

schungsmethode dafür erbracht hat, daß es viele Drogen gibt, die die Lern- und Merkfähigkeit verbessern und verschlechtern können.

Um zuerst auf die Verbesserung zu kommen: Man weiß, daß es eine ganze Reihe von Drogen gibt – darunter Strychnin, Pikrotoxin, Nikotin und die Amphetamine –, die, wenn man sie Tieren injiziert, bewirken, daß diese weniger Anläufe benötigen, um den Weg durch ein Labyrinth zu finden, und sich länger an das Gelernte erinnern. Lewis Petronovich und James McGaugh zum Beispiel behandelten im Rahmen einer berühmt gewordenen Versuchsreihe in den letzten Jahren in Berkeley (Universität von Kalifornien) Ratten mit einer Droge namens Metrazol und fanden, daß diese Tiere nur fünf Anläufe benötigten, um den Weg durch ein Labyrinth zu finden, während genetisch identische, aber un-

Zeit ist dies eines der Gebiete der Wissenschaft, wo für jeden einwandfreien Beweis tausend Experimente und Ideen nötig sind.

Andere Wissenschaftler sind überzeugt, daß es keine chemische Speicherung als solche gibt und daß es beim Merkvorgang kein Äquivalent zur DNS des Genetikers gibt. Sie halten an der Ansicht fest, daß das ganze Geheimnis in den Synapsen liegt – den winzigen Zwischenräumen zwischen der Nervenzelle und dem Ende der Nervenfaser, die jedes Signal, das zu einer Nervenzelle gelangt oder sie verläßt, überqueren muß. Da es im Gehirn etwa 10 Billionen Synapsen gibt, bestehen unzählige Möglichkeiten, die etwa 10 Milliarden Einzelinformationen zu speichern, die ein durchschnittlicher Mensch vermutlich während seines Lebens ansammelt. Das Entscheidende bei den Synapsen ist, daß die Nervensignale sie nicht in Form eines elektrischen Stroms (ähnlich einem ultraschwachen Blitz) passieren, sondern in Form eines chemischen Flusses. Ein Nervenimpuls, der in einer Nervenfaser läuft, veranlaßt die Freisetzung chemischer Überträgersubstanzen, die am Ende der Nervenfaser gespeichert sind. Diese überqueren schnell die Lücke vor der Nervenzelle und veranlassen diese, einen gleichartigen Impuls abzugeben, der dann die zweite Nervenfaser entlangwandert usw. Diese Überträgersubstanzen werden von den Nervenzellen gebildet, desgleichen Anti-Überträgersubstanzen, die die Überträgersubstanzen nach jedem Impuls abbauen, um zu verhüten, daß sie sich anhäufen und die Zelle überlasten. Da die Überträger- und Anti-Überträgersubstanzen Proteine sind und von der RNS in den Nervenzellen gebildet werden, liegt es nahe, alle beobachteten RNS- und Proteinveränderungen auf Veränderungen an den Synapsen zurückzuführen. Es wäre zum Beispiel möglich, daß man durch die Injektion einer Droge zur Steigerung der Hirnleistung, die etwa zur schnelleren RNS-Synthese in der Zelle führt, den Synapsen die optimalen Arbeitsbedingungen schafft oder daß man ihnen ein häufigeres Ansprechen oder ein Ansprechen schon auf schwächere Signale ermöglicht oder daß man vorher »tote«, unbenützte Synapsen aktiviert. In der Tat gibt es eindrucksvolle Beweise zur Unterstützung dieses Synapsenmodells. Während die Anhänger der chemischen Speicherung jedesmal jubeln, wenn sie feststellen, daß die Hirnarbeit zu einer Zunahme dieser oder jener Substanz in der Zelle führt, weisen die Vertreter der Synapsentheorie recht überzeugend darauf hin, daß Hirnarbeit auch eine Zunahme der Synapsen zur Folge hat – und dazu müssen die Zellen mehr RNS und Proteine bilden.

behandelte Ratten 20 Anläufe brauchten. Bei all diesen Drogen tritt vermutlich eine Beschleunigung der Gedächtnisfixierung ein. Mit anderen Worten, eine neue Information wird schneller im Dauerspeicher fixiert.

Aus diesen und anderen Experimenten ergaben sich vier ganz wesentliche Tatsachen, die bei der Anwendung dieser Drogen beim Menschen recht interessante Konsequenzen haben könnten. Erstens sind fast alle diese Substanzen äußerst giftig. Zweitens kann man nicht einfach immer mehr und mehr Drogen injizieren und damit bessere Leistungen erzielen (ganz abgesehen davon, daß man das Tier damit vergiften würde): Es scheint Optimaldosen zu geben, über die hinaus keine weitere Verbesserung möglich ist. Drittens hängt das Ausmaß der Verbesserung stark von den Erbanlagen ab. Es gibt Ratten, die von Geburt an dumm, und solche, die von Geburt an klug sind; zwar können beide aus den Drogen Nutzen ziehen, die kritische Dosis jedoch liegt für beide verschieden hoch. Immerhin kann eine optimale Dosis beispielsweise von Metrazol auch die dümmsten Ratten zu Leistungen befähigen, die so hoch sind wie die der klügsten unbehandelten Ratten. Viertens gibt es Beweise dafür, daß verschiedene Drogen an verschiedenen genetischen Eigenschaften ansetzen und ganz bestimmte Leistungen verbessern, jedoch keine anderen.

Bisher hat man von keiner dieser Drogen definitiv nachgewiesen, daß sie beim Menschen wirkt. Erprobt hat man sie verschiedentlich. Der bekannteste Versuch betraf eine Droge namens Magnesiumpemolin, die 1965 von A. J. Glasky und Lionel Simon in den Abbot Laboratories in Illinois entdeckt wurde und unter dem Handelsnamen Cylert auf den Markt kam. Der verstorbene Dr. Ewen Cameron vom Veterans Administration Hospital in Albany, New York, berichtete 1966 über die ersten Versuche am Menschen. Er verwendete Cylert in einem Doppelblindversuch an 24 senilen Männern, die mit Hilfe der Weschlerschen Gedächtnisskala und verschiedener Rechenaufgaben getestet wurden. Eine Woche nach dem Behandlungsbeginn mit Cylert hatte sich ihr Gedächtnis noch nicht verändert. Dann aber begann die Gruppe, die die Droge erhielt, gegenüber der Kontrollgruppe ganz bedeutsame Fortschritte zu machen: 19 der 24 Versuchspersonen verbesserten sich nach der Weschlerschen Skala um zehn oder mehr Punkte. Die größten Veränderungen traten bei Patienten ein, deren Gedächtnis vor dem Versuch nur verhältnismäßig leicht geschwächt war; in Fällen, wo es von Anfang an sehr schlecht gewesen war, zeigte sich nur geringe Besserung. Ein Patient konnte wieder Auto fahren. Ein Bridgespieler, der das Spiel wegen seines schlechten Gedächtnisses aufgegeben hatte, konnte wieder zu spielen anfangen. Ein dritter Patient wußte morgens beim Aufstehen allmählich wieder, wo er sich befand. Ein vierter erinnerte sich wieder daran, wie man einen Fernsehapparat einschaltet.

Trotz dieser außergewöhnlichen Ergebnisse konnten andere Kliniker nach der Verabreichung von Cylert keinerlei Verbesserung der menschlichen Lern- und Merkfähigkeit feststellen, und mindestens einer machte sogar die Erfahrung, daß Cylert-Patienten schlechtere Ergebnisse erbrachten als Placebo-Patienten.

Nichtsdestoweniger glauben die meisten Hirnforscher, wenn sie nicht gerade sehr pessimistisch gestimmt sind, daß es eines Tages – und vielleicht schon sehr bald – einigermaßen ungiftige Substanzen geben wird, die das menschliche Gedächtnis und damit die Lernfähigkeit verbessern – und folglich auf breiter Front auch das allgemeine Intelligenzniveau steigern können.

Könnten wir also jetzt zu ihrer Bedeutung für den Menschen übergehen? Diese Frage ist zu verneinen. Die Chemie ist nicht alles. Das Gehirn ist keine isolierte elektrochemische Maschine. Chemische Substanzen mögen seine chemischen Reaktionen beeinflussen, doch die Umwelt kann das ebenfalls, und das Gehirn kann seinerseits einen Einfluß auf die Umwelt ausüben, die wiederum die chemischen Reaktionen des Gehirns beeinflussen kann ... Unser Gehirn ist in einen Reglerkreis eingebaut, zu dem mehr Dinge als nur eine Schachtel Pillen gehören. Wir müssen untersuchen, wie die Umwelt ihrerseits das Gehirn verändert.

Vor noch nicht allzu langer Zeit war zwar bekannt, daß Erfahrung das Gehirn vergrößert – es »voller« macht, wenn man so will –, niemand jedoch glaubte, daß sie die grundlegenden Strukturen des Gehirns ändern könnte. Es war klar, daß Kinder, die unter den stumpfsinnigen, beschränkten Umweltbedingungen etwa eines schlechten Waisenhauses aufwuchsen, ein niedrigeres Intelligenzniveau hatten als Waisen, die in anregenden Pflegeheimen lebten. Klar war auch, daß bei zu langer Dauer eines Lebens ohne Sinneseindrucke – etwa bei unehelichen Kindern, die jahrelang vor den neugierigen Augen der Nachbarn in Dachkammern verborgen gehalten wurden – die Kinder bis zu einem gewissen Grad für immer geistig subnormal blieben. Daraus schloß man lediglich, daß das Gehirn seine optimale Leistungsfähigkeit nur dann erreiche, wenn es intensiv benutzt werde.

Jetzt sieht es (wiederum auf Grund von Tierversuchen) so aus, als ob Übung, Anregung und Belehrung tatsächlich die Gehirnchemie und -anatomie verändern könnten. Ein anderes Psychologenteam in Berkeley zog zum Beispiel Ratten mit den gleichen genetischen

Eigenschaften, die gleichaltrig und gleichgeschlechtlich waren (sie stammten alle aus dem gleichen Wurf), unter drei verschiedenen Umweltbedingungen auf. Eine erste Gruppe wurde unter den normalen sozialen Bedingungen eines Laboratoriumsrattenkäfigs gehalten. Bei einer zweiten Gruppe wurde jede Ratte isoliert in einem schwach beleuchteten Einzelkäfig gehalten, und man beschäftigte sich wenig mit den Tieren. Die dritte Gruppe führte ein hektisches soziales Leben, die Tiere wohnten in hell beleuchteten, betriebsamen Laboratorien, man gab ihnen viele Gegenstände zum Spielen, man beschäftigte sich mit ihnen, brachte ihnen Tricks bei, regte sie zur Tätigkeit an und belohnte sie dafür.

Die Verhaltensweisen der drei Gruppen unterschieden sich genau so, wie man es bei vernachlässigten und beschäftigten Kindern erwarten würde. Bemerkenswert jedoch waren die Unterschiede, die man fand, als man die Ratten im Alter von 15 Wochen tötete. Die Ratten der dritten Gruppe hatten durchweg eine mächtigere Hirnrinde als die ersten; die Blutgefäße, die die Hirnrinde ernährten, waren dicker; die Nervenzellen der Hirnrinde waren größer; die gesamte chemische Aktivität der Nervenzellen war höher; in den Rindenzellen war mehr Überträgersubstanz vorhanden, und die Verbindungsbahnen zwischen den Nervenzellen waren zahlreicher.

Ähnliche Experimente wurden in vielen Laboratorien mit zahlreichen Varianten wiederholt. Stets kam man zum gleichen Ergebnis: Leistungsfähige Gehirne lassen sich heranzüchten. Das Kind intelligenter Eltern, die sich bemühen, ihm eine anregende Umwelt zu bieten, erhält vermutlich nicht nur die Möglichkeit, sein Gehirn voll auszunützen – man verschafft ihm tatsächlich ein besseres Gehirn. Ähnlich geben Ausbildungsprojekte für Slums wie das American Headstart Programme den Kindern nicht nur die gleiche Chance, ihr geistiges Potential auszunützen, sondern sie bauen vermutlich tatsächlich Potential auf.

Die moralischen Folgerungen für die Gesellschaft liegen auf der Hand, sind aber durchaus nicht neu. Neu sind die praktischen Konsequenzen. Viele Wissenschaftler prophezeien heute, daß es in ein paar Jahren Drogen oder Behandlungen mittels anregender Umweltbedingungen oder beides kombiniert geben wird, die imstande sind, den menschlichen IQ um 20 Punkte zu steigern.

Professor Krech hat ein nur mit Vorsicht zu betrachtendes Bild von der Situation gezeichnet, der wir – je nach den Behandlungsergebnissen – gegenüberstehen könnten. Die entscheidende Frage ist, wie und bei wem Drogen und Umweltplanung am besten wirken. Wenn sie bei allen, Dummen und Gescheiten, anschlügen,

meint der Professor, so würde sich die durchschnittliche IQ-Kurve der gesamten Bevölkerung um 20 Punkte nach rechts verschieben. In einer differenzierten Wohlstandsgesellschaft mit ihren immer größeren Anforderungen an und Vorteilen für die Intelligenz scheint das recht günstig zu sein. Der zur Anpassung an diese Veränderung erforderliche Kraftaufwand jedoch wäre enorm, vor allem, wenn diese Veränderung sehr schnell vonstatten ginge. Noch schlimmer käme es, wenn – was sehr wahrscheinlich ist – die Wirkung auf junge, noch in der Entwicklung befindliche Gehirne weit größer wäre. Wer würde diese neue Generation lehren? Wie sehr würden sich die schon heute so erbitterten Auseinandersetzungen zwischen den Generationen verschlimmern? In dem durchaus realistischen Gefühl, daß ihre Stellungen und ihr Lebensunterhalt von der vorrückenden Flut gescheiter junger Leute in Frage gestellt sind, und weil ihr obendrein die ganze Sache »unnatürlich« und »künstlich« erscheint, wird die ältere Generation vielleicht »den Laden dicht machen«, um diese Bedrohung fernzuhalten. Auch könnte die neue Supergeneration der Autorität durchaus noch weniger Respekt entgegenbringen, als das heute schon der Fall ist. Und wie würde sich ein neuer, höherer IQ der Bevölkerung auf die Politik, die Massenmedien, die Moral – überhaupt ganz allgemein auswirken?
Die nächste Frage lautet: Was geschähe, wenn einige Drogen nur bei dümmeren Leuten wirkten, was die bewußten Rattenversuche durchaus als möglich erscheinen lassen? Die Verteilung der Intelligenz, die jahrtausendelang feststand, würde sich verändern; von der Kurve bliebe nur der rechte, der »kluge« Teil. Bisher ist es keiner Gesellschaft gelungen, die beruflichen Stellungen dem Intelligenzniveau anzupassen. Wir haben mangelhaft ausgebildete Straßenkehrer mit hohem und bevorrechtete leitende Beamte mit durchschnittlichem IQ. Holzhauer und Wasserträger wären vielleicht genau so schwer zu finden wie ein Sitz im Verwaltungsrat für einen Dümmeren, der heute die Puppen tanzen lassen kann. Eine solche Gesellschaft würde jedoch wahrscheinlich die Automation stumpfsinniger Arbeitsvorgänge beschleunigen und wäre auf ein Wochenende von sechs Tagen besser vorbereitet.
Was endlich wäre die Folge, wenn diese Verfahren nur bestimmte geistige Fähigkeiten oder Kombinationen solcher Fähigkeiten beeinflußten? Mathematische Begabung zum Beispiel, das fotografisch genaue Erinnerungsvermögen oder die Fähigkeit, sich komplizierte dreidimensionale Strukturen vorzustellen? Die entscheidende Frage lautet dann: Wer entscheidet, welche Fähigkeiten gesteigert werden sollen und bei wem? Bei Kindern, deren

Eltern sich die Pille leisten können? Wer entscheidet? Die Eltern, die Werbung, die Schulbehörde? Nach welchen Grundsätzen? Nach der Wirksamkeit der Fernsehreklame – immerhin werden die Pillen von irgend jemandem hergestellt und in den Handel gebracht – oder nach politischer Zweckdienlichkeit? Diese Besorgnisse mögen ihre Berechtigung haben. Andererseits sollten wir vielleicht nicht allzu ängstlich sein. In England waren wir schon so weit, daß finanzstarke Eltern ihren Kindern für die entscheidende Aufnahmeprüfung in die höhere Schule Nachhilfeunterricht erteilen ließen; diese Ungerechtigkeit beseitigte man, indem man allen Kindern eine optimale Nachhilfe zukommen ließ und auf diese Weise einfach die Grundlagen des Wettbewerbs änderte. Ebenso könnte man fragen, ob die Behandlung eines Kindes mit Pillen für bestimmte Fähigkeiten etwas so ganz anderes ist, als wenn man bei ihm den Spaß am Lesen durch viele Bücher oder die Freude an der Mathematik durch einen guten Mathematiklehrer weckt. Zugegeben, diese Art der Schulung ist reversibel; wenn das Kind älter wird, kann es sie freiwillig weiterpflegen oder sie mit anderen Interessen und Fähigkeiten in Einklang bringen. Sie ist jedoch nicht gänzlich reversibel: Kultur und Erziehung lenken unsere Fähigkeiten in eine bestimmte Richtung, die uns zwar einigen Spielraum läßt, uns aber kein grundsätzliches Abweichen mehr gestattet. Das gleiche wird wahrscheinlich auf die Leistungspillen zutreffen. Von entscheidender Wichtigkeit ist hier, ob solche Pillen additiv wirken würden (könnte man drei verschiedene Fähigkeiten steigern, wenn man drei Pillen nähme?) oder ob sie eine spezielle Fähigkeit entwickeln, andere dafür jedoch ausschalten würden. Wenn die zweite Möglichkeit zuträfe, hätten wir Grund, uns zu sorgen.

Diese Überlegungen mögen zwar recht unterhaltsam sein, sie lassen jedoch, zumindest was die Drogen betrifft, eine wichtige Tatsache unberücksichtigt: die Toxizität. Fast alle diese bei Ratten wirksamen Drogen sind sogar in mäßiger Dosierung hochgiftig. Selbst wenn man ungiftige fände, würden sowohl die vorsichtige Zurückhaltung der Ärzte aus Furcht vor langfristigen Nebenwirkungen als auch die Kosten und die allgemeinmenschliche Neigung, am Althergebrachten festzuhalten, die Verbreitung sicherlich verzögern, so daß wir mehr Zeit gewännen, uns damit auseinanderzusetzen und uns daran zu gewöhnen.

Das jedoch könnte zu weiteren Schwierigkeiten führen. Wegen der Nebenwirkungen und Gefahren wird der Ärztestand die Medikamente nur bei Patienten anwenden, die wirklich einen Nutzen davon haben könnten – wie zum Beispiel die senilen Männer des

Dr. Cameron oder die Zehntausende von geistig Subnormalen in Anstalten. Die Vorteile könnten gewaltig sein: Das Leben vieler Menschen würde sich ändern, Anstalten würden sich leeren, das geschulte Personal würde für andere Aufgaben frei. Andererseits ergäbe sich eine starke Nachfrage nach Arbeitsstellen, Wohnungen und interessanten Beschäftigungen seitens der aus den Heilanstalten und Altenpflegeheimen Entlassenen. Auf lange Sicht müßten wir damit rechnen, daß jüngeren Schwachsinnigen die Fortpflanzung ermöglicht wird, nachdem zwar ihr Verstand, nicht aber ihre Gene durch eine Pille geheilt wurden, und es ist mehr als wahrscheinlich, daß sie schwachsinnige Kinder bekämen. Diese Kinder könnten natürlich durch die Pille »geheilt« werden, aber die Zahl derer, die eine Behandlung brauchten, würde unvermeidlich ständig zunehmen.

Wären die Drogen leicht giftig, so daß sie rezeptpflichtig oder sehr teuer blieben (was wahrscheinlich ist, wenn man bedenkt, was sie verheißen), so würden sie weniger die sozialen Schwierigkeiten als die soziale Ungerechtigkeit vermehren. Sie würden von überängstlichen intelligenten Eltern aus der Mittelschicht begierig aufgegriffen werden – von den Leuten, die heute glauben, wenn sie es nur schlau genug anstellten und sich genügend dahintersetzten, könnten sie ihre Kinder in hohe Positionen bringen. Solche Eltern machen es sich zur Aufgabe, stets genau Bescheid zu wissen, wo und wie sie nachhelfen müssen, und gewöhnlich haben sie mit dieser Taktik auch Erfolg. Bei ihnen sehen die Kinderzimmer wie Laboratorien für Versuche mit »angereicherten Umweltbedingungen« aus. Wenn die Pillen zur Verbesserung der Hirnleistung auf den Markt kommen, könnten sie sehr wohl die in unserer Kultur heute schon gewaltigen Unterschiede bezüglich der geistigen Fähigkeiten noch vergrößern und möglicherweise Intelligenzbestien hervorbringen, die entweder seelisch verkümmert sind oder ganz miserable Charaktereigenschaften haben.

Wie steht es nun mit der anderen Seite – mit den Drogen, die die Lern und Merkfähigkeit blockieren können, den chemischen Hemmsubstanzen? Solche Substanzen gibt es zweifellos bereits. Man hat viele chemische Substanzen gefunden – fast ohne Ausnahme solche, die die Synthese von RNS und Proteinen im Gehirn hemmen –, die beim Tier die Lernfähigkeit herabsetzen, indem sie die Fähigkeit des Gehirns blockieren, neue Merkinhalte im Dauerspeicher zu fixieren. Die meisten von ihnen lassen Kurzzeit- und Langzeitgedächtnis ziemlich unberührt: Blockiert wird nur der Übergang vom einen zum anderen, so daß das Tier nichts Neues dazulernen kann.

Haben wir von der Anwendung dieser Drogen am Menschen irgend etwas zu befürchten? Wahrscheinlich nicht, denn auch diese Drogen sind in wirksamen Dosen hochtoxisch. Jemand hat gesagt, es sei nicht sonderlich überraschend, daß das unglückliche Versuchstier, dessen Gedächtnis man durch eine 90prozentige Hemmung der Proteinsynthese im Gehirn blockiere, den Weg durch ein Labyrinth nicht erlernen könne – denn gewöhnlich sei es nach ein paar Stunden schon tot. Immerhin sollten wir uns auf die Entwicklung nichttoxischer Verbindungen gefaßt machen, die einige Hirnforscher für möglich halten.

Solche Drogen könnten tatsächlich gefährlich sein. Man könnte zum Beispiel einen Verbrecher vergessen machen, daß er zu einem Geständnis gezwungen wurde; einen Mordzeugen könnte man vergessen lassen, was er gesehen hat . . . Es fällt mir nicht schwer, mir weitere Möglichkeiten solcher chemischen »Säuberungsaktionen« auszumalen. Sie ließen sich wohl nur schwer verhindern. wenn solche Drogen erst einmal leicht verfügbar wären. Man könnte Gesetze erlassen, die ihre Anwendung als »Geistesverletzung« deklarierten; trotzdem würden sie angewandt werden, ebenso wie die sogenannten Wahrheitsdrogen heute mißbraucht werden. Wir wissen nicht, ob eine Droge zur Auslöschung eines Merkinhaltes im Gedächtnis eine Lücke hinterlassen würde, die der Betroffene als solche erkennen, aber nicht ausfüllen könnte. Wenn keine Lücke entstünde, könnte er niemals anzeigen, daß ihm gesetzeswidrig etwas eingegeben worden sei, aber selbst wenn eine Lücke da wäre und er tatsächlich zur Polizei ginge, könnte er damit deren Nachforschung kaum irgendwie unterstützen.

Andererseits könnten diese Drogen bei der Auslöschung von Erlebnissen, die wir lieber vergessen würden, sehr nutzbringend angewandt werden. Man könnte zum Beispiel aus dem Gedächtnis eines Kindes, das Zeuge eines furchtbaren Unfalls oder Opfer eines Notzuchtversuchs geworden ist, das schreckliche Erlebnis tilgen. Die meisten Psychiater würden wahrscheinlich einwenden, die Gedächtnislücke sei für das Kind psychologisch viel störender, als wenn es das Wissen behält und man ihm hilft, es zu verarbeiten. Auch ist eine schreckliche Erinnerung, ebenso wie körperlicher Schmerz, eine Warneinrichtung, die dazu beiträgt, in Zukunft Situationen zu vermeiden, in denen das Ereignis wieder eintreten könnte: Das Kind, das keine dunklen Ängste und Gedanken hätte, wäre ein hilfloses, schutzloses Opfer. Kann man sich, von alledem abgesehen, wirklich Eltern vorstellen, die ihrem Kind unmittelbar nach einem Unfall ungerührt ein Mittel zur Tilgung der Erinnerung injizieren, anstatt es zu trösten, ihm beizustehen und ihm die Zusammenhänge zu erklären?

## *Elektroden im Gehirn*

Mittel zur Verbesserung der Hirnleistung haben ihren Ursprung in unseren neuen Entdeckungen auf dem Gebiet der molekularen Vorgänge bei der Hirnarbeit. In den letzten Jahren hat man das Gehirn noch nach anderen Gesichtspunkten unterteilt: man hat sozusagen einen Atlas der spezifischen und oft winzig kleinen Gebiete im Mittelhirn, im Hirnstamm und sogar im Rückenmark angelegt, die die Grundphänomene des Lebens, der Bewegungen und der Verhaltensweise kontrollieren.
Die Haupttechnik, die als Elektrostimulation des Gehirns bezeichnet wird, besteht hier darin, daß man haarfeine Elektrodenpaare in bestimmte Stellen des Gehirns einführt. Wenn man elektrische Ströme durch diese Elektroden schickt, kann man winzige Gehirngebiete zur Aussendung von Impulsen veranlassen. Andererseits kann man stärkere Ströme dazu benützen, diese Gebiete zu verschmoren, so daß sie niemals wieder Impulse aussenden können. Etwa den gleichen Effekt kann man dadurch erzielen, daß man stimulierende oder abtötende chemische Substanzen durch ganz feine Kapillaren, die sogenannten Chemotroden, injiziert oder indem man Zellen durch Implantation radioaktiven Materials oder durch lokale Vereisung zerstört.
Die Elektrostimulation ist heute ein hochentwickeltes Verfahren. Es gibt Mikroelektroden, die so fein sind, daß sie einzelne Ganglienzellen stimulieren können. Wenn die Elektroden aus biologisch einigermaßen inaktivem Material bestehen, können sie jahrelang im Gehirn belassen werden, anscheinend ohne schädliche Reaktionen hervorzurufen. Dadurch, daß man imstande ist, immer kleinere elektronische Geräte zu bauen, ist die Implantation drahtloser Stimulations- und Empfängergeräte möglich geworden: Tiere (und Menschen) können sich frei bewegen und durch Fernkontrolle stimuliert werden, anstatt an einen Stuhl geschnallt und an eine Unzahl von Drähten angeschlossen zu sein. Entsprechend macht die Elektrostimulation schnelle Fortschritte und ist schon heute ein weites, komplexes Gebiet. Daher kann ich hier bestenfalls eine ungefähre Vorstellung von seiner Ausdehnung und Vielfältigkeit vermitteln.
Um bei den einfachsten Grundlagen zu beginnen: Die Elektrostimulierung des Gehirns kann die an sich unwillkürliche Regulie-

rung der Körperfunktionen kontrollieren. Herzschlag, Atemfrequenz, Temperaturregulation, lokale Blutversorgung, Hormonausschüttung stehen sämtlich unter der Kontrolle bestimmter Hirngebiete – von denen viele im Hypothalamus liegen – und können durch Elektrostimulation verändert werden. Auch Muskelgruppen lassen sich beeinflussen, wenn man die Kontrollzentren im Gehirn, mit denen die Muskeln über das Rückenmark in Verbindung stehen, stimuliert. Man kann Tiere sich wie elektrisches Spielzeug bewegen lassen, und zwar für unbegrenzte Zeit, ob sie es wollen oder nicht. Wenn sie sich widersetzen, kann man ihren »Willen« durch stärkere Ströme überwinden.

In bestimmten anderen Hirngebieten kann die Elektrostimulation ganze komplizierte Verhaltensabläufe auslösen. Professor José Delgado von der Yale University zum Beispiel hat gezeigt, daß ein fünf Sekunden langer Reiz auf eine bestimmte Stelle in der Roten Substanz eines Affenhirns das Tier dazu bringt, von seiner jeweiligen Betätigung abzulassen, eine Grimasse zu schneiden, den Kopf nach rechts zu wenden, sich auf die Hinterbeine zu stellen, sich nach rechts zu drehen, auf den Hinterbeinen eine Runde durch den Käfig zu machen, die Käfigwand hinaufklettern und dann wieder herunterzukommen. Wenn der Reiz aufhört, gibt es ein tiefes Knurren von sich, stellt sich auf alle viere, starrt den nächstbesten Artgenossen an, nähert sich ihm friedlich und nimmt seine normale Beschäftigung wieder auf. Sooft man den Auslöser betätigt, wird es den ganzen Handlungsablauf wiederholen, immer in genau der gleichen Reihenfolge. Einmal wiederholte man das Experiment 20 000mal: einmal in der Minute; Tag und Nacht; zwei Wochen lang.

Die Elektrostimulation kann auch komplizierte soziale Wechselwirkungen auslösen und seelische Verfassungen und Grundtriebe ändern. Katzen kann man dazu bringen, ihre Freunde anzugreifen und ihre Feinde freundlich zu begrüßen. Sorgfältig durchgeführte Versuche haben gezeigt, daß die stimulierte feindliche oder freundliche Gesinnung von dem Tier wirklich »empfunden« wird – es vollzieht nicht nur roboterhaft die entsprechenden Bewegungen. Indem man abwechselnd zwei winzige benachbarte Zonen in den Mandelkernen reizt, kann man die Tiere von rasenden Haßgebärden auf extreme Freundschaftsbezeigungen »umschalten«. Durch die Stimulierung anderer Zonen kann man Katzen dazu bringen, zufrieden zu schnurren, während man ihnen Schmerzen zufügt, sich verängstigt vor einer Maus zu ducken oder ohne jeden Grund in Schrecken zu geraten, wenn sie ganz allein sind.

Im Prinzip gibt es keinen Grund, warum die Elektrostimulation bei Menschen nicht das gleiche bewirken könnte. Welche Bedeutung hätte dann diese unerhörte Gewalt über die Verhaltensweise auf moralischem und sozialem Gebiet?

Viele Leute sind zu dem voreiligen Schluß gekommen, sie könne in großem Maßstab schrecklich mißbraucht werden. In einem wirklich totalitären Polizeistaat könnten »die da oben« uns alle vom Kontrollpult aus durch einen beliebigen Hebeldruck wie elektronische Marionetten dirigieren. Reine Phantasie! Um einen Widerspenstigen durch Elektroden kontrollieren zu können, müßte man ihn erst einmal einfangen, auf einen Stuhl festschnallen, eine langwierige Operation zur genauen Lokalisierung der Kontrollbezirke und anschließend eine lange, schwierige Gehirnoperation zur Implantation der Elektroden an ihm vornehmen. Es gibt keine zwei Gehirne, bei denen die kritischen Bezirke an genau der gleichen Stelle liegen – daher ist das kein Patentmittel zur Beherrschung der Massen. Selbst wenn es eines wäre, könnte sich die ferngelenkte Bevölkerung nur allzu leicht den Männern am Schaltbrett entziehen, indem sie sich hinter Abschirmgeräte begäbe oder einfach die Elektrodenenden herauszöge.

Nein, die Elektrostimulation wird ein Werkzeug der Forschung und Therapie bleiben. Gegenwärtig verfolgt man bei den meisten Menschen, denen Elektroden ins Gehirn implantiert werden, den Zweck, eine defekte Stelle zu ermitteln und dann zu zerstören. Bei der Epilepsie oder der Parkinsonschen Krankheit kann man Elektroden in den verdächtigen Hirnbezirk einführen und diese entweder zur Aufzeichnung abnormer Hirnaktivitäten oder zur Auslösung des unerwünschten Symptoms benützen – des Krampfanfalls bei der Epilepsie, des Zitterns bei der Parkinsonschen Krankheit. Wenn man die richtige Stelle gefunden hat, kann man sie verschmoren, indem man einen zelltötenden elektrischen Strom durch das Elektrodenpaar schickt. Das ist ein riesiger Fortschritt der Therapie. Indem uns die Elektrostimulation eine weit präzisere Lokalisierung und Zerstörung erlaubt, erlöst sie uns aus dem klassischen Dilemma der Hirnchirurgie: »Soll ich dieses kranke Stück des Gehirns herausschneiden (oder mir herausschneiden lassen) auf die Gefahr hin, dabei auch einige gesunde Bezirke zu verlieren und eine Persönlichkeitsveränderung oder Schwachsinn zu riskieren?«

Die Elektrostimulation wird jedoch auch für eine andere, ethisch weniger leicht zu beurteilende Art der Therapie angewandt. Hier ist sie kein Werkzeug zur Lokalisierung und dauernden Zerstörung falsch arbeitender Hirnzellen, sondern dient der fortgesetzten Behandlung. Durch Implantation von Elektroden und ihre Belassung an Ort und Stelle können Hirnbezirke zur Änderung einer vom Normalen abweichenden Verhaltensweise oder Gemütsverfassung stimuliert werden; man kann zum Beispiel den gewalttätigen Psychotiker beruhigen oder den von akuten Angstzuständen Geplagten von seinen seelischen Qualen befreien. Zur Zeit sind die Versuchspersonen – und es gibt auf der ganzen Welt nur wenige hundert davon – nahezu ausnahmslos Insassen von Intensivpflegestationen in psychiatrischen Kliniken. Der Patient wird in der Regel vom Krankenhauspersonal überwacht und mittels des elektrischen Auslöseschalters stimuliert, wenn er unlenkbar wird. In einigen wenigen Fällen mag der Patient sogar fähig sein, seinen Auslöser selbst zu betätigen, wenn er das dringende Bedürfnis danach verspürt. Die Ergebnisse können überwältigend sein. Vor kurzem wurde berichtet, ein Patient, der wegen unbeherrschbarer Anfälle von Jähzorn im Krankenhaus untergebracht worden war und jetzt mittels eines Schalters Elektroden in seinem *nucleus caudatus* stimulieren kann, habe gesagt: »Wenn mich die Wut packt oder irgend so was, dann drücke ich auf den Knopf und fühle mich sofort besser. Das ist wirklich ein angenehmes Gefühl, drum halte ich durch ... Das ist wirklich ein feiner Knopf. Wenn ich einen kaufen könnte, würde ich ihn mit nach Hause nehmen.« Bis jetzt haben nur sehr wenige Patienten zu Hause ihre eigenen Auslöser, aber nach Berichten scheint es, als ob viele mit deren Hilfe ein nach außen hin normales Leben führen.

Das nächste Stadium bei der Kontrolle durch Elektrostimulation werden vermutlich automatische Auslöser sein, die sich selbsttätig ein- und ausschalten. Hierbei bedient man sich neben den Stimulatoren sensorischer Elektroden, die die elektrische Aktivität der Kontrollbezirke laufend überwachen. Sobald diese Aktivität den Schwellenwert erreicht, dessen Überschreiten unerwünschte Verhaltensweisen oder Emotionen auslöst, könnten die Sensoren die Stimulatoren zur Tätigkeit anregen. Der Träger dieses vollautomatischen Kontrollsystems würde nie wissen, wann er stimuliert wird. Seine Anomalie, sei es Epilepsie oder unbeherrschbarer Jähzorn, würde einfach aus seinem Organismus beseitigt, und er würde nie etwas davon merken. Es lassen sich kaum ernsthafte Einwände gegen dieses Verfahren vorbringen, wenn es den Patienten einer psychiatrischen Klinik heilen und befreien würde, so daß er sich gesund fühlte und, wenn auch gezeichnet durch die Elektrodenenden auf seinem Scheitel, normal leben könnte. Wir jubeln, wenn ein Mann mit einem implantierten Herzschrittmacher vom Tode errettet werden kann. Wir anerkennen sein Recht darauf, selbst zu entscheiden, ob er sterben oder ein von der Norm abweichendes, unbequemes Leben führen will. Wie könnten wir also einem Mann das Recht streitig machen, sein Gehirn an Elektroden anschließen zu lassen, wenn er das wünscht, um sich von seelischen Qualen zu befreien?

Indessen hat man schon darauf hingewiesen, daß die Elektrostimulation, wenn sie bei Patienten von Nervenheilanstalten wirke, auch bei Verbrechern und den »Asozialen« ganz allgemein wirken – und Anwendung finden könne. Obgleich sich wohl kaum eine bestimmte Stelle im Gehirn finden läßt, von der aus sich asoziales Verhalten unterdrücken ließe, wäre es doch durchaus möglich, Bezirke ausfindig zu machen, über die man die Kleptomanie oder die spezifische und offenbar irrationale Aggressivität des Sittlichkeitsverbrechers unter Kontrolle bringen könnte.

Wird es jemals dazu kommen? Sollte man es überhaupt dazu kommen lassen? Ich möchte beide Fragen verneinen. Warum? Weil die Anwendung der Elektrostimulation bei diesen Fällen eine rein symptomatische Behandlung wäre. Und wenn sie zu den Grundursachen der Störung vorstieße, wäre es eine gefährliche Heilmethode.

Man stelle sich, um sich dies klarzumachen, zwei Männer vor, die in Zukunft vielleicht typische Anwärter auf die Therapie durch Elektrostimulation sein könnten. Beide haben unbeherrschbare Wutanfälle. Zwischendurch sind sie so normal, wie man nur sein kann, wenn man ständig Angst vor seinen drohenden Ausbrüchen hat. Der destruktive Zorn des einen richtet sich gegen seine Frau: Er schlägt sie, brennt sie mit glühenden Zigaretten, ist hemmungslos grausam und gewalttätig. Seine Frau will sich nicht von ihm scheiden lassen oder ihn gerichtlich belangen. Sie möchte, daß er geheilt wird. Anstatt sich für eine langwierige und unsichere psychiatrische Behandlung zu entscheiden, entschließt er sich zur Elektrostimulation, die ihm die Gewißheit gibt, daß keine Wutanfälle mehr auftreten werden, sobald der Ursprungsort der überstarken Aktivität in seinen Mandelkernen lokalisiert und die Elektroden implantiert sind. Das klingt sehr erfreulich. Aber auf diese Weise angewandt, berührt die Elektrostimulation nicht den zugrunde liegenden Konflikt im Verhältnis des Ehepaars. Der Mann wird, elektronisch gesteuert, dazu gezwungen, sich in eine Lage zu schicken, die ein Teil seines Selbst unerträglich findet. Und daher wird sein Protest gegen diese Lage mit großer Wahrscheinlichkeit in einer anderen Form zum Ausdruck kommen. Wenn die übermäßigen Entladungen der Mandelkerne sich gegen ein so eng begrenztes Ziel wie eine Ehefrau richten, wird die

Elektrostimulation wohl kaum die Einsichten und die Anpassung an die Gegebenheiten ersetzen, die eine psychiatrische Behandlung vermittelt – und das sollte man auch keinesfalls zulassen.

Unser zweiter Patient unterscheidet sich insofern von dem ersten, als seine unbeherrschbaren Ausbrüche aggressiven Jähzorns kein bestimmtes Ziel haben. Ein Spezialist für Elektrostimulation würde vielleicht sagen, er leide einfach daran, daß die Zornschwelle seiner Mandelkerne (oder anderer Gehirnzentren) zu niedrig liege und ihn deshalb ganz unangemessene Zornesausbrüche plagten. Hemme man die Entladungen, so werde die Schwelle erhöht. Auch das klingt recht gut, aber wie weit soll die Reizschwelle erhöht werden? Es besteht nicht die geringste Aussicht darauf, daß es uns gelingen wird, die Elektrostimulation so abzustimmen, daß ein Mensch angemessen auf »echte« (oder sozial vertretbare) Anlässe für Zornesausbrüche reagiert, nicht vertretbare jedoch ignoriert. Vielleicht wird unser Patient daher friedlich und unbekümmert zusehen, wenn ein Betrunkener seine Frau angreift, ein Dieb sein Eigentum stiehlt oder jemand sein Kind verletzt. Wäre seine Zornregulation ausgeschaltet, so wäre er kaum imstande, sich wie ein normaler Mensch zu verhalten.

Dieser zweite Patient ähnelt jenen Verbrechern, an denen der Versuch einer Behandlung durch Elektrostimulation denkbar wäre: dem Sittlichkeitsverbrecher zum Beispiel. Aber der Mann, der im Verlauf von Anfällen, bei denen er sich »komisch fühlt« oder »überhaupt nichts mehr weiß«, an kleinen Mädchen unzüchtige Handlungen vornimmt, hat einen ganzen Komplex bewußter und unbewußter Motive. Diese könnte die Elektrostimulation nicht selektiv beeinflussen; sie könnte den Patienten nur durch die völlige Ausschaltung des Sexualtriebs »heilen«. Das käme der Kastration gleich; man hat zwar versucht, durch Kastration eine Heilung von Sexualverbrechern zu erreichen, doch besteht dabei die hohe Wahrscheinlichkeit, daß ein solcher Mann zum Kindsmörder wird, wenn sich die Verzerrung seiner Persönlichkeit noch durch die unerträgliche Frustration der Impotenz verstärkt. Sofern sich also eine Tendenz zur »Heilung« von Verbrechern durch Elektrostimulation nicht rücksichtslos über alle Proteste seitens der Psychiater hinwegsetzt – und das halte ich für ganz unwahrscheinlich –, wird die Elektrostimulation beim Menschen wohl der dringlichen Therapie komplizierter organischer Läsionen und vielleicht auch der Palliativtherapie bei Patienten psychiatrischer Kliniken vorbehalten bleiben – als eine elegantere Version der Leukotomie.

Allerdings werden sich die bedeutsamen Folgerungen aus der

Elektrostimulation sicherlich nicht aus ihrer Anwendung zur Regulierung der Verhaltensweise ergeben, sondern daraus, daß man sie zunächst zu deren Lokalisierung und Verständnis benützt. Wenn wir erst einmal genauere Gehirnkarten haben werden und jedermann darüber Bescheid weiß, wird es uns vielleicht leichter fallen, unser eigenes scheinbar irrationales Verhalten zu beherrschen oder uns damit abzufinden. Wenn ich mir, sooft ich wütend aufbrause, darüber im klaren bin, daß die ganze Aufregung durch eine schnelle Folge von elektrischen Entladungen in einem winzigen Bezirk meiner Mandelkerne verursacht wird, wenn ich das im Geiste vor mir sehe, dann kann ich vielleicht die Absurdität meines Verhaltens erkennen und mich beruhigen. Immerhin fällt es vielen Frauen leichter, sich mit ihrer übersteigerten Reizbarkeit abzufinden, wenn sie wissen, daß diese von prämenstruellen Spannungszuständen verursacht wird. Und ihren Ehemännern fällt es, wenn sie das wissen, gewöhnlich auch leichter, Rücksicht zu nehmen. Ähnlich besteht der Wert der Psychoanalyse zum Teil darin, daß es leichter ist, mit problematischen Eigenschaften zu leben, wenn man sie versteht und akzeptiert – selbst wenn das keine »Heilung« bedeutet.

Dr. José Delgado hat gesagt, die Elektrostimulation lasse uns allmählich erkennen, daß »menschliche Verhaltensweisen, Glück, Gut und Böse letztlich nur Ergebnisse der Hirnphysiologie sind«. Und wenn jemand sich dadurch zu einer elektrochemisch funktionierenden Marionette degradiert fühlt, so kann ich nur sagen, daß ich dieses Gefühl der Annahme vorziehe, ich würde von bösen Geistern beherrscht.

### *»Stimmungspillen«*

Im Verlauf der letzten 15 Jahre hat uns die pharmazeutische Industrie mit einer Flut von Medikamenten überschüttet, die die Gehirntätigkeit und Verhaltensweise beeinflussen können. In den nächsten 15 Jahren wird diese Flut noch anwachsen. Nach Dr. Stanley Yolles, Leiter des U.S. National Institute of Mental Health, »werden die nächsten fünf bis zehn Jahre ... eine hundertfache Zunahme der Anzahl und Typen von Medikamenten mit sich bringen, die imstande sind, auf das Gemüt einzuwirken«. Da unsere Gesellschaft heute ohnehin schon vor einem Problem steht, das sich fast zum Trauma auswächst, vor der Tatsache nämlich, daß »grüne Witwen« in den Vororten zentnerweise »Glückspillen« schlucken, während ihre Kinder ihr Glücksempfinden

durch Marihuana und LSD steigern, kann einem dieser Ausblick in die Zukunft schon ein bißchen Angst machen. Werden wir der Entwicklung Herr werden?
Das können wir natürlich nicht wissen. Über die sozialen Auswirkungen einer derartigen Entwicklung können wir keine relevanten Aussagen machen, solange wir nicht wissen, wie sich die Anschauungen ändern werden und was für neue Drogen es geben wird – welche Wirkungen und (was nicht weniger wichtig ist) welche Nebenwirkungen sie haben werden. Wir können jetzt nur recht allgemeine Fragen stellen; aber auch das ist schon der Mühe wert, wenn es sich um ein solch wichtiges Thema handelt. Wir wollen also mit einer sehr allgemeinen Übersicht über die Hauptgruppen der »Seelendrogen« beginnen, die es heute gibt oder die in naher Zukunft auf den Markt kommen könnten.
Am einen Ende der Reihe stehen die reinen chemischen Kampfstoffe: Wirkstoffe, die zur Ausschaltung des Gegners bei Aufständen und in Kriegen eingesetzt werden können. Es gibt schon Euphorika, die die Menschen so optimistisch stimmen, daß sie sich – anscheinend mit Freuden – zu jeder Tätigkeit bereit finden. Es gibt Depressiva, die eine so tiefgreifende Schwermut bewirken, daß das Opfer überhaupt nichts tut. Katatonika machen ihre Opfer völlig unbeweglich, da die Muskeln den Befehlen des Gehirns nicht mehr gehorchen. Enthemmer blockieren oder schwächen die Kontrollmechanismen, die das Verhalten normalerweise einigermaßen ausgeglichen halten, und veranlassen ihre Opfer dazu, übermäßig viel zu schwätzen, zu lachen, zu weinen oder zu laufen. Chronoleptika entstellen den Zeitsinn so sehr, daß sogar die Wörter »vor« und »nach« und die Begriffe »Ursache« und »Wirkung« ihre Bedeutung verlieren. Und es gibt Wirkstoffe, die die Menschen so verwirren, daß sie das Verständnis für alle logischen Zusammenhänge verlieren und ihnen die Welt völlig verrückt und undurchsichtig erscheint.
Dann kommen wir zu den Halluzinogenen. Sie reichen von einer ordentlichen Portion eines stark alkoholhaltigen Getränks über ein paar Marihuanazigaretten bis zu dem fast unsichtbaren Tröpfchen Lysergsäurediäthylamid oder LSD. Ihre Wirkung hängt weitgehend von der applizierten Dosis sowie von dem Geisteszustand und der Umgebung dessen ab, der sich dieser Mittel bedient. Wie ein Betrunkener streitsüchtig, trübsinnig oder euphorisch sein kann, so können die Sinnestäuschungen einer »LSD-Reise« ebensogut ein wundervolles und genußreiches wie ein schreckliches und unvorstellbar furchterregendes Erlebnis sein – dazwischen liegt ein großer Spielraum an vielfältigen Reaktionen. Ein Unter-

schied, wie er zwischen dem Auftrieb nach ein paar Schnäpsen und dem *delirium tremens* des hemmungslosen Säufers besteht, läßt sich auch bei Drogen feststellen: So haben etwa 20 Mikrogramm LSD eine ähnliche Wirkung wie ein paar Martinis, 100 Mikrogramm bewirken bei einem normalgewichtigen Mann eine vollausgeprägte Reaktion, und ein paar 100 Mikrogramm können zu einer hochgradigen, langdauernden Psychose führen. Auch die Nebenwirkungen sind sehr unterschiedlich und reichen von einem leichten Kater nach einer Flasche guten Weines bis zur Chromosomenschädigung nach LSD; das gleiche gilt, wie jedermann weiß, für die Suchtgefahr dieser Drogen, ob man darunter nun die echte pharmakologische Sucht versteht (wie bei Alkohol oder Heroin) oder die sozial induzierte Gewöhnung (wie bei Marihuana). Auch hier gibt es sehr große individuelle Verschiedenheiten hinsichtlich der Nebenwirkungen der Drogen und der Suchtanfälligkeit.
Man wird ganz gewiß neue synthetische Halluzinogene entwickeln, und die Menschen werden sie sicherlich weiterhin konsumieren. Die Suche und das Verlangen nach der zeitweiligen Flucht in Aldous Huxleys »künstliche Paradiese« sind in der menschlichen Kultur zu tief verwurzelt, als daß es anders sein könnte. So wird es in Zukunft wohl sicher Halluzinogene mit neuartigen (und nicht vorhersehbaren) Wirkungen auf das Gemüt geben, aber die wichtigste Veränderung wird vermutlich darin bestehen, daß man die Toxizität herabsetzt und zu erkennen lernt, warum die Menschen so unterschiedlich auf sie reagieren. Huxleys Forderung nach hochwirksamen, ungiftigen »Flucht«-Drogen, die nicht süchtig machen und frei sind von den gesundheitsschädlichen Wirkungen der heutigen Mittel, könnte sich sehr wohl erfüllen.
Eine Mittelstellung in der Reihe der »Gemütsdrogen« nehmen all jene Wirkstoffe ein, die ganz allgemein dämpfend oder anregend wirken. Barbiturate und andere Drogen können das Gehirn in Schlaf versetzen. Tranquilizer können das Gemüt der Erregten, Ängstlichen, Angespannten und Nervösen beruhigen, ohne sie zu verwirren oder einzuschlafern – sofern die Dosis nicht sehr hoch ist. Stimulantia – von Kaffee, Tee, Kakao bis zu den synthetischen Stoffen wie Benzedrin und Amphetamin – können den Wachzustand intensivieren, Müdigkeit bezwingen und eine leichte Euphorie verursachen, indem sie das allgemeine »Wachzentrum« im Gehirn stimulieren. Antidepressiva können nicht nur dazu beitragen, die tiefe Verzweiflung der chronisch Kranken in psychiatrischen Kliniken zu vertreiben, sondern sie befreien auch von Schwermut und Traurigkeit, beheben Energie- und Antriebsmangel und können die Reaktionsgeschwindigkeit erhöhen.

Auf den ersten Blick scheinen diese Drogen den Zukunftstraum – oder -alptraum – einer vollständigen Stimmungsregulierung verwirklicht zu haben, das chemische Äquivalent der Elektrostimulation zu sein. Das ist nicht ganz richtig. Zwar bezeichnen wir Euphorie, Ausgeglichenheit, depressive Verstimmung oder Erregung als »Stimmungen«, und diese »Stimmungen« werden durch die Drogen zweifellos beeinflußt; trotzdem kann von einer genau gezielten Wirkung wohl kaum die Rede sein. Ganz allgemein kann man – ein wenig unfair – sagen, daß sie das synthetische Äquivalent sind etwa zu einer guten Mahlzeit in guter Gesellschaft, die uns in Stimmung bringt, oder zu einem kleinen Imbiß vor dem Schlafengehen, der uns die morgendliche schlechte Laune erspart, weil er ein Absinken des Blutzuckerspiegels verhindert. Mit anderen Worten, ihre Wirkung ist durchaus nicht spezifisch; sie funktionieren, indem sie die Reizschwelle sehr allgemeiner Systeme im Gehirn-Körper-Komplex erhöhen oder herabsetzen. Aus diesem Grunde kranken sie alle an den Nachteilen der individuell unterschiedlichen Wirkungsweise und einer langen Reihe von Nebenwirkungen. Tranquilizer zum Beispiel haben eine viel stärkere Wirkung auf erregte und ängstliche Menschen als auf jemanden, der entspannt in der Sonne liegt. Eine Elektrode an der richtigen Stelle hingegen würde keinen Unterschied machen. Auch Stimulantien werden durch die ursprüngliche Stimmungslage beeinflußt und können in hohen Dosen verheerende Nebenwirkungen haben, darunter hochgradige Nervosität, schwere Beeinträchtigung der Urteilsfähigkeit und langanhaltende »Kater«. So manchem Universitätsprofessor ist es passiert, daß ihm ein übermäßig aufgeputschter Student bei der Prüfung ein völlig leeres Blatt Papier abgeliefert hat.

Trotzdem rechnen die meisten Forscher damit, daß im Laufe der Zeit diese Mängel noch behoben werden. Wenn das aber der Fall ist – wenn die Toxizität, die individuell unterschiedliche Wirkung und die Nebenwirkungen dieser Drogen reduziert sind –, dann bedeutet das gleichzeitig, daß sie viel spezifischer in ihrer Wirkung sein werden. Dann wäre es so weit, daß man allmählich wirklich von echten »Stimmungspillen« reden könnte.

Was man unter Stimmung versteht, ist weitgehend eine Frage der Definition; ich werde hier von der Voraussetzung ausgehen, daß eine echte »Stimmungspille« an den spezifischen Hirngebieten – und ausschließlich an diesen – angreift, die einigermaßen eng umschriebene Teilgebiete des Verhaltens regulieren, etwa den Aggressionstrieb, Zorn, die sexuelle Aktivität usw. Gibt es solche Pillen, und sind sie anwendbar? Beide Fragen lassen sich mit

Einschränkungen bejahen. Betrachten wir zunächst den Aggressionstrieb, da seine Beherrschung von so großer sozialer Bedeutung ist. Es ist ganz leicht, den Aggressionstrieb mittels chemischer Substanzen ein- und auszuschalten, solange man keine Bedenken trägt, gleichzeitig auch eine Reihe anderer Triebe und Teilgebiete des Verhaltens zu beeinflussen. Bauern haben immerhin seit Jahrhunderten Stiere zu friedlichen Kreaturen gemacht, indem sie sie kastrierten und dadurch – freilich ohne es zu wissen – den Spiegel der männlichen Geschlechtshormone senkten. Heute jedoch weiß man, daß solche drastischen Maßnahmen nicht notwendig sind. Zwei ungarische Wissenschaftler zum Beispiel haben kürzlich gezeigt, daß man säugende Ratten durch Regulierung ihrer Hormonbilanz dazu bringen kann, in ihren Käfig gesetzte Frösche anzugreifen oder in Ruhe zu lassen. Ihre Feindseligkeit wird durch Östrogengaben ausgeschaltet und durch Hydrocortison reaktiviert. Offenbar wird durch die Hormone ein bestimmtes »Feindseligkeits-Reglersystem« sensibilisiert oder unempfindlich gemacht. Sobald es sensibilisiert ist, produziert eine Reihe unterschiedlicher Reize, darunter Frustration, Schmerz und Streß, das Reglersystem zu Entladungen. Wenn das Reglersystem jedoch sehr empfindlich eingestellt ist, löst schon die bloße Anwesenheit irgendeines angreifbaren Objektes einen Angriff aus. Versuche am Menschen haben bewiesen, daß Drogen wie Librium ziemlich spezifisch und selektiv auf die Aggressions- und Feindseligkeitszentren wirken und nicht ganz allgemein die Hirnfunktion dämpfen. Ähnlich wie Digitalis in alle Muskeln gelangt, seine Wirkung jedoch selektiv am Herzmuskel entfaltet, könnten manche Drogen möglicherweise imstande sein, ausschließlich auf ganz bestimmte Antriebszentren im Gehirn einzuwirken – und daher bestimmte Stimmungen zu regulieren. Dr. K. E. Moyer von der Universität Pittsburg äußerte im März 1968 vor einer UNESCO-Konferenz über Hirnforschung und ihre Bedeutung: »Heute haben wir die Möglichkeit, aggressives Verhalten beim Menschen durch physiologische Maßnahmen unter Kontrolle zu halten. Die Möglichkeit besteht, ob uns das nun paßt oder nicht und ob wir diesen Schritt als Fortschritt betrachten oder nicht.«

Nach diesem Überblick in großen Zügen wollen wir nach den Auswirkungen fragen. Können wir die Flut von Drogen so lenken, daß sie zum menschlichen Fortschritt beiträgt?

Wir wollen uns zunächst mit den Möglichkeiten des vorsätzlichen Mißbrauchs befassen. Wiederum scheinen die »Stimmungspillen« angesichts unseres gegenwärtigen Arsenals chemischer Kampfstoffe keine neuen Dimensionen des Schreckens zu eröffnen. Wie aber steht es mit den eher väterlich »menschenfreundlichen« Möglichkeiten des Mißbrauchs? Würden die Behörden, wenn zum Beispiel die Slumbevölkerung zu Beginn eines langen heißen Sommers unruhig wird, vielleicht in die Trinkwasserreservoirs »Friedenspillen« geben? Oder könnten sie am Morgen des Wahltags vor der Stimmabgabe allen Menschen »Liebespillen« verabreichen?

Wir sollten zwar stets auf der Hut sein, aber ich halte dergleichen doch für sehr unwahrscheinlich. Solche Pillen müßten unglaublich spezifisch und gleichmäßig wirken, sonst würden sie chaotische Zustände herbeiführen. Zur Zeit wissen wir einfach nicht, ob zum Beispiel eine feindselige Einstellung gedämpft werden kann, ohne daß Intellekt, Ehrgeiz, Unternehmungsgeist oder schöpferische Kraft in Mitleidenschaft gezogen werden – oder sogar der Wettbewerbsinstinkt, der heute die meisten Büromenschen an ihren Schreibtischen festhält. Der Preis für die Verhinderung eines Aufruhrs wäre dann vielleicht ein völliger Arbeitsstillstand. Auch bestehen Schwierigkeiten hinsichtlich der Dosierung. Eine Dosis, die bei Erwachsenen genau den erwünschten Erfolg erzielt, wäre für Säuglinge vielleicht viel zu hoch und könnte sie umbringen, wenn sie dadurch sämtliche aggressiven Funktionen gegenüber dem Leben verlören und möglicherweise nicht einmal mehr nach Nahrung verlangten. Andererseits könnten die »Friedenspillen«, wenn wie bei den Tranquilizern die ursprüngliche Stimmungslage entscheidend wäre, selektiv auf die erregtesten, rebellischsten Mitglieder der Bevölkerung wirken.

Doch abgesehen von technischen (und sonstigen) Schwierigkeiten – ist eine Anwendung im sozialen und politischen Bereich überhaupt wahrscheinlich? Es ist undenkbar, daß es unbemerkt bliebe, wenn die Regierung sie je anwenden würde. Zweifellos wäre ein riesiger Skandal die Folge. Würde man wirklich zulassen, daß Regierungen die Trinkwasservorräte, wenn auch nur »zum Wohle der Allgemeinheit«, mit derartigen Substanzen versetzte, wo doch schon die Beimengung von Flour zur Erhaltung der Zähne einen so leidenschaftlichen Protest ausgelöst hat? Wenn die Regierung schon so tyrannisch wäre, daß sie sich über die öffentliche Meinung hinwegsetzt, würde sie dann nicht lieber die bequeme schnelle Methode wählen und einen Aufruhr mit Gewehren anstatt mit Drogen niederschlagen? Endlich könnte man in einem etwas anderen Zusammenhang die Frage stellen, warum jede Regierung und jede Bevölkerung sich mit überwältigender Mehrheit gegen eine heimtückische Art der Gedankenkontrolle ausgesprochen hat – gegen die unterschwellige Werbung.

Das andere Extrem, eine Revolution in der Behandlung Geisteskranker, hätte mehr Aussicht auf Verwirklichung. Es ist weitgehend auf Medikamente wie Tranquilizer und Antidepressiva zurückzuführen, daß sich die Entlassungsquoten der psychiatrischen Kliniken in letzter Zeit erhöht haben. Sie haben bewirkt, daß die Lebensbedingungen in diesen Anstalten angenehmer und freier sind. Und sie haben viele Menschen sogar vor der Einweisung in Kliniken bewahrt. Sie haben praktischen Ärzten ohne spezielle psychiatrische Erfahrung die Möglichkeit gegeben, ängstliche oder neurotische Patienten ohne Hinzuziehung von Spezialisten zu behandeln; sie dringen mit ihrer Behandlung vielleicht nicht bis zu den Wurzeln der Symptome vor, ermöglichen es jedoch Millionen, ihr Leben zu meistern. Im Notfall helfen diese Medikamente auch den »ganz normalen« Menschen, schwere Krisen im Leben zu überstehen. Wenn man einen Kummer bezwingen will, um einem Kind, das aus der Schule heimkommt, ein freundliches Gesicht zu zeigen, ist es da nicht viel leichter und wirksamer, zwei Tabletten zu schlucken als einen dreifachen Whisky zu kippen? Und schließlich sind diese Pillen ein außerordentlich wertvolles Werkzeug der Forschung nach noch wirksameren Medikamenten und Behandlungsmethoden. Sobald einmal der Durchbruch zur Erfindung von »Gemütspillen« erfolgt ist, kann man diese dazu verwenden, willkürlich normale und abnorme Geistesverfassungen zu erzeugen und zu untersuchen. LSD zum Beispiel – eine der verrufensten modernen Drogen – hat sich als unschätzbares Hilfsmittel zur Erzeugung von Modellpsychosen erwiesen: Auf diese Weise hat man viel über die Beschaffenheit der Gedankenmuster bei Schizophrenie gelernt, die die künstlich herbeigeführten Verzerrungen durch LSD genau widerzuspiegeln scheinen. LSD ist auch in der Psychotherapie eine wertvolle Hilfe: Es ermöglicht den Patienten oft, frühe Kindheitserlebnisse zu ergründen, ja sogar, sie noch einmal zu durchleben. Da neue Medikamente für und durch die Medizin und die Psychiatrie entwickelt und verbessert werden, ist es fast eine Binsenwahrheit, wenn man feststellt, daß sie hier von ganz bedeutendem Nutzen sein werden.

Aber natürlich werden sie heute und in Zukunft nicht nur in der Medizin und Psychiatrie Anwendung finden. Die Problematik dieser Drogen liegt darin, daß sie sich der Kontrolle durch die Ärzte entziehen werden. Sobald sie im Krankenhaus bei schweren Fällen eingesetzt werden, finden sie auch bei den praktischen Ärzten Eingang, die sie bei ihren Patienten in den dringendsten Fällen anwenden werden. Sobald sich das herumspricht, werden auch andere danach verlangen und die Ärzte um ein entsprechen-

des Rezept bitten. Endlich werden die Drogen durch zu großzügige Verschreibung, durch Diebstahl oder sogar durch illegale »Do-it-yourself-Herstellung« in die Allgemeinheit gelangen.
Die explosive Zunahme des Medikamentenkonsums in den letzten Jahren ist fast bis zum Überdruß diskutiert worden, und hier ist gewiß nicht der Ort, alle Argumente noch einmal aufzuwärmen. Wenn man dieses Thema allerdings mit etwas Abstand betrachtet und die allgemeinen langfristigen Auswirkungen in der Zukunft ins Auge faßt, scheinen sich einige entscheidende Punkte herauszuheben, über die noch nicht so ausgiebig gesprochen worden ist.
Da ist zunächst einmal die Tatsache, daß man die »Stimmungspillen« zunehmend als einen normalen Bestandteil des Lebens hinnimmt. Nachdem sie jetzt für jeden leicht zugänglich sind, der unerfreuliche Erlebnisse oder Gemütszustände entschärfen möchte, verschiebt sich allmählich die Grenze, bis zu der wir zum Beispiel Angstgefühle ertragen zu können glauben. Erleichterung durch chemische Hilfsmittel scheint uns heute schon bei einem geringeren Grad seelischer Not unerläßlich, als es früher der Fall war, und daher finden wir uns viel leichter mit den chemischen Hilfsmittel ab. Besonders für die Jugendlichen gilt das auch und gerade hinsichtlich der unbestreitbaren Annehmlichkeiten der neueren Halluzinogene; die ältere Generation hatte ja schon immer den Alkohol und andere Ausweichmöglichkeiten. Sicherlich wird daher in Zukunft die Problematik ihrem Wesen nach die gleiche sein wie bei den heutigen Drogen. Sogar Pillen für spezielle Stimmungslagen werden insofern nichts Neues bringen: Unsere Vertrautheit mit Tranquilizern und ähnlichen Medikamenten hat uns darauf schon vorbereitet.
Wir müssen jedoch die Möglichkeit im Auge behalten, daß eine quantitative Steigerung des Drogenkonsums zu einer grundlegenden Veränderung der gesamten Lebensweise führen könnte, ohne daß sich überhaupt jemand dieses Wandels wirklich bewußt wird. Als in Los Angeles die ersten Stadtschnellstraßen gebaut wurden, waren sie nichts anderes als gute neue Straßen. Weitere Straßen dieser Art betrachtet man unter dem gleichen Aspekt. Aber heute ist Los Angeles von diesem Straßensystem völlig abhängig, und es gibt neben Leuten, denen das paßt, weit mehr andere, denen es nicht paßt. Eine technische Lösung ist ganz zwangsläufig zu einem dominierenden Charakteristikum der Stadt geworden.
Noch keine Gesellschaft hat es fertiggebracht, »gefährliche« Drogen dadurch aus der Welt zu schaffen, daß sie sie verbietet und polizeilich verfolgen läßt. Wenn die Nachfrage nach Drogen stark genug ist, kann keine Prohibition funktionieren. Und so wird es

auch in Zukunft sein; ja, man wird durch Zwangsmaßnahmen wahrscheinlich noch weniger ausrichten als heute. Das liegt teilweise an der zunehmenden Toleranz: Die Überzeugung, daß Regierungen und religiöse Gemeinschaften das Recht haben, sich in unsere privaten »Laster« einzumischen, gerät immer mehr ins Wanken – insbesondere dann, wenn diese Einmischung polizeiliche Verfolgung nach sich zieht. Zum Teil ist es auch psychologisch begründet: Es gibt viele Beweise dafür, daß für den Typ, der sich zu »gefährlichen« Drogen hingezogen fühlt, die Illegalität oft geradezu einen Anreiz darstellt – sei es nun aus Langeweile oder aus Protest gegen die Gesellschaft – und daß ein Verbot den Genuß noch erhöht. Aber einer der Hauptgründe ist rein praktisch-wirtschaftlicher Natur: Überall, wo die Nachfrage groß ist, macht ein Verbot die illegale Versorgung nur noch lohnender und die Lieferanten entschlossener und leistungsfähiger. Die einzige Grenze, die einem solchen illegalen Versorgungssystem letztlich gesetzt ist, besteht nicht in der Zahl der Abnehmer, die sich auf jeden Fall finden, sondern in der Verfügbarkeit des Ausgangsmaterials für die Droge. Handelt es sich um eine natürliche Substanz, die über Tausende von Kilometern herbeigeschafft und daher hinter dem Rücken wachsamer Zollbeamten und Agenten des internationalen Rauschgiftdezernats eingeführt werden muß, so kann der Nachschub teilweise abgeschnitten werden. Wenn aber die Droge – wie Alkohol – in jedem Keller hergestellt werden kann, muß die Prohibition jämmerlich versagen. Und das wird vermutlich für die neueren synthetischen Substanzen zutreffen. Je mehr es davon geben wird, um so sicherer werden einige stark wirkende darunter sein, die jeder Diplomchemiker herstellen kann – und herstellen wird, wenn man ihm genug dafür bezahlt. Das ist bei LSD und bei den Amphetaminen der Fall gewesen, und das wird in Zukunft immer wieder vorkommen. Und schließlich wird sich im Lauf der Zeit der Drogenkonsum auf einem Niveau einspielen, das sich aus der Bilanz von Wirkung und Nebenwirkung ergibt. Sehr wenige Menschen trinken Methylalkohol bloß des Nervenkitzels wegen, weil es dabei zu ganz üblen Spätfolgen, unter anderem zu Erblindung, kommen kann. Ich sage voraus, daß aus ähnlichen Gründen LSD – zumindest in unkontrollierten Dosen – an Popularität verlieren wird; wie es heißt, ist das in den Zentren der Hippiebewegung schon geschehen. Bei Suchtgefahr liegen die Dinge allerdings ganz anders: Jede Suchtdroge fesselt zwangsläufig wie ein starker Magnet eine Anzahl von Süchtigen an sich. Aber im großen ganzen will die überwiegende Mehrheit der Menschheit ihr Leben nicht an Drogen verschwenden und wird sich deshalb davor hüten. Es gibt zwar Millionen von Alkoholikern auf der Welt, aber Hundertmillionen, die Alkohol trinken und doch so gut wie nie betrunken sind.

Zuletzt die entscheidende Frage: Werden wir mit einer Fülle von leicht erhältlichen Drogen wirklich schlechter dran sein? Werden wir uns dazu verleiten lassen, in den chemischen Mitteln eine unentbehrliche Lebenshilfe zu sehen – so wie wir uns durch Autos, Städte, Häuser, Fernsehapparate usw. haben verführen lassen? Ich sehe nicht ein, warum – oder vielmehr, ich sehe nicht ein, warum sich das auf die Menschenwürde notwendigerweise verheerender auswirken sollte als jene anderen Zivilisationsstützen oder warum dieser Vorgang, wenn er verheerend wirkte, nicht sollte rückgängig gemacht werden können. Solange uns diese Stützen nicht tatsächlich süchtig machen, solange sie nicht wirklich unser Leben beherrschen, behalten wir immer noch die Freiheit, sie unsererseits zu beherrschen und sie zu verwerfen, falls wir das wollen. Doch solange wir sie nicht verwerfen, sondern benützen, müssen wir Gewinn daraus ziehen. Wer erst einmal die gefühlsmäßige Einstellung überwunden hat, es sei unnatürlich – und daher irgendwie entwürdigend –, seelenlose, kleine rosa Pillen zur Beeinflussung unserer Stimmungslage einzunehmen, wird sich die Vorstellung, wir könnten einen Nutzen davon haben, viel leichter zu eigen machen. Ist es denn wirklich schlimmer, mit Hilfe einer Schachtel Tabletten zu leben, als Stimmungen preisgegeben zu sein, die von unserer inneren Biochemie oder von Umweltbedingungen abhängen? Ist es wirklich schlechter, solche Verstimmungen gezielt und wirksam mit Medikamenten zu beseitigen, als sich auf die uralten, aber ebenso unnatürlichen Allheilmittel wie zum Beispiel den Alkohol zu verlassen?

Wenn uns die Aussicht auf eine starke Zunahme des Tablettenkonsums immer noch erschreckt, dann gilt es natürlich nicht so sehr, diese Zunahme zu verhindern, als die sozialen Voraussetzungen, die diese Zunahme fördern, zu ändern. Die »grüne Witwe« in der Vorortsiedlung oder die Jugendlichen, die an Amphetamine geraten, sollten nicht unsere Verachtung, sondern unser Mitgefühl wecken: Sie entschädigen sich nur dafür, daß sie mit der Langeweile, den Strapazen und Enttäuschungen oder der Einsamkeit des modernen Lebens nicht fertig werden. Solange wir all das nicht ändern können, sollten wir vielleicht dankbar dafür sein, daß eine Zivilisation, die hoch genug entwickelt ist, um den Menschen solche Lebensbedingungen aufzuzwingen, auch die Möglichkeit besitzt, die heutige reichhaltige Auswahl an Drogen zur Veränderung der Stimmungslage bereitzustellen.

Jede Gesellschaft ist eine organisierte Gemeinschaft, deren Zweck in erster Linie darin besteht, eine Kontrolle über das Verhalten ihrer Mitglieder auszuüben. Jede noch so bedrohlich erscheinende Aussicht auf chemische oder elektronische Verhaltenskontrollen muß vor diesem Hintergrund betrachtet werden. Wir alle versuchen zu jeder Zeit, bei jeder einzelnen Handlung im Bereich zwischenmenschlicher Beziehungen, an jedem Tag unseres Lebens, unser Verhalten wechselseitig unter Kontrolle zu bringen. Aber aufs Ganze gesehen gelingt uns das nicht sehr gut; wir machen es weder geschickt noch richten wir viel aus. So kommt es, daß wir hierbei seltsamerweise nicht von einer Kontrolle sprechen – und infolgedessen weiterhin die alten Vorstellungen von freiem Willen und Selbstbestimmung verherrlichen können.

In jenen Bereichen des sozialen Lebens, in denen heute zumindest eine gewisse Art von wissenschaftlicher Kontrolle des Verhaltens statthaft ist, hat man sie durch die Anwendung von Belohnungs- und Strafmaßnahmen – oder, um es etwas sachlicher auszudrücken, durch positive oder negative Bestärkung – mit beträchtlichem Erfolg beeinflußt. Diese sachliche Ausdrucksweise ist hier wichtig. Belohnung und Strafe haben einen emotionalen Unterton, die Kontrolle des Verhaltens hat jedoch nichts mit Emotionen zu tun. Eine positive Bestärkung ist ganz einfach ein Ergebnis, das eine Wiederholung der voraufgehenden Handlung wahrscheinlicher macht; negative Bestärkung ist das Gegenteil davon.

Hierzu könnte man Tausende von Beispielen anführen. Im Unterricht geben Lehrmaschinen eine positive Bestärkung einfach dadurch, daß sie dem Schüler erlauben, die nächste Stufe des Lehrprogramms in Angriff zu nehmen, wenn seine Antwort richtig war. Mit der richtigen Lösung erfolgt die sofortige Belohnung, nämlich, daß man weiterlernen darf. In vielen psychiatrischen Kliniken, wo offenkundige Kontrolle des Verhaltens zulässig ist, da man es mit Menschen zu tun hat, die vom sozialen Durchschnitt abweichen, stellte man fest, daß die herkömmliche Verfahrensweise der »liebevollen Fürsorge für jedermann«, die das jeweilige Verhalten unberücksichtigt läßt, bei wechselhaftem Verhalten häufig sinnlos ist und manchmal sogar regelrechten Schaden anrichtet. Patienten werden aufmerksam betreut, wenn sie sich ungewöhnlich verhalten; also verhalten sie sich weiterhin ungewöhnlich. Wo sozial begrüßenswertes Verhalten mit sozialer Billigung – besseres Essen, Einräumung von Vorrechten usw. – in Verbindung gebracht und abweichendes Verhalten mit dem Versagen dieser Belohnun-

gen bestraft wurde, änderte sich das Verhalten in vielen Fällen sehr schnell in Richtung auf das sozial Begrüßenswerte hin. Um Beispiele für negative Bestärkung in ihrer wirkungsvollsten Form zu finden, braucht man sich nur Institutionen anzusehen, die auf strenger Disziplin aufgebaut sind, wie zum Beispiel das Militär. Die meisten Soldaten verbringen den größten Teil ihrer Zeit damit, Strafen zu vermeiden. Warum sonst unterziehen sie sich all jenen langweiligen Übungen, wenn nicht aus Angst vor den Folgen, die eine Unterlassung nach sich zöge?
Bei der gegenwärtigen Gesellschaft funktionieren also positive wie negative Bestärkung. Allerdings wird meist nur die positive Bestärkung von der Gesellschaft ohne weiteres hingenommen. Wenn Menschen sich eines Verhaltens befleißigen, das positive Bestärkung findet, dann behaupten sie gerne, sie täten das, weil sie es sowieso gewollt hätten. Sie brauchen damit nicht zuzugeben, daß ihr Verhalten unter Kontrolle steht. Wenn sie sich aber wegen einer negativen Bestärkung in einer bestimmten Weise verhalten, dann sagen sie, sie täten das nur, weil sie müßten oder weil sie »dazu gezwungen würden«. Und das widerspricht unserer Vorstellung vom freien Willen.
Außerordentlich schwer ist natürlich die Frage zu beantworten, wer die Verhaltenskontrolle ausüben soll, wer ihr Objekt ist und welche Mittel dabei angewandt werden dürfen. Diese Schwierigkeiten haben dazu geführt, daß die Gesellschaften eine Vogel-Strauß-Politik betreiben und vorgeben, es gebe keine Verhaltenskontrolle, und wenn es sie gäbe, wäre es eine üble Sache. Sobald wir jedoch zugeben, daß es sie tatsächlich gibt, daß sie funktioniert und ständig von uns allen angewandt wird, müssen wir den Problemen ins Auge sehen.
Die vielleicht am wenigsten umstrittene Form der Verhaltenskontrolle betrifft Kleinkinder und Kinder. Wir alle sind damit einverstanden, daß sie etwas lernen müssen, daß sie sich in die Gesellschaft einordnen und die ziellose Ichbezogenheit ihrer ersten Lebenswochen gewaltig einschränken müssen. Wir alle sind der Meinung, daß das notwendig ist, aber wie jämmerlich versagen wir oft auf diesem Gebiet! Wir lassen Kinder in Slums vegetieren, wo sie kaum Anregungen und Ansprache seitens ihrer Eltern finden und wo Wiß- und Lernbegierde im besten Fall unbeachtet bleiben, im schlimmsten Fall bestraft werden. Dann schicken wir sie, wie das Gesetz es vorschreibt, zur Schule, wo sie, verstört und verärgert, die letzten Plätze einnehmen. Wir stellen sie durch Anwendung eines Wettbewerbssystems während ihrer ganzen Schulzeit dauernd bloß, und dann – wenn wir sie entlassen und nach

Kräften dafür gesorgt haben, daß sie sich gesellschaftsfeindlich verhalten – bestrafen wir sie dafür, wenn sie sich gesellschaftsfeindlich verhalten. Diese Form der Verhaltenskontrolle erreicht etwa soviel, wie wenn man Tiere hinter Gitter sperrt. Am schlimmsten aber ist, daß wir es heute eigentlich besser wissen müßten. Die in diesem Kapitel bereits erwähnten Experimente mit angereicherten Umweltbedingungen haben uns manches über die ungeheure Fähigkeit kleiner Kinder gelehrt, zu lernen und dabei ihre eigene geistige Kapazität zu vergrößern. Untersuchungen mit älteren Kindern andererseits beweisen uns jetzt, daß der Unterschied, der in Bildung und Kultur zwischen vernachlässigten und umsorgten Kindern besteht, verringert oder sogar aufgehoben werden kann, selbst wenn in der frühen Kindheit die Umwelt nur ein Minimum an Anregungen geboten hat.

Die hierbei angewandten Methoden zerfallen, grob gesagt, in Methoden der positiven und der negativen Bestärkung, und zwischen den Verfechtern dieser beiden Theorien bestehen in mancher Beziehung recht heftige Meinungsverschiedenheiten. Die Methode der positiven Bestärkung arbeitet gewöhnlich mit der wohlbekannten vertrauten Umwelt des Kindergartens. In einem Raum voller anregender Gegenstände aller Art und in einer Atmosphäre der Belobigung und Ermutigung lernt das Kind nach und nach von selbst, Telefongespräche zu führen, den Orangensaft auszuteilen, einer Puppe die Kleider zu wechseln, seinen eigenen Kleiderhaken am Namensschildchen zu erkennen und anderes mehr, wobei es selbst das Lerntempo bestimmt. Die positive Bestärkung liegt im Beifall seiner Lehrer und in der Zunahme seiner eigenen Fähigkeiten.

Die Methoden der negativen Bestärkung sind neuer und weniger bekannt. Ein Beispiel ist die forcierte Schnell-Lernmethode eines Dr. Carl Bereiter und eines Siegfried Engelmann (Autor von »Give your child a superior mind«). Engelmann spottet: »Lernen, das sich an den Entdeckungen des Kindes orientiert, ist kein echtes Lernen. Unter sechs Kindern lernt dabei nur eines. Mit unserer Methode stellen wir einfach fest, welche entscheidenden Fähigkeiten einem Kind fehlen, und lehren diese dann so, daß jedes Kind sie sich aneignet.« Die Kinder werden dauernd mit Fragen bombardiert, sie werden ständig gezwungen, zu reagieren, zu denken, zu antworten und Dinge mit Worten zu bezeichnen. Die negative Bestärkung liegt darin, daß das Kind antworten muß, um überhaupt einmal in Ruhe gelassen zu werden: Es muß sagen: »Ich esse einen Keks«, ehe man ihm Zeit dazu läßt. Bei autistischen Kindern – wo wiederum eine »unbarmherzigere« Verhaltenskontrolle sozial vertretbar ist, da sie von der Norm abweichen – werden manchmal noch extremere Methoden angewandt. In einer Zelle eingeschlossen, vom Lehrer durch eine Glasscheibe getrennt, findet ein solches Kind sich vielleicht in völliger Dunkelheit, wenn es sich zu antworten weigert. Nur wenn es spricht, wird es hell, und das Gesicht des Lehrers erscheint wieder. Es heißt sogar, statt Verdunkelung werde manchmal auch Elektroschockbehandlung angewandt.

Trotz aller einseitigen Behauptungen der verschiedenen Parteien wissen wir über die Wirksamkeit dieser Methoden immer noch sehr wenig. Es sieht so aus, als ob stark vernachlässigte Kinder, die sich ihre normale Neugier und Lernbegierde bewahrt haben, von fast jeder intensiven Lehrmethode profitieren könnten. Aber hinsichtlich der radikaleren Methoden, die man jetzt bei autistischen Kindern anwendet, sind starke Zweifel angebracht. Viele Psychologen glauben, daß man dadurch die Kinder lediglich dressiert – genauso wie Affen. Bei der Verhaltenskontrolle von Kindern also neigen wir dazu, zu ignorieren, was wir wissen; wir unterlassen, was unserer Erfahrung nach zum Erfolg führen würde, und lamentieren dann über die Folgen. Bei der Verhaltenskontrolle von Erwachsenen ist unsere Heuchelei vielleicht noch schlimmer. Wir sind durchaus für dilettantische Versuche, eine Verhaltenskontrolle auszuüben, für Eheberatung etwa oder die zahlreichen anderen »Beratungsdienste«. Aber wir mißbilligen alle Versuche, diese Arbeit wissenschaftlicher zu gestalten, und wir unterstützen diese Organisationen finanziell so unzureichend, daß es ihnen unmöglich ist, wissenschaftlich zu arbeiten. Wir behaupten gleichsam: »Verhaltenskontrolle funktioniert nicht, weil wir freie Menschen sind, deren Verhalten nicht beeinflußt werden kann. Aber wir werden nach Kräften dafür sorgen, daß nicht etwa doch jemand versucht, es mit wissenschaftlichen Methoden zu beeinflussen; denn wenn es beeinflußt werden könnte, dann dürfte man das nicht zulassen.«

Sicherlich bieten sich uns hier viel aussichtsreichere Möglichkeiten, den Verstand und das Verhalten des Menschen zu ändern, als durch die Verwendung von Elektroden, Drogen oder sonstigen mechanischen Hilfsmitteln. Hier sind wir auch am stärksten herausgefordert. Wenn wir alle den hundertsten Teil dessen, was wir über die menschliche Psyche und ihre Beweggründe wissen, darauf verwenden würden, das Verhalten konstruktiv und vernünftig zu beeinflussen, könnten wir ungemein viel dazu beitragen, daß der alte Traum von einer glücklichen Menschheit Wirklichkeit würde. Chemische und elektrische Kontrollen des Gehirns mögen große Veränderungen mit sich bringen, aber sie dürfen nur zur Unterstützung dessen dienen, was wir durch Veränderungen auf psychologischem und sozialem Gebiet erreichen können. Schließlich ist der Mensch keineswegs nur ein elektrochemischer Apparat.

Die moderne Medizin vermag in immer erheblicherem Maße den Zeitpunkt des Todes hinauszuschieben. Die Ärzte verstehen es zunehmend besser, mit Hilfe eines ständig wachsenden Arsenals an Medikamenten, Instrumenten, chirurgischem Können und Apparaten sicheren Tod gegen kostbare Überlebenszeit auszutauschen.
Vielfach gelingt ihnen das recht gut. Sie führen den Patienten, falls die Heilung überhaupt zustande kommt, in ein vollwertiges Leben zurück. Aber in einer zunehmenden Anzahl von Fällen vermag ihr Können doch keine Wunder zu wirken – sie entreißen den Kranken zwar dem Tode, doch tauscht er gewissermaßen ein halbes Leben dafür ein, das für alle Betroffenen qualvoll, elend und traurig sein kann. Wenn wir auch im allgemeinen selbst für ein solches Leben unendlich dankbar sind, führt doch der medizinische Fortschritt in Verbindung mit der ethischen Forderung, das Leben um jeden Preis zu erhalten, für viele in eine schreckliche Sackgasse. Bedenkt man ferner, daß die Erhaltung solcher halber Leben außerordentlich kostspielig sein kann, so wird klar, daß wir hier vor einem der schwersten sozio-medizinischen Probleme unserer Zeit stehen.
Wir haben dieses vielschichtige Thema schon bei der Rettung von Föten und Säuglingen angeschnitten. In diesem Kapitel – und auch in den noch folgenden Kapiteln – kommen wir darauf zurück, freilich mit dem wichtigen Unterschied, daß es jetzt um Erwachsene geht. Damit ändert sich die Lage von Grund auf. In unserer Kulturform haben sich die Erwachsenen der Idee des Überlebens so weitgehend verschrieben, daß sie entschlossen scheinen, den Tod um nahezu jeden Preis abzuwenden. Viele Ärzte sind sich darüber im klaren, daß dabei der Preis, der für den Betroffenen und seine Familie in seelischer Belastung und für die Gesellschaft in finanzieller Belastung besteht, manchmal zu hoch sein mag. Daher tun sie gewöhnlich ihr Bestes, um dem Patienten klarzumachen, wie sein zukünftiges Leben aussehen wird. Aber wie soll ein Mensch angesichts des Todes daran zweifeln, daß jede Art von Leben lebenswert ist – solange er es nicht versucht hat? Sobald er es aber versucht, sind er selbst und der Arzt auf die Erhaltung seines Lebens festgelegt, und es ist für beide viel schwieriger, von diesem Kurs abzuweichen, als ihn gar nicht erst einzuschlagen. Dies ist das entscheidende Problem, mit dem uns der biomedizinische Fortschritt in den Fällen, in denen er das

Leben Erwachsener nur teilweise rettet, zwangsweise und unter ganz neuen Aspekten konfrontiert.

Die sensationellsten lebensrettenden Techniken der Medizin, bei denen es zu Teilerfolgen kommt, beruhen auf der Anwendung von Maschinen, die die Funktion erkrankter Organe teilweise oder ganz übernehmen. Vor langer Zeit schon stieß die Medizin auf das Phänomen, daß außerordentlich viele Menschen invalide werden oder sterben, wenn ein Teil ihres Körpers versagt, und daß sie durch künstliche Ersatzteile gerettet werden können. In den meisten Fällen handelt es sich dabei um (wie die Übersicht auf S. 290 zeigt) Ersatzstücke für funktionell unkomplizierte Teile des Körpers, etwa eine Arterie oder ein Gelenk. In anderen Fällen sind es komplizierte Mechanismen – etwa eine künstliche Hand –, die nicht das Leben erhalten, sondern eine schwerwiegende Schädigung ausgleichen sollen. Da diese Fälle jedoch zu den sichersten Erfolgen der Medizin gehören, sollen sie uns hier nicht beschäftigen.

Auch mit einem dritten Typ mechanischer Ersatzteile wollen wir uns hier nicht befassen: mit Apparaten wie dem Beatmungsgerät, das man einsetzt, wenn das Gehirn so geschädigt ist, daß es die Lungenatmung nicht aufrechterhalten kann, und mit den verschiedenen Apparaten für kardiale Wiederbelebung. Wenn die mit ihnen erzielten Erfolge auch recht zweifelhaft sein können – man denke zum Beispiel an den Patienten, dessen Herz eine Minute zu spät wieder zum Schlagen gebracht wird, so daß er als Schwachsinniger mit einem irreversiblen Hirnschaden überlebt –, handelt es sich hier doch eigentlich um Geräte, die in Krisen und zur Wiederbelebung eingesetzt werden. Sie werden nach einer plötzlichen Notfallsituation an Opfern angewandt, die gewissermaßen »tot« sind und ihre Behandlung natürlich nicht diskutieren und verstehen können. Auch sind es Geräte, die unbedingt angewandt werden müssen (solange sie zur Verfügung stehen), da sie tatsächlich Hoffnung auf vollständige Wiederherstellung bieten. Nur wenn die Wiederherstellung bei weitem nicht vollständig ist, kommt es zu schlimmen und zwiespältigen Situationen. Von diesen schwierigen Entscheidungen, bei denen es vor allem darum geht, wie man den Tod definiert und wieweit man es für sinnvoll hält, um die Erhaltung eines hoffnungslosen »Lebens« unter Einsatz aller Mittel zu kämpfen, wird im nächsten Kapitel bei der Organtransplantation die Rede sein.

Dieses Kapitel handelt von zwei verschiedenen Apparaten: von der künstlichen Niere und dem künstlichen Herzen. Sie entsprechen in ihren – gegenwärtigen bzw. zukünftigen – Leistungen der Eisernen Lunge, die ja bekanntlich »gestützte Menschen« zur Folge hat: Menschen, die gestorben wären, die aber jetzt, auf Gedeih und Verderb der Maschine ausgeliefert, weiterleben können. Da diese Apparate die einzige Alternative zu Transplantaten darstellen und ein drastisches Beispiel für die ans Wunderbare grenzenden technischen Möglichkeiten der Medizin sind, hat man einen enormen Rummel um sie gemacht. Es ist an der Zeit, einmal festzustellen, wie sie sich tatsächlich auswirken.

### *Die künstliche Niere*

Nieren sind Organe, die das Blut reinigen. Sie sorgen für den richtigen Wasser- und Salzgehalt des Blutes und entfernen Abbauprodukte des Eiweißstoffwechsels. Was sie dem Blut entziehen, geben sie als Urin durch die Harnleiter in die Harnblase ab. Zu diesem Zweck liegen in ihnen etwa zwei Millionen röhrchenförmiger Filtersysteme, die Nephone. Diese werden von Blut durchflossen, und nicht viel anders als bei einem Teebeutel mit heißem Wasser diffundieren die Abfallstoffe durch die dünnen Wände der Röhrchen, wenn ihre Konzentration im Blut höher ist als die im umgebenden Urin. Können die Nieren nicht mehr angemessen funktionieren, weil sie durch angeborene Mißbildung, einen Unfall oder eine Infektion geschädigt sind, so stirbt der betreffende Mensch den für gewöhnlich langsamen, qualvollen Tod der terminalen Urämie.

Eine künstliche Niere vermag einen solchen, dem Tod geweihten Menschen sogar dann am Leben zu erhalten, wenn er überhaupt keine Nieren hat. Wird sein Blut durch eine künstliche Niere geleitet, die anstelle der Nephone Lamellen einer von geeigneter Flüssigkeit umspülten Kunststoffmembran hat, so kann es so weit gereinigt werden, daß das Weiterleben für ein paar Tage gesichert ist; danach muß der Prozeß wiederholt werden. Diese erstaunliche Filtriertechnik außerhalb des Körpers, die intermittierende Hämodialyse, erhält heute Tausende von Menschen am Leben, die ganz und gar von ihrer künstlichen Niere abhängig sind. Sie ist auch unerläßlich bei Nierentransplantationen, da sie es den Patienten ermöglicht, auf Ersatznieren zu warten, sie operationsfähig macht und sie rettet, wenn ihre neue Niere versagt.

Freilich garantieren die künstlichen Nieren, trotz aller Pressefotos von Gruppen lachender Patienten, deren Leben durch die Wundermaschine gerettet wurde, nicht jene Unsterblichkeit, die viele Leute von ihnen zu erwarten scheinen. Auch erschöpft sich die moralische und soziale Problematik nicht in der Frage, warum es nicht genügend Maschinen für alle gibt. In Wahrheit ergeben sich die größten Schwierigkeiten bei der Anwendung der künstlichen Nieren zur Zeit daraus, daß sie durchaus nicht so gut »funktionieren«, wie zu wünschen wäre.

Einer der schwerwiegenden praktischen Nachteile liegt darin, daß eine Arterie und eine Vene in Arm oder Bein des Patienten ständig an Plastikschläuche angeschlossen sein müssen, damit man rasch und einfach seinen Blutkreislauf »anzapfen« kann. Wenn der Patient nicht an die Maschine angeschlossen ist, werden diese Röhrchen außerhalb seines Körpers durch ein weiteres Plastikröhrchen, den sogenannten Shunt, miteinander verbunden. So kann das Blut von der Arterie direkt zur Vene fließen, was die Gerinnungsgefahr herabsetzt. Da die Röhrchen jedoch durch die Haut führen, besteht ständig die Gefahr, daß eine Infektion eintritt oder die Röhrchen unbeabsichtigt herausgezogen werden. Die Eintrittsstelle muß peinlich sauber und trocken gehalten werden, und das bedeutet, daß der Patient beim Baden sehr achtgeben muß und nicht schwimmen gehen darf; es besteht ständig die Gefahr einer Verletzung, und heftige Bewegungen der betreffenden Extremität werden gar nicht gerne gesehen.

Trotz des Shunts entstehen Gerinnsel. Wenn diese in den Kreislauf gelangen, schwebt der Patient in Lebensgefahr. Bleiben sie dagegen haften, so werden sie früher oder später die an den Shunt anschließende Arterie oder Vene verstopfen; die Röhrchen müssen dann an eine andere Stelle versetzt werden. Bis vor kurzem war das jeweils nach einigen Monaten nötig; heute ist es (in den allerbesten Kliniken) bloß noch einmal im Jahr erforderlich. Immer wieder kommt es vor, daß man bei Patienten keine für den Shunt geeignete Stelle mehr findet; man kann sie nicht mehr an die Maschine anschließen – und infolgedessen sterben sie.

Der zweite große praktische Nachteil liegt darin, daß die Patienten nicht dauernd an die Maschine angeschlossen bleiben können. Normalerweise werden sie zweimal wöchentlich für die Dauer von 10 bis 14 Stunden angeschlossen; das geschieht gewöhnlich über Nacht, damit ihr Tageslauf so wenig wie möglich gestört wird. Während dieser Zeit können sie essen, schlafen, sprechen, lesen und Karten spielen, und wenn sie am Morgen nach Hause gehen, fühlen sie sich meist recht wohl. Sobald sie jedoch nicht mehr an der Maschine hängen, geht es bergab; im Blut häufen sich Giftstoffe an, und daher haben sie, wenn die Dialyse wieder fällig ist, meist das Gefühl, alles andere als gesund zu sein. Um dem entgegenzuwirken, müssen sie eine strenge Diät beachten nach dem

Prinzip: Was man nicht ißt, braucht man nicht wieder auszuscheiden. Die Eiweißzufuhr ist gewöhnlich auf etwa 30 Gramm pro Tag reduziert, Salze müssen eingeschränkt werden, und die Flüssigkeitszufuhr ist außerordentlich sorgfältig dosiert, damit es weder zu einer Dehydration noch zu einer Wasserintoxikation kommt. Ungewürzte Spaghetti sind in einem der meistverbreiteten Diätpläne das Hauptnahrungsmittel. Viele Patienten sehen ihre Diät als eine unerträgliche Einschränkung ihres Lebens an und halten sich oft nicht an die Vorschriften. Das kann verhängnisvolle Folgen haben.

Natürlich wäre es auch besser, wenn die Patienten häufiger, vielleicht drei- oder gar viermal wöchentlich, an die Maschine angeschlossen werden könnten. Vom ärztlichen Standpunkt aus wäre das unbedingt zu begrüßen, doch solange die Maschinen knapp sind, wird es sich kaum verwirklichen oder ethisch vertreten lassen. Falls oder sobald es sich tatsächlich einführen sollte, würde dadurch das Leben des Patienten in mancher Beziehung noch beschwerlicher; die Belastung durch die Dialysenacht ist schon schwer genug, wenn sie »nur« zweimal wöchentlich eintritt. Auch leistungsfähigere Maschinen, die eine kürzere Dialysedauer – etwa 6 anstelle von 10 bis 14 Stunden – erlaubten, wären eine Hilfe. Dann wäre eine häufige Dialyse vielleicht weniger anstrengend; sie könnte zum Beispiel während des Abends vorgenommen werden, und der Patient brauchte nicht mehr die ganze Nacht außer Haus zu verbringen. Leider wird das technisch vielleicht nie möglich sein, da die größeren Moleküle der Abbauprodukte mindestens acht Stunden benötigen, um aus den Blutzellen herauszudiffundieren.

Damit kommen wir zum nächsten Nachteil. Wenn die Dialyse nicht sehr gewissenhaft vorgenommen wird, wenn nicht jeder Patient genau während der richtigen Zeitspanne mit der richtigen Flüssigkeit dialysiert wird, kann bei ihm das Dialysemangelsyndrom auftreten. Das bedeutet chronische Appetitlosigkeit, Gewichtsabnahme, Dunkelverfärbung der Haut, unkontrollierbar hoher Blutdruck, Anämie, Gicht, Knochenverkalkung und Persönlichkeitsveränderungen, die zu Selbstmord führen können. Wenn man einen Plastikshunt am Arm hat, ist Selbstmord (und Mord) nur allzu einfach.

Angesichts dieser medizinischen Schwierigkeiten kann es nicht überraschen, daß die künstlichen Nieren kaum ein unbeschränkt verlängertes Leben gewährleisten. Ebensowenig überrascht es, daß die Sterblichkeitsquoten von der Tüchtigkeit der Ärzte und Schwestern und von der Qualität ihrer technischen Hilfsmittel abhängen und sehr unterschiedlich sind. In den besten Kliniken liegt die Sterblichkeit erstaunlich niedrig. Mitte 1967 zum Beispiel berichtete das Royal Free Hospital in London, daß 26 Patienten seit 40 Patientenjahren ohne einen Todesfall durch die Maschine am Leben erhalten worden seien und sämtlich ein »normales« Leben führen könnten. 1966 hatten das Royal Free, das Charing Cross Hospital (London) und die erste Klinik in Seattle (USA), die die künstliche Niere einsetzte, zusammen 58 Patienten während 83 Patientenjahren behandelt; insgesamt waren vier Todesfälle zu verzeichnen. Heute, da ich dies schreibe, ist einer der ersten Patienten, der in Seattle mit der künstlichen Niere behandelt wurde, nach sieben Jahren immer noch am Leben. Wenn man allerdings die Ergebnisse vieler Kliniken zusammenzählt, ergeben sich viel ungünstigere Resultate. 1966 lag die durchschnittliche Sterblichkeitsquote in europäischen Kliniken im ersten Halbjahr der Behandlung bei etwa 40 Prozent, 35 Prozent der Überlebenden starben im folgenden Halbjahr, 26 Prozent im zweiten Jahr und 30 Prozent im dritten Jahr*. Mit anderen Worten, nur 40 Prozent der Patienten überlebten das erste, nur 25 Prozent das dritte Jahr. Die häufigsten Todesursachen waren Herzversagen bei unkontrollierbarem Bluthochdruck und Nichtbeachtung der strengen Diätvorschriften.

Diese erstaunlich ungünstigen Zahlen werden sich bestimmt bessern. Sie erklären sich weitgehend daraus, daß sich diese Methode sehr schnell verbreitet hat und die meisten Kliniken sich die Technik erst aneignen müssen – wobei es nicht zu vermeiden ist, daß dies auf Kosten ihrer Patienten geschieht. Daß dieses Gesamtresultat nicht günstiger, sondern eher ungünstiger aussieht als vergleichbare Zahlen für Transplantationsergebnisse im gleichen Zeitraum, ist heute, wo sich alle Welt darüber empört, daß menschliche Leichen für Transplantationen »ausgeschlachtet« werden, doch recht bedeutsam. Sogar die besten Kliniken, in denen für das erste Jahr eine Überlebenschance von 90 bis 95 Prozent besteht, erzielen heute keine besseren Ergebnisse als erstklassige Nierentransplantationsteams.

Wie sieht nun das Leben mit der Maschine aus? Ist es »wert«, gelebt zu werden? Natürlich bejahen das die meisten Patienten. Sie leben ja, wenn auch mit vielen Behinderungen – was sollen sie da anderes sagen? Die meisten Dialysespezialisten sind derselben Meinung – verständlich, denn sonst müßten sie ihr Fach

* *Replacement of Renal Function.* Proceedings of the European Dialysis and Transplantation Association, 1966. Hrsg. von D. Kerr. Amsterdam, Excerpta Medica 1967.

wechseln. Im großen ganzen könnten sie wohl alle einem Resümee H. E. de Wardeners (vom Charing Cross Hospital) zustimmen: »Trotz all seiner Einschränkungen kann das Leben mit der intermittierenden Dialyse angenehm und fruchtbar sein. Zweifellos ist es viel normaler als das des Paraplegikers, und der Patient kann bedeutend mehr leisten als viele Menschen, die an chronischem Gelenkrheumatismus leiden. Trotz der Einschränkungen ... genießen die meisten dieser Patienten ihr Leben und sind arbeitsfähig.«*

Dennoch lehnen manche Patienten, denen ein Platz an der künstlichen Niere angeboten wurde, diese Behandlung ab, während andere, bei denen mit der intermittierenden Dialyse schon begonnen wurde, die Behandlung abbrechen. Alle diese Patienten ziehen den Tod einem Leben mit der Maschine vor. Viele Dialysespezialisten sind der Ansicht, daß solche Fälle weder gesetzlich noch versicherungstechnisch als Selbstmord angesehen werden sollten. Und wenn man diese Ansicht genauer betrachtet, ergibt sich die stillschweigende Folgerung, daß das Leben mit der Maschine kein »Leben« im üblichen Sinn des Wortes ist, wenn der Entschluß zur Therapiebeendigung nicht als Selbstmord angesehen wird. Angesichts der Entwicklung noch ungewöhnlicherer Methoden zur Verlängerung des Lebens muß diese Frage selbstverständlich sehr eingehend durchforscht werden.

Daher reichen verklausulierte und unscharfe Antworten wie die de Wardeners nicht aus. Wenn sich die Gesellschaft für die weitere Verbreitung künstlicher Nieren – oder irgendwelcher anderer, zukünftiger, ebenso spezieller Geräte zur Erhaltung des Lebens – entscheiden will, muß sie sich über die tatsächlichen Schwierigkeiten dieser Patienten im klaren sein. Sie darf aber auch nicht übersehen, daß sie, wenn sie menschlich handeln will, zur Behebung dieser Schwierigkeiten zusätzliche Geldmittel zur Verfügung stellen muß. Außerdem macht man sich meist nicht klar, daß hauptsächlich diese Schwierigkeiten und die Fähigkeit des Patienten, sie zu meistern, den Ausschlag geben, wenn es um die Entscheidung geht, wer zur Behandlung angenommen wird und wer nicht.

Die Schwierigkeiten sind in erster Linie finanzieller und psychologischer Art. Die Bedeutung der ersteren wurde in einer kürzlich erschienenen Untersuchung von 20 langfristig behandelten Dialy-

* Aus *Ethics in Medical Progress*, hrsg. von G. E. W. Wolstenholme – Protokoll eines Symposions über Transplantationen und Dialyse, veranstaltet von der CIBA-Foundation, London 1966.

sepatienten in Newcastle-on-Tyne herausgestellt*. Bei 14 von ihnen ging das Einkommen zurück, da sie wegen des für die Anreise zu ihren Maschinen erforderlichen Zeitaufwands oder infolge der Notwendigkeit, wegen Terminnot die Dialyse bei ihnen tagsüber vorzunehmen, ihren Beruf aufgeben oder wechseln mußten. Ein Mann verdiente in der Woche 17 Pfund weniger, konnte es sich nicht mehr leisten auszugehen und verlor den Kontakt mit seinen Freunden. Einkommenseinbußen treffen die Schichten mit niedrigerem Einkommen am härtesten: 12 von 14 mußten auf ihre Ersparnisse zurückgreifen.

Obgleich dies kein neues Problem ist – Menschen mit chronischen Krankheiten geraten oft in finanzielle Schwierigkeiten –, nehmen einige Dialysespezialisten aus diesem Grunde keine Patienten an, denen solche Einbußen drohen. Stanley Sheldon, ärztlicher Leiter des National Kidney Center in London, schrieb: »Da die Behandlung durch die Kanülen (den arterio-venösen Shunt) und die Anämie schwere körperliche Arbeit verbietet, ist die Rehabilitation für Handwerker häufig schwierig; unter Umständen sind sie fortan eine chronische Belastung für ihre Familien und die Gesellschaft. Solange die Möglichkeit der regelmäßigen Dialyse nur in beschränktem Umfang gegeben ist, sollten solche Patienten davon ausgeschlossen bleiben ...**«

Natürlich ist in Ländern ohne kostenlose ärztliche Versorgung dieses Problem noch weit brennender. In den Vereinigten Staaten zum Beispiel nimmt zwar heute die Zahl der kostenlos zur Verfügung gestellten künstlichen Nieren, die von der Regierung oder durch private Wohlfahrtsorganisationen finanziert werden, immer mehr zu; viele jedoch sind noch in privater Hand, und die Leistungen der Krankenversicherungen decken selten mehr als einen Bruchteil der Kosten, die zwischen 5000 und 10 000 Dollar pro Jahr liegen können. Gelingt es also einem Patienten nicht, einen Platz an einer der wenigen kostenlosen Maschinen zu erhalten, so weiß er, daß er – unter großen Opfern – sein Leben vermutlich damit erkaufen könnte, daß er sich privat behandeln läßt. Auf weite Sicht besteht das einzige Mittel gegen derart qualvolle Situationen darin, daß der Staat private künstliche Nieren verbietet, wie es in England geschehen ist. Sollte der Staat jedoch dann nicht ebenso viele Maschinen zur Verfügung stellen, wie private Organisationen es getan hätten, so würde das die reichen und großzü-

* J. Goodey und J. Kelly, »Social and Economical Effects of Regular Dialysis« in *Lancet* (1967), 2, 147.

** »Independence in Maintenance Haemodialysis« in *Lancet* (1968), 1, 520–523.

gigen Gemeinden, die Geldmittel für Unterstützungsbedürftige auswerfen, hart treffen. Solange also nicht so viele Maschinen vorhanden sind, daß sie für alle ausreichen, gibt es hier keine bequemen Lösungen.

Die Schwierigkeiten, die sich aus der psychischen Belastung ergeben, sind nicht geringer. Zum Teil ergeben sie sich aus der schwachen Gesundheit des Patienten und spielen nicht nur bei der künstlichen Niere eine Rolle. Viele Patienten verlieren zum Beispiel jegliches Interesse am Geschlechtsleben; ihre Kinder sind oft zutiefst verängstigt oder fürchten für Vater oder Mutter, die an der Maschine sterben könnten oder nachts ins Krankenhaus gehen müssen; manche Eltern haben Selbstmord begangen, um nicht mit ansehen zu müssen, wie ihre Kinder Zeugen ihres langsamen elenden Dahinsterbens wurden. Andere scheinen interessanterweise stark davon abhängig zu sein, wieweit die Ärzte in der betreffenden Abteilung »aufrichtig« zu ihnen sind. Erhält der Arzt die Patienten bei guter Laune, bemüht er sich, in der Dialysenacht einen guten »Teamgeist« zu schaffen und die Wirksamkeit der Behandlung zu betonen, so reagieren die Patienten gewöhnlich psychisch und emotionell viel günstiger, und es kommen weniger Selbstmorde vor. Wenn die Ärzte jedoch offen darauf hinweisen, daß dies lediglich ein Versuch, ein riskantes Unterfangen ohne Garantie auf langfristiges Überleben sei, reagieren die Patienten ganz anders. Am Georgetown University Hospital in Washington, wo die Ärzte eine solche Einstellung zeigten, gaben zwei von elf Patienten die Behandlung auf (und starben infolgedessen), einer beging Selbstmord, und zwei bestanden auf einer Transplantation (1965, als diese noch weit weniger erfolgreich waren als heute), da die künstliche Niere »ja doch nichts nütze«. Zwei Patienten hatten schizophrenieähnliche Anfälle, einer eine schwere depressive Psychose, und von den übrigen zeigten alle bis auf eine Ausnahme »eine schwere neurotisch-depressive Reaktion« auf die Belastung durch die Behandlung*. Dabei wurden sämtliche Patienten vor und während der Behandlung eingehend psychiatrisch überprüft und betreut. Die Moral ist offensichtlich: Man wähle einen opti-

* E. J. Shea u. a., »Hemodialysis for Chronic Renal Failure: Part 4, Psychological Considerations«. Dies ist eines von vier Referaten der Georgetown-Gruppe; die anderen behandeln: 1) »Technical Considerations«, 2) »Biochemical and Clinical Aspects«, 3) »Medical, Moral and Ethical, and Socio-economic Problems«. Das dritte Referat ist insofern besonders interessant, als es der Medizin und der Gesellschaft nicht weniger als 85 Fragen zur Beantwortung vorlegt. Alle Referate sind enthalten in *Annals of Internal Medicine* (1965) Bd. 62, Nr. 3.

mistischen Arzt. Doch im Ernst, wie weit sollte der Erfolg einer Therapie von der seelischen Beeinflussung des Patienten und von taktischen Erwägungen bei der Auswahl der Ärzte abhängen?

Bessere Apparate könnten natürlich diese Belastungen vermindern, da sie den Ärzten erlauben würden, einen aufrichtigen Optimismus zur Schau zu tragen. Werden sie jedoch jemals die psychischen Spannungen vermindern, die unlöslich mit der Behandlung durch eine künstliche Niere verbunden sind – vor allem das bedrückende Gefühl, sein ganzes Leben lang vollständig von einer Maschine und von zwei dünnen Plastikröhrchen im Arm abhängig zu sein? Viele Patienten bekommen Angstzustände, wenn der Shunt entfernt wird, um sie an die Maschine anzuschließen, oder wenn er danach wieder angelegt wird; sie beobachten den Vorgang mit angstvoller Miene, halten sich die Augen zu, um nichts zu sehen, oder blicken unverwandt an die Decke. Oft können die Patienten in der Nacht vor der Dialyse kein Auge schließen. Häufig kommt es zu einer starken gefühlsmäßigen Bindung an Ärzte und Schwestern – ähnlich der Bindung eines Patienten an seinen Psychiater. Viele Patienten haben sogar ein Abhängigkeitsverhältnis zu ihrer Maschine. Dabei spricht das Gefühl mit, der Apparat bedrohe ihre Persönlichkeit, werde sie allmählich zu einer Maschine machen. Bei der Gruppe in Georgetown zum Beispiel befand sich ein jugendlicher Patient, der vor seinem Tode Menschen als Zylinder, also in der Gestalt seiner künstlichen Niere, zeichnete. Herrscht in der Dialysenacht eine Atmosphäre etwa wie während eines Luftangriffes (»wir sitzen alle im gleichen Boot«), so kann das zwar unter Umständen dazu beitragen, derartige Reaktionen abzuschwächen, es kann sie andererseits aber auch verschlimmern: Wenn ein einziger Patient Schwierigkeiten hat, wird auch allen anderen klar, daß sie auf des Messers Schneide wandeln. Viele Patienten sehen der Dialysenacht mit all ihren Belastungen voller Angst entgegen, und doch müssen sie sie wieder und immer wieder durchmachen.

Freilich scheinen sich zahlreiche Patienten nach einiger Zeit an ihre außergewöhnlichen Lebensbedingungen zu gewöhnen. Vielleicht wird sich in späterer Zukunft unsere gesamte Kultur in den Tiefen der Psyche darauf einstellen, daß man lebenslang an Maschinen angeschlossen wird. Mittlerweile sollte man aber unbedingt von der Voraussetzung ausgehen, daß diese Gewöhnung durchaus noch nicht eingetreten ist, und darauf bestehen (was in manchen Dialyseabteilungen heute geschieht), daß Psychiater bei der Behandlung von Menschen mittels Maschinen eine ebenso große Rolle zu spielen haben wie die Ärzte. Die psychologische

Führung des mit der Maschine Lebenden könnte sogar zum Hauptproblem werden, da sie einen massiven Einsatz von Experten verlangt, die sehr knapp sind und anderswo notwendig gebraucht werden.
Aber nicht nur die Schwierigkeiten, sondern auch die Erfolge der Therapie sind problematisch. Wenn die künstlichen Nieren trotz der oben angeführten Mängel so gut funktionieren, daß die meisten vom Tod bedrohten Patienten nach ihnen verlangen, können wir dann den Anforderungen nachkommen, die sich aus ihrem Erfolg als routinemäßiges Behandlungsmittel ergeben? Vor allem: Können genügend Maschinen beschafft werden? Wenn ja, wie würde sich das auswirken? Und wie lösen wir, solange es nicht genügend künstliche Nieren gibt, das gräßliche Problem der Patientenauswahl? Wenn wir die Antworten auf diese Fragen betrachten, stehen wir zu unserer Überraschung wieder vor der Problematik der Therapieschwierigkeiten, die sich hier in anderer Form stellt.
Wie die meisten Menschen wissen, erfordern die künstlichen Nieren einen großen finanziellen und personellen Aufwand. Man kann unmöglich genaue Zahlen angeben, da Maßstäbe und Voraussetzungen sehr unterschiedlich sind. Ein sorgfältig durchkalkulierter Voranschlag für die Einrichtung einer gut ausgestatteten Nieren-Abteilung in einem Stadtkrankenhaus in England im Jahre 1967 sieht folgendermaßen aus*:

*Kapitalinvestition* für eine 10-Betten-Abteilung, die die Behandlung von 30 Patienten übernehmen kann (jeder Patient 2 Nächte in der Woche, die Abteilung arbeitet 6 Nächte in der Woche):

| | |
|---|---|
| Bauliche Anlagen | 32 000 Pfund |
| Künstliche Nieren, Monitoren, Bettwaagen, Vorratssysteme für Dialyseflüssigkeit (4 000 bis 15 000 Pfund, je nach Bedarf), Betten, Pumpen, Rohrleitungen usw. | 24 000–35 000 Pfund |
| | 56 000–67 000 Pfund |
| Pro Patient: etwa | 2 000 Pfund |

* Entnommen sind diese (und die folgenden) Kostenziffern den Berechnungen David Kerrs in »Symposion Nr. 9: The Cost of Life« *(Proceedings of the Royal*

*Laufende Kosten* pro Jahr:

| | | |
|---|---|---|
| Personalgehälter | 18 000 | Pfund |
| Wegwerfspulen für künstliche Nieren, Medikamente, Abnutzung | 24 000 | Pfund |
| | 42 000 | Pfund |
| Pro Patient: | 1 400 | Pfund |

*Arbeitskräfte:*

| | |
|---|---|
| 8 Fachärzte und 11 Verwaltungskräfte (halbtags beschäftigt), 2 Hilfsschwestern, 9 Vollschwestern, 4 Techniker und Assistenten (ganztags beschäftigt): | 17 Ganztagskräfte |
| Pro Patient: | 1/2 Ganztagskraft |

Wie viele Menschen gibt es, für deren Rettung solche Beträge aufgebracht werden müßten? In England sterben jährlich etwa 7000 Menschen an Nierenversagen. Etwa die Hälfte von ihnen steht auf der Prioritätsliste für künstliche Nieren (oder Transplantate) sehr weit unten, da sie noch andere schwere Leiden, vor allem Herzkrankheiten, haben. Kinder unter 15 Jahren werden fast immer abgewiesen (eine Nierenverpflanzung ist allerdings möglich), da die Dialyse ihr Wachstum hemmt und den Eintritt der Pubertät verhindert. Übrig bleiben folgende Gruppen potentieller Anwärter: etwa 1000 Patienten im Alter von 15 bis 44 Jahren; etwa 1300 zwischen 45 und 54 und etwa 1800 zwischen 55 und 64 Jahren, insgesamt also jährlich etwas mehr als 4000. Allerdings weisen fast alle Abteilungen Patienten über 55 Jahre (manche auch Patienten

*Society of Medicine* [1967], 60, 1195–1246). Andere Berechnungen ergeben 2000 Pfund Investitionskapital plus 2100 Pfund Unterhaltungskosten (Sheldon) bzw. 500 Pfund Baukosten, wenn man eine schon vorhandene Abteilung umbaut – falls man sie entbehren kann –, plus »eher weniger als« 1500 Pfund Unterhaltungskosten (de Wardener). Was das Personal betrifft, so kamen 1966 bei einer Untersuchung von 81 Nierenstationen in europäischen Krankenhäusern durchschnittlich sechs Schwestern und drei Ärzte auf je zehn Patienten, wobei die Station 24 Stunden am Tag voll besetzt sein mußte, das heißt, das Verhältnis von Personal zu Patient betrug nahezu 1:1. Die Kosten können noch sinken, sie können aber ebensogut steigen. Kerrs Voranschlag zum Beispiel beruht auf einem Baukostenvoranschlag von knapp 30 Pfund pro Quadratmeter bei einem Gesamtbedarf von etwa 1000 Quadratmeter. Ende 1967 empfahl das Gesundheitsministerium, angesichts der Hepatitisgefahr solle eine Zehn-Betten-Abteilung etwa 1800 qm groß sein. Hierdurch steigen die Baukosten pro Patient um ein Drittel auf 2700 Pfund. Auch würden die Ärzte, wenn die Ausstattungskosten fallen, wohl weitere Geräte anfordern, um eine bessere Behandlung durchführen zu können.

über 50 Jahre) ab, solange die Maschinen für die übrigen Patienten knapp sind. Daher beträgt die Anzahl der *vom medizinischen Standpunkt aus* vordringlichsten Anwärter jährlich etwa 2300.

Nun können wir die Kosten für den Fall berechnen, daß Maschinen für alle beschafft würden. Nehmen wir an, England setzte plötzlich ein Sofortprogramm an, um allen 2300 Patienten, die jährlich neu dazukämen, einen Platz an der künstlichen Niere zu sichern. Am Ende des ersten Jahres beliefe sich der Kapitalaufwand auf 4,6 Millionen Pfund, während die laufenden Kosten pro Jahr 3,2 Millionen Pfund betrügen. Wie es danach weitergeht, hängt davon ab, wie viele Patienten während der Behandlung sterben; wenn alle innerhalb einiger Monate stürben, könnte der nächste Schub von 2300 Patienten natürlich ihre freigewordenen Plätze einnehmen. Nimmt man die höchste Überlebensziffer für das erste Jahr an (90 Prozent, was bedeutet, daß jeder Patient eine 50prozentige Chance hat, länger als fünf Jahre am Leben zu bleiben), so wäre jedes Jahr nahezu der gleiche Kapitalaufwand von 4,6 Millionen Pfund nötig, während sich die laufenden Kosten jährlich um etwa 3 Millionen Pfund erhöhten. Im fünften Jahr zum Beispiel wären die laufenden Kosten für 9200 Patienten auf 13 Millionen Pfund angestiegen. Diese Kosten würden, wenn auch immer langsamer, weiterhin zunehmen, bis schließlich so viele Patienten mit künstlichen Nieren behandelt würden, daß die Zahl der jährlichen Todesfälle gleich der Zahl der jährlichen 2300 neuen Anwärter wäre, der Kapitalaufwand damit entfiele und die Unterhaltungskosten eine gleichbleibende Höhe erreicht hätten. Wann das der Fall sein wird und wie hoch diese Kosten dann liegen, kann niemand sagen; die Krankheitsverläufe bei Nierenerkrankungen werden sich ändern, die Erfolgsziffern können steigen, die Kosten werden steigen oder fallen, man wird vielleicht nach anderen Gesichtspunkten auswählen. Von den heutigen Zahlen ausgehend, schätzt Kerr, daß man in 20 Jahren etwa 30 Millionen Pfund jährlich an unmittelbaren Unterhaltungskosten und über 10 000 Arbeitskräfte für die Behandlung von 23 000 Patienten einsetzen wird. Wenn dagegen alle neuen Patienten sofort ein Transplantat für jeweils 1000 Pfund bekämen, lägen die jährlichen Kosten bei etwa 2,5 Millionen Pfund.

Sind diese Kosten zu hoch? Ist es wirklich notwendig, daß immer eine »Maschinen-Lücke« klafft? Nicht unbedingt: Ähnlich hohe ärztliche Behandlungskosten für eine große Zahl von Patienten hat die Gesellschaft schon bereitwillig hingenommen. De Wardener zum Beispiel hat errechnet, daß es 1964 in England 30 000 Tuberkulosepatienten gab, die Krankenhaus- oder Sanatoriumsbetten belegten und deren Behandlungskosten sich (nach dem Index von 1966) auf etwa 52 Millionen Pfund, das heißt auf etwas über 1500 Pfund pro Patient, beliefen. Seit jedoch die therapeutischen Möglichkeiten der Medizin ihre finanziellen Möglichkeiten übersteigen, mußte sie notgedrungen kostenbewußter werden, und daher hat (auch in Anbetracht der medizinischen Risiken, die mit übereilten Maßnahmen verbunden sein könnten) kein Staat sich zu einem Engagement bereit gefunden, das über eine langsame, stetige Verbreitung der künstlichen Niere hinausginge. In England waren 1967 etwa 200 Patienten – das ist etwa ein Zehntel der Anwärter eines einzigen Jahres – in der glücklichen Lage, mittels der künstlichen Niere behandelt zu werden. Das war bereits das *Ergebnis* einer grundsätzlichen Entscheidung, das Programm zu erweitern. Im gleichen Jahr wurden etwa 100 Nierentransplantationen vorgenommen (diese Zahl soll sich in den nächsten Jahren auf jährlich 600 erhöhen).

Damit kommen wir zu den beträchtlichen Schwierigkeiten, die sich im Zusammenhang mit der Auswahl – und Abweisung – von Patienten ergeben. Wenn noch auf Jahre hinaus nur ein Bruchteil der tauglichen Anwärter einen Platz an der Maschine (oder ein Transplantat) erhalten kann, wer soll dann überleben, wen soll man sterben lassen? Und wer soll die Entscheidung darüber treffen?

In den letzten Jahren haben die Massenmedien diese Probleme weit überbetont und stark verzerrt. Hypnotisiert von der Vorstellung, Ärzte entschieden gottähnlich über menschliches Leben, befangen in dem Glauben, Politiker könnten möglicherweise Briefträgern und Herzöge Straßenkehrern vorgezogen werden, kamen sie beharrlich auf die eine Frage zurück: »Ist es nicht ein Skandal, daß wir so wenig Maschinen haben?« und übersahen dabei vollkommen, daß im großen und ganzen die Patienten diese Auslese selbst besorgen – und daß es dabei keineswegs auf Stellung und Beziehungen ankommt.

Zunächst einmal wird häufig vergessen, daß eine Auswahl nur nötig ist, wenn eine neue Maschine angeschafft oder ein Platz an einer künstlichen Niere durch den Tod eines Patienten frei wird*. Wenn hervorragend geeignete Patienten vor Beginn der Behand-

* Wenn ein Patient einen Platz dadurch freimacht, daß er ein Transplantat bekommt, muß dieser Platz für ihn freigehalten werden – oder zumindest muß eine Abteilung einige zusätzliche Plätze unbesetzt lassen – für den Fall, daß eine Abstoßungsreaktion eintritt. Früher starben oft Transplantationspatienten, weil es keine zusätzlichen Plätze gab, auf die man zurückgreifen konnte. Heute bestehen die Ärzte darauf, daß solche Patienten den absoluten

lung sterben, ist das beklagenswert; die Auswahl wird dadurch zwar zu einer Art Glücksspiel, aber die Alternative, ihnen die Plätze »weniger würdiger«, jedoch bereits in Behandlung befindlicher Patienten zu geben, ist undenkbar. Ferner braucht kein Arzt solche Entscheidungen täglich zu treffen: In einer 30-Patienten-Abteilung und bei einer jährlichen Sterblichkeitsziffer von 10 Prozent muß er nur etwa dreimal jährlich einen neuen Patienten auswählen. Wie geht er dabei vor? Am gerechtesten wäre es vielleicht, nach einer Warteliste zu entscheiden. Unglücklicherweise hat aber jeder, der oben auf der Liste steht, seine Nierenkrankheit schon länger als die neu Dazukommenden und ist daher wahrscheinlich in einem schlechteren Gesundheitszustand. Gerade weil die Maschinen so knapp sind und bei Patienten eingesetzt werden müssen, die a) die größte Chance für eine lange Überlebenszeit und b) die größte Chance für ein Überleben mit möglichst wenig physischen und psychischen Störungen haben, muß die Auswahl vor allem nach ärztlichen und psychologischen Gesichtspunkten vorgenommen werden. Die meisten Ärzte beginnen mit einer Einengung der Auswahlmöglichkeit, indem sie nur Patienten zwischen der Pubertät und einem Alter von 55 Jahren in Betracht ziehen, die nicht an zusätzlichen, schwer zu behandelnden Krankheiten leiden, die »seelisch im Gleichgewicht sind und von denen man annehmen kann, daß sie selber mithelfen« (de Wardener). Wir werden gleich auf diese psychischen Faktoren zu sprechen kommen, da sie von entscheidender Bedeutung sind. Ausschlaggebend ist hier jedoch, daß die Ärzte fast immer ausschließlich nach medizinischen Gesichtspunkten (mit oder ohne Berücksichtigung der Psychologie) einen von vornherein aussichtsreichen Anwärter aus der Liste der noch Lebenden auswählen können, ohne daß sie es nötig haben, sich den Kopf über problematische soziale Kriterien zu zerbrechen. Wenn das nicht möglich ist, bereitet es selten Schwierigkeiten, die medizinischen Kriterien weiter einzuengen und diese – wohlgemerkt nur diese – von Kollegen, die sonst nichts von dem Patienten wissen, begutachten zu lassen.

Die echten Schwierigkeiten beginnen erst in den sehr seltenen Fällen, in denen bei zwei oder mehr Anwärtern die gleichen Überlebenschancen gegeben sind. Hier muß der Arzt den Wert eines Menschen beurteilen. Um diese schwierige Lage etwas zu erleichtern und die Verantwortung auf mehrere Schultern zu verteilen, grün-

Vorrang haben, sogar wenn das bedeutet, daß man einem neuen Patienten einen Platz verweigern muß; sie gehen dabei von der Voraussetzung aus, daß jede einmal begonnene Behandlung auch weitergeführt werden muß.

dete der Pionier der Dialyse, Dr. Belding Scribner – der zu sagen pflegte, er würde jederzeit einen Kirchgänger bevorzugen und eine Prostituierte abweisen –, in den frühen 60er Jahren in Seattle (USA) sein berühmtes Laienschiedsgericht. Anfangs wurde das als eine – wenn auch recht außergewöhnliche – gesunde demokratische Einrichtung gepriesen, und einige Nierenstationen folgten seinem Beispiel. Heute lehnen die meisten Ärzte aus guten Gründen diese Methode entschieden ab. Ein kleines Schiedsgericht kann sich nicht von den festgelegten Vorurteilen seiner Mitglieder lösen: Der Polizist wird Stützen der Gesellschaft bevorzugen usw. Unter welchen Gesichtspunkten will man die Mitglieder der Jury auswählen? In einem großen Schiedsgericht andererseits würden sich diese Vorurteile zwar ausgleichen, es wäre jedoch völlig arbeitsunfähig. Eine unüberwindbare Schwierigkeit schließlich liegt darin, daß jemand, der alle sozialen und medizinischen Gegebenheiten eines jeden Patienten kennt, die Jury ins Bild setzen muß und damit fast unvermeidlich seine eigenen Vorurteile auf die Mitglieder des Schiedsgerichts überträgt. Dieser Jemand kann natürlich nur der Arzt sein, den die Jury letztlich ersetzen soll.

In neuerer Zeit ist man verschiedentlich in das andere Extrem verfallen und hat vorgeschlagen, das Los entscheiden zu lassen. Das würde zwar jede subjektive Bewertung der »Würdigkeit« ausschließen, wäre aber trotzdem das ungerechteste System, das man sich vorstellen kann. Ließe man zu, daß das Los zwischen den Menschen entscheidet, so würden dadurch nicht nur einige sehr »wertvolle« Menschen zugunsten anderer verworfen – es wäre gewissermaßen ein Verrat am menschlichen Mitgefühl und an der menschlichen Verantwortlichkeit. Vielleicht würde die Öffentlichkeit diese Methode hinnehmen; sie könnte in einer solchen völlig unparteiischen und unbestechlichen Entscheidung des Schicksals möglicherweise ein Höchstmaß an Gerechtigkeit erblicken – aber ich möchte doch hoffen, daß das nicht der Fall ist.

Letztlich läßt sich das Problem folgendermaßen umschreiben. Jede Entscheidung über »Würdigkeit« ist notwendigerweise willkürlich und läßt sich von der Persönlichkeit dessen, der sie trifft, nicht trennen. Irgend jemand muß aber entscheiden. Wäre es unter diesen Umständen wirklich so schlimm, wenn man die Entscheidung dem Arzt und seinen Kollegen überließe? Mögen sie auch anders entscheiden, als ich – oder sonst jemand – entschieden hätte, so wird doch ihre Entscheidung nicht willkürlich sein, und für den Arzt spricht ganz entschieden die Tatsache, daß er alle Umstände des Patienten genauer kennt als jeder andere, der außer

ihm die Auswahl treffen könnte (vorausgesetzt natürlich, daß sich die Ärzte die Mühe einer eingehenden Prüfung machen – was nicht immer der Fall ist). Sollte sich die Gesellschaft dem widersetzen, so müßte es möglich sein, mittels einer öffentlichen Diskussion des Problems Richtlinien für die Ärzte auszuarbeiten, die deren Willkür einschränken. Ich für meinen Teil sähe es am liebsten, wenn diese Richtlinien die Rangordnung nach humanitären und nicht nach wirtschaftlichen oder intellektuellen Gesichtspunkten festlegten. Der Tod eines »unbedeutenden« jungen Familienvaters ist ein schwerer zu ersetzender Verlust als der Tod eines großen Dichters oder eines Premierministers, selbst wenn dieser von millionenmal so vielen Menschen (weniger tief) betrauert wird. Außerdem – und darauf scheint noch kaum jemand hingewiesen zu haben – wird der Dichter oder Premierminister oder jeder andere, der wegen seines möglichen Wertes für die Gesellschaft und nicht wegen seiner Bedeutung für seine Familie ausgewählt wird, wahrscheinlich seine außergewöhnlichen Fähigkeiten einbüßen, wenn er mit der künstlichen Niere behandelt wird. Soll man einen Premierminister retten, damit er ein Hinterbänkler wird?
In Wirklichkeit jedoch gilt die eigentliche Sorge der Dialysespezialisten gar nicht dieser Art von Auswahlschwierigkeiten. Weit mehr beunruhigt sie, daß es eines Tages tatsächlich genügend künstliche Nieren geben wird, die sie dann auch bei all jenen Menschen anwenden müssen, die heute abgewiesen werden, weil sie psychisch oder sozial untauglich sind. Wenn mehr Maschinen zur Verfügung stehen, können sich die Schwierigkeiten eher noch vergrößern – es sei denn, daß gleichzeitig umfangreiche Maßnahmen zur sozialen Absicherung und psychologischen Unterstützung getroffen werden.
Hören wir zum Beispiel, was David Kerr für die Zukunft befürchtet. Er führt den Fall eines 19jährigen Mädchens an, das während der 17 Monate, die es mit der künstlichen Niere lebte, neunmal für insgesamt acht Monate stationär aufgenommen werden mußte. Dazu schreibt er: »Dieses Mädchen hat bei der intermittierenden Dialysebehandlung jämmerlich versagt; die Patientin war schlecht ausgewählt und hatte weder genügend Verstand noch genügend Willenskraft, um eine strenge Diät durchzuhalten ... Wir haben den Eindruck, daß *nahezu die Hälfte* der Patienten mit Nierenversagen, die in unsere Klinik kommen, nicht minder ungeeignet sind und daß unsere Schwierigkeiten erst dann richtig anfangen würden, wenn es uns je technisch möglich wäre, alle Patienten zu betreuen.« Ein Hauptgesichtspunkt, nach dem er seine Auswahl

trifft, ist die Bewährung beim Einhalten einer strengen Diät. Schon Monate, ehe sie Aussicht auf einen Platz an der künstlichen Niere haben, müssen die Anwärter damit beginnen, und wenn sie nicht durchhalten können, werden sie wahrscheinlich abgewiesen. Andere Ärzte betonen als wesentliche Voraussetzungen psychische Stabilität, emotionelle Reife und den festen Willen. Was geschieht, wenn es genügend Maschinen für Menschen gibt, denen diese Voraussetzungen fehlen?

Diese Eigenschaften spielen eine noch entscheidendere Rolle, wenn der Patient eine eigene künstliche Niere zu Hause hat. Gerade die Heimdialyse böte eine vielversprechende Möglichkeit zur Vermehrung der Maschinen, und tatsächlich geht die Entwicklung schon stark in diese Richtung. Die Industrie ist stark daran interessiert, weil sich der Absatz dadurch verdreifachen würde (da sich nicht mehrere Patienten in eine Maschine teilen). Auch die Presse setzt sich dafür ein, vermutlich, weil es eine erhebende Vorstellung ist, daß sich eine Familie zwei- oder dreimal in der Woche mit vereinten Kräften bemüht, Papa oder Mama am Leben zu erhalten. Am schwersten jedoch wiegt das Argument, daß die Heimbehandlung wirtschaftlicher ist und dem Patienten das Leben leichter und schöner macht. Die Ersparnisse bei der Heimniere sind bedeutend. Sie kostet zwar mehr, vor allem, weil der Patient oder ein Verwandter in der Lage sein soll, sie ohne Schwierigkeiten und Gefährdung zu bedienen, und sie deshalb narrensicher, leicht zu reinigen, automatisiert und mit automatischen Warnanlagen ausgestattet sein muß, damit in der Dialysenacht die Familie friedlich schlafen kann. Da sie jedoch die laufenden Kosten für Klinikaufenthalt und Personal überflüssig macht, sind die Unterhaltungskosten niedrig. Dr. Sheldon hat 1967 einen Kostenvoranschlag für ein Versuchsprogramm in England aufgestellt:

| | |
|---|---|
| Anschaffungskosten | 3 500 Pfund |
| Unmittelbare Unterhaltungskosten: | |
| Wegwerf-Spulen | 500 Pfund |
| Medikamente | 100 Pfund |
| Abnutzung | 350 Pfund |
| Personalkosten (Wartung, Untersuchungen im Krankenhaus usw.) | 200 Pfund |
| | 1 150 Pfund |

Die Anschaffungskosten sind in ständigem Fallen begriffen, während andererseits die Bedienung der Maschine immer einfacher wird: Ein neues Modell zum Beispiel, das für 1200 Pfund angeboten wird, braucht nur an eine Steckdose und einen Kaltwasserhahn angeschlossen und nicht überwacht zu werden. Die Vorteile für den Patienten liegen darin, daß er die Dialyse vornehmen kann, wann und sooft er will (viele behandeln sich drei Nächte in der Woche), daß er nicht aus seiner vertrauten Umgebung oder von seinen Kindern fortgehen und die Krankenhausatmosphäre zu ertragen braucht, die ihm häufig Angst einflößt, und daß sich das Infektionsrisiko (vor allem das der Hepatitis) verringert.
Die *praktischen* Vorteile der Heimdialyse sind also enorm.
Wie viele Patienten und Familien jedoch sind in der Lage, die starke Belastung und die Verantwortung für eine Behandlung auf sich zu nehmen, bei der »ein Leben in ihrer Hand liegt«? Dr. Scribner, der amerikanische Wegbereiter der Heimniere, hat schon vor langer Zeit vorausgesagt, daß sie die willkürliche durch eine »natürliche« Patientenauslese ersetzen wird. »Jene Patienten, die es lernen können, sich selbst zu behandeln, werden überleben – wer das nicht schafft, wird sterben.«
Die Ärzte können sich damit verständlicherweise nicht ohne weiteres abfinden, aber das einzige, was sie dagegen tun können, ist, daß sie die Patientenauswahl noch strenger durchführen. Laut Dr. Sheldon, dem maßgebenden englischen Befürworter der Heimdialyse, sind abgesehen von den medizinischen Kriterien »eine ausgeglichene Gemütslage, Selbstbeherrschung und eine durchschnittliche Intelligenz erforderlich«. Überdurchschnittlich intelligenten Patienten ist der Gebrauch oft sehr schwer beizubringen, da sie sich nur widerstrebend mit der Unnatürlichkeit des gesamten Vorgangs abfinden und häufig übermäßig ängstlich sind; Patienten wiederum, deren Intelligenz unter dem Durchschnitt liegt, sind oft so wenig zuverlässig und verantwortungsbewußt, daß sie ihr eigenes Leben gefährden. Bei den früheren, komplizierten Maschinen war technische Geschicklichkeit unerläßlich; höchst erwünscht ist sie auch noch bei den neueren, verbesserten Maschinen, da sie Besuche des Wartungsdienstes erspart. Das Familienleben muß geordnet ablaufen, ein opferbereiter und tüchtiger Verwandter muß verfügbar sein, man braucht einen zusätzlichen Raum, fließendes Wasser und ein Telefon, um in Notfällen Hilfe herbeirufen zu können.
Sind bei einem Patienten alle diese Voraussetzungen erfüllt, so hat er, wie es heißt, weit bessere Aussichten als bei einer Krankenhausbehandlung: Die Überlebenszeiten sind länger, Komplikatio-

nen, die einen Besuch im Krankenhaus oder eine erneute stationäre Aufnahme erforderlich machen, sind seltener, und der allgemeine Gesundheitszustand ist besser. Hierfür gibt es zwar einige medizinische Gründe; in der Hauptsache jedoch scheinen die besseren Erfolge, wie oben schon erwähnt, auf die Auswahl der Patienten zurückzugehen. Der Patient, der seine Dialyse mit der Heimniere durchführt, hat die entscheidenden ersten Monate im Krankenhaus schon überlebt; man ist nach sorgfältiger Auswahl zu der Überzeugung gekommen, daß er wahrscheinlich auch zu Hause weiterhin am Leben bleiben wird.
Wie viele Patienten wird man wohl auswählen, wie viele würden den bei Heimnieren so strengen Anforderungen gerecht werden? Dr. Sheldon schätzt ihre Zahl auf 10 Prozent aller Anwärter, andere Autoritäten sprechen bestenfalls von 20 Prozent. Heimnieren werden also nur für sehr wenige Patienten in Frage kommen.
In ferner Zukunft wird die Technik vielleicht eine Lösung für fast alle diese Probleme finden. Wenn sie eine billige, leistungsfähige, vollkommen zuverlässige, ständig arbeitende und leicht tragbare künstliche Niere entwickelte, die der Patient an seinen Körper angeschnallt tragen könnte, würde sie das Leben mit der künstlichen Niere in medizinischer, psychologischer, sozialer und finanzieller Hinsicht erleichtern. Noch besser wäre es, wenn man sie vollständig in den Körper implantieren könnte: Was man nicht sieht, daran denkt man auch nicht so oft, und es gäbe keine Schläuche außerhalb des Körpers, die das Leben gefährden. Es wäre töricht zu behaupten, diese Entwicklung sei unmöglich: Die Biomechanik steckt noch in den Kinderschuhen. Doch wie wir gleich am Beispiel des Herzens sehen werden, sind auf dem Wege zu implantierten Maschinen mehr Schwierigkeiten zu überwinden, als manche Optimisten glauben. Einstweilen sieht es so aus, als werde das Problem der künstlichen Niere in Zukunft noch schwieriger werden.

### *Das künstliche Herz*

Das menschliche Herz ist ein außergewöhnliches Organ. Von der Größe einer menschlichen Faust, etwa 300 Gramm schwer, schlägt es 40millionenmal im Jahr und pumpt etwa 3,5 Millionen Liter Blut durch ein fast 100 000 Kilometer langes Gefäßsystem. Es erzeugt zu diesem Zweck einen Strom von etwa 20 Watt, und zwar erzeugt es diese Energie aus sich selbst. Es kann seine Frequenz zwischen 60 und 200 Schlägen und sein Schlagvolumen zwischen

2 und 12 Litern pro Minute sehr schnell verändern, je nachdem, ob wir schlafen, ärgerlich sind oder Angst haben, Musik hören, küssen oder Tennis spielen. Es hält sich selbst instand und braucht keine Wartung. Es hat genau die richtige Größe für den Körper, in dem es gewachsen ist, und ist dessen Bedürfnissen aufs wunderbarste angepaßt. Es ist darauf angelegt, in einer unglaublich empfindlichen und doch reaktionsfähigen Flüssigkeit zu leben und mit ihr zu arbeiten, ohne sie zu schädigen oder durch sie geschädigt zu werden. Es versagt allerdings oft.

Das Vorhaben, diese Pumpe durch eine in den Körper implantierte Maschine zu ersetzen, ist eines der schwierigsten Ziele, die sich die Technik je gesetzt hat. Man könnte das Unterfangen hinsichtlich seiner Kühnheit, des unerläßlichen Aufwandes an Intelligenz und Energie und des potentiellen Nutzens mit der Leistung vergleichen, die die Umwandlung des ersten Flugzeugs der Brüder Wright in eine Düsenmaschine bedeutete. In zwei wichtigen Punkten jedoch unterscheidet es sich. Erstens wird sehr viel weniger Zeit erforderlich sein: Schon heute hat man (wenn auch nicht sehr erfolgreich) bei Dutzenden von Tieren das Herz durch eine vollständig implantierte Maschine ersetzt, schon heute vervollkommnen Dutzende von Laboratorien und Forschergruppen die Prototypen ihrer künstlichen Herzen fast bis zur praktischen Einsatzfähigkeit, und schon heute setzen nüchterne Schätzungen den Termin der Einsatzfähigkeit mechanischer Herzen in großem Stil etwa auf die Mitte der 70er Jahre an.

Zweitens ist schließlich niemand gezwungen zu fliegen, solange Flugreisen in puncto Bequemlichkeit noch nicht alle Ansprüche erfüllen; beim künstlichen Herzen jedoch heißt es: Vogel, friß oder stirb! Für Millionen ist ein künstliches Herz (oder ein Transplantat) die einzige Alternative zum Tod. Wie sollen wir unter diesen Umständen die ungemein problematische Entwicklungsphase bewältigen, in der die Mängel erst noch ausgemerzt werden müssen und die Plastikherzen als Alternative zum Tod nur die Chance eines möglicherweise sehr eingeschränkten Lebens bieten? In einer Firma der amerikanischen Raumfahrtindustrie, die den Auftrag hatte, die Verwendungsmöglichkeiten künstlicher Herzen zu prüfen, wurde hierzu folgendes gesagt: »Von einem künstlichen Herzen, das für immer die Herzfunktion übernehmen soll, können wir nicht mehr verlangen, als daß es die kardiale Dysfunktion bei seinem Träger ausgleicht, ohne seine Bequemlichkeit und seine Handlungsfreiheit in einem nicht mehr erträglichen Maße einzuschränken. Was darüber hinausgeht, ist bereits Luxus, und man sollte keine allzu hohen Ansprüche stellen, damit dadurch nicht etwa das Zustandekommen der auf das Notwendigste beschränkten Lösung verhindert wird*.« Wird es, sollten wir je jenes Stadium erreichen, das man mit dem der luxuriösen Düsenmaschinen vergleichen könnte, möglich sein, die Kluft zwischen Angebot und Nachfrage auszufüllen – eine Kluft, neben der die Knappheit der künstlichen Niere vielleicht eine Bagatelle ist?

Es sieht so aus, als werde sich die Entwicklung der künstlichen Herzen in sechs großen Etappen vollziehen (vgl. Übersicht auf S. 292), die nicht unbedingt aufeinander zu folgen brauchen: Parallelentwicklungen sind durchaus möglich. Jeder Schritt jedoch bedingt erhebliche technische Fortschritte und wird die künstlichen Herzen entsprechend einsatzfähiger und begehrter machen.

Den ersten Schritt haben wir bereits getan. Die Herz-Lungen-Maschinen können die Herzfunktion vollständig ersetzen und ermöglichen dadurch den Chirurgen, innerhalb eines praktisch trockenen, stillgelegten Herzens zu operieren. Externe oder interne Herzmassage kann ein versagendes Herz ebenfalls unterstützen, kann es wieder zum Schlagen bringen und ihm seine Funktionsfähigkeit zurückgeben. Aber alle diese Notmaßnahmen können höchstens ein paar Stunden lang eingesetzt werden.

Der nächste Schritt muß diese wenigen Stunden zu Tagen oder Wochen verlängern. Unendlich vielen Menschen könnte man neue Kraft und weitere Lebensjahre schenken, wenn man nur ihren Herzen einige Zeit lang Ruhe verschaffen könnte – vor allem der linken Herzhälfte, die die meiste Arbeit verrichtet und am häufigsten versagt, da sie das Blut durch den ganzen Körper und nicht nur durch den Lungenkreislauf pumpen muß. Diese Kranken brauchen Geräte zur zeitweiligen Unterstützung des Herzens – entweder Herzhälften, die implantiert und danach entfernt werden, wenn das wiederhergestellte Herz seine Arbeit selbständig wieder aufnehmen kann, oder aber Herz-Lungen-Maschinen außerhalb des Körpers, die Herz und Lunge funktionell ersetzen können.

Auch dieser Schritt ist schon getan worden. Einigen wenigen Menschen sind bereits mechanische Herzhälften eingesetzt worden; man weiß es von den amerikanischen Chirurgen Michael de Bakey, der es 1963, und Adrian Kantorowitz, der es 1966 versucht hat. Ein oder zwei Patienten erholten sich zwar so weit, daß die

* Dieses Zitat sowie fast alle sachlichen Informationen in diesem Abschnitt stammen aus dem vier Bände umfassenden, auf Veranlassung der U.S. National Institutes of Health von sechs großen Raumfahrt- und Forschungslaboratorien zusammengestellten Bericht »Six Studies Basic to Consideration of the Artifical Heart Program«. Zusammengestellt und veröenentlicht im Oktober 1966 von Hittman Associates, Inc., Baltimore, Maryland.

Maschinen wieder entfernt werden konnten und sie mit eigener Herzkraft ins Leben zurückkehrten, doch war das Gesamtresultat so ungünstig, daß man stillschweigend übereinkam, bis auf weiteres Versuche am Menschen aufzugeben.
Tierversuche freilich machen schnelle Fortschritte. Dutzenden von Tieren – vor allem Kälbern, deren Herzen etwa die gleiche Größe habe wie Menschenherzen – hat man mechanische halbe (und ganze künstliche) Herzen eingesetzt. Zum überwiegenden Teil jedoch starben die Tiere innerhalb weniger Tage.
Diese Fehlschläge waren in erster Linie dadurch bedingt, daß das Blut gerann und die Blutkörperchen zerstört wurden. Die Gefahr ist schon bei künstlichen Herzklappen beim Menschen sehr groß. Bei künstlichen halben oder ganzen Herzen ist sie noch weit größer, und deshalb kann man auch die heutigen Herz-Lungen-Maschinen nur wenige Stunden lang einsetzen. Dieses Blutproblem ist die größte Hürde, die überwunden werden muß, wenn man Geräte zur vorübergehenden Herzunterstützung nicht nur für sehr begrenzte Zeit anwenden will.
In der Hauptsache sind für diesen Mangel die unzulängliche Ausführung von Pumpensystem und Klappen, vor allem aber untaugliche Materialien verantwortlich. Obwohl an der Entwicklung intensiv gearbeitet wurde, schädigen künstliche Pumpen und Herzklappen das Blut: Sie verursachen Turbulenzen, lassen das Blut stellenweise fast stillstehen oder zu schnell fließen und zerquetschen regelrecht die Blutkörperchen – und all das führt letztlich zu Gerinnseln und zur Zerstörung der Blutkörperchen. Ähnlich liegen die Verhältnisse bei den Materialien.
Abgesehen von den Metallgittern der Kugelventile, die man gewöhnlich benützt, besteht das künstliche Herz fast ausschließlich aus Kunststoff. Obgleich die verwendeten Kunststoffe – Silastik (ein Silikongummi), Teflon und Dacrongewebe – zu den inaktivsten aller Stoffe gehören, passiert alles mögliche, wenn sie in fließendes Blut gebracht werden. Sie werden zum Beispiel in Sekundenschnelle mit einer dünnen Schicht von Protein (Fibrin) überzogen, das sich, wenn das Material nicht völlig glatt ist, zu einem Gerinnsel verdickt; dieses kann sich entweder losreißen oder weiter vergrößern, bis es die Blutbahn verstopft. Sogar bei einer ultraglatten Oberfläche ist die Bildung eines Gerinnsels nicht ausgeschlossen. Antikoagulantia können die Gerinnungsgefahr zwar herabsetzen, haben jedoch keinen Einfluß auf andere chemische Veränderungen, die das Blut und das Material der Maschine schädigen. Die endgültige Lösung kann nur sein, daß man eine absolute Verträglichkeit zwischen Blut und Oberfläche herstellt.

Wie auf dem Gebiet der Konstruktionsverbesserung macht die Forschung auch hier schnelle Fortschritte. Man verfolgt alle möglichen Projekte, aber letzten Endes laufen sie alle auf den Versuch hinaus, die negativ geladenen Bestandteile des Blutes von den Plastikoberflächen abzustoßen, indem man auch diese auflädt – vielleicht mit Substanzen von der Art des gerinnungshemmenden Heparins dünn beschichtet. Das Hauptproblem besteht darin, zur elektrischen Aufladung geeignete Überzüge zu finden, die trotz der Herzbewegung haftenbleiben. Ein anderer Versuch besteht darin, die Oberflächen mit einer rauhen Schicht zu überziehen in der Hoffnung, daß sich auf dieser rasch eine natürliche Zellauskleidung bildet.

Angesichts der raschen Entwicklung meinen viele Fachleute, daß die Schädigung des Blutes etwa 1970/71 hinlänglich überwunden sein und man um diese Zeit anfangen wird, Geräte zur zeitweiligen Unterstützung des Herzens in großer Zahl einzusetzen. Anfänglich werden dies wahrscheinlich Halbherzpumpen sein, mittels deren man jeweils nur die rechte oder linke Herzhälfte umgehen und stillegen kann. Wenn sich aber herausstellt, daß der funktionelle Ersatz einer Herzhälfte nur die andere, oft ebenfalls geschwächte Hälfte stärker belastet, werden Ganzherzentlastungssysteme diese Halbherzpumpen verdrängen. Einige Pumpsysteme für ganze Herzen sind schon fast bis zur Einsatzreife entwickelt. Es könnte aber auch sein, daß halbimplantierte oder externe, stark verkleinerte Herz-Lungen-Maschinen an ihre Stelle treten, die einige Tage oder Wochen hindurch die gesamte Arbeit von Herz und Lungen übernähmen. Dieses Gerät wurde in seiner ursprünglichen Form von C. W. Lillehei (Cornell-Universität) entwickelt und 1968 zum erstenmal bei Menschen verwendet. Das Gerät benutzt ultradünne Silastikmembranen, durch die Sauerstoff und Kohlenstoff passieren können. Viele Lagen dieser Membranen werden aufeinandergeschichtet, so daß ein Stapel entsteht, in dem abwechselnd Blut – Membran – Sauerstoff – Membran – Blut usw. aufeinanderfolgen. Dieser Stapel ahmt die Lungenfunktion insofern nach, als er dem Blut durch die Membranen Sauerstoff zuführt; durch eine ziehharmonikaähnliche Bewegung der Schichten kann man das Blut durch die Maschine und wieder zum Körper zurückfließen lassen und damit auch die Pumpfunktion des Herzens nachahmen*.

* Dieses Gerät könnte unter Umständen zu einer ganz implantierten Herz-Lungen-Maschine als ständigem Ersatz von Herz und Lunge führen. Lillehei hat Hunden solche Geräte in Form eines etwa 20x10x10 cm großen Behälters implantiert und Überlebenszeiten von 24 Stunden erzielt. Ein Mensch brauchte

Bei diesen Ersatzgeräten der zweiten Etappe wird es belanglos sein, daß die Patienten durch Kabel oder Schläuche mit umfangreichen Energiequellen oder Steuerpulten verbunden sind, die sich neben den Betten befinden; sie müssen ohnehin im Bett bleiben und sollen sich nach Möglichkeit nicht bewegen. Es wird auch keine Rolle spielen, wenn ihre mechanischen Herzen groß und schwer sind, ein wenig vibrieren oder nur eine konstante Schlagfrequenz haben: Sie dürfen ruhig aus der Brust herausragen – solange sie medizinisch zufriedenstellend arbeiten, braucht der Patient sie nicht lange zu ertragen. Er wird entweder mit der Maschine in der Brust sterben oder sich so weit erholen, daß sie nach und nach abgeschaltet und entfernt werden kann. Für die nächsten Etappen jedoch sind diese Einschränkungen wesentlich.

Der dritte Schritt ist der permanente Ersatz für das Herz: Man verliert für immer sein eigenes Herz und bekommt statt dessen ein Herz aus Plastik. Dieser Schritt könnte sich sehr rasch an den vorhergehenden anschließen; denn wenn man erst einmal temporäre Geräte entwickelt hat, die das Blut so wenig schädigen, daß sie einige Wochen lang in Betrieb gehalten werden können – und darin liegt ja ihre entscheidende Bedeutung –, so ist es vielleicht nur noch ein kleiner Schritt bis zu einer noch weitergehenden – wenn nicht gar völligen – Ausschaltung einer Schädigung, die es dem Patienten erlauben könnte, auf unbegrenzte Zeit mit einem solchen Ersatzgerät zu leben.

Sollte dieser Schritt tatsächlich rasch gelingen, so könnte das unter Umständen einige recht schwierige Probleme aufwerfen, denn vermutlich wäre es bis dahin noch nicht gelungen, die Energiequellen und Steuersysteme des künstlichen Herzens in einem tragbaren Behälter unterzubringen. Es könnte also geschehen, daß man Patienten ein mit Energie- und Steuerpulten verbundenes

drei solche Behälter; daher müßte die Verkleinerung noch viel weiter gehen – ganz abgesehen von noch ungelösten Problemen, wie Blutschädigung, Verkleinerung der Energiequellen usw. –, ehe das Gerät anwendbar ist. Andere Forscher arbeiten an der Entwicklung implantierter künstlicher Lungen (ohne Herz); sie stecken zum Beispiel in ein dickeres Rohr dünne Silikonröhrchen und lassen durch diese Sauerstoff und durch die Zwischenräume Blut zirkulieren. Das Ganze verbinden sie einerseits mit der Pulmonalarterie und andererseits mit dem linken Herzohr. Dieses System hat man Tieren implantiert, jedoch nur als zusätzliche dritte Lunge. Man kann mit Sicherheit voraussagen, daß implantierte künstliche Lungen oder Herz-Lungen-Systeme noch lange auf sich warten lassen werden. Nach Herz, Lunge und Niere ist die Leber das vierte große zum Ersatz vorgesehene Organ. Da die Leber rund 5000 chemische Substanzen produziert, liegt eine erfolgreiche Nachbildung noch in unendlich weiter Ferne. Gegenwärtig brauchen wir uns nur über die künstliche Niere und das künstliche Herz Gedanken zu machen.

Dauerherz implantiert und sie so ans Bett fesselt. Sie wären zwar in einer weit besseren Lage als die wenigen bedauernswerten Menschen, die in Eisernen Lungen leben, als die Tetraplegiker oder die Millionen Menschen mit einem der vielen schweren Leiden, die den Patienten ganz und gar ans Bett fesseln, aber sie wären doch eben im wahrsten Sinne des Wortes Opfer ihrer Maschinen, und sie wüßten das vor der Operation, mit der sie sich ja einverstanden erklären müssen. In einigen tragischen Fällen wird es gar keine Wahl geben; der Zustand mancher Patienten mit implantiertem zeitweiligem Ersatzherz wird sich nicht so weit bessern lassen, daß man das Herz wieder entfernen kann, ohne sie zu töten, wohl aber so weit, daß sie mit der Maschine weiterleben können. Diesen Menschen bleibt gar keine andere Wahl, als sich weiterbehandeln zu lassen.

Nun scheinen zwar alle an der Entwicklung künstlicher Herzen Beteiligten der Meinung zu sein, daß dieses Stadium »ausschließlich experimentell« sein und auf so wenig Patienten wie möglich beschränkt bleiben müsse – aber sollte man überhaupt zulassen, daß es soweit kommt? Sollte die Gesellschaft nicht vielmehr darauf bestehen, daß man erst dann an einen Dauerersatz des Herzens geht, wenn es tragbare Energiequellen gibt und wenigstens ein Hoffnungsschimmer für eine Rehabilitation besteht? Die Gesellschaft hat jedoch grundsätzlich nicht das Recht, sich in dieser Weise einzumischen. Bei diesem und jedem anderen derart drastischen medizinischen Eingriff – auch bei Herztransplantationen, das sei ganz offen gesagt – ist prinzipiell niemand außer dem Patienten und seinen Ärzten berechtigt, zu fragen, ob das, was getan wird, »richtig« ist oder nicht. Solche Fälle müssen stets individuell beurteilt werden, denn maßgebend ist einzig und allein, ob der Patient auf Grund genauer Informationen freiwillig zugestimmt hat. Wenn er von dem, was ihm bevorsteht, so viel weiß, wie er verstehen kann, und in Kenntnis der Alternativen seine Zustimmung zur Operation gibt, dann ist das seine Sache – und geht niemand anderen etwas an. Damit soll nicht gesagt sein, daß alle Operationen, die als Pioniertaten zu werten sind, auf Grund uneingeschränkter Zustimmung vorgenommen werden, sondern nur, daß niemand das Recht hat, eine solche Operation zu verurteilen, wenn er nicht genau weiß, daß in dem einen oder anderen Fall diese uneingeschränkte Zustimmung nicht vorlag. Nachdem das klargestellt ist, erhebt sich allerdings immer noch die quälende Frage, ob es »richtig« ist, Patienten vor eine derart grausame Wahl zu stellen, zumal auf einer Kulturstufe, für die der Tod eine unausdenkbare Alternative ist und in der die meisten Menschen sich für »Leben« – in welcher Form auch immer – entscheiden werden, auch wenn sie ihre Entscheidung später vielleicht bitter bereuen. Und es erhebt sich ferner die Frage, ob Talente, Fähigkeiten und Gelder auf diese Weise eingesetzt werden sollten, solange ihr Einsatz auf anderen Gebieten der Menschheit mehr nutzen könnte.

Wir werden später, vor allem im letzten Kapitel, auf diese Fragen zurückkommen. Zunächst ist jedoch zu klären, inwieweit Aussicht besteht, daß es eines Tages möglich sein wird, ein künstliches Herz und zugleich dessen Energiequelle im oder am Körper zu tragen.

Zur Zeit arbeitet man an der Entwicklung von Dutzenden verschiedener Antriebssysteme für künstliche Herzen. Jedes muß drei Hauptprobleme lösen: Sie müssen eine Langzeit-Energiequelle, irgendeinen Motor, der diese Energie in Bewegung umsetzt, und ein Kontrollsystem enthalten, das die Bewegung mit der Herzpumpe selbst koppelt – primär, um jede Schwankung auszugleichen, im Idealfall jedoch auch, um Änderungen der Pulsfrequenz usw. zu ermöglichen. Und diese drei Geräte müssen so beschaffen sein, daß sie weder zu schwer oder zu groß sind noch zu stark vibrieren, eine zu starke Wärme abstrahlen oder zu teuer werden.

Von diesen drei Problemen wird sich wohl das der Kontrolle am leichtesten lösen lassen, da es vertretbar scheint, die Ansprüche hier nicht allzu hoch zu schrauben. Tausende von Menschen leben heute mit einem künstlichen Schrittmacher mit konstanter Schlagfrequenz, die ihr (eigenes) Herz in Gang hält, und wenn sie auch nicht bergauf rennen und ihre Herzen nicht schneller schlagen können, wenn sie ein Mädchen küssen, sind sie doch imstande, sich in einer »erträglichen« Variationsbreite physischen und emotionellen Anforderungen anzupassen. Das hängt damit zusammen, daß die Durchmesser der Blutgefäße im ganzen Körper auf diese Anforderungen und Zustände mit Veränderungen reagieren. Das Herz fühlt das an geringfügigen Druckänderungen des auf der venösen Seite zurückströmenden Blutes und ändert entsprechend das Schlagvolumen – nicht jedoch die Schlagfrequenz. Man glaubt, daß es nicht allzu schwierig sein wird, diese begrenzte Anpassungsfähigkeit in ein künstliches Herz einzubauen. Niemand weiß jedoch, ob das im Vergleich mit den heutigen Schrittmachern für den Patienten eine Erleichterung bedeuten wird. Noch weiter zu gehen und die mechanischen Herzen an alle die Regulationssysteme des Körpers anzuschließen, die das normale Herz zu einer so anpassungsfähigen Maschine machen – angefangen von der unmittelbaren nervösen Kontrolle bis zur Steuerung durch Hormone im Blutstrom –, könnte sich als außerordentlich schwierig erweisen.

Unter diesen Voraussetzungen wird die Brauchbarkeit der künstlichen Herzen von der Entwicklung der Motoren und Energiespender abhängen. Gegenwärtig sieht es so aus, als kämen von all den Möglichkeiten, die man zur Zeit untersucht, nur einige wenige Systeme für die praktische Anwendung in Frage.

Die beiden, deren baldige Vollendung am wahrscheinlichsten ist, arbeiten auf elektrischer Grundlage. Bei dem einen treibt ein Rotationsmotor das Herz, beim anderen ein piezoelektrischer Motor (diese Technik beruht auf der Eigenschaft gewisser Kristalle, in Schwingung zu geraten, wenn man elektrische Ströme hindurchschickt). Beide Systeme sind gegenwärtig noch viel zu schwer. Rotationsmotoren zum Beispiel erreichen nur dann eine ausreichende Leistung, wenn man sie hochtourig betreibt – was bedeutet, daß man ein Untersetzungsgetriebe einbauen muß. Die »Kristallmotoren« erzeugen nur sehr wenig Energie, so daß es notwendig ist, ihre Energie während der Zeit zwischen den Herzschlägen zu speichern und sie dann zur Erzeugung des Herzschlags freizusetzen. Allerdings hat man auf diesem Gebiet sehr rasche Fortschritte gemacht, und es wird wahrscheinlich schon sehr bald praktisch verwendbare Motoren geben, die man in den Brustkasten oder die Bauchhöhle implantieren kann.

Die Motoren aber müssen mit elektrischer Energie gespeist werden. Hier wird die erste praktikable Lösung wohl die aufladbare Batterie sein, der Akkumulator. Dieser wird außerhalb des Brustkastens liegen und durch eine Kabelleitung mit dem Motor verbunden sein; man wird jedoch nicht wie ein Gepäckträger einen Karren vor sich herschieben oder alle ein oder zwei Stunden zu einer Steckdose laufen müssen, um sich wieder aufladen zu lassen. Man hat berechnet, daß die meisten künstlichen Herzen eine Antriebsenergie von 30 bis 50 Watt brauchen werden (obgleich die tatsächlich benötigte Energie, um das Blut in Umlauf zu bringen, in Ruhe nur etwa 1,5 Watt und bei mäßiger Arbeit 7 Watt beträgt). Ein 3 Kilogramm schwerer Satz von Silber-Zink-Batterien könnte 12 Stunden lang 30 Watt liefern, ehe er für weitere 12 Stunden wieder aufgeladen werden müßte, und würde bei dieser Beanspruchung ein Jahr lang arbeiten, ehe er abgenutzt wäre. Bei doppeltem Gewicht könnten die Batterien volle 24 Stunden lang genügend Strom spenden, allerdings müßte man für alle Fälle immer einen Vorrat von geladenen Batterien zu Hause haben.

Die halbtragbaren Herzen der vierten Entwicklungsstufe werden also vielleicht schon in absehbarer Zeit einsatzfähig sein. Viele

Fachleute geben allerdings zu bedenken, daß sie keine weite Verbreitung finden werden, da (abgesehen von anderen Schwierigkeiten, die sich noch herausstellen könnten) die bleibende Kabelleitung durch die Brustwand ständige Pflege und ärztliche Überwachung erfordert. Wie bei den Patienten mit künstlichen Nieren bestehe ein hohes Infektionsrisiko, aber auch die noch größere Gefahr, daß das Kabel bricht (wie es bei Schrittmacherkabeln oft vorkommt). In diesem Fall würde nach etwa vier Minuten der Tod eintreten.

Künstliche Herzen werden wahrscheinlich erst dann weithin Anwendung finden, wenn diese Kabel entfallen. Das wird sich zunächst beim fünften Schritt, wohl kaum dadurch erreichen lassen, daß man die Energiequelle implantiert, sondern man wird die Energie von einer externen Quelle mittels Induktionsspulen durch die geschlossene Brustwand leiten. Das ist schon heute durchführbar: Experimente haben gezeigt, daß man auf diese Weise mindestens 50 Watt ohne medizinische Bedenken durch die Brustwand leiten kann. Diese »drahtlose« Energieübertragung könnte auf zweierlei Art angewandt werden. Einmal könnte man dadurch implantierte Batterien wieder aufladen, an deren Entwicklung derzeit intensiv gearbeitet wird. Die eben erwähnten Silber-Zink-Batterien zum Beispiel würden, wenn man ihre Leistung bis zur theoretischen Grenze ausnutzen könnte, pro Kilogramm fast die doppelte Wattzahl erreichen, und es gibt – heute noch sehr teure und erst im Anfangsstadium der Entwicklung befindliche – Silber-Kadmium-Batterien, die weit mehr leisten könnten. Andererseits ließe sich die drahtlose Energieübertragung auch für die induktive Speisung eines Elektromotors im Körperinneren verwenden. Bisher gibt es allerdings noch keine hierfür geeigneten Elektromotoren, und außerdem sind manche andere Probleme zu lösen. So müssen beispielsweise die Spulen, die die Energie übermitteln und empfangen, einander genau gegenüberliegen: eine Spule außerhalb des Brustkastens, die andere implantiert. Würden sie verrutschen, so ginge ein großer Teil der Energie verloren, und der Träger könnte, gelinde gesagt, Schaden nehmen. Ferner wäre noch zu bedenken, daß die Induktionsspulen durch Metallgegenstände, die sich in der Nähe befinden, erheblich gestört würden: ein Lift, ein Auto könnten ein gefährliches Risiko bedeuten.

Schließlich kommen wir zum sechsten Schritt – zum Herzen, das samt der Energiequelle implantiert wird. Hierfür scheinen gegenwärtig nur zwei Energiequellen in Frage zu kommen. Bereits so weit entwickelt, daß sie möglicherweise noch vor 1975 einsatzfähig

sein wird, ist die von einem radioaktiven Isotop geheizte Dampf- oder Heißluftmaschine – ein Miniatur-Atomreaktor innerhalb des Brustkastens.
Das klingt phantastisch, aber man hat tatsächlich Tieren schon solche Geräte implantiert und ihre Größe und ihr Gewicht bereits so weit reduziert, daß sie bald auch für Menschen geeignet sein werden. Eine Maschine der Thermo Electron Corporation (USA) hat in einem Zylinder von etwa 6 Zentimeter Durchmesser Platz, der 8 Zentimeter lang ist; die ganze Vorrichtung wiegt 2 Kilogramm. Dieses Modell würde wahrscheinlich in die Bauchhöhle implantiert und am Beckenknochen verankert werden, während ein mit Flüssigkeit oder Gas gefülltes Rohr die Druckimpulse der Dampfmaschine zum Antrieb der Herzpumpe in den Brustkasten übertragen müßte.
Die schwierigsten Probleme der isotopenbetriebenen künstlichen Herzen haben merkwürdigerweise nichts mit Wärme oder Strahlung zu tun. Obgleich ein dünnes Blättchen aus Isotopenmaterial etwa 200°C heiß werden und gefährliche, sehr schnelle Teilchen aussenden kann, scheinen Hitze- und Strahlenschutz Probleme zu sein, die sich lösen lassen*. Natürlich müßten trotzdem über einen langen Zeitraum hinweg Untersuchungen hinsichtlich genetischer Schädigungen und Krebsgefahren angestellt werden. Nein, eine der größten Schwierigkeiten rührt aus der einfachen Tatsache her, daß alle Isotopen mit der Zeit immer weniger Hitze aussenden, da die radioaktiven Atome »aufgebraucht« werden. Wenn sie also am Ende ihrer Wirkungszeit noch genügend Energie abgeben sollen, müssen sie anfangs, wenn sie implantiert werden, zuviel Hitze erzeugen. Es könnte schwierig werden, diese anfänglich überschießende Wärme unter Kontrolle zu halten und aus einem langsam erlöschenden »Feuer« eine konstante Energie zu gewinnen. Am allerschwersten jedoch wird sich wohl das Problem der

* Für die technisch Vorgebildeten sei hier angemerkt, daß niemand daran denkt, Isotopen mit Gammastrahlung zu verwenden, da das Gewicht des Strahlenschutzes, der hier notwendig wäre, dies verbietet. Man hat die Wahl zwischen Substanzen mit Alpha- und solchen mit Betastrahlung. Beide Strahlungsarten sind zwar schon mit einer sehr dünnen Schutzschicht aufzuhalten, werfen jedoch sekundäre Probleme auf, die nicht so leicht zu lösen sind. Alpha-Strahler produzieren Heliumgas: Wie könnte man dieses in den Körper ableiten, ohne daß dabei Körperflüssigkeiten in die radioaktive Isotopenkammer angesaugt werden? Außerdem tritt bei ihnen manchmal eine spontane Kernspaltung auf, wodurch nicht brennbare Elektronen frei werden, die im Auge Linsentrübungen auslösen können. Bei Beta-Strahlern liegt das Hauptproblem darin, daß sekundäre Röntgenstrahlen entstehen, wenn die Betastrahlen an der Schutzschicht gestoppt werden; daher müßte die Schutzschicht so dick sein, daß sie auch die Röntgenstrahlen aufhält.

Knappheit und Kostspieligkeit der Isotopen lösen lassen. Das Isotop 238 Plutonium scheint sich am besten zu eignen, vor allem deshalb, weil seine Aktivität sich innerhalb von jeweils zehn Jahren immer nur um die Hälfte verringert, so daß die Energiekapsel bis zur Erneuerung zehn Jahre lang in der Brust belassen werden könnte. Zur Zeit jedoch kostet 238 Plutonium 1000 Dollar pro Watt Energie, das heißt, es würde 30 000 Dollar kosten, einen Patienten mit einem 30-Watt-Herzen zu versehen. Wenn die Regierung derartige künstliche Herzen vermietete, würde ein Patient pro Jahr etwa 2000 Dollar kosten, Arzthonorar für das Einsetzen des Herzens, Kosten für das »Auftanken« nach zehn Jahren, Zinsen usw. eingeschlossen. Und dabei ist Plutonium noch einer der billigsten Brennstoffe. Ebenso bedenklich ist es, daß einer Schätzung zufolge im Jahre 1975, wenn der erste Massenansturm auf isotopenbetriebene künstliche Herzen einsetzen könnte, die Gesamtmenge an geeigneten Isotopen, die in den Vereinigten Staaten für sämtliche Zwecke produziert wird, nur ein Hundertstel des Gesamtbedarfs allein für künstliche Herzen wird decken können.

Bedeutend mehr Zeit wird vergehen, ehe man mit einer anderen möglicherweise implantierbaren Energiequelle rechnen kann. Man hofft, eine biologische Treibstoffzelle entwickeln zu können, die ihre Energie aus dem Körper, das heißt aus der Nahrung bezieht. Wie Batterien, so setzen auch Treibstoffzellen chemische in elektrische Energie um, mit dem grundlegenden Unterschied jedoch, daß ihnen die chemischen Betriebsstoffe ständig zugeführt werden. Eine Treibstoffzelle für das Herz würde vermutlich Glukose und Sauerstoff als Brennstoffe verwenden; sie würde diese dem strömenden Blut entnehmen und sie innerhalb der Zelle durch chemische Reaktionen an künstlichen Membranen in einen elektrischen Strom umwandeln, der von Elektroden abgenommen wird. Die ungiftigen Abfallstoffe könnten wieder ins Blut abgegeben werden. Theoretisch klingt das großartig, nur ist es leider bisher noch niemandem gelungen, eine biologische Zelle von praktikabler Größe herzustellen, die mehr als etwa ein halbes Watt Energie liefert. Die Vorteile wären jedoch so gewaltig, daß man auf diesem Sektor bestimmt eingehende Forschungen anstellen wird, wenn auch in absehbarer Zeit keine Erfolge zu erwarten sind.

Damit hätten wir umrissen, wie die Entwicklung des implantierten künstlichen Herzens etwa vonstatten gehen könnte. Bevor wir jedoch die Auswirkungen ins Auge fassen, sollten wir auch die Skeptiker zu Wort kommen lassen. Manche Spezialisten sind der Ansicht, daß implantierte künstliche Herzen bei allem Bemühen physiologisch nie möglich sein oder im besten Fall sich in der Praxis als höchst schwierig erweisen werden. Einer der Haupteinwände richtet sich gegen ihre Größe und ihr Gewicht. Kein Gewebe hält einem schweren Gewicht lange Zeit stand, am wenigsten der Knochen, der sich schon unter dem geringsten langanhaltenden Druck verformt (daher kann man die Zahnstellung mit Zahnklammern regulieren). Deshalb, so führen die Kritiker an, scheint jeder Versuch, schwere und kompakte Geräte – wie zum Beispiel jenes Isotopenpaket der Thermo Electron Corporation, das das Achtfache des entsprechenden Gewebevolumens wiegt – am Skelett zu fixieren, von vornherein zum Scheitern verurteilt zu sein. Vielmehr werden die Techniker das spezifische Gewicht ihrer Apparate dem des Gewebes angleichen müssen, indem sie sie in große luftgefüllte Behälter einbauen. Dadurch jedoch werden sie wiederum so umfangreich, daß sie vielleicht gar nicht mehr praktikabel sind. Selbst wenn man die Apparate unter die Haut einpflanzen könnte, wären die Träger künstlicher Herzen an ihren dicken Bäuchen erkennbar*.

Problematisch könnte auch die Hitzeentwicklung werden. Das menschliche Herz erzeugt eine Wärme von 15 bis 20 Watt, die über den Blutstrom im Körper verteilt wird. Wenn ein künstliches Herz diese Grenze nicht überschreitet, ist alles in Ordnung. Um jedoch auf das Blut bei normaler Betätigung eine Pumpkraft von sieben Watt auszuüben, müßte die Leistung des künstlichen Herzens um 30 bis 50 Prozent höher liegen. Das ist von kleinen Apparaten recht viel verlangt. Man hat sich deshalb darauf geeinigt, daß künstliche Herzen nicht mehr als 50 Watt Wärme erzeugen sollten und die Temperatur des Blutes, das diese Wärme abführt, nicht über 39° C steigen darf. Wenn die Techniker hier nicht nahezu Wunder wirken, könnte man die Träger künstlicher Herzen auch an ihrem hohen Dauerfieber erkennen.

Je weniger zufriedenstellend diese und alle übrigen Probleme gelöst werden, um so länger wird die allgemeine Verwendung mechanischer Herzen auf sich warten lassen. Andererseits werden angesichts der Mentalität der Chirurgen und der unmittelbar vom Herztod bedrohten Patienten zahlreiche mechanische Herzen bereits zu einem Zeitpunkt implantiert werden, da noch nicht mit

* Im Zusammenhang mit der Entwicklung künstlicher Herzen vertritt man allgemein den Standpunkt, das Volumen der Herzpumpe im Brustkorb solle einen Liter nicht überschreiten; für die Energiequelle in der Bauchhöhle gibt man Richtwerte von einem bis zwei Litern an. Diese Zahlen beruhen auf der ziemlich optimistischen Annahme, daß man die Gewichte bis auf 750 Gramm bzw. 1 kg verringern kann.

einiger Gewißheit zu erwarten steht, daß sie das Leben beträchtlich verlängern oder eine leidliche Rehabilitation ermöglichen. Es wird wieder genauso zu stürmischen Diskussionen über Pioniertaten der Chirurgie kommen, wie man sie nach der ersten Herztransplantation erlebt hat; es werden aber auch – vielleicht in anderer Form – die Therapieschwierigkeiten wieder auftauchen, die uns schon bei der künstlichen Niere begegnet sind. Noch Schlimmeres stünde uns jedoch vielleicht bevor, wenn es gelänge, auf irgendeine Weise alle diese Schwierigkeiten zu umgehen und sofort brauchbare mechanische Herzen zu entwickeln. Denn die Probleme, die die Therapieerfolge beim künstlichen Herzen aufwerfen, sind gewaltig.

Die größte Sorge bereitet natürlich das Verhältnis zwischen Angebot und Nachfrage. Man hat für Amerika sorgfältig berechnet, wie viele Menschen im Jahre 1970 künstliche Herzen verschiedener Art brauchten, und da diese Zahlen für die Herztransplantationen wesentlich sind, ist es der Mühe wert, sie etwas genauer anzusehen.

Unter den 800 000 Amerikanern, die 1970 an einer Herzkrankheit sterben, und den 2 035 000, die an einem schweren Herzschaden leiden werden, sind in erster Linie Patienten mit Schädigungen der Herzkranzgefäße Anwärter auf ein Ersatzherz, das heißt, die Opfer von Herzinfarkten. Die Abbildung auf Seite 292 zeigt, auf welchem Wege diese bedrohten Patienten zu potentiellen Anwärtern auf künstliche Herzen werden könnten. Unter der Gesamtzahl der Opfer eines Herzinfarktes, die nicht sterben, ehe ihnen geholfen werden kann, und die sich nicht von selbst erholen, befänden sich also 680 000 potentielle Anwärter für einen zeitweiligen und 400 000 für einen dauernden vollständigen Ersatz des Herzens.

Dazu kommen noch die Opfer anderer Herzkrankheiten, deren Zustand sich nach und nach verschlechtert, ohne daß sie von einem plötzlichen Anfall betroffen werden. 141 000 dieser Kranken werden nach den Berechnungen im Jahr 1970 sterben. Sie alle wären potentielle Anwärter auf dauernden und nicht nur zeitweiligen Herzersatz. Der Bedarf an künstlichen Dauerherzen, seien es nun Halb- oder Ganzherzgeräte (oder Transplantate), läßt sich dementsprechend leicht errechnen: 400 000 plus 141 000, das sind 541 000 Menschen, müssen 1970 ein neues Herz erhalten oder sterben.

Diese Zahl ist unglaublich hoch. Sie läßt sich jedoch, wie bei den künstlichen Nieren, dadurch herabsetzen, daß man aus der Zahl derer, die man retten könnte, diejenigen ausschließt, bei denen sich wegen anderer medizinischer Komplikationen die Rettung »nicht lohnt«. Dann sehen die Zahlen der *geeigneten* Anwärter folgendermaßen aus:

| | »Katastrophenpatienten« | | Patienten mit allmählicher Verschlechterung | |
|---|---|---|---|---|
| Alter | potentielle Anwärter | *geeignete* Anwärter | potentielle Anwärter | *geeignete* Anwärter |
| bis 35 | 1 000 | 500 | 3 000 | 500 |
| 35–44 | 10 000 | 4 800 | 5 000 | 1 800 |
| 45–54 | 33 000 | 13 200 | 10 000 | 3 000 |
| 55–64 | 68 000 | 19 100 | 22 000 | 5 700 |
| 65–74 | 117 000 | 20 700 | 35 000 | 7 100 |
| über 75 | 171 000 | 4 500 | 66 000 | 5 500 |
| | 400 000 | *62 800* | 141 000 | *23 600* |

Ferner kommen noch jene 2 035 000 Herzkranke dazu, die unter der amerikanischen Gesamtbevölkerung leben. Man kann unmöglich abschätzen, wie vielen von ihnen durch ein künstliches Herz geholfen wäre oder wie viele einen Herzersatz überhaupt wollen, solange nicht bekannt ist, wie gut künstliche Herzen funktionieren und wie es sich mit ihnen lebt. Sie stehen aber nicht unbedingt am Ende der Prioritätsliste: Viele der ersten Herztransplantationen sind an Patienten dieser Gruppe vorgenommen worden. Vorausgesetzt, daß mechanische Herzen zufriedenstellend arbeiten, kann man durchaus damit rechnen, daß die Hälfte derer, die an deutlicher Aktivitätseinschränkung leiden, und alle, die vollständig leistungsunfähig sind, neue Herzen werden haben wollen. Damit kommen wir auf eine Gesamtzahl von 461 000 potentiellen Anwärtern; legt man das auf zehn Jahre um, so bestünde für die nächsten zehn Jahre ein Bedarf an 40 000 Herzen jährlich.

Mit anderen Worten, es gibt 86 400 geeignete Anwärter, die ohne ein neues sterben werden, und 46 000 in ihrer Leistungsfähigkeit Behinderte; insgesamt müßte man also jährlich 132 000 neue Herzen einsetzen. Dazu wären noch für 884 000 Patienten irgendwelche Hilfsgeräte für Notfälle und für 679 000 Geräte zur vorübergehenden Unterstützung der Herztätigkeit notwendig, zu denen auch zeitlich begrenzt implantierte Halbherzen gehören würden.

Könnten alle diese Menschen neue Herzen bekommen? Man kann diese Frage ohne weiteres bejahen. Wenn die Gesellschaft sich entschlossen genug dafür einsetzte und man im Zuge eines Sofortprogrammes schon heute anfinge, Fabriken für die Herstellung der Herzen und Krankenhausabteilungen für ihre Implantation zu bauen und Ärzte für die Implantation auszubilden, wäre es möglich.

Abgesehen von den Entwicklungskosten (die man zwischen 20 und 60 Millionen Dollar ansetzt) und dem notwendigen, noch größeren Kapitaleinsatz für die Teamausbildung, den Krankenhausbau usw., lägen die unmittelbaren Kosten für die Implantation eines künstlichen Herzens nach den meisten Berechnungen bei 10 000 Dollar pro Patient. (Isotopenherzen würden etwa das Vier- bis Fünffache kosten, doch wenn man ein umfangreiches Programm für den Bau von Reaktoren zur Produktion von 238 Plutonium ansetzte, könnten diese Kosten beträchtlich sinken.) Wäre die Produktion erst einmal voll angelaufen, so wäre der Anteil der Geräte selbst an diesen Kosten nur mehr gering, obgleich die gegenwärtigen Modelle künstlicher Herzen noch etwa so viel kosten wie Autos – vom Kleinwagen bis zum Rolls-Royce, je nachdem, wie kompliziert sie sind. Am meisten würde dann die Operation und die postoperative Behandlung kosten; im Gegensatz zur künstlichen Niere jedoch, bei der jährlich neue Kosten entstehen, kämen hier, sofern das Herz zufriedenstellend arbeitete, keine Ausgaben mehr nach.

Die jeweils 10 000 Dollar pro geeigneten Patienten ergäben eine Gesamtsumme von etwa 1,5 Milliarden Dollar im Jahr. Das scheint erschreckend viel zu sein, ist aber in Wirklichkeit nur 0,15 Prozent des amerikanischen Bruttosozialprodukts und 3 Prozent des gesamten Gesundheitsetats, wobei beide Zahlen für 1970 errechnet sind. Für England lägen die entsprechenden Kosten etwa bei 150 Millionen Pfund, das sind 10 Prozent des Gesundheitsbudgets von 1967. Damit könnte man 33 000 Todesfälle im Jahr – 5 Prozent aller Todesfälle überhaupt – vermeiden. Sind diese Leben zu teuer erkauft?

Wie steht es mit den Arbeitskräften? Man hat ausgerechnet, daß in Amerika 650 chirurgische Teams (je 1 Herzchirurg, 2 assistierende Chirurgen, 1 Kardiologe, 1 Spezialtechniker für biomedizinische Apparate, 1 Anästhesist, dazu Schwestern usw.) je 200 Implantationen jährlich oder vier wöchentlich durchführen müßten, um die erforderlichen 132 400 Implantationen zu bewältigen. Dabei geht man von der Voraussetzung aus, daß die Zeit optimal eingeteilt wird, daß täglich nur ein Patient mit Herzinfarkt eingeliefert wird und daß die Teams nichts anderes tun als Herzen implantieren. Angesichts der tatsächlichen Gegebenheiten müßte es wohl eher an die 1000 Teams oder allein 3000 geschulte Herzchirurgen geben. Man schätzt, daß in den gesamten Vereinigten Staaten heute höchstens 100 bis 200 Chirurgen die nötige Ausbildung und Erfahrung haben, um ein mechanisches Herz implantieren zu können. Wiederum wäre zu sagen, daß es möglich sein müßte, genügend Chirurgen auszubilden, wenn man schrittweise vorginge und wenn der Gedanke der Herzimplantation für Gesellschaft und Chirurgen einen Anreiz darstellte. 1975 werden jene 3000 Herzchirurgen immerhin nur 3 Prozent aller amerikanischen Chirurgen darstellen – ein Verhältnis, das nicht außerhalb des Bereiches der Möglichkeiten läge.

Es wäre also möglich. Mit etwa dem gleichen Aufwand, den die Einführung eines neuen Waffensystems erfordern würde – eines hochgezüchteten Kampfflugzeugs beispielsweise, das mit 100 Stück jährlich in Produktion geht –, könnte der Staat allen Patienten helfen, die ein künstliches Herz brauchen. Aber vielleicht wollen wir das gar nicht? Diese Frage muß gestellt werden, nicht etwa, weil soviel Kapital und so viele Arbeitskräfte eingesetzt werden müßten, sondern weil jeder dieser vielen – so wunderbar geretteten – Menschen wesentliche Einschränkungen seiner Lebensmöglichkeiten hinnehmen müßte. Mit anderen Worten: Werden die größten Probleme dort liegen, wo die Therapie versagt?

Die begeisterten Fürsprecher der künstlichen Herzen stehen auf dem Standpunkt, man dürfe solche Fragen erst dann stellen, wenn Patienten mit künstlichen Herzen sie beantworten könnten. Sie erzählen gerne die Anekdote von dem Mann mit dem laut tickenden Plastikherzen, der auf die Frage seines Nebenmannes im Omnibus: »Ist es Ihnen nicht schrecklich peinlich, daß wir alle dieses Ding ticken hören?« zur Antwort gab: »Es wäre mir bedeutend peinlicher, wenn Sie es nicht hörten.« Und natürlich weisen sie mit Recht darauf hin, daß einem jedes Leben lebenswert erscheint, wenn man den sicheren Tod vor Augen hat. Vermutlich wird ja doch das Leben des Patienten in keinem wesentlichen Punkte von tiefgreifenden Veränderungen verschont bleiben.

Zunächst einmal hängt das Leben des Trägers sozusagen an einem dünnen Faden. Wie bei dem Patienten mit dem Schrittmacher, der stirbt, wenn ein Kabel bricht, kann auch hier jederzeit eine Funktionsstörung auftreten, die sich vorher kaum bemerkbar macht und bei der kaum Hilfe möglich ist. Viele Schrittmacherträger sind hierdurch zutiefst beunruhigt, andere wieder gewöhnen sich daran. Niemand weiß, ob dieses Angstgefühl bei dem Träger eines ganzen künstlichen Herzens stärker wäre. Die körperliche Leistungsfähigkeit könnte stark eingeschränkt sein – und zwar nicht nur hin und wieder wie bei den Patienten mit den künstlichen Nieren, wenn sie nicht gerade frisch dialysiert sind, sondern ständig. Das macht bei der Familie des Patienten komplizierte Anpassungsmaßnahmen notwendig. Da schwere oder sogar mäßig schwere körperliche Arbeit nicht in Frage kommt, wird in den meisten Fällen eine staatliche Unterstützung und Umschulung unumgänglich sein. Die Angehörigen der Schreibtischberufe werden hier, wie auch schon bei der künstlichen Niere, im Vorteil sein. Wieweit werden jedoch die Arbeitgeber mitspielen? Warum sollten sie einen »Ticker« einstellen, der die anderen Angestellten vielleicht stören würde, für den sie gar einen Lift einbauen müßten und dessen Familie hohe Schadenersatzansprüche wegen Vernachlässigung der Sorgfaltspflicht stellen könnte, wenn er an der Arbeitsstelle stirbt? Man wird Familien und Arbeitgeber in den Rehabilitationsprozeß mit einbeziehen und ihnen möglicherweise staatliche Beihilfen für zusätzliche Einrichtungen usw. gewähren müssen. Auch könnte die emotionelle Reaktionsfähigkeit der Herzträger schwer eingeschränkt werden. Zwar ist medikamentöse Hilfe denkbar, aber es könnte sich doch herausstellen, daß einer der schwierigsten Anpassungsvorgänge darin besteht, Ärger, Angst, Besorgnis, Aufregung und Schocks unter Kontrolle zu halten. Wie wird es sich im Lauf der Jahre auf seine Persönlichkeit auswirken, wenn er sich daran gewöhnen muß, mit nur milden psychischen Reizen zu leben? Wie viele Amputierte wird er vielleicht Phantomschmerzen dort empfinden, wo sich einst sein »richtiges« Herz befand, ohne wie der normale Amputierte sehen zu können, daß das alte Glied nicht mehr da ist, und den Stumpf berühren und so den Schmerz lindern zu können. Noch schlimmer ist, daß sein künstliches Herz wahrscheinlich nicht geräuschlos funktionieren, daß es Wärme abgeben und so stark klopfen wird, daß man es von außen sieht. Wie wird der Patient sich damit abfinden, wie werden seine Angehörigen, seine Freunde und Arbeitskollegen, wie werden Fremde sich dazu stellen? Bei der symbolischen Bedeutung, die das Herz für uns alle hat, ist es durchaus möglich, daß sich beim Patienten das Gefühl einstellt – und von der Umwelt bestärkt wird –, er unterscheide sich viel stärker vom normalen Menschen als andere Behinderte. Wie viele Behinderte sähe er sich vielleicht gezwungen, nur mit einem kleinen vertrauten Kreis von Freunden und Verwandten zu verkehren oder seine Freunde nur unter anderen Plastikherzträgern zu suchen. Es werden »Ticker-Klubs« entstehen, ja, es wurde sogar von eigenen Kolonien gesprochen, in denen Patienten mit implantierten Herzen sich mit den notwendigen ärztlichen und sonstigen Hilfen

selbst versorgen. Wäre die unbestreitbare Überlebenschance in einer solchen Kolonie ein Ausgleich für den Makel des Ausgeschlossenseins, der ihren Bewohnern anhaften würde, da ja Plastikherzträger kaum eine Elitegruppe sein werden? Aber immerhin lebt der Patient; ohne den beschwerlichen Apparat in seiner Brust wäre er tot.
Viele Menschen sehen einer Zukunft mit Plastikherzen und all den anderen komplizierten mechanischen implantierbaren Organen, die die Biotechnik vielleicht noch entwickelt, mit Entsetzen entgegen. Sie glauben, daß solche Mechanismen den Grundvorstellungen des Menschseins widersprechen; sie scheinen ihnen Tür und Tor zu öffnen für ein Geschlecht von Maschinenmenschen, von »Robotern«, die keine Menschen mehr sind. Das andere Extrem vertreten alle, die meinen, wir würden uns bald an sie gewöhnen, so wie wir uns auch an alle anderen mechanischen Hilfsmittel der Zivilisation gewöhnt haben. Wie die australischen Ureinwohner erschrecken, wenn sie zum erstenmal einen Menschen mit falschen Zähnen sehen, bald aber selbst welche haben wollen, so werden wir unsere Begriffe von »natürlich« und »unnatürlich« schnell den Gegebenheiten anpassen.
Ich hoffe, dieses Kapitel hat deutlich gemacht, daß die Wahrheit in der Mitte liegt und bedeutend komplizierter sein wird. Denn noch auf Generationen hinaus werden unsere anschließbaren und implantierbaren Geräte so jämmerlich unzulängliche Nachbildungen der natürlichen Organe sein, daß wir uns alle jene Spekulationen aus dem Kopf schlagen dürfen, sie könnten leichtfertigerweise dazu verwendet werden, zum Beispiel Superathleten mit doppelten Herzen oder Monstren für Raumfahrten zu produzieren, die zwar lebendige Gehirne haben, deren mechanisierter Körper jedoch weder Nahrung braucht noch Stoffwechselprodukte ausscheidet. Da die Geräte jedoch andererseits dazu ausreichen, ein wenn auch eingeschränktes Leben zu erhalten, hieße es, weder der menschlichen Natur noch der ärztlichen Ethik Rechnung zu tragen, wenn man bezweifelte, daß sie mit Sicherheit weiterentwickelt und eingesetzt werden, daß die Nachfrage groß sein wird und daß wir uns deshalb all den Schwierigkeiten werden stellen müssen, die sich aus den Hilfsmaßnahmen für jene »Halblebendigen« ergeben werden – oder auch daraus, daß wir Patienten abweisen müssen, weil sie zu wenig geeignet erscheinen oder weil wir glauben, daß unsere Mittel anderswo besser eingesetzt wären. Weitere Probleme, auf die ich hier nicht mehr eingehen kann – zum Beispiel die Auswirkung des erfolgreichen Organersatzes auf die Altersstruktur der Bevölkerung oder auf den Prozentsatz

der Arbeitsunfähigen in der Gesamtbevölkerung –, werden nicht weniger Kopfzerbrechen machen. Schon vor Jahren hätten wir beginnen sollen, diese Dinge zu erörtern, und zwar müßten wir diesen Problemen, wenn wir nicht von vornherein auf ihre Bewältigung verzichten wollen, die gleiche Bedeutung beimessen wie jeder anderen Entscheidung von großer Tragweite.
Glücklicherweise jedoch haben wir unter Umständen die Möglichkeit, viele dieser drohenden Schwierigkeiten zu umgehen, wenn es uns gelingt, die andere Hälfte des Ersatzorganproblems zu meistern – die Transplantation natürlicher Organe.

Ersatzteile für den Menschen

| | *Künstliche Organe* | *Transplantate* |
|---|---|---|
| – | Elektroden im Gehirn zur Kontrolle der Gemütslage | Haar (vom eigenen Körper) |
| | Hirnschale | |
| | Schläuche zur Liquordrainage | |
| | Flecken zum Ersatz von Hirnhaut | |
| *– | Seh-Maschinen: Stimulierung der Netzhaut durch drahtlose Bildübertragung mittels implantierter Elektroden, die Blinden ein »Phantom«-Sehvermögen gestatten. | |
| | Augenhornhaut | Augenhornhaut |
| | Mittelohrknöchelchen, Mittelohrflüssigkeit | |
| | Ohren | |
| | Ersatzzähne | * Zähne |
| | Unterkiefer, Kinn, Nasenbein | Haut (vom eig. Körper) |
| | | * Haut |
| | Luftröhre, Speiseröhre (Nylonmaschengewebe) | Thymusdrüse |
| – | Glomus-caroticus-Stimulator | |
| – | Herzschrittmacher | |
| – | *Herz: Maschinen, die in Notfällen die Herzfunktion übernehmen (z. B. Herz-Lungen-Maschinen)* | Herz |
| – | Herz: temporäre Implantate (z. B. Halbherz-Bypass) | Herzklappen |
| *– | Herz: völliger Ersatz | Blut |
| – | Herzklappen | |

| Künstliche Organe | Transplantate |
|---|---|
| Weibliche Brust (nur kosmetische Operation) | |
| – *Lunge: Beatmungsgeräte und Eiserne Lunge* | Lunge |
| – Implantation einer Lungenmaschine? * | Herz-Lungen-Präparat |
| – Implantation eines einzigen Gerätes, das die Arbeit von Herz und Lunge gleichzeitig übernimmt? | |
| Venen, Arterien | Venen, Arterien |
| | Leber |
| – *Niere* | Niere |
| | Magen, Darm? |
| | Bauchspeicheldrüse |
| | Milz |
| – Blasen- und Rectumstimulatoren bei Inkontinenz | |
| Flecken zum Ersatz von Blasenschleimhaut | |
| Hoden (nur kosmet. Operationen) | Hoden, Ovarien? |
| Arm/Hand, Bein/Fuß (rein mechanische Ersatzteile) | Arm (vom eigenen Körper) |
| – Myoelektrisch gesteuerte Hand | fremde Gliedmaßen? |
| – Verstärker, die geschwächten Nerven die Kontrolle von Gliedmaßenbewegungen gestatten. | |
| Gelenke (Schulter, Ellbogen, Handgelenk, Finger, Hüftgelenk, Knie, Fußknöchel) | |

Zeichenerklärung:
* Beim Menschen noch nicht erfolgreich durchführbar, jedoch für bald vorausgesagt.
? Beim Menschen noch nicht erreicht, aber auch aus technischen oder ethischen Gründen noch in ferner Zukunft.
– Komplexe Apparaturen.
Kursiv gesetzte Angaben in der Spalte der künstlichen Organe bedeuten externe, »angeschlossene« Organe. Alle anderen sind fest angebracht oder implantiert. (Alltägliche Ersatzteile, wie Hörhilfen, Zahnprothesen usw., sind weggelassen.)

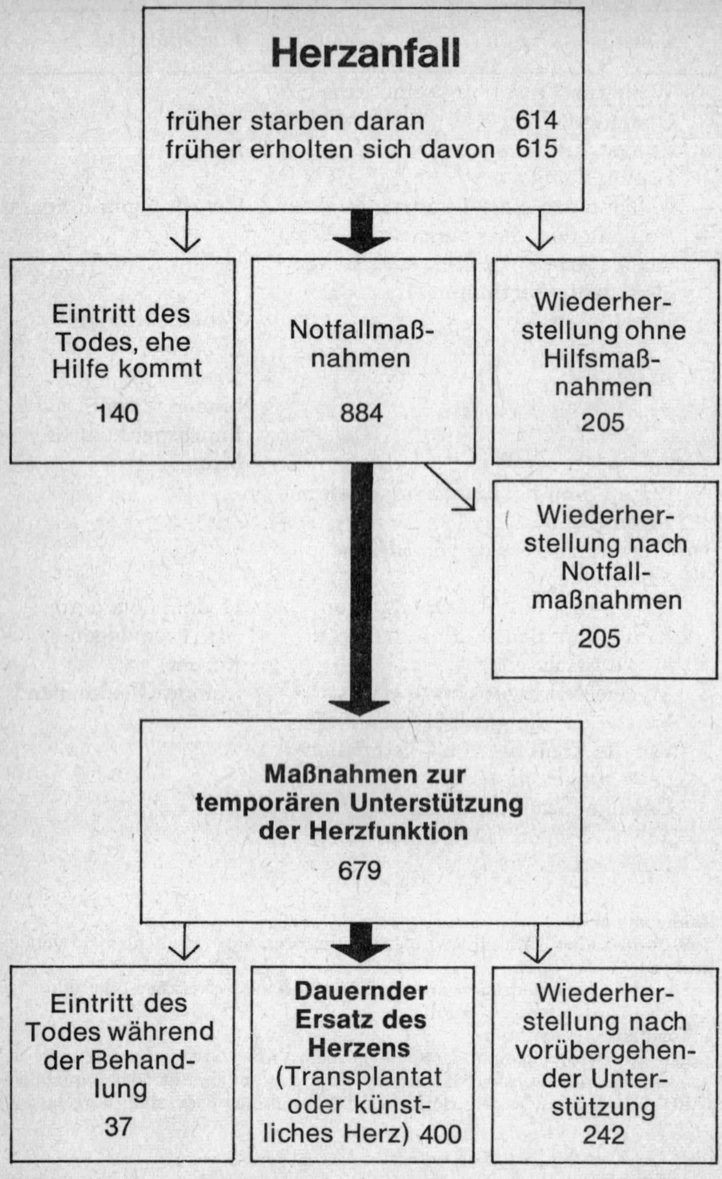


(Zahlen in Tausend)

I
Hilfsmittel zum Einsatz in
NOTFÄLLEN

Herz-Lungen-Maschine
Herzmassage usw.

↓ ①

II
Geräte zur
TEMPORÄREN
UNTERSTÜTZUNG

Halbimplantierte Herzhälften usw.

↓ ②

III
DAUERERSATZ

Halbimplantierte halbe u. ganze Herzen
Umfangreiche externe Energiespender
Im frühen Versuchsstadium; sehr begrenzte Anwendung

—③→

IV
DAUERERSATZ

Halbe und ganze Herzen.
Antrieb durch Kabelverbindung mit externen Energiespendern.
Im Versuchsstadium; begrenzte Anwendung

—④—

Nur bei Bettlägerigen anwendbar

kaum tragbar

Erforderliche technische Fortschritte:

① Verminderung der Blutschädigung; die Zeit, während welcher das künstliche Organ die Funktion übernehmen kann, muß von Stunden auf Tage und Wochen ausgedehnt werden.
② Keine Schädigung des Blutes, starke Verkleinerung des Pumpsystems usw., Funktionsfähigkeit darf nicht zeitlich begrenzt sein.
③ Starke Verkleinerung des Energiespendersystems.
④ Eine Leitung durch die äußere Haut darf nicht mehr notwendig sein.
⑤ Sämtliche Systeme müssen so weit verkleinert werden, daß eine vollständige Implantation möglich ist.

| V DAUERERSATZ | | VI DAUERERSATZ |
|---|---|---|
| Halbe und ganze Herzen. Antrieb durch die geschlossene Haut mittels externer Energiespender. Begrenzt funktionsfähig; mittelstarke Nachfrage | —⑤→ | Halbe und ganze Herzen. Energiespender usw. vollständig implantiert. Voll funktionsfähig; starke Nachfrage |
| tragbar | | leicht tragbar |

# 10 Organtransplantationen

Die große Hoffnung der Transplantationschirurgie liegt darin, daß sie, wenn sie erst einmal funktioniert, eigentlich recht gut funktionieren müßte, da die von ihr verwendeten »Ersatzteile« alle Voraussetzungen dafür mitbringen. Ingenieure mögen zum Ersatz funktionsfähiger Organe noch so kunstvolle Geräte entwickeln – alle diese Apparate werden noch auf sehr lange Zeit hinaus nicht eigentlich ein neues Leben schenken, sondern vielmehr auf unvollkommene und höchst unbequeme Weise den Tod hinausschieben. Wieviel sinnvoller ist es doch, natürliche Organe zu verwenden, die nicht nur zehn, sondern 100 Millionen Jahre der Entwicklung hinter sich haben, Organe, die ebenso komplex und anpassungsfähig sind wie der Organismus, der sie beherbergt, und die obendrein nichts kosten!

Doch das ist natürlich nicht so einfach, wie es hier klingt. Mag die Transplantationschirurgie – wie gegenwärtig – häufig Mißerfolge oder – wie vielleicht schon bald – fast regelmäßig Erfolge zu verzeichnen haben, in jedem Falle wirft sie Probleme auf, die zu den schwierigsten im gesamten Bereich der modernen Medizin gehören, und löst damit schwerwiegende Besorgnisse und tiefe Emotionen aus. Es ist nicht einfach, ihnen mit Gelassenheit gegenüberzutreten, aber gerade das müssen wir tun. Da wir auf einen wichtigen Abschnitt unserer biomedizinischen Zukunft zusteuern, ist es nötig, die begründeten von den nur eingebildeten Befürchtungen zu trennen, damit wir einen Kurs einschlagen können, der uns bei geringstem Aufwand die größten Vorteile sichert. Heute fällt an der gesamten Diskussion in der Öffentlichkeit zum Thema Transplantationschirurgie (soweit sie sich auf Zeitungspapier niederschlägt) vor allem auf, daß sich neun Zehntel davon auf wenige Dutzend Transplantationen eines einzigen Organs, des Herzens, im Zeitraum eines knappen Jahres beziehen. Ebensogut könnte man über eine globale Regelung des Verkehrsproblems debattieren, nachdem man lediglich einen einzigen Massenunfall auf der Autobahn gesehen hat. Daher muß zuallererst unbedingt eines geschehen: Die Transplantationschirurgie muß bis in ihre Anfänge zurückverfolgt werden, damit deutlich wird, welche entscheidenden Veränderungen sie – in kürzester Frist – durchgemacht hat. Tun wir das, so werden einige überraschende Tatsachen ans Licht kommen: Wir werden unter anderem feststellen, daß die Verbesserungen der Transplantationstechnik eine tiefgreifende Wirkung auf hochbedeutsame moralische Probleme ausge-

übt und einige davon in den Vordergrund gestellt, andere wieder in den Hintergrund geschoben haben.
Mit diesem zeitlichen Überblick könnte man in ferner Vergangenheit beginnen. Medea soll Blut von Iason auf seinen Vater übertragen haben; Hautübertragungen von einem Körperteil auf einen anderen führte man in Indien bereits im Jahre 600 v. Chr. durch. Selbst bei den eigentlichen Organen liegt der erste Versuch am Menschen über 60 Jahre zurück. Schon vor dem Ersten Weltkrieg verpflanzten mehrere europäische Chirurgen Nieren in Menschen; die Nierenspender waren Kaninchen, Ziegen, Schweine und Primaten. Der Amerikaner Charles Guthrie bezwang sogar den Mount Everest der Transplantationschirurgie, indem er einen Hund mit zwei Köpfen produzierte (der allerdings nur einen Tag lang lebte). Was die Einstellung zur Transplantation angeht, so ist der ganze Rummel nach der ersten Herztransplantation – von der absoluten Ablehnung bis zur dicken Schlagzeile, von der Verächtlichmachung bis zur Verherrlichung – schon einmal dagewesen, wie ja auch fast alle dadurch ausgelösten Affekte bereits einmal da waren, aber von der Allgemeinheit – mit Ausnahme einiger weniger religiöser Sekten – schnell wieder vergessen wurden: in den 20er Jahren nämlich, anläßlich der ersten Bluttransfusionen.
Am besten beginnt man bei den ersten Nierentransplantationen unserer Zeit in den frühen 50er Jahren. Aus mehreren Gründen ist die Niere das für eine Verpflanzung am besten geeignete Organ; 98 Prozent aller bisherigen Transplantationen größerer Organe betrafen die Niere. Nierentransplantationen sind chirurgisch einfach durchzuführen; normalerweise müssen nur eine Vene, eine Arterie und der Ureter wieder angeschlossen werden. Eine neue Niere scheint auch ohne nervöse Versorgung einwandfrei zu arbeiten. Der Mensch hat zwei Nieren; daher kann man lebende Spender heranziehen, bei denen die Aussicht auf Erfolg am größten ist. Vor allem aber gibt es die künstliche Niere; mit ihrer Hilfe kann man den Empfänger vor der Transplantation in die bestmögliche körperliche Verfassung bringen und abwarten, bis sich ein geeigneter Spender findet, oder ihm beistehen, falls seine neue Niere versagt.
Die erste Nierentransplantation in unserer Zeit wurde im April 1951 am Peter Bent Brigham Hospital in Boston von David Hume durchgeführt. Dies war reine experimentelle Chirurgie. Es gab damals keine Medikamente gegen Abstoßungsreaktionen, und von der Spender-Empfänger-Kompatibilität hatte man nur sehr unzureichende Vorstellungen. Aus ethischen Gründen wählte man daher einen Patienten im letzten, unvermeidlich tödlichen Stadium

des akuten Nierenversagens; der Spender war kurz vorher gestorben.

Diese beiden ethischen Kriterien blieben die nächsten vier Jahre hindurch in der Transplantationschirurgie maßgebend. Während dieser Zeit nahmen David Hume und Joseph Murray zehn Nierentransplantationen am Menschen vor, ausnahmslos unter Verwendung von Leichennieren und an Patienten, die dem Tode nahe waren. Sechs der zehn Nieren nahmen nach der Operation die Arbeit überhaupt nicht auf, und die Patienten starben schnell; zwei der Patienten mit Nieren, die zu arbeiten begannen, lebten noch etwa einen Monat, ein dritter noch sechs Monate. Man beachte, daß dies ein ungünstigeres Ergebnis ist als das der ersten zehn Herztransplantationen (Übersicht auf Seite 310). Als wichtigste Entdeckung stellte sich bei diesen Experimenten die entscheidende Bedeutung der Ischämieschädigung heraus. Darunter versteht man die Schädigung eines Organs, wenn es nicht mit einem lebenswarmen Körper verbunden ist. Im Laufe der Versuchsreihe entwickelte man Methoden, um die Niere während der Übertragung zu kühlen und mit Flüssigkeit zu durchspülen. Hieraus ergaben sich günstigere Überlebenschancen; die letzten wesentlichen chirurgischen Hindernisse auf dem Weg zum Erfolg wurden abgebaut. Heute werden diese Methoden routinemäßig bei allen Transplantationen angewandt.

Beim nächsten Schritt der Transplantationschirurgie wurde ein bedeutendes ethisches Hindernis überwunden. Die Transplantationschirurgen wußten, daß das ideale Mittel zur Verhinderung einer Abstoßungsreaktion darin bestand, einen eineiigen Zwilling als Spender heranzuziehen. Da er und der Empfänger identische Gene hätten, würde das Immunitätssystem des Empfängers das Transplantat nicht als Fremdkörper erkennen und keinen Versuch unternehmen, es abzustoßen. Eine der Grundregeln der medizinischen Ethik jedoch lautet: *Primum non nocere*, das heißt: Man darf vor allem nicht schädigen. Zog man einen lebenden Spender heran, so durchbrach man diese Regel. Man verstümmelte ganz bewußt einen gesunden Menschen um eines Kranken willen. Wie schwer wog das im Hinblick auf die unendlich besseren Chancen, die der Patient hatte, wenn der Spender keine Leiche, sondern ein lebender Zwilling war?

Am 23. Dezember 1954 senkte sich die Waagschale zum erstenmal zugunsten des vom Tode bedrohten Kranken. An diesem Tag nahmen Murray und Merrill am Peter Bent Brigham Hospital erstmals eine Transplantation mit dem Organ eines lebenden Spenders vor – und es erwies sich als die erste uneingeschränkt

erfolgreiche Transplantation. Der Patient, Richard Herrick, mit 23 Jahren im terminalen Stadium der Niereninsuffizienz, empfing eine Niere seines Zwillingsbruders Ronald, erholte sich praktisch vollständig, heiratete seine Krankenschwester, wurde Vater und lebte acht Jahre lang, ehe er an einem Herzinfarkt starb, der eine Folge seiner ursprünglichen Nierenerkrankung war.
Angespornt von diesem Erfolg trat die Nierentransplantation in die »Ära des lebenden Spenders« ein – ein Stadium, in dem wir uns heute noch befinden, obgleich einige Transplantationschirurgen wieder davon abgehen werden. Warum und auf welche Weise, werden wir später sehen. Zunächst jedenfalls brachten die folgenden sieben Jahre durchwegs außerordentlich schlechte Transplantationsergebnisse (außer wenn es sich um eineiige Zwillinge handelte), doch die Chirurgen führten trotz heftiger Angriffe weiterhin Nierenverpflanzungen durch. Die Resultate der auf der ganzen Welt bis zum Dezember 1963 durchgeführten Transplantationen zeigen mit grausamer Deutlichkeit, welche Überlebenschancen bestanden:

Überlebende nach Nierentransplantationen (auf der ganzen Welt)
im
September 1963

| Niere von: | Nach einem Jahr noch am Leben befindliche Patienten | | Nach zwei Jahren noch am Leben befindliche Patienten | |
|---|---|---|---|---|
| eineiigem Zwilling | 21/25 | (84%) | 18/22 | (81%) |
| nahem Verwandten | 10/94 | (11%) | 3/90 | ( 3%) |
| Leiche (nicht verwandt) | 1/59 | ( 2%) | 0/58 | ( 0%) |

M. F. A. Woodruff, aus »Ethical Problems in Organ Transplantation« in *British Medical Journal* (1964), 1, 1457–1460.

Aber gerade in dem Augenblick, als die Kritiker zu ganz massiven Angriffen übergingen, stieg die Erfolgskurve plötzlich steil an. Dieser Wandel wurde durch die Entdeckung der ersten wirksamen Substanz zur Verhinderung der Abstoßungsreaktion – des Azathioprins (Imuran) – herbeigeführt, das erstmals im März 1961 bei einem Transplantationspatienten eingesetzt wurde.
Die meisten Menschen wissen heute ungefähr, worum es bei der Abstoßungsreaktion geht. Fast jedes Teilstück lebenden Materials

aus einem fremden Organismus wird, wenn man es in einen anderen Körper einbringt, von dem neuen Wirt als »nicht-eigen« erkannt und nach Möglichkeit zerstört. Diese Immunreaktion ist eine wertvolle Abwehrmaßnahme gegen das Eindringen von infektiösen Organismen, Schmutz und sogar Krebszellen – abnorm veränderten Zellen, die innerhalb des Körpers genetisch »fremd« werden. Im einzelnen geht das folgendermaßen vor sich: Wir sind mit einem Netz lymphoiden Gewebes ausgestattet, das sich über den ganzen Körper verteilt, Wenn fremdes Material durch den Blutstrom mit diesem Gewebe in Berührung kommt, kann letzteres den Eindringling an bestimmten Eiweißbestandteilen – den Antigenen – erkennen. Das Lymphgewebe bildet, um diese zu zerstören, Antikörper. Andere Elemente des Abwehrsystems zerstören dann den Eindringling, während sich das Immunsystem an den Eindringling »erinnert«, so daß seine Reaktion schneller und kräftiger einsetzt, wenn die gleichen Antigene später einmal erneut in den Körper gelangen. Hierauf beruht jede langanhaltende Immunität gegen Krankheiten.

Bei der Organtransplantation verläuft die Reaktion etwas anders. Normalerweise produziert ein implantiertes Organ Antigene nur in beschränktem Ausmaß, und diese Antigene entfernen sich nicht weit von dem Transplantat. Daher bleibt die Reaktion in viel höherem Grade lokal begrenzt. Der Körper entdeckt die fremden Antigene mittels zum Immunsystem gehöriger Wanderzellen – vor allem der Lymphozyten. Diese zirkulieren im Blut, gelangen zu dem Transplantat, werden dort durch die fremden Antigene aktiviert und setzen, wenn sie die in der Nähe befindlichen Vorposten des Lymphsystems (die Lymphknoten) passieren, eine lokale Gegenreaktion in Gang. Die Folge davon ist, daß die Zellen des Transplantats angegriffen werden und seine Blutzufuhr abgeschnitten wird, so daß es zugrunde geht.

Eine Möglichkeit, diese Immunschranke zu umgehen, besteht darin, daß man das ganze Immunsystem durch immunsuppressive, das heißt, die Abstoßung verhindernde, Medikamente ausschaltet. Vor 1961 kamen dafür nur die Substanzen der Cortison-Gruppe, vor allem das Prednison, in Frage. Sie waren aber nur schwach wirksam und hatten in der hohen Dosierung, mit der man die Abstoßungsreaktion zu verhindern suchte, schwere Nebenwirkungen. Mit der Entdeckung des Imurans war ein zweiter Weg gefunden, um eine starke Gegenwirkung zu erzielen. Es hat zwar auch Nebenwirkungen – vor allem Anämie und Muskelschwund –, jedoch andere als die Cortisone. Daher ergeben die beiden Medikamente eine hochwirksame, die Abstoßung verhindernde Kombination, die man in so niedrigen Dosen einsetzen kann, daß die Nebenwirkungen nur sehr gering sind. Eine Nebenwirkung, die man allerdings nicht ausschalten kann, ist die völlige Schutzlosigkeit des Patienten gegenüber Infektionen infolge der Ausschaltung des gesamten Immunsystems. Schon eine einfache Halsentzündung kann zu einer generalisierten tödlichen Infektion exazerbieren – und das ist auch bereits geschehen –, wenn nicht sofort Antibiotika gegeben werden.

Diese Medikamente sind auch heute noch die Hauptwaffen gegen die Abstoßungsreaktion, und die Kunst der Transplantation besteht zu einem großen Teil darin, die genaue Dosis ausfindig zu machen, die zwar genügt, um die Abstoßung zu verhindern, aber nicht so hoch ist, daß der Patient an einer Infektion oder am Medikament selbst stirbt. Die eigentlich kritische Zeitspanne für diesen Balanceakt sind die ersten vier Monate nach der Transplantation, jene Phase, in der fast alle schweren Abstoßungskrisen auftreten. Die übliche Taktik besteht darin, die Dosis so niedrig zu halten, wie man es glaubt riskieren zu können, und den Patienten sorgfältig auf frühe Anzeichen einer Abstoßungsreaktion hin zu überwachen. Wenn solche Anzeichen auftreten, kann man die Dosis schrittweise erhöhen, unter Umständen bis zu massiven Gaben während einer schweren Abstoßungskrise.

Für den Patienten kann diese Zeit eine schwere Prüfung bedeuten. Fast in jedem Fall wird er im Krankenhaus liegen, sich unzähligen Untersuchungen unterziehen müssen und sich so gut wie immer von Fehlschlag und Tod bedroht fühlen (was freilich nichts Neues für ihn ist). Doch wenn alles gut geht, verläßt der Patient das Krankenhaus mit der optimalen Dosiseinstellung und seinem neuen funktionstüchtigen Organ; muß er sich auch zunächst noch täglich ambulant vorstellen, so wird das bald nur noch einmal in der Woche, dann einmal im Monat notwendig sein. Fast immer kann er in ein normales Leben zurückkehren und unterscheidet sich dadurch grundlegend von dem Patienten an der Maschine. Wie es allerdings im Lauf der nächsten Jahre weitergehen wird, darüber läßt sich im voraus nichts Verbindliches sagen. Manche Patienten werden weiterhin Medikamente zur Verhinderung der Abstoßungsreaktion in ziemlich hohen Dosen einnehmen müssen und vielleicht schwer unter den Nebenwirkungen leiden. Manchmal werden Organe trotz der Medikamente abgestoßen. Manchmal wird der Patient wie im Falle Herrick an den Spätfolgen der Krankheit sterben, die ihn zum Transplantationschirurgen geführt hat. In vielen Fällen jedoch geschieht nichts dergleichen, und die Medikamente können – vielleicht weil die Spender-Empfänger-

Kompatibilität (zufällig oder geplant) günstig war oder weil sich der Körper des Empfängers allmählich an das fremde Transplantat gewöhnt – auf ganz geringfügige Mengen reduziert werden, ohne daß man damit eine Abstoßungsreaktion riskiert. Für diese Menschen bedeutet ein Transplantat im vollsten Sinn des Wortes das Geschenk eines neuen, ganzen Lebens.
Um auf das Imuran zurückzukommen, so verbesserte dieses Medikament die Transplantationsergebnisse ganz entscheidend. Innerhalb weniger Jahre stieg die Anzahl der nach zwei Jahren noch Überlebenden von 3 Prozent bzw. 0 Prozent bei verwandten Spendern bzw. Leichennieren in den führenden Zentren auf 60 bzw. 40 Prozent*. Das war bei weitem noch kein voller Erfolg, hatte aber trotzdem mehrere schwerwiegende Folgen. Einmal nahm die Zahl der Transplantationen sehr rasch zu – eine Tatsache, die uns die Augen darüber öffnen kann, was wir in den nächsten Jahren bezüglich Herz-, Leber- und möglicherweise Lungentransplantationen zu erwarten haben:

| Zeitraum | Zahl der Transplantationen | Durchschnitt pro Jahr |
|---|---|---|
| Dez. 54 – März 63 | 153 | 19 |
| April 63 – März 64 | 239 | 239 |
| April 64 – März 65 | 280 | 280 |
| April 65 – Dez. 66 | 725 | 535 |
| Jan. 67 – Dez. 67 | 1000 | 1000 (geschätzt) |

Zweitens begann man, sich zunehmend von lebenden Spendern auf die ethisch weniger angreifbare Verwendung von Leichennieren umzustellen. Manche Zentren weisen seit neuem sogar lebende Spender ab; sie vertreten die Ansicht, die Transplantationschirurgie müsse, obwohl die Ergebnisse bei Leichennieren nicht so

* In einem Bericht über ihre sämtlichen Transplantationen vom März 1962 bis April 1966 gab zum Beispiel im Januar 1967 das Transplantationsteam der Universität von Colorado (Denver) unter der Leitung von Dr. Tom Starzl folgende Zahlen an: Bei eineiigen Zwillingen konnte eine lange Überlebenszeit nahezu garantiert werden; bei verwandten Spendern überlebten 65 Prozent der Empfänger ein Jahr, 60 Prozent zwei und etwa 55–60 Prozent vier Jahre. Bei der Verwendung von Leichennieren überlebten etwa 40 Prozent die ersten vier Monate nach der Transplantation, fast alle von diesen Patienten überlebten jedoch auch das zweite Jahr und 25 Prozent das dritte Jahr nach der Operation. Vgl. T. Marchino u. a., »*Transplantation*« (1967), 5, 831–836.

günstig ausfallen, aus ehtischen Gründen lernen, zur »Ära der toten Spender« überzugehen. Die dritte Folge war, daß manche Chirurgen, wenn auch in einem möglicherweise verfrühten Glauben an die Allmacht der Immunsuppressiva, so doch mit dem Blick auf die ferne Zukunft, den Kreis schlossen und wieder Tiere als Spender zu verwenden begannen. Und viertens setzten jetzt die ersten Versuche zur Verpflanzung menschlicher Lebern, Lungen und Herzen ein.

Hierauf werden wir später zurückkommen. Vorher jedoch müssen wir zwei wesentliche technische Fortschritte der jüngsten Zeit betrachten: die neueste und vielleicht letztlich erfolgreiche Substanz zur Verhinderung der Abstoßungsreaktion, das sogenannte Antilymphozytenserum, und die Gewebetypisierung.

Konnte man die Wirkung der älteren Medikamente mit der einer alles vernichtenden Bombe vergleichen, so ist das Antilymphozytenserum (ALS) im Gegensatz dazu eine Waffe, die gezielt eingesetzt wird. Es greift nur die wandernden Lymphozyten an und läßt somit das Hauptimmunsystem unversehrt. Noch weiß niemand genau, wie es eigentlich wirkt; man nimmt jedoch an, daß es entweder den Bestand an Lymphozyten vermindert und/oder deren Oberfläche mit einem dünnen Film überzieht, so daß sie immunologisch gewissermaßen blind werden. Man stellt das Serum her, indem man Tieren menschliche Lymphozyten injiziert. Das Tier reagiert, indem es gegen die Lymphozyten Antikörper bildet – mit anderen Worten, es bildet ein gegen menschliche Lymphozyten gerichtetes Serum, das man aus seinem Blut extrahieren, reinigen und einem menschlichen Patienten injizieren kann, um seine Lymphozyten an ihrer Tätigkeit zu hindern.

Zur Zeit, da ich dies schreibe, hat man diese Substanz erst wenige Male am Menschen erprobt. Deshalb kann man noch nicht sagen, wie die Überlebenszahlen auf weite Sicht aussehen werden. Immerhin vertreten jetzt die meisten Transplantationschirurgen auf Grund der von den Wegbereitern des ALS – vor allem Woodruff in Edinburgh und Starzl in Denver, Colorado – durchgeführten Versuche die Ansicht, mit ALS, den bisher schon üblichen Medikamenten und bei einigermaßen günstiger Spender-Empfänger-Kompatibilität müsse es möglich sein, daß 90 bis 95 Prozent der Nierenpatienten das erste Jahr nach der Transplantation überstehen und die große Mehrheit dieser Überlebenden ohne weitere zeitliche Einschränkung weiterleben könnten. Falls das zutrifft, wird die Behandlung durch Nierentransplantation weitaus günstiger sein als die Behandlung an der künstlichen Niere. Die Sterblichkeit wird niedriger liegen, und das Leben des Patienten, der lediglich regelmäßig seine Tabletten einnehmen muß, wird weit weniger behindert sein. Man hofft sogar, durch ALS den Körper so weit überlisten zu können, daß er das transplantierte Organ sozusagen gänzlich vergißt und man dann sogar die Tabletten weglassen kann.

Außerdem ist nicht ausgeschlossen, daß mittels des ALS die Transplantation tierischer Organe auf Menschen in Kürze regelmäßige Erfolge zeitigen könnte. Damit wäre das letzte Hindernis aus dem Weg geräumt, und der Transplantationschirurgie stünde ein unbegrenzter Vorrat an Spendern zur Verfügung. Diese Hoffnung gründet auf dem bemerkenswerten Versuch einer Forschergruppe unter Peter Medawar am National Institute of Medical Research (London) im Mai 1968. Man behandelte Mäuse mit ALS und erreichte dadurch, daß eine Maus ohne weiteres ein Transplantat menschlicher Haut und eine andere ein Hauttransplantat von einer Ratte annahm – und ohne Anzeichen einer Abstoßungsreaktion weitere vier Wochen nach dem Absetzen der ALs-Behandlung gut vertrug. Falls sich diese Ergebnisse bestätigen – und auch bei anderen Gattungen als bei Mäusen nachweisen lassen –, wäre erwiesen, daß das ALS nicht nur imstande ist, bei Transplantationen die Schranke der Artspezifität zu durchbrechen, und zwar gerade auch bei Hauttransplantationen, die bekanntermaßen am häufigsten Abstoßungsreaktionen nach sich ziehen, sondern daß es darüber hinaus möglicherweise diese Schranke für immer niederreißt.

Natürlich kann sich herausstellen, daß das ALS kein solches Wundermittel ist; und selbst wenn es eines wäre, wird es vermutlich noch Jahre dauern, bis alle seine Mängel ausgemerzt sind. Am schwersten wiegt zur Zeit, daß es nur unter großen Schwierigkeiten in ausreichenden Mengen hergestellt und so weit gereinigt werden kann, daß keine gefährlichen Nebenwirkungen auftreten. Aus diesen Gründen und wegen anderer, technischer Komplikationen hielt man im ersten Halbjahr 1968, als die ersten Herztransplantationen durchgeführt wurden, das ALS noch für zu wenig erprobt – es befand sich erst im klinischen Versuchsstadium. Vielleicht lägen die Überlebenszahlen höher, wenn das ALS schon einsatzfähig gewesen wäre.

Die Gewebetypisierung hat das Ziel, die Transplantationsschranke von Anfang an zu senken, indem man einen Spender wählt, dessen Antigene zu denen des Empfängers passen. Das ist möglich, weil zwar jedes Lebewesen einen eigenen, einzigartigen Antigensatz hat, von diesem Satz jedoch nur einige wenige starke Antigene wirklich ins Gewicht fallen. Bekanntlich kann man gefahrlos Blut

zwischen Fremden übertragen, da es keine technischen Schwierigkeiten bietet, die Menschen nach den Hauptblutgruppen A, B und O – das heißt, nach den gemeinsamen starken Blutantigenen – einzuteilen. In ähnlicher Weise geht es bei der Gewebetypisierung jetzt darum, schnelle, einfache Methoden zur Untersuchung der Verträglichkeit der starken Gewebeantigene bei Spender und Empfänger zu finden. Man weiß heute, daß die menschliche Spezies in sechs bis acht solcher Gruppen unterteilt ist (obgleich man, wie bei den Blutgruppen, sicherlich auch hier noch weitere Unterabteilungen finden wird) und daß bei Transplantationen innerhalb jeder dieser Gruppen eine Abstoßung weit unwahrscheinlicher ist als bei Transplantationen zwischen verschiedenen Gruppen. Wie bei den Bluttransfusionen reicht der Spielraum von der seltenen vollkommenen Verträglichkeit über Abstufungen guter Kompatibilität bis zur völligen Inkompatibilität.
Am meisten Erfolg verspricht hier die Testung der weißen Blutzellen (Leukozyten). Diese Methode wurde im Jahre 1967 entwickelt und setzt Serumbanken mit Blutseren sehr vieler Menschen voraus, deren Blut Antikörper gegen menschliches Gewebe enthält. Proben dieser Seren werden mit Leukozyten des Patienten zusammengebracht, dessen Gewebe getestet wird. Wenn die Mischung verklumpt, ist eine immunologische Reaktion eingetreten: Die Antigene sind unterschiedlich. Wenn sie klar bleibt, sind die Antigene ähnlich. Das klingt umständlicher, als es ist, denn es gibt heute einfache Geräte, die es ermöglichen, in wenigen Minuten Spender- oder Empfängermaterial an den Proben der Serumbank und damit gleichzeitig aneinander zu testen.
Die meisten Fachleute prophezeien, daß mit Hilfe der Gewebetypisierung und des ALS die Immunschranke – zumindest was Transplantationen von Mensch zu Mensch betrifft – beseitigt werden wird. Dann sprächen keinerlei immunologische Gründe mehr dagegen, nach Belieben Transplantationen von Nieren, Lebern, Lungen und Herzen (und noch einer ganzen Reihe anderer, kleinerer Organe) vorzunehmen. Mit anderen Worten, die Transplantationschirurgie wird in einer Zeit, die – von ihren wissenschaftlichen Anfängen an gemessen – vor weniger als 20 Jahren begann, die meisten moralischen und sozialen Probleme, die die Therapieschwierigkeiten aufwarfen, gelöst haben. Aber dann werden wir uns mit den noch gewichtigeren sozialen und praktischen Aufgaben auseinandersetzen müssen, die sich aus den Therapieerfolgen ergeben.
Ehe wir uns damit befassen, wollen wir noch kurz auf die übrigen größeren Organe eingehen, nämlich die Lunge, die Leber, das

Herz und das Gehirn. Wenn wir von der selbstverständlichen Tatsache absehen, daß es sich hier um lebenswichtige Organe handelt, die ausschließlich von toten (oder vielleicht auch sterbenden) Spendern kommen können, und daß es bisher keine Geräte gibt, die ihre Funktion übernehmen können, wenn ein Transplantat versagt, wäre noch zu fragen, wie weit man mit solchen Verpflanzungen bisher gekommen ist und vor welche speziellen Probleme sie uns stellen.

*Die Leber*

Eine Lebertransplantation stellt ungeheure Anforderungen an den Chirurgen und ist bisher nur ganz selten versucht worden. Seit Thomas Starzl 1963 (in Denver, Colorado) die erste Leber verpflanzte, wurden nur etwa 30 Lebertransplantationen – zum größten Teil von Starzl selbst – am Menschen durchgeführt, von denen die meisten mißlangen. So starben die ersten sechs Patienten Starzls allesamt innerhalb von drei Wochen, zumeist an den Operationsfolgen. Seit Juni 1967 verpflanzte er weitere acht Lebern (fünf davon bei Säuglingen); vier Patienten überlebten die Operation, doch zur Zeit, da ich dieses Buch schreibe, gibt es nur noch einen, der die neun Monate seit der Transplantation überlebt hat. Bei den übrigen Versuchen – einschließlich der sieben in England – sehen die Ergebnisse ähnlich aus.

Die Hauptschwierigkeit liegt darin, daß eine Lebertransplantation sehr viel operative Präzisionsarbeit an einigen äußerst schwer zugänglichen Stellen verlangt und daher bei sorgfältiger Durchführung etwa sechs Stunden dauert. Einerseits besteht die Gefahr tödlicher Gerinnselbildung, andererseits die der starken Blutung, wenn man Antikoagulantien zur Verhinderung der Gerinnselbildung einsetzt. Ganz besonders erschwerend wirkt sich aus, daß die Leber von allen Organen am empfindlichsten reagiert, wenn sie dem Körper entnommen wird. 20 Minuten ohne Kühlung oder Durchspülung beeinträchtigen sie bereits so weit, daß die Gefahr der Abstoßung sich vergrößert; eine Stunde schädigt sie so stark, daß weder für das Organ noch für den Empfänger viel Hoffnung auf Überleben besteht.

Als günstiger Umstand muß erwähnt werden, daß bei einer nicht vorgeschädigten Leber die Erfolgschance hoch ist: Es spricht viel dafür, daß gerade dieses Organ gegen Abstoßungsreaktionen besonders widerstandsfähig ist. Mehrere Schweine lebten monatelang mit Lebern nicht verwandter Spender, ohne daß sie irgend-

welche immunsuppressiven Medikamente erhalten hatten. Und ähnlich wie bei der Niere gibt es auch hier keine Probleme hinsichtlich der nervösen Versorgung.
Das Hauptproblem der Lebertransplantationen besteht also, wenn man davon absieht, daß erst noch hochspezialisierte Chirurgen herangebildet werden müssen, im Vermeiden der Ischämieschädigung. Diese Schwierigkeit wird man entweder dadurch meistern, daß man den Körper des toten Spenders unterkühlt, bis die Chirurgen zur Transplantation auf den Empfänger bereit sind, oder aber dadurch, daß man die Leber kurz nach dem Tod herausnimmt und sie in einer gekühlten Perfusionskammer aufbewahrt. Es wird nicht einfach sein, das mit Erfolg durchzuführen. Und wenn man es erreicht hat, muß noch eine weitere Schwierigkeit bewältigt werden: die Kühlung der Leber während des Transplantationsprozesses. Man arbeitet an der Entwicklung verschiedener Modelle von Kühlkammern, die nur die Leber, nicht aber die Gefäße umschließen, die mit denen des Empfängers vereinigt werden müssen.
Wenn dies alles gelungen ist, erhebt sich noch ein weiteres Problem. Es dauert etwa zwei Tage, bis eine gekühlte Leber nach einer Transplantation ihre volle Leistungsfähigkeit wiedergewinnt, und während dieser Zeit muß der Empfänger gewöhnlich unterstützt werden. Ideal wäre eine Methode, die es dem Patienten wie bei der Niere ermöglicht, im Falle eines akuten Leberversagens den Tod eines Spenders abzuwarten. Hier wird deutlich, wie nötig eine »künstliche Leber« wäre. Leider wird man eine derartige Maschine wahrscheinlich nie herstellen können: Die Leber gleicht einer ungeheuer komplizierten biochemischen Fabrik, die über 5000 Produkte erzeugt; die Aussicht, sie mechanisch nachahmen zu können, ist außerordentlich gering. Daher sucht man einen Ausweg darin, daß man den Blutkreislauf des Patienten an tierischen Lebern – meist von Kälbern oder Schweinen – anschließt, um für einige Tage einen vorübergehenden Ersatz zu schaffen. Bisher ist diese Methode noch keineswegs erfolgreich, und sie kann natürlich auch nie die gleiche Bedeutung erlangen wie die langfristige Unterstützung durch eine künstliche Niere.
Auf Grund dieser besonderen Schwierigkeiten wird es vielleicht noch lange dauern, ehe Lebertransplantationen in großem Maßstab anlaufen.

Die erste Lungentransplantation am Menschen wurde 1963 von Dr. J. D. Hardy vom Medical Center der Universität von Mississippi an einem Strafgefangenen vorgenommen, der wegen Mordes zu lebenslänglichem Zuchthaus verurteilt war und an einer chronischen Nierenkrankheit und an Lungenkrebs litt. Er starb 18 Tage nach der Operation. Bis September 1968 waren es im ganzen zehn, einschließlich der ersten europäischen Lungentransplantation (Edinburgh Royal Infirmery; der Patient war ein 15jähriger, der ein Unkrautvertilgungsmittel geschluckt hatte). Die ersten neun Operationen waren Mißerfolge, die meisten dieser Patienten überlebten die ersten zwei Wochen nicht; der zehnte ist heute, wo ich dies schreibe – das sind zwei Wochen nach der Operation –, noch am Leben. Trotz dieses nicht eben günstigen Anfangs sagen manche Transplantationschirurgen schon für die nahe Zukunft bedeutend bessere Ergebnisse voraus. Andere meinen, die Lunge könne sich als das schwierigste aller größeren Organe erweisen.

Der erfolgreichen Lungentransplantation stehen zwei große Schwierigkeiten im Weg, die miteinander in Verbindung stehen. Die erste hängt mit der nervösen Versorgung zusammen. Wenn dem Empfänger nicht ein Teil seiner eigenen Lunge bleibt, wird er kaum imstande sein, seine Atmung auf nervösem Wege zu kontrollieren. Er wird nur langsam und tief atmen können; sein Leben wird zwar möglicherweise gerettet, aber stark behindert sein. Wenn jedoch ein Teil seiner Lunge an Ort und Stelle belassen wird, vergrößert man dadurch andererseits das zweite Hauptproblem: die Infektionsgefahr. Nur sehr selten hat ein Mensch eine sterile Lunge. Daher wird die neue Lunge des toten Spenders fast mit Sicherheit infiziert sein, nicht anders als der verbleibende Lungenrest des Empfängers oder dessen Luftröhre oder Bronchusstumpf. Von alledem abgesehen, ist die Lunge praktisch ein äußeres Organ; der Empfänger hat daher, wenn er die üblichen immunsuppressiven Medikamente erhält, auch bei einem anfänglich sterilen Transplantat wenig Aussicht, einer tödlichen Infektion zu entgehen. Zwei der ersten drei Patienten mit Lungentransplantaten starben innerhalb einer Woche an Bronchopneumonie. Die gezielt einsetzbare Wirkung des ALS könnte hier, wenn man es mit Antibiotika koppelt, entscheidende Veränderungen herbeiführen.

Als günstige Voraussetzung wäre anzuführen, daß die Lunge Ischämieschäden gegenüber wenig empfindlich ist und sich sehr leicht aufbewahren und transportieren läßt. Das könnte die logistischen Schwierigkeiten bedeutend verringern, sobald (oder falls) Lungentransplantationen zur Routineoperation werden. Man braucht die Lunge eigentlich nur in einen Plastikbeutel mit Eiswasser zu legen, mittels eines kleinen mechanischen Beatmungsgerätes Luft in sie hineinzupumpen und über die Stümpfe der Pulmonalarterie und -vene (wo diese vom Herz des Spenders abgetrennt wurden) Blut durch das Gefäßnetz strömen zu lassen. Der ganze Apparat braucht nicht viel größer zu sein als ein Koffer. Mit Hilfe eines solchen Gerätes konservierte eine Gruppe amerikanischer Ärzte am Imogene Basset Hospital in New York kürzlich die Lungen von 14 Hunden 20 Stunden lang; als sie sie dann auf nicht verwandte Hunde transplantierten, erzielten sie in vier Fällen einen vollen Erfolg. Bemerkenswerterweise arbeiteten die Lungen der vier Überlebenden einwandfrei, als sie acht Wochen später untersucht wurden. J. D. Hardy hat mehrere hundert Lungentransplantationen an Hunden durchgeführt und bewiesen, daß transplantierte Lungen gewöhnlich nach ein paar Wochen eine nahezu normale Leistungsfähigkeit erreichen. Während dieser Zeit konnten die Patienten mit Beatmungsgeräten und sauerstoffangereicherter Luft unterstützt werden. In einem Bericht über seine Arbeit äußerte sich Hardy – der Wegbereiter der Lungentransplantation bei Mensch und Tier – im November 1967 optimistisch hinsichtlich der Aussichten für den Menschen: »Lungentransplantationen sind von Natur aus leicht durchzuführen, und ich habe den Eindruck, daß bei fortgesetzter Verbesserung der immunsuppressiven Maßnahmen ein weiteres Vordringen auf diesem Gebiet durchaus gerechtfertigt ist und sich lohnen wird.« Im Augenblick ist es schwierig, etwas Genaueres darüber zu sagen.

### *Das Herz*

Die erste Herztransplantation am Menschen wurde am 23. Januar 1964 von einem Operationsteam unter der Leitung von J. D. Hardy vorgenommen. Der 68jährige Empfänger befand sich im letzten Stadium des kardialen Schocks, war an eine Herz-Lungen-Maschine angeschlossen und hatte nur noch etwa eine Stunde zu leben. Hardy hatte schon längere Zeit gehofft, ein menschliches Herz in ihn verpflanzen zu können, und hatte alle chirurgisch und gesetzlich notwendigen Schritte unternommen. Bei dem vorgesehenen Spender jedoch, einem jungen Mann, der mit einer irreparablen Hirnverletzung im Sterben lag, zog sich der Tod hinaus. So entschied sich das Team nach Abstimmung (mit einer Stimmenthaltung) dazu, den in zweifacher Hinsicht noch nie dagewesenen Versuch zu wagen und einem Menschen ein Schimpansenherz einzusetzen. Das taten sie denn auch. Das Schimpansenherz schlug 90 Minuten lang kräftig, dann blieb es stehen, und der Patient starb.

Die erste, von allen Massenmedien ausführlich gewürdigte Herztransplantation am Menschen, bei der zum erstenmal ein menschliches Herz verwendet wurde, führte Christiaan Barnard am 3. Dezember 1967 durch; der Empfänger war Louis Washkansky, die Spenderin Denise Darvall, das Opfer eines Verkehrsunfalls. Es war wie ein Dammbruch. Innerhalb von Stunden schrien es die Schlagzeilen in die Welt; allenthalben begannen leidenschaftliche Debatten über Herzübertragungen – die sich auf einen einzigen Fall stützten – und über die Entnahme von Organen »Toter«. Das alles 16 Jahre, nachdem man mit der Niere zum erstenmal dasselbe gemacht hatte. Innerhalb weniger Wochen hatte Barnard eine Audienz beim Papst gehabt, Sophie Loren geküßt und von der Republik Südafrika einen Preis erhalten, der alljährlich für wirksame Public Relations verliehen wird. Innerhalb weniger Monate war die Zahl der Herztransplantationen in demselben Maße in die Höhe geschnellt, in dem der Raum, den ihnen die Titelseiten der Zeitungen widmeten, zusammengeschrumpft war. Es dauerte genau fünf Monate, bis die Gesamtzahl der Herztransplantationen auf 10, sechs Monate, bis sie auf 20 stieg, und in genau einem Jahr waren insgesamt 95 Transplantationen an 93 Patienten durchgeführt worden (zwei Patienten erhielten ein drittes Herz)*. Dieser Verlauf stellte eine klassische exponentielle Wachstumskurve dar, die Verdoppelungszeit beträgt etwa drei Monate. Wenn dieses Buch erscheint, werden die Herztransplantationen beim Menschen eine dreistellige Zahl erreicht haben (was bei Hunden und anderen Tieren schon seit Jahren der Fall ist**). Die folgende Über-

* Von den 95 Transplantationen wurden mehr als 50 in den Vereinigten Staaten durchgeführt, 12 in Kanada, 4 in Frankreich und 3 in Südafrika. Der Rest verteilt sich auf 11 verschiedene Länder – Argentinien, Brasilien, Chile, Tschechoslowakei, England, Indien, Japan, Spanien, Türkei, UdSSR und Venezuela.

** Die erste Herztransplantation am Tier unternahm Alexis Carrell 1905, als er das Herz eines jungen Hundes in den Hals eines anderen Hundes verpflanzte (dessen eigenes Herz unberührt blieb). Die ersten echten Herzübertragungen wurden von W. B. Neptune 1953 an drei Hunden vorgenommen. Die längste Überlebenszeit betrug drei Stunden. 1960 begannen R. R. Lower und N. E. Shumway ein größeres Transplantationsprogramm mit Hundeherzen und arbeiteten die meisten Techniken aus, die heute am Menschen angewandt werden. In den nächsten fünf bis sechs Jahren folgten viele andere ihrem Beispiel. Die Transplantation des menschlichen Herzens war also eigentlich kein Sprung ins

sicht zeigt die Ergebnisse der ersten 20 Herztransplantationen, gibt also einen Überblick über die ersten sechs Monate, in denen man Erfahrungen sammelte. Sie beginnt mit dem Fall Washkansky und verfolgt über ein Jahr (bis zum 3. Dezember 1968) das Schicksal dieser ersten 20 Patienten. Die Ergebnisse sind nicht zufriedenstellend, aber doch wesentlich besser als die der ersten Nierentransplantationen: Ein Patient (Blaiberg) blieb über ein Jahr lang am Leben, zwei sind nach mehr als sechs Monaten noch am Leben, zwei starben nach 6½ bzw. 4 Monaten und die übrigen 15 innerhalb eines Zeitraumes von weniger als 4 Monaten nach der Operation. Bei den nächsten 20 Transplantationen, die in der Zeit vom 6. bis zum 9. Monat nach der ersten Herzverpflanzung stattfanden, zeigt sich ein sehr deutlicher Fortschritt. Am 3. Dezember 1968 waren noch 13 Patienten 3 bis 5 Monate nach der Operation am Leben, während die restlichen sieben gestorben waren.

| | | | |
|---|---|---|---|
| 1. Louis Washkansky (55) | Kapstadt, Südafrika | 3. 12. 67 | 18 Tage |
| 2. Knabe (19 Tage) | New York, USA | 6. 12. 67 | 6½ Std. |
| 3. Philipp Blaiberg (58) | Kapstadt, Südafrika | 2. 1. 68 | 594 Tage |
| 4. Mike Kasperak (54) | Stanford, USA | 6. 1. 68 | 15 Tage |
| 5. Louis Bloch (58) | New York, USA | 9. 1. 68 | 10 Std. |
| 6. Bodan Chittan (27) | Bombay, Indien | 17. 2. 68 | 3 Std. |
| 7. Clovis Roblain (66) | Paris, Frankreich | 27. 4. 68 | 2 Tage |
| 8. Joseph Rizor (40) | Stanford, USA | 2. 5. 68 | 3 Tage |
| 9. Everett Thomas (47) | Houston, USA | 3. 5. 68 | 29 Woch.* |
| 10. Frederick West (45) | London, England | 3. 5. 68 | 45 Tage |
| 11. James Cobb (48) | Houston, USA | 5. 5. 68 | 3 Tage |
| 12. John Stuckwish (62) | Houston, USA | 7. 5. 68 | 7 Tage |
| 13. Elie Reynes (65) | Montpellier, Frankr. | 8. 5. 68 | 2 Tage |
| 14. Fr. Damien Boulogne (45) | Paris, Frankreich | 12. 5. 68 | 522 Tage |
| 15. Louis Fierro (?) | Houston, USA | 22. 5. 68 | lebt |
| 16. Joseph Klett (54) | Virginia, USA | 25. 5. 68 | 7 Tage |
| 17. Jose da Cunha (23) | São Paolo, Brasilien | 26. 5. 68 | lebt |
| 18. Albert Murphy (59) | Montreal, Kanada | 31. 5. 68 | 1 Tag |
| 19. Antonio Serrano (54) | Buenos Aires, Argent. | 31. 5. 68 | 4 Tage |
| 20. Ronald Smith (38) | New York, USA | 1. 6. 68 | 1 Std. |

* Starb 2 Tage nach einer zweiten Transplantation.

(Stand 1968)

Mag auch die Herztransplantation wegen der Gefühle und ethischen Vorstellungen, die man mit diesem Organ verbindet, pro-

Unbekannte. Andererseits starben bis zu der ersten Transplantation Barnards fast alle Tiere, die ein Herztransplantat bekamen, innerhalb einer Woche an den Operationsfolgen. Die gelegentlichen Überlebenszeiten von sechs Monaten oder einem Jahr waren sehr seltene Ausnahmen.

blematisch sein, so bietet sie doch technisch einem geschulten Team keine außergewöhnlichen Schwierigkeiten. Eine Herztransplantation ist ein einfacherer chirurgischer Eingriff als die fast zur Routine gewordenen multiplen Herzklappenoperationen, und sie ist sehr viel einfacher als eine Lebertransplantation. Die Ischämieschädigung ist ein Problem – Herzgewebe ist sehr empfindlich gegen Sauerstoffmangel –, aber die Beeinträchtigung ist erträglich, wenn das Herz nicht länger als höchstens 30 Minuten isoliert war (doppelt so lange wie die Leber, etwa so lange wie die Niere). Zwei geschulte Teams können jedoch innerhalb von 40 Minuten ein Spenderherz entnehmen und es einem Empfänger wieder einsetzen, wobei es möglich ist, das neue Herz fast ständig mit Blut zu versorgen. Es ist nicht sehr schwierig, die lebenswichtige nervöse Versorgung des Herzens aufrechtzuerhalten. Der natürliche Schrittmacher des Herzens, der dafür sorgt, daß es schlägt, und die Frequenz beschleunigt, wenn es nötig wird, mehr Blut auszustoßen, liegt zum größten Teil im rechten oberen Teil des Herzens, dem rechten Vorhof. Man beläßt den rechten Vorhof des Empfängers an Ort und Stelle und setzt das neue Herz ohne seinen rechten Vorhof dort an. Auf diese Weise behält der Empfänger seine eigene nervöse Herzversorgung, die dann das neue Herz antreibt. Für die Zukunft bestehen gute Aussichten darauf, daß man Herzen, wie Nieren und Lungen, in »Banken« wird aufbewahren können. Mit Hilfe einfacher Kühl- und Perfusionskammern hat man Hundeherzen nach sechs- bis achtstündiger Konservierung erfolgreich transplantiert. Bei stärkerer Unterkühlung in Sauerstoffdruckkammern hat man nach zwölfstündiger Konservierung ausgezeichnete und nach 24stündiger »recht gute« Ergebnisse erzielt. Falls sich das auch beim menschlichen Herzen erreichen ließe, brauchte man nicht mehr den Empfänger chirurgisch vorbereitet im Operationssaal auf den Tod des Spenders warten zu lassen. Der Eindruck, daß die Beteiligten wie die Geier auf den Eintritt des Todes warten, wäre damit vermieden. Man könnte die Herzen auch transportieren und hätte auf diese Weise für jedes Spenderherz eine größere Auswahl an (auf ihre Kompatibilität hin untersuchten) Patienten. In noch fernerer Zukunft wird es (wie wir im letzten Kapitel sahen) vielleicht möglich sein, eine langfristig einsatzfähige Herz-Lungen-Maschine zu entwickeln. Das nähme den ethischen Bedenken gegenüber den Herztransplantationen viel von ihrem Gewicht und könnte außerdem den Bedarf an neuen Herzen senken. In vielen Fällen bekäme der Patient kein neues Herz; man würde nur sein altes herausnehmen, es in aller Ruhe operieren und dann wieder an seinen Platz bringen.

Ein sehr schwieriges, wahrscheinlich ein einzigartiges Problem muß von den Herzverpflanzern noch bewältigt werden. Es stellte sich etwa fünf Monate nach Barnards erster Transplantation, als im ganzen 15 Herzen übertragen, zehn Patienten gestorben und fünf noch am Leben waren. An keinem der Empfänger, ob sie nun lebten oder tot waren, hatte man irgendwelche ernsthafte Anzeichen einer Abstoßungsreaktion beobachten können. Warum starben sie also? Bei Louis Washkansky war sicherlich – und bei einigen anderen Patienten wahrscheinlich – eine Infektion infolge der immunsuppressiven Medikamente die Todesursache. Mindestens fünf der zehn nicht überlebenden Patienten jedoch waren offenbar daran gestorben, daß bei ihnen Lunge, Leber, Niere oder Gehirn infolge der alten Herzerkrankung schwer vorgeschädigt waren und unter der Belastung durch das neue starke Herz versagten oder schon von vornherein keine Hoffnung auf Wiederherstellung zu ließen. Die alten Organe »brannten durch«, wie bei einem alten Radiogerät, wenn man neue Röhren einsetzt.
Bei vielen Patienten also, die krank genug sind, um für eine Herztransplantation in Frage zu kommen, ist vielleicht die Krankheit schon zu weit fortgeschritten, als daß sie die Operation überleben könnten. Andererseits wird man möglicherweise die jüngeren Patienten, deren Zustand noch nicht so schlecht ist und denen ein neues Herz nützen könnte, eben wegen ihres guten Zustandes nicht für eine Transplantation in Betracht ziehen, solange damit noch so große Risiken verbunden sind. Die ärztliche Ethik scheint mit ihrer berechtigten Forderung, die Chirurgie solle sich bei ihren Pioniertaten auf an sich hoffnungslose Fälle beschränken, in eine Sackgasse geraten zu sein. Solange Herztransplantationen nicht bei allen Patienten durchgeführt werden können, die vermutlich einen Nutzen davon hätten, wird man bei der Patientenauswahl andere Maßstäbe anlegen müssen. Und das geschieht tatsächlich. Norman Shumway vom Stanford Medical Center, einer der Pioniere auf dem Gebiet der Herztransplantation beim Menschen, sagt hierzu: »Wir werden keine Transplantationen mehr bei sterbenden Patienten vornehmen, deren Lungen, Nieren und sonstige Organe sich an ein versagendes Herz angepaßt haben.« Doch ganz abgesehen davon, daß es schwierig ist, festzustellen, wann diese Organe das kritische Stadium erreicht haben: Wie soll man einem Patienten eröffnen, daß eine Transplantation – seine letzte Hoffnung – sinnlos ist? Hier tritt die Schwierigkeit, der wir schon bei der künstlichen Niere begegneten, verstärkt zutage, denn diese Patienten wären vermutlich auch nicht zu retten, wenn unerschöpfliche Mittel zur Verfügung stünden.

*Kombonierte Herz-Lungen-Transplantation*

Einige Herzchirurgen (vor allem Donald Longmore) rechnen damit, daß die Verpflanzung von Herz-Lungen-Präparaten die bisher übliche Herztransplantation verdrängen wird. Die Operation ist viel einfacher; anstelle von acht Systemen muß man nur drei wieder miteinander verbinden (die Trachea oder Luftröhre; die Aorta, das heißt die Arterie, die das Blut aus dem Herzen leitet, und das Nervenzentrum des Vorhofs an der Rückseite des Herzens, wo ebenfalls zwei Venen liegen, die Blut ins Herz zurückführen). Auch sind Herz und Lungen hervorragend aufeinander eingespielt. Eine der hauptsächlichen Gefahren bei der Transplantation des Herzens besteht darin, daß ein kraftvolles, neues Herz Blut durch einen Lungenkreislauf pumpen muß, dessen Gefäße zu eng oder zu weit sind; eine andere Gefahr liegt darin, daß bei einem Empfänger, dessen Herz geschädigt war, vermutlich auch die Lunge nicht mehr intakt ist. Diesen beiden Gefahren entgeht man, wenn das gesamte System ersetzt wird, doch bleibt abzuwarten, welche neuen Gefahren dabei auftreten.

*Gehirn und Kopf*

Die Transplantation von Gehirn und Kopf ist unmöglich. Zunächst einmal gibt es keine Spender, weder tote noch lebende: Das Gehirn eines toten Spenders ist schon deshalb tot, weil der Betreffende sonst nicht als tot erklärt worden wäre, und das Gehirn eines lebenden Spenders steht nicht zur Verfügung. Daher wäre die einzig denkbare Operation der umgekehrte Vorgang: die Transplantation eines ganzen Körpers, bei der ein Patient mit einem gesunden Gehirn und einem zerstörten Körper einen neuen Körper bekäme, den sein Gehirn dann steuern könnte. Das ist zwar eine gute Idee für einen Zukunftsroman, technisch jedoch ist es unmöglich. Zehn Millionen Nerven ziehen vom Gehirn abwärts durch den Hals, und weitere Millionen verbinden das Gehirn mit den Sinnesorganen – falls man daran denken sollte, ein Gehirn zu isolieren und es in einen anderen Schädel zu verpflanzen. Es wäre ein unvorstellbares Unterfangen, diese Nerven wieder miteinander zu verbinden, und selbst wenn man annähme, daß es gelingen könnte, so würde es immer noch Monate dauern, ehe diese unvorstellbare Menge von zertrennten Nerven ihre ursprüngliche Funktionsfähigkeit wieder erlangen – sofern dieser Fall überhaupt einträte.

Wir wollen uns jetzt den vielfältigen moralischen, wirtschaftlichen, gesetzlichen und sozialen Problemen zuwenden, vor die uns die Transplantationschirurgie bereits heute stellt und in Zukunft noch stellen wird.
Hier muß zunächst gesagt werden, daß sie mit Ausnahme der Spenderprobleme im Prinzip alle schon dagewesen sind. Keith Reemtsma, der als einer der ersten amerikanischen Chirurgen tierische Organe auf Menschen übertragen hat, erklärt hierzu:
»Zweifellos hat man dem ersten Höhlenmenschen, der einen Schädel trepanierte, vorgeworfen, er habe eine noch nie erprobte Operation vorgenommen, er sei ohne vorherige schlüssige Tierexperimente vorgegangen, er sei von der in der Schulmedizin üblichen Verwendung pulverisierter Eulenfedern abgewichen, er sei zu sehr ans Licht der Öffentlichkeit getreten, er habe für seine Zwecke öffentliche Mittel abgezweigt, und habe dem Projekt des Tigerzahn-Halsbandes seine Unterstützung versagt, er habe die unerforschlichen Wege des Großen Geistes durchkreuzt, verlängere das Leben untauglicher Individuen und gefährde so die Zukunft der Cromagnonrasse.« (In *Annals of Internal Medicine,* 1964, 61, 357).
Nichtsdestoweniger haben sich die Menschen seit den Tagen des Höhlenmenschen über derartige Probleme die Köpfe heißgeredet, und die Transplantationschirurgie zwingt uns heute, sie von neuem zu erörtern. Wir haben also keinen Grund, uns in selbstzufriedener Bescheidenheit zurückzuhalten und ihre Lösung den Fachleuten zu überlassen.

### *Handelt die Transplantationschirurgie tollkühn?*

Viele Menschen sind dieser Ansicht. Sie hielten früher die Nierentransplantation für ein verwegenes Unterfangen und denken heute das gleiche von den Herzverpflanzungen. Sie sind der Meinung, es sei moralisch nicht vertretbar, einen sterbenden Menschen mit dem Trauma einer großen Operation und einer beschwerlichen Rekonvaleszenz zu belasten, wenn das häufig so wenig Sinn habe. Man solle den Patienten lieber »in Würde sterben« lassen.
Derartigen Angriffen sind neue, risikoreiche Behandlungsmethoden stets ausgesetzt gewesen. Fast immer jedoch übersehen die Angreifer verschiedene entscheidende Tatsachen. Einmal sterben die Patienten nicht immer »in Würde«, wenn man sie nicht operiert: Das Sterben an Nierenversagen oder an einem unheilbaren

Herzleiden zieht sich häufig viel länger hin und ist viel qualvoller als der Tod nach einer mißglückten Transplantation. Zweitens werden »experimentelle« chirurgische Eingriffe fast ausnahmslos an Patienten vorgenommen, die ohnehin, und zwar sehr bald, sterben würden. Die Operation bedeutet also in jedem Falle eine Hoffnung, die freilich sehr gering sein mag. Welchen Schaden richtet man also damit an, vorausgesetzt, man erweckt bei dem Patienten oder seiner Familie keine überspannten Illusionen? Die Kritiker übersehen eines: daß man nämlich von keiner Operation generell behaupten kann, sie sei tollkühn. Wie wir im letzten Kapitel sahen, kann man diese Anschuldigung nur in bestimmten Einzelfällen erheben; die entscheidende Frage bleibt stets, ob der Patient ausreichend informiert ist und uneingeschränkt zustimmt oder nicht.

Nachdem das geklärt ist, müssen noch einige grundsätzliche Fragen geklärt werden. Die eine lautet: Ist es bei dem hohen technischen Entwicklungsstand der Medizin überhaupt möglich, den Patienten umfassend zu informieren, ehe er seine Zustimmung gibt? In dem Maße, in dem die Medizin außergewöhnliche Techniken zur Verzögerung des Todes erarbeitet, vergrößern sich die Schwierigkeiten für den Patienten, alle komplizierten Auswirkungen einer neuen Behandlung zu verstehen. Für Patienten und Ärzte wird es einfacher, wenn sie den Versuch einer Verständigung aufgeben und auf die uralte Einstellung zurückkommen: Der Doktor wird es schon am besten wissen. Handelt es sich nur darum, welche Sorte Schlaftabletten man nehmen soll, kann weiter kein Schaden entstehen. Wenn es aber um eine Entscheidung geht, die für die Überlebenschance des Patienten und, falls er überlebt, für den Wert seines zukünftigen Lebens eine ungeheure Bedeutung haben könnte, dann ist das alles andere als eine Bagatelle. Mit anderen Worten, die zunehmende »Macht der Medizin« verbreitert, indem sie immer kompliziertere Ausweichmöglichkeiten bietet, die Kluft zwischen dem Experten und dem unwissenden Patienten, zwischen den Mächtigen und den Machtlosen. Und obgleich die meisten Ärzte versuchen, diese Kluft nach Kräften zu überbrücken und ihre Macht zum Besten der Patienten anzuwenden, liegt doch unvermeidlich die Macht letztlich in ihren Händen. Ich zitiere hierzu den Ausspruch eines der führenden amerikanischen Transplantationschirurgen, Francis C. Moore:

»Es genügt nicht, dem Patienten zu sagen, daß es für ihn ›keine andere Hoffnung‹ gibt. Wenn er im Vollbesitz seiner geistigen Fähigkeiten ist, sollte man ihn über alle Risiken genau ins Bild setzen und ihn selbst an der Diskussion teilnehmen lassen. Unter keinen Umständen jedoch sollte die letzte Entscheidung in der Hand des Patienten liegen; er hat weder die Kenntnisse noch die Erfahrung, noch den nötigen Abstand, um entscheiden zu können, was für ihn das Beste ist.«

Und wie groß ist der Abstand beim Chirurgen? Wie weit kann er sein eigenes Interesse ausschließen? Solange Chirurgen Menschen sind, wird der Ehrgeiz sie antreiben, noch nie dagewesene Operationen durchzuführen, werden sie sich am Menschen üben wollen, damit unerprobte Operationsmethoden zur Routine werden können, werden sie für die Operationen eintreten, die sie gerne durchführen möchten. Ist es in der Atmosphäre einer auf weiteren Fortschritt ausgerichteten Transplantationsabteilung den Chirurgen überhaupt möglich, ihren Patienten gegenüber nicht übertrieben optimistisch zu sein, eine Transplantation anderen möglichen Behandlungsmethoden nicht vorzuziehen?

Eine zweite grundsätzliche Frage ist, ob auf unserer Kulturstufe ein sterbender Patient überhaupt frei entscheiden kann, was mit ihm geschehen soll. Wir alle sind so sehr darauf eingestellt, den Tod zu verneinen, daß es für jemand, der an der Schwelle des Todes steht, fast unmöglich ist, sich ein Urteil darüber zu bilden, ob sein Leben nach einer gelungenen Operation noch lebenswert wäre. Ich will ein extremes Beispiel dafür anführen: Es gibt eine Operation, die Hemikorporektomie, bei der dem Patienten, der an ausgedehnter Verkrebsung der unteren Körperhälfte leidet, diese von der Körpermitte an vollständig abgenommen wird. Diese Operation kann das Leben des Patienten um einige Monate oder sogar Jahre verlängern – um den Preis schrecklicher Verstümmelung. Kürzlich antwortete ein Patient auf die Frage, warum er sich so schrecklich habe verstümmeln lassen, einfach: »Ich wollte leben.« Man kann ihn verstehen, und in gewisser Beziehung bringt diese Antwort jede Kritik zum Schweigen. Aber bedeutet sie nicht auch, daß der Patient jetzt, da er auf das Operationsergebnis festgelegt ist, gar nichts anderes mehr antworten konnte? Und daß seine Ärzte – die sich ebenfalls der Idee verschrieben haben, den Tod hinauszuschieben – nicht fähig waren, über den engen Horizont des momentanen medizinischen Problems hinauszublicken?

Für diese Probleme gibt es keine bequemen Lösungen, es sei denn, die gesamte Einstellung änderte sich radikal – vor allem in dem Sinne, daß die Patienten in eigener Verantwortlichkeit über ihr Schicksal entscheiden könnten und die Ärzte nach ihren Wünschen handelten. Aber es gibt zwei Möglichkeiten, die Schwierigkeiten zu verringern.

Die erste besteht darin, festzulegen, wer experimentell chirurgisch tätig sein darf, und sicherzustellen, daß jedes Experiment so gründlich wie nur möglich wissenschaftlich ausgewertet wird. Bei Herztransplantationen zum Beispiel sollte das Team – wie der Board of Medicine der American National Academy of Science vorgeschlagen hat – genügend Tierexperimente durchgeführt haben und damit seine chirurgische Kompetenz nachgewiesen haben; es sollte von erfahrenen Immunologen unterstützt werden, die die bestmögliche Gewebeverträglichkeit usw. zur Bedingung machen; die Patienten sollten – wie bei jedem wissenschaftlichen Experiment – vor und lange Zeit nach der Operation mit peinlicher Sorgfalt beobachtet werden; die Ergebnisse eines jeden Versuchs sollten so schnell wie möglich an alle anderen Teams weitergegeben werden, selbst wenn das die Einrichtung eines umfassenden Nachrichtennetzes erforderlich macht, und vor neuen Versuchen sollten die früheren ausgewertet wurden.

Wollte man diesen Maßstab anlegen, so würden die meisten bisherigen Herztransplantationen die Bedingungen nicht erfüllen, und manche wären sogar sehr weit davon entfernt. Im ersten Fall zum Beispiel, bei Washkansky, hatte man zwar die Blutgruppenverträglichkeit geprüft, die Gewebeverträglichkeit jedoch nur sehr begrenzt untersucht – und zwar erst, nachdem die Operation bereits begonnen hatte. Was nützen andererseits diese Kriterien, wenn ein Chirurg der Meinung ist, bei der von ihm geplanten und durchgeführten Operation handele es sich nicht um ein Experiment. Wer kann ihn zwingen, sich nach den Regeln zu richten? So sagte Christiaan Barnard zum Fall Washkansky: »Ich habe kein Experiment vorgenommen, ich habe einen kranken Patienten behandelt.«

Die andere Möglichkeit, diese Schwierigkeiten abzubauen, besteht darin, den Chirurgen Zeit und Gelegenheit zu geben, sich zu üben. Man sollte sie weder ohne Einschränkung drauflosoperieren lassen noch ihnen so viele Hindernisse in den Weg legen, daß ihre Arbeit völlig zum Stillstand kommt. Die »große Chirurgie« mußte sich ihren Weg schon stets über Leichen bahnen, bevor sie in der alltäglichen Praxis ihren normalen Platz fand. Für die Nierentransplantationen sind diese Pionierzeiten jetzt mehr oder weniger vorbei. Manche Transplantationschirurgen sind zwar immer noch dagegen, Nierenverpflanzungen der Standardtherapie zuzurechnen, andere jedoch tun dies selbst in Fällen, in denen die weniger erfolgversprechenden Leichennieren verwendet werden. So äußerte sich kürzlich der führende englische Verpflanzer von Leichennieren zusammenfassend über seine letzten 54 Transplantationen, bei denen er 51 mal Leichennieren verwendet hatte:

»Da die meisten unserer Patienten ein zufriedenstellendes Leben führen können, sind wir überzeugt, daß die Transplantation von Leichennieren als wertvolle Therapie zu bejahen ist. Unsere Patienten braucht man nicht erst zu überzeugen: Die meisten litten an schweren urämischen Symptomen, oft mit Komplikationen in Form von Hochdruck, Herzversagen, peripherer Neuritis und Perikarditis. Sogar wenn die letzte Prognose unsicher ist, lohnt es sich, aus solch einem desolaten Zustand in ein normales Leben zurückzukehren.« (R. Y. Calne u. a. in *British Medical Journal*, 1968, 1, 404–406.)

Wie lange es dauern wird, ehe man das gleiche von Herz-, Leber- und Lungentransplantationen schreiben wird, kann heute noch niemand sagen. Man wird es jedoch nie schreiben können, wenn die Transplantationschirurgen nicht auf ihrem Weg weitergehen, sollten dabei auch einige Patienten den Tod finden. Hier muß man sich zunächst einmal fragen, warum so viele der ersten Patienten mit Herztransplantaten starben! Je heftiger man die Chirurgen wegen ihrer Tollkühnheit angreift, um so mehr drängt man sie in die Defensive; sie werden sich bei ihren Operationen um so öfter auf sehr kranke Patienten beschränken müssen und um so weniger Patienten retten können. Kein Chirurg wartet so lange, bis der Blinddarm durchgebrochen ist und der Patient eine Bauchfellentzündung hat, ehe er sich bereit findet, ihn herauszuschneiden. Man hat ihm nämlich schon vor langer Zeit vertrauensvoll zugestanden, daß Blinddarmoperationen kein tollkühnes Unterfangen sind. Eine der größten Schwierigkeiten in der gesamten Transplantationschirurgie besteht darin, den richtigen Zeitpunkt zu erkennen, an dem man den Transplantationschirurgen dieses Vertrauen ebenfalls aussprechen muß – und damit das Herannahen einer Epoche beschleunigen hilft, in der dieses Vertrauen wirklich gerechtfertigt ist.

### *Lebende Spender*

Jeder Chirurg, der Nieren transplantiert, sähe es gerne, wenn er ohne lebende Spender auskäme; keinem Arzt macht es Freude, einen gesunden Menschen vorsätzlich zu verstümmeln, selbst wenn er damit das Leben eines Sterbenden rettet. Solange jedoch die Nieren lebender Spender zu weit besseren Ergebnissen führten als die Nieren Toter, war der Zwang, sie zu verwenden, fast unausweichlich. Heute hat es allerdings ganz andere Gründe, wenn man gezwungen ist, auf lebende Spender zurückzugreifen. Mit Hilfe

der Gewebetypisierung ist es jetzt im Prinzip möglich, einen toten Spender zu finden, dessen Gewebe ebenso gut zu dem des Empfängers paßt wie das eines lebenden Verwandten. Wenn es also genügend tote Spender gäbe, bestünde wohl kein zwingender Grund, lebende heranzuziehen. Die Schwierigkeit liegt darin, daß es an toten Spendern mangelt und daß daher die Chirurgen einige ihrer Patienten dem sicheren Tode ausliefern, wenn sie sich weigern, die Nieren Lebender anzunehmen.
Hierfür ein Beispiel: Eine junge Frau liegt wegen Nierenversagens im Sterben. Sie ist eine geeignete Anwärterin auf ein Transplantat, also bekommt sie einen Platz an der künstlichen Niere, wo sie mit einer Reihe anderer Patienten auf eine Leichenniere warten muß. Bis sie den ersten Platz auf der Warteliste erreicht, vergehen vermutlich vier bis sechs Monate: In Europa mußte Ende 1967 die Hälfte aller Nierenpatienten vier Monate auf ein Transplantat warten, und diese Fristen werden immer länger. Selbst wenn sie tatsächlich an die Spitze gelangt, vergehen vielleicht noch Monate, ehe ein im Hinblick auf Gewebeverträglichkeit geeigneter Spender stirbt: In Europa kann nicht einmal die Hälfte aller Nierenpatienten damit rechnen, innerhalb weniger Monate einen geeigneten Spender zu finden. Das ist eine lange Frist, und die Wahrscheinlichkeit, daß sie im Laufe dieser Zeit stirbt, ist nicht unbeträchtlich. Unterdessen bieten unter Umständen mehrere Familienangehörige eine ihrer Nieren an. Auch Chirurgen, die nur Leichennieren verwenden wollen, mußten in solchen Fällen schon Ausnahmen machen.
Dem Nierenspender drohen physische und psychische Gefahren. Die physischen beginnen mit der Transplantationsoperation selbst. Bis heute ist noch kein Spender daran gestorben, aber man schätzt das Risiko auf einen Todesfall bei 2000 Transplantationen. Demzufolge wird also früher oder später der erste Spender sterben. Übersteht er die Operation, so kann er doch die Augen nicht davor verschließen, daß der menschliche Körper auf zwei Nieren angelegt ist, während er eine weggegeben hat. Eines Tages wird er sie vielleicht dringend brauchen. Man rechnet, daß auf 1000 Spender einer kommt, bei dem durch Unfall oder Erkrankung die ihm noch verbliebene Niere in Mitleidenschaft gezogen wird. Das ist vielleicht kein sehr hohes Risiko, aber ganz außer acht lassen kann man es auch nicht.
Die psychischen Gefahren für den Spender beginnen bei der Frage, ob sein Opfer wirklich ganz freiwillig ist. Oft bestimmt eine Familie einen Spender aus ihrer Mitte, ehe überhaupt von einer Transplantation des Organs eines lebenden Spenders die Rede

war. Auf diesen Spender wird unter Umständen ein so starker Druck ausgeübt, daß er schließlich das Gefühl hat, er werde, falls er sich weigere, zum Mörder seines kranken Angehörigen. In anderen Fällen ist die »Freiwilligkeit« des Spenders vielleicht auf Pflichtgefühl zurückzuführen: »Ich habe zwar schreckliche Angst, aber es ist ja schließlich mein Bruder . . .« Dann gibt es auch Fälle, in denen Spender nicht über das Gefühl hinwegkommen, sie hätten ihren Verwandten umgebracht, wenn die von ihnen gespendete Niere versagt. Selbst wenn die gespendete Niere zur Zeit der Transplantation ein ganz und gar freiwilliges Geschenk war, können die Empfänger sich später lebenslang in der Schuld des anderen fühlen und das als einen ständigen Druck empfinden, während die Spender vielleicht der Meinung sind, der Empfänger müsse doch eigentlich auf ihre Wünsche Rücksicht nehmen: »Schließlich ist es ja meine Niere, die ihm das Leben gerettet hat . . .«
Diese Probleme werden so ernst genommen, daß manche Transplantationschirurgen – vor allem J. Hamburger in Paris – alle potentiellen Spender einer psychologischen Untersuchung unterziehen, um die Beweggründe für ihr Anerbieten soweit wie möglich zu klären. Aber auch diese Sicherheitsmaßnahme beseitigt keineswegs alle Schwierigkeiten, denn neben der psychologischen muß eine medizinische Untersuchung der Familie durchgeführt werden, damit der Spender mit der besten Gewebeverträglichkeit gefunden werden kann. Was geschieht, wenn der medizinisch bestgeeignete Spender nicht gleichzeitig der psychologisch bestgeeignete ist, und umgekehrt? Manche Transplantationschirurgen geben den psychologischen Überlegungen stets den Vorrang, selbst wenn das zur Folge hat, daß der Patient länger warten muß. Die Verlockung jedoch, sich über die Ergebnisse der psychologischen Untersuchung hinwegzusetzen, wenn sie zu denen der medizinischen in Widerspruch stehen, muß ungeheuer groß sein. Soviel ich weiß, gibt es darüber keine Statistik, aber man darf ohne weiteres annehmen, daß der wahrhaft freiwillige, psychologisch einwandfreie lebende Spender mit guter Gewebeverträglichkeit äußerst selten zu finden ist – viel seltener als ein geeigneter toter Spender.

*Tote Spender*

Man hat die Entnahme von Organen Toter mit Leichenfledderei und Kannibalismus verglichen, man hat sie sogar »die letzte Entwürdigung unserer christlichen Kultur« genannt. Die meisten

Menschen jedoch haben offenbar nichts dagegen einzuwenden; sie fänden es richtiger, wenn ihre Organe noch verwendet, als wenn sie verbrannt oder der Verwesung überlassen würden. So ergab im Januar 1968 eine Umfrage des Gallup-Institutes, daß 70 Prozent der Erwachsenen in den Vereinigten Staaten mit der Entnahme ihrer Herzen und anderer größerer Organe nach ihrem Tod einverstanden wären*, und im gleichen Monat fand ein Aufruf zur Unterzeichnung einer Zustimmungserklärung (»Ich spende meine Organe«), den die Automobile Association an 3,6 Millionen englischer Autofahrer verschickte, ein ähnliches Echo. Wenn es nur auf die Bereitwilligkeit zum Spenden ankäme, brauchte man sich um Ersatzherzen, -lungen, -lebern und -nieren von Toten wohl kaum Sorgen zu machen. In Wirklichkeit erheben sich allerdings gewaltige Probleme.

Die ersten Schwierigkeiten ergeben sich daraus, daß nicht jede Todesursache Organspenden erlaubt und daß auch in günstigen Fällen der potentielle Spender häufig nicht am geeigneten Ort stirbt. Vom ärztlichen Standpunkt aus ist der perfekte Organspender ein junger Mensch, der wenige Tage nach seiner Einlieferung in ein in der Nähe einer Transplantationsklinik gelegenes Krankenhaus an einer Hirnverletzung stirbt und von dem man im voraus mit Bestimmtheit weiß, daß er sterben wird. In diesem Fall kann man sich mit dem Transplantationsteam in Verbindung setzen, das sich von den Verwandten die Erlaubnis zur Organentnahme verschaffen, den Gewebetyp untersuchen und daraufhin den besten Empfänger auswählen und vorbereiten muß. Am besten als Spender geeignet sind Patienten, die an einem Hirntumor oder einer Hirnblutung sterben. Da sie am Hirntod – und zwar an einem verhältnismäßig schnellen Hirntod – sterben, sind ihre sonstigen lebenswichtigen Organe wahrscheinlich nicht geschädigt. Opfer von Schlaganfällen können ebenfalls gute Spender sein; sie sind häufig, nur hat leider allzuoft eine Arterienverkalkung oder ein sehr langsames, allmähliches Hinsterben die anderen Organe

* Die 23 Prozent, die ablehnten (der Rest war unschlüssig), gaben als Gründe meist Alter und Gesundheitszustand an (»Meine Organe sind ziemlich verbraucht, und mein Herz ist auch nicht mehr so gut wie früher. Es wäre riskant, meine Organe zu verwenden«), ferner moralische oder religiöse Bedenken gegen Verstümmelung (»Man hat mich immer gelehrt, der Körper des Menschen solle nach seinem Tod nicht angetastet werden – das ist einfach nicht recht«) und Zweifel am Erfolg der Transplantationen (»So kann man am menschlichen Leben nicht herumdoktern. Diese Transplantate werden vielleicht den Tod um eine Woche oder einen Monat hinausschieben, aber ich glaube nicht, daß jemals ein Mensch mit ihnen wieder ganz gesund wird«). *New York Times*, 17. Januar 1968.

geschädigt. Für die Organbelieferung (allerdings nicht mit Herzen und Lungen) in Frage kommt ferner die große Herzchirurgie, da sich hier jeder auf das Schlimmste gefaßt machen kann.
Hieraus ergibt sich, daß die meisten Menschen keine perfekten Spender sind. Mit Ausnahme von Patienten mit primären Hirntumoren, die keine malignen Zellen im Körper verbreiten, sind Patienten, die an Krebs sterben, als Spender ausgeschlossen: In der Anfangsphase der Transplantationschirurgie waren die neuen Organe häufig die Ursache von Krebserkrankungen bei den Empfängern. Infektionen, Bluthochdruck und jeder Tod, dem ein langsames Sterben vorausgeht, lassen die meisten anderen Toten als Spender ausscheiden. Das gilt eigentlich wegen der allgemeinen Abnützungserscheinungen an den Organen auch für Tote in höherem Alter, doch bei der Knappheit der Spender bleibt manchmal nur der – einigermaßen verzweifelte – Ausweg, auch die Organe alter Spender zu verwenden.
Eines der ergiebigsten potentiellen Reservoirs für Ersatzorgane stellen die Opfer von Unfällen oder Gewalttaten dar; diese Menschen sterben vielfach an Schädelverletzungen, die ihre übrigen Organe unversehrt lassen. Wenn einige Stunden oder Tage vergehen, ehe ihr Tod im Krankenhaus eintritt, sind sie perfekte Kandidaten; allzuoft jedoch sterben sie schnell – und die begehrten gesunden Organe bleiben in einer nicht identifizierten Leiche auf einer Straße liegen oder werden in einer Ambulanz abtransportiert, die keineswegs so schnell wie nur irgend möglich einer Transplantationsklinik zustrebt. Eine rationelle, aber freilich auch makabre Lösung wäre es, wenn man Transplantationszentren in Unfallkrankenhäusern anlegte. Allerdings ließe sich ein großes Hindernis auch dadurch nicht beseitigen: Ein junges Unfallopfer, das schnell stirbt, kann, obwohl es gesund zu sein scheint, durch Krankheit vorgeschädigte Organe haben, von denen nur der Hausarzt weiß – und der liegt vielleicht Hunderte von Kilometern entfernt zu Hause in tiefem Schlaf. Viele Nierenpatienten sind gestorben, weil ihre neuen Organe infiziert waren.
Hat man sich vergewissert, daß die medizinischen Voraussetzungen gegeben sind, spielt die Zeit eine entscheidende Rolle. Damit der Ischämieschaden minimal bleibt, müssen die Organe dem toten Spender so bald wie irgend möglich nach dem Eintritt des Todes entnommen werden. Und hier stehen wir vor jenem zweifachen Problem, das starke Bedenken weckt. Woher weiß man, daß der Spender tot ist? Und wird man, wenn das Transplantationsteam schon wartet, die Versuche zur Rettung des Spenders eher aufgeben, als man es sonst getan hätte?

Viele Chirurgen behaupten, diese Frage sei nur Sensationshascherei. Sie weisen darauf hin, daß diese Probleme bestehen, seit es Maschinen zur Unterstützung der Lebensfunktionen gibt, die man abschalten kann; die Ärzte seien daran gewöhnt, ein Urteil über den Zeitpunkt des Todes abzugeben, ein Urteil zweifellos, das sie allein fällen. Diese Argumente werden durch die Tatsache gestützt, daß Maschinen in allen Krankenhäusern knapp sind. Sie müssen häufig zugunsten eines anderen Patienten abgeschaltet werden, dem man mehr Chancen gibt. Andere Chirurgen jedoch behaupten, wenn ein Patient auf eine Transplantation wartet, sei die Versuchung stark, eine Maschine frühzeitig abzuschalten – vielleicht noch ehe der Patient nach den herkömmlichen Kriterien tot ist. Und natürlich fürchtet man allgemein, das empfindliche Vertrauensverhältnis zwischen Arzt und Patient werde getrübt, wenn beide den Tod verschieden definieren. Wir alle wollen glauben können, daß uns gegebenenfalls die besten Chancen für eine Rettung eingeräumt werden.

Früher war es einfach, den Tod zu bestimmen: Man war tot, wenn das Herz zu schlagen aufhörte. Heutzutage ist das weit schwieriger, da in den Krankenhäusern jeden Tag Herzen durch Herzmassage und Elektroschockbehandlung wieder zum Schlagen gebracht werden. Es dauert gewöhnlich vier bis fünf Minuten, ehe das Gehirn durch Sauerstoffmangel irreversibel geschädigt wird; wenn das Herz innerhalb dieser Zeit wieder zu schlagen beginnt und dann von allein weiterschlägt, ist man natürlich nicht tot. Kein Arzt würde das behaupten. Wie oft jedoch soll man ein Herz wieder zum Schlagen bringen, wenn es immer wieder stehenbleibt? Und was ist eine irreversible Schädigung? Noch schwieriger wird alles dadurch, daß der ideale Spender mit seiner schweren Hirnverletzung höchstwahrscheinlich künstlich beatmet wird. Hierdurch kann bei geschickter Pflege die Atemtätigkeit und die Tätigkeit des Herzens oft unbegrenzt lange aufrechterhalten werden. Wenn eine angemessene Wiederherstellungschance besteht, hört der Verletzte natürlich auf, ein Spender zu sein. Doch was heißt hier »angemessen«? Und was heißt »Wiederherstellung« – das Leben mit einem normalen Verstand oder eine Existenz als Halbidiot?

Im Zweifelsfall werden die Ärzte fast immer zugunsten des Patienten entscheiden und ihn weiterhin künstlich beatmen. Irgendwann jedoch entschließen sie sich dann vielleicht doch, ihn als hoffnungslosen Fall aufzugeben; sie stellen ihre Bemühungen zur Verlängerung seines Lebens, das nur mehr ein Vegetieren ist, ein und schalten die Maschine ab. In manchen Fällen kann diese Entscheidung leicht und zu einem frühen Zeitpunkt getroffen werden; wenn sein Schädel halb zertrümmert ist, so daß sein Gehirn irreparable und irreversible Schäden davongetragen hat, ist er im Grunde genommen tot – selbst wenn sein Herz noch weiterschlägt. Wenn auch der Herzstillstand herkömmlicherweise als Anzeichen des Todes gilt, ist doch das Gehirn ausschlaggebend dafür, ob das Leben weitergeht. In den meisten Fällen kann man weder eine völlige Wiederherstellung noch eine irreversible Hirnschädigung mit Sicherheit vorhersagen, sondern bleibt auf Vermutungen angewiesen. Unterdessen wissen die Ärzte, die sich um den »Sterbenden« kümmern, daß er ein potentieller Organspender ist, daß sie nur zum Telefon zu greifen und ein Transplantationsteam zu benachrichtigen brauchten, um einem Patienten, der auf ein Transplantat wartet, neue Hoffnung zu geben. Können sie jedem Druck widerstehen und dieses Telefongespräch wirklich erst dann führen, wenn es zu verantworten ist? Man hat oft gemeint, sie sollten und müßten dazu imstande sein und dürften erst dann handeln, wenn der Patient tot ist oder keinerlei Hoffnung mehr besteht, daß sein Leben erhalten werden kann. Doch leider muß der Anruf vor dem Eintritt des Todes erfolgen, da die Transplantation sehr bald nach dem Tode stattfinden muß und das Transplantationsteam Zeit braucht, um seinen eigenen Patienten vorzubereiten. Es kostet auch Zeit, die Genehmigung der Familie des Spenders zur Organentnahme einzuholen. Alle müssen also schon vor Eintritt des Todes informiert sein: Der Druck, die Maschine früh abzuschalten, wird noch stärker.

Man muß damit rechnen, daß die Definition des Todes, zu der wir letztlich gelangen werden, der Funktion des Gehirns und des Nervensystems den Vorrang gibt und die Herztätigkeit außer acht läßt; es sieht so aus, als könne es dahin kommen, daß ein Mensch, dessen Herz noch schlägt, möglicherweise für tot erklärt wird. In manchen Kliniken hat man schon solchen Spendern Organe entnommen. Andere Chirurgen schrecken vor dieser Vorstellung noch zurück.

Die Kriterien des Hirntods sind nicht so einfach wie die des Herzstillstands. Deshalb hat man sich auch noch nicht endgültig darüber einigen können. Am weitesten kam man bisher auf einem internationalen Kongreß von Kardiologen, Chirurgen, Immunologen, Neurologen usw., der im Juni 1968 von CIOMS (Conseil des Organisations Internationales des Sciences Médicales) veranstaltet wurde. Der für uns wesentliche Teil dieser Erklärung lautet folgendermaßen:

Die Hirnfunktion muß vollständig und unwiderruflich aufgehört haben. Die Kriterien für das Aufhören der Hirnfunktion sind folgende:

a) Fehlen jeglicher Reaktion auf Umweltreize;
b) vollständiges Fehlen von Reflexen und Muskeltonus;
c) Nichtvorhandensein der Spontanatmung;
d) starker Abfall des arteriellen Blutdrucks, wenn dieser nicht artifiziell aufrechterhalten wird;
e) absolut lineare Aufzeichnung im Elektroenzephalogramm bei optimalen technischen Bedingungen, selbst bei elektrischer Stimulation des Gehirns.

Diese Kriterien gelten nicht bei sehr jungen Kindern, bei Patienten in Hypothermie (das heißt bei starker Unterkühlung) oder bei akuten Intoxikationen (zum Beispiel bei Selbstmordversuch durch Einnahme von Medikamenten)*.

Es ist klar, daß der makabre Aspekt des gesamten Vorgangs erst dann in den Hintergrund treten wird, wenn die Organentnahme nicht mehr so stark unter Zeitdruck steht. Manchen Transplantationschirurgen ist die Vorstellung gräßlich, daß sie wie die Geier neben dem sterbenden Spender lauern – und das Ansehen der Transplantationschirurgie leidet unter diesem Bild. Wir brauchen Zeit, um die Schicklichkeit zu wahren, andererseits brauchen wir aber auch die Organe im bestmöglichen Zustand.

Hier wären leistungsfähigere Maschinen zur Unterstützung der Lebensfunktionen eine Hilfe. Dann würden die Organe des Spenders nicht leiden, selbst wenn sich sein Sterben hinzieht. Die logische Weiterführung hiervon wäre, daß man Organe in »lebenden

* Die Gründe hierfür werden deutlich, wenn man sich den folgenden extremen Fall vergegenwärtigt (*British Medical Journal* [1963], 1, 1315–1317):
Im März 1962 fiel in Norwegen ein fünfjähriger Knabe in einen teilweise zugefrorenen Fluß und lag dort, den Kopf unter Wasser, mindestens 22 Minuten lang. Als er zu einem Arzt gebracht wurde, war er »scheinbar tot, die Pupillen waren weit dilatiert und die Haut bläulich-weiß«. Nach 2½stündiger Herzmassage, Mund-zu-Mund-Beatmung, Injektionen von Medikamenten und Bluttransfusionen setzten Herz- und Atemtätigkeit spontan wieder ein. Innerhalb der nächsten 24 Stunden kam es fünfmal erneut zu Atemstillstand; durch künstliche Beatmung jedoch konnte man die Atmung jedesmal wieder in Gang bringen. Das Blut des Knaben wurde durch eine Transfusion vollständig ausgetauscht, und eine Woche lang wurde er intravenös ernährt. Am zehnten Tag nach dem Unfall hatte er sich so weit erholt, daß er seine Mutter erkennen und »ja« und »nein« antworten konnte. Dann fiel er für fünf Wochen erneut in völlige Bewußtlosigkeit zurück, während dieser Zeit war bisweilen keinerlei meßbare Hirnfunktion nachweisbar: Nach der medizinischen Terminologie war er »dezerebriert«. Während der siebten Woche jedoch kehrte sein Sehvermögen zurück, und sechs Monate später war er wieder zu Hause; ein normales Kind, nur seine feineren Fingerbewegungen waren etwas unbeholfen, und sein Gesichtsfeld war leicht eingeschränkt.

Leichnamen« aufbewahrte, die schon längst für tot erklärt sind. Doch dagegen würden die meisten Menschen leidenschaftlich protestieren: Mit Professor Roy Calne wären sie der Meinung, es sei falsch, »zum Zwecke der Transplantatverbesserung am Spender herumzupfuschen«.

Ein ganz anderes Problem hat der Herzchirurg W. J. Dempster von der Royal Postgraduate School in London ins Gespräch gebracht (»Legalize euthanasia for transplants« in *Medical Tribune*, 9. Mai 1968). Seiner Ansicht nach sollten wir uns nicht so viele Gedanken darüber machen, daß bei Patienten in hoffnungslosem Zustand die Hilfsmaßnahmen zu früh eingestellt werden könnten, als vielmehr darüber, daß sie zu lange am »Leben« erhalten werden. Wir sollten uns über die verlängerte Qual ihrer Angehörigen Gedanken machen und über die späteren Empfänger ihrer durch dieses lange und dennoch unvermeidliche Sterben geschädigten Organe:

»Die Transplantation schwergeschädigter Organe hat absolut keinen Sinn und liegt durchaus nicht im Interesse des Empfängers. Man hat sich bisher immer nur über die Rechte des sterbenden Spenders Sorgen gemacht, doch es wird nun Zeit, daß wir – sofern es sich beim Spender um einen hoffnungslosen Fall handelt – auch die Rechte des zukünftigen Empfängers in Betracht ziehen ... Es ist daher absurd, ›Sicherungen‹ einzubauen, die dem Transplantationschirurgen bei der Entscheidung darüber, ob das Beatmungsgerät abgeschaltet werden soll, ein Mitspracherecht verwehren. Wollen wir etwa durch die Formulierung solcher Sicherheitsmaßnahmen in der Öffentlichkeit die Befürchtung wachrufen, ein begeisterter Transplantationschirurg werde unter Umständen das Leben eines beliebigen hoffnungslosen Falles am Respirator vorzeitig beenden? Wie immer wir diese Sicherheitsmaßnahmen auch ansehen – sie scheinen den hysterischen Argwohn einer kranken Gesellschaft widerzuspiegeln. Der Transplantationschirurg muß bei der gemeinsamen Entscheidung darüber, ob das künstliche Leben eines hoffnungslosen Falles am Respirator beendet werden soll, ein Wort mitzusprechen haben.«

Immerhin fügt Dempster hinzu, daß neutrale Ärzte als Gutachter, darunter auch Neurologen, ebenfalls der Meinung sein müssen, daß »die Grenze unwiderruflich überschritten ist und der Patient nie wieder gesund werden kann«.

Sobald der Spender für tot erklärt ist, kann man seine Organe innerhalb des Körpers konservieren. In diesem Falle brauchen das Transplantationsteam und der Empfänger nicht im Operationssaal auf den Augenblick zu warten, in dem der Tod eintritt. Schon jetzt ist es fast allgemein üblich, das Herz des toten Spenders zu massieren, ihn künstlich zu beatmen und so seine Organe weiterhin mit sauerstoffhaltigem Blut zu versorgen. Manche Chirurgen gehen noch weiter und unterkühlen den Körper des Spenders, indem sie eine Arterie und eine Vene an eine Kühlpumpe anschließen. Und in naher Zukunft sollte es möglich sein, die Organe zu entnehmen und sie tage-, wochen- oder möglicherweise sogar monatelang aufzubewahren. Damit wäre die allzu enge Verbindung zwischen Spender und Empfänger endgültig beseitigt.

Tatsächlich spricht einiges dafür, daß man die Verpflanzung von Leichenorganen, vor allem von Leichenherzen, die 1968 ein derartiges Aufsehen erregt hat, hätte aufschieben sollen, bis die Einrichtung von Organbanken möglich ist. Die Reihenfolge, in der sich neue Entwicklungen in der Medizin vollziehen, ist oft ebenso bedeutsam wie die Entwicklungen selbst. Hätte jedoch jemand Organbanken eingerichtet, ehe die Organtransplantation dies erforderlich machte? Vermutlich nicht – der springende Punkt ist, daß vielleicht jemand die Anregung dazu hätte geben sollen. Die Notwendigkeit einer übergeordneten medizinischen Forschungspolitik, die auch für derartige Überlegungen zuständig ist, wird hier deutlich.

Unterdessen geben sich die Transplantationschirurgen die größte Mühe, geeignete Organe zu erhalten, die irgendwo verfügbar werden. Infolge der vom Gesetz vorgeschriebenen Bedingungen, die erfüllt sein müssen, ehe ein Organ zu Transplantationszwecken entnommen werden darf, entgehen ihnen zur Zeit jedes Jahr Tausende brauchbarer Transplantate.

Nach dem englischen Gesetz (Human Tissue Act von 1961) hat ein Toter kein Recht auf seinen Körper. Selbst wenn er ihn oder Teile davon testamentarisch für medizinische Zwecke bestimmt, sind seine Verwandten nach seinem Tod nicht verpflichtet, seinen Wünschen nachzukommen. Wenn also ein Mensch plötzlich stirbt, muß der Transplantationschirurg die nächsten Verwandten ausfindig machen, ihnen die Nachricht schonend beibringen und sie dann, wenn sie von Kummer und Schreck noch ganz betäubt sind, dazu bewegen, ein Zustimmungsformular zu unterzeichnen. Das kann kostbare Zeit in Anspruch nehmen und ist hart für alle Betroffenen.

Wenn es nach den Transplantationschirurgen ginge, würde das Gesetz so abgeändert, daß sie jedem toten Körper Organe entnehmen dürften, sofern nicht mit gutem Grund angenommen werden muß, daß der Spender selbst es nicht gewollt hätte. Mit anderen Worten, sie möchten eine Blankovollmacht haben, die die

Last der Organverweigerung dem Eigentümer auferlegt. In England werden sie diese Vollmacht höchstwahrscheinlich bekommen: Zur Zeit liegt dem Parlament ein entsprechender Gesetzesentwurf vor (Sir Gerald Nabarros Nierenverpflanzungsgesetz). Auch in anderen Ländern wurde ein solches Gesetz entweder schon erlassen oder wird wahrscheinlich in absehbarer Zeit erlassen werden*.

Diese neuen Gesetze könnten vielen Menschen das Leben retten. Dennoch wäre es möglich, daß es sich hier um einen jener Fälle handelt, wo wir uns sozusagen überrollen lassen und hinnehmen, was den Experten gut scheint, ohne daß erörtert worden wäre, wie sich das alles auf uns auswirken könnte. Zwar erklären sich, wie wir gesehen haben, die meisten Leute den Meinungsforschern gegenüber mit einer Weiterverwendung ihrer Organe einverstanden, aber nur sehr wenige haben wohl ernsthaft darüber nachgedacht, was das unter Umständen für ihre Angehörigen bedeutet. Unsere Gesellschaft hat das Ritual der Trauer bereits auf ein psychologisch gefährliches Minimum reduziert. Was werden wir aber empfinden, wenn andere Menschen mit dem lebendigen Herzen unseres toten Kindes, unseres gestorbenen Ehegatten herumlaufen? Zur Zeit werden die Angehörigen wenigstens noch gefragt und können sich weigern, falls sie imstande sind, die Schuld auf sich zu nehmen, in die sie sich verstricken, wenn sie einem anderen Menschen die Chance der Gesundung vorenthalten. In der Regel geben sie ihre Einwilligung – eine Tatsache, die die Transplantationschirurgen nur allzugern betonen. Soviel ich weiß, hat jedoch noch niemand vom Standpunkt eines mitfühlenden Menschen aus,

* In etwa der Hälfte aller amerikanischen Bundes-Staaten wurden Gesetze erlassen, die im wesentlichen den Wünschen der Transplantationschirurgen entsprechen, obschon die Regelungen im einzelnen sehr unterschiedlich sind. Es sind jedoch starke Bestrebungen im Gange, eine vereinheitlichte Gesetzgebung zu erreichen. 1968 soll der National Conference on Uniform State Laws ein Gesetzentwurf vorgelegt werden, der im wesentlichen die oben erwähnten Verfügungen betrifft und außerdem dem Empfänger eines Leichenorgans und seinem Arzt Immunität gewährt. Wird der Entwurf gebilligt, so wird er dem House of Delegates der American Bar Association vorgelegt werden, das dann auf seine Annahme seitens aller staatlichen gesetzgebenden Körperschaften dringen wird.

In Frankreich ist die gesetzliche Lage merkwürdigerweise umgekehrt. Das Gesetz gestattet, Toten ein Organ zu entnehmen, ohne vorher die Erlaubnis ihrer Familienangehörigen einzuholen, verbietet jedoch die Verwendung von Nieren lebender freiwilliger Spender. Chirurgische Operationen am Menschen sind nur erlaubt, wenn sie für den Patienten selbst medizinisch von Vorteil sind. Auch hier versuchen Transplantationschirurgen, die Gesetze zu ändern.

geschweige denn unter psychiatrischem Aspekt untersucht, wie sich eine Aufspaltung des Kummers in diesen Fällen auswirkt. Ich jedenfalls werde niemals jenen Ärzten verzeihen können, die bei der ersten Herztransplantation in England dem Spender sein Herz entnahmen, noch ehe seine schwangere Frau wußte, daß er tot war. Und auch der Gesellschaft kann ich nicht verzeihen, daß sie in der Begeisterung über den augenblicklichen Erfolg diese Tatsache so gut wie gar nicht zur Kenntnis genommen hat.

### *Der Ersatzteilmarkt*

Schon jetzt herrscht ein akuter Mangel an Spenderorganen, und Patienten müssen deshalb sterben. Was aber soll geschehen, wenn die Transplantation von Nieren, Herzen, Lebern, Lungen (etwa in dieser Reihenfolge) zur erfolgreichen Routineoperation wird? Werden Knappheit und alle damit verbundenen heiklen Probleme der Spenderauswahl und -abweisung sich dann noch stärker bemerkbar machen? Oder werden Medizin und Gesellschaft sich fähig zeigen, einerseits gelassen hinzunehmen, daß diese neue Technologie ihre Grenzen hat, also nicht Unsterblichkeit für alle bringt, und sich andererseits trotzdem um eine Erweiterung dieser Grenzen bemühen, indem sie ein leistungsfähiges System schafft, mittels dessen alle verfügbaren Organe dorthin gelangen, wo sie gebraucht werden? Hier liegen die bedrohlichsten Probleme, vor die uns die Transplantationschirurgie stellen wird, sobald sie erfolgreich ist.
Es läßt sich nur sehr schwer voraussagen, ob je genügend Organe verfügbar sein werden. Wollte man hier weiter als zehn Jahre vorausschauen, so wäre das etwa, als hätte jemand zu Blériots Zeiten den heutigen Düsenmaschinenreiseverkehr – mit all seinen Erfolgen und Mißerfolgen bei der Organisation billiger Flüge für alle – voraussagen wollen. Die Krankheiten werden völlig anders verlaufen, und die Nachfrage nach Ersatzorganen sowie die Zahl brauchbarer Spender werden infolgedessen zurückgehen. Die Kriterien der Patientenauswahl werden dann andere sein: Während die veränderten Krankheitsverläufe den Tod hinausschieben, werden die Chirurgen vielleicht dazu übergehen, Transplantationen an jüngeren und im übrigen gesunden Menschen vorzunehmen. Nichtsdestoweniger können wir nur von unserem heutigen Wissensstand ausgehen, und es lohnt sich daher auch, sich über das gegenwärtige Verhältnis von Angebot und Nachfrage ein Bild zu machen. Wenden wir uns also zunächst der in unserer Zeit

bestehenden Nachfrage nach Organen für die Transplantationen zu*.

*Nieren*

Wie wir im vorangehenden Kapitel gesehen haben, liegt die Nachfrage pro Jahr für Großbritannien zwischen 2000 und 3000 (wenn man davon ausgeht, daß die Transplantation die Dialysebehandlung vollständig verdrängen wird), für die Vereinigten Staaten zwischen 8000 und 12 000. 1967 wurden in England etwa 100 Nieren verpflanzt, aber der National Health Service plant, diese Zahl in den nächsten Jahren auf 600 zu erhöhen. Die übrigen Patienten werden sterben müssen oder bestenfalls einen Platz an der künstlichen Niere bekommen.

*Herzen*

Was den Ersatz des ganzen Herzens betrifft, so liegt hierfür der jährliche Bedarf in den Vereinigten Staaten bei etwa 86 000. Dabei handelt es sich um Menschen, die unmittelbar vom Tode bedroht sind; weitere 46 000 kommen hinzu, falls auch die Masse der »Herzkrüppel« im Laufe der nächsten zehn Jahre neue Herzen bekommen soll. Für Großbritannien ergibt sich ein jährlicher Bedarf an etwa 22 000 plus 11 000 Herzen. Donald Longmore ist der Meinung, für weitere 30 000 Patienten in Großbritannien könnte ein Herz-Lungen-Transplantat von Nutzen sein. (In den Vereinigten Staaten liegt diese Zahl bei etwa 120 000.)

* Für Nieren und Lebern hat man – allerdings nur für die Vereinigten Staaten – detaillierte Berechnungen angestellt: so Nathan Couch mit »Supply and Demand in Kidney and Liver Transplantation: a Statistical Survey« in *Transplantations* (1966), 4, 587–595. Ich habe diese Berechnungen mit zwei Modifikationen hier verwendet. Erstens gelten Couchs Zahlen für 1963, während ich sie auf die größere Bevölkerungszahl der Vereinigten Staaten im Jahre 1968 umgerechnet habe. Zweitens habe ich sie bei der Anwendung auf Großbritannien auf die kleinere Bevölkerungszahl umgerechnet, indem ich sie durch vier teilte.

*Lebern*

An Leberversagen sterben etwa ebenso viele Menschen wie an Nierenversagen. Die zwei hauptsächlichen Todesursachen sind Krebs der Leber, der Gallenblase oder der Gallengänge (in England etwa 1600) und Leberzirrhose (5400). Aus drei Gründen jedoch gibt es weit weniger geeignete Anwärter auf ein Transplantat. Krebs und Zirrhose sind überwiegend Krankheiten des höheren Alters; die meisten Krebskrankheiten wären wegen der Verbreitung der malignen Zellen über den ganzen Körper nicht geeignet, und die Zirrhosekranken sind zu etwa 75 Prozent chronische Alkoholiker. Sogar wenn ihnen der Arzt nur leichte Einschränkungen auferlegt, folgen die Alkoholiker diesen Regeln nicht und sterben früher als andere Patienten: Solange es an Spenderorganen fehlt und man deshalb unter den Empfängern eine strenge Auswahl treffen muß, würden nur wenige Chirurgen Alkoholiker annehmen. Wenn man alle diese Punkte berücksichtigt und die Altersgrenze auf 60 Jahre ansetzt, gibt es jährlich etwa 600 bis 1000 »würdige« Anwärter.

*Lungen*

In England sterben jährlich fast 30 000 Menschen an Lungenkrebs und 31 000 an chronischer Bronchitis. Außerdem gibt es Zehntausende, die wegen chronischer Bronchitis ein stark behindertes Leben führen. Wie viele dieser Menschen durch ein Lungentransplantat zu retten wären, kann niemand voraussagen. Viele Krebskranke wird man wohl ausschließen müssen, und viele der chronischen Bronchitiker werden zu alt und ganz allgemein zu verbraucht sein. Sobald (oder falls) die soziale Präventivmedizin das Problem anpackt, kann man – wie bei den Herzkrankheiten – bei den Lungenkrankheiten eine erhebliche Besserung erwarten. Auch wenn dies (was wahrscheinlich ist) im Grunde nur einen Aufschub bedeutete, so würde die Nachfrage dennoch stark zurückgehen, da man bei den Anwärtern dann häufig noch mit anderen ernsten Störungen zu rechnen hätte. Zur Zeit wäre die Nachfrage nach Lungentransplantaten, sehr grob geschätzt, vielleicht halb so hoch wie die Zahl der Todesfälle, das heißt etwa 30 000 pro Jahr.

Wie aber ist es um das Angebot bestellt? Gibt es so viele geeignete Spender, daß der Bedarf gedeckt werden kann?

Die idealen Spender sind Menschen, die an einer Subarachnoidalblutung sterben – an einem geplatzten Blutgefäß der Membranen, die das Gehirn umgeben. Sie sterben ziemlich schnell, meist im Krankenhaus, und ihre übrigen Organe sind nur sehr selten geschädigt. In Großbritannien gibt es jährlich etwa 1600 solcher Todesfälle. Stürben die Betreffenden alle in einem Krankenhaus, das in der Nähe eines Transplantationszentrums liegt, so könnten sie 1600 Lebern und etwa 2800 Nieren liefern (aus medizinischen Gründen kann nicht jeder Tote zwei Nieren spenden). Allein diese Spender könnten den Bedarf an Lebern überreichlich und den an Nieren gerade eben decken; außerdem könnten sie etwa 1500 Herzen und Lungen liefern.

Dazu kommen noch die anderen »natürlichen« Hirntodesfälle: primäre Hirntumoren, Schlaganfälle, Hirnblutungen und andere Verletzungen des Zentralnervensystems. Zusammen sind das jährlich 10 000 Todesfälle. Etwa die Hälfte der Betroffenen käme wohl als Organspender in Betracht. Zuletzt bleiben noch die Opfer der Verkehrsunfälle (etwa 7500 im Jahr) und sonstiger Unfälle und Gewalttaten (etwa 10 000 im Jahr). Anscheinend ist nicht bekannt, wie viele dieser Menschen an reinen Kopfverletzungen sterben, ohne daß ihre sonstigen Organe Schäden davontragen, oder wie viele von ihnen kurz vor oder kurz nach der Einlieferung ins Krankenhaus sterben. Wenn man jedoch diese beiden letzten Gruppen zusammennimmt, darf man wohl mit etwa 10 000 potentiellen Spendern von Herzen und Lungen (und ebenso von Nieren und Lebern) rechnen. Longmore schätzt, daß es jährlich zwischen 7000 und 14 000 potentielle Herz- oder Herz-Lungen-Spender gibt.

Fassen wir also zusammen: Wenn man ein perfekt funktionierendes Verteilersystem für das Spenderangebot hätte, gäbe es vermutlich keinen Mangel an Ersatzlebern und -nieren; wenn jedoch Herz- und Lungentransplantationen zu Routineoperationen werden, ist es so gut wie sicher, daß die Knappheit der Spender deren Zahl beschränken wird.

Hier scheinen sich keinerlei neuartige Schwierigkeiten zu ergeben. Natürlich würde man die Transplantationspatienten auswählen und andere sterben lassen müssen. Man hat die Befürchtung ausgesprochen, daß sich ein Schwarzmarkt für verpflanzbare Organe bilden könnte. Wie man in manchen Ländern, in denen es nicht genügend freiwillige Blutspender gibt, dem Mangel durch Vergütungen für Blutspenden abhelfen muß, so sei auch damit zu rechnen, daß gelegentlich reiche Leute, die auf andere Weise keine Ersatzorgane bekämen, für die Nieren lebender Spender oder für die Herzen Toter große Summen bieten würden. Ein paar Arme fänden sich dann schon, die zu dem Geschäft bereit wären. Ich halte das für ausgeschlossen. Alle Transplantationschirurgen stimmen darin überein, daß dieser Fall niemals eintreten dürfe, und es ist kaum denkbar, daß sie ihre Ansicht in absehbarer Zeit ändern werden. Der Schwarzmarkt müßte also schon eine Untergrundorganisation sein, etwa wie die kriminellen Abtreibungen. Doch wie soll jemand ein illegales Transplantationszentrum organisieren – mit Operationssälen, geschulten Chirurgen und allen sonstigen Vorrichtungen, die unerläßlich sind, um Spenderorgane zu gewinnen, ihre Verträglichkeit zu prüfen und sie zu kühlen? Immerhin – falls einer Mehrheit ein Schwarzmarkt für Organe aller Moral hohnzusprechen scheint, wäre es vielleicht nicht unangebracht, die nötigen gesetzlichen Maßnahmen schon jetzt zu ergreifen.

Vorläufig haben wir mit ganz anderen, sehr realen Mängeln zu rechnen: Es gibt zu wenig Transplantationschirurgen und viel zuwenig Geldmittel, um Kliniken für sie zu bauen und auszustatten. Das bedeutet, daß bis auf weiteres Transplantatanwärter sterben und – was ebenso schwerwiegend ist – Transplantationsoperationen häufig den Operationssaal so lange Zeit blockieren werden, daß andere dringliche Fälle warten müssen. So wurden zum Beispiel in der Woche nach der ersten englischen Herzverpflanzung am National Heart Hospital keine größeren Herzoperationen vorgenommen, obgleich sonst wöchentlich etwa zehn solcher Operationen durchgeführt wurden. Was war der Grund? Der Empfänger, Frederick West, lag hermetisch abgeschlossen in dem zweiräumigen Operationssaal, da dies der einzige Platz im Krankenhaus war, der genügend steril gehalten werden konnte.

Es ist noch nicht abzusehen wie man diese Schwierigkeiten meistern wird. Vielleicht entschließt sich die Gesellschaft, für Transplantationen große Summen bereitzustellen, so wie sie das für andere fortschrittliche Technologien getan hat. Vielleicht zieht sie es aber auch vor, ihr Geld für andere Dinge auszugeben. Hier ist jedoch nicht der richtige Ort, um derlei Alternativen zu erörtern. Dieses Thema geht nicht speziell die Transplantationen an, sondern ist von so allgemeiner und grundsätzlicher Bedeutung, daß es ein eigenes Kapitel – das letzte des vorliegenden Buches – verdient. Hier sei nur festgestellt, daß es keinen zwingenden Grund gibt, warum die Transplantationschirurgie nicht bis zu den Grenzen vordringen könnte, die ihr durch das Spenderangebot gesetzt sind. Allerdings werden wir, wenn wir uns in diesem Sinne entscheiden, weiteren, ungeheuren Schwierigkeiten gegenüberstehen.

*Ein weltweiter Gewebeuntersuchungsdienst*

In einem Londoner Herzkrankenhaus stirbt ein Patient langsam an einem unheilbaren Herzleiden. Da er ein geeigneter Anwärter auf ein Transplantat ist, wird ihm eine kleine Gewebeprobe entnommen und in eines der wenigen Zentren für Gewebetypisierung, die es auf der Welt gibt, eingesandt. Glücklicherweise ist ein solches Zentrum in der Nähe, denn die Probe muß innerhalb von vier Stunden dorthin gelangen. Unterdessen rufen die Ärzte befreundete neurologische und Unfallabteilungen an und teilen dort mit, daß sie nach einem Spender suchen. Eine dieser Abteilungen antwortet, bei ihnen sei in der Nacht ein Unfallopfer mit einer tödlichen Kopfverletzung eingeliefert worden. Der Verunglückte wird künstlich beatmet, seine Verwandten haben sich (nachdem man sechs Stunden nach ihnen gesucht und ein für beide Seiten qualvolles Gespräch mit ihnen geführt hat) damit einverstanden erklärt, daß er als Organspender dient; eine Gewebeprobe von ihm ist inzwischen ebenfalls zur Untersuchung eingesandt worden. Dann treffen die Ergebnisse ein, und der Verletzte stirbt. Seine Gewebe passen nicht zu denen des Herzpatienten, daher wird sein Herz nicht entnommen, sondern er kommt unversehrt in die Leichenhalle. Der Herzpatient stirbt am nächsten Tag. Unterdessen stirbt in Manchester ein Mädchen an einer Nierenerkrankung und in einem Pariser Krankenhaus ein Mann an Leberzirrohse, da keine Organspender verfügbar waren. Beider Gewebe hätten vollkommen zu dem des Unfallopfers gepaßt. In der neurologischen Abteilung eines Stockholmer Krankenhauses entscheidet mittlerweile ein Arzt, daß für eine junge Frau mit einem Kopfschuß keine Hoffnung auf Wiederherstellung mehr besteht, und schaltet ihr Beatmungsgerät widerstrebend aus. Ihr Gewebe hätte genau zu dem des Londoner Herzpatienten gepaßt. Die Organe zweier Patienten blieben ungenutzt, und (mindestens) drei Leben konnten nicht gerettet werden – nur weil es kein vollkommenes Nachrichtensystem gibt. Donald Longmore schreibt dazu: »Diese Vorstellung von einer Nachrichtenübermittlung stammt noch nicht einmal aus der Postkutschenzeit; sie stammt aus jenen Zeiten, wo wichtige Botschaften noch durch Läuferstafetten übermittelt wurden. Wenn die Transplantationschirurgie halten soll, was sie verspricht, wenn sie auch nur unsere heutigen Kenntnisse und Fähigkeiten zur Rettung menschlichen Lebens einsetzen will, muß eine viel leistungsfähigere Organisation ins Leben gerufen werden.« (Implants or Transplants« in *Science Journal*, Februar 1968.)

Damit fängt man jetzt gerade an. Zur Zeit macht Richard Batchelor, Professor für Immunologie am Queen Viktoria Hospital in East Grimstead, Versuche mit einem Gewebeuntersuchungsdienst, der ausgewählte Transplantationszentren in drei englischen Städten verbindet. In Leiden (Holland) geht Dr. van Rood einen Schritt weiter, indem er für den gesamten Kontinent ein Eurotransplantzentrum aufbauen möchte. In den Vereinigten Staaten und anderen Ländern entwickelt man ähnliche Pläne mit vorerst begrenzter Zielsetzung. Letztlich werden sie sich vielleicht zu riesigen Netzen ausweiten, die Nord- und Südamerika, Europa, Afrika, Asien und Ozeanien umspannen und sich zu einer weltweiten Transplantationsorganisation zusammenschließen.

Wenn das glingt, wird diese weltweite Organisation eine außergewöhnliche Einrichtung darstellen. Ihre erste, grundlegende Aufgabe wird es sein, unter Ausnützung aller Möglichkeiten der modernen Nachrichtenübermittlung, vom Telefon bis zur Informationsspeicherung in Großcomputern und Übermittlung durch Satelliten, äußerst rasch eine ungeheure Menge von Informationen aus Tausenden von medizinischen Zentren zu übernehmen und weiterzugeben. Zunächst wird man die Daten jedes Patienten, der auf ein Transplantat wartet, in einem System von regionalen und überregionalen Zentren speichern müssen. Diese Information wird nicht nur die Gewebegruppe und das vom Patienten benötigte Organ angeben, sondern auch Fragen beantworten, die sich auf die medizinische (und vielleicht auch soziale) Dringlichkeit einer Transplantation beziehen und wesentlich problematischer sind: Wie stark ist ein Patient gefährdet, wie lange hat er schon an der künstlichen Niere gewartet, wie alt ist er, welche Voraussetzungen für einen Erfolg sind gegeben usw.? Alle diese Daten müssen täglich auf den neuesten Stand gebracht werden. In der gleichen Weise wird man dann auch die potentiellen Spender erfassen müssen, die in die Krankenhäuser eingeliefert werden, um dort zu sterben oder sich mit hohen Risiken belasteten Operationen zu unterziehen. Damit das System auf der Angebotsseite seine höchste Leistungsfähigkeit erreicht, wird man sich zudem um Spender bereits bemühen müssen, solange sie noch gesund sind. Um die Anwerbung von Spendern zu fördern, hat Longmore ein Arrangement vorgeschlagen, nach dem jeder, der seine Organe nach seinem Tod zur Verfügung stellt, automatisch eine höhere Dringlichkeitsstufe erhält, wenn er je selbst ein Transplantat brauchen sollte. Damit die Organentnahme nach dem Tod schnell vonstatten geht und nicht erst die Erlaubnis der Angehörigen eingeholt zu werden braucht, müßten die Spender kenntlich sein – etwa an einem unter einem Arm eintätowierten »D« (Donor = Spender). »Für manche wird das zweifellos hauptsächlich ein Statussymbol sein. Für viele jedoch wird es eine tiefere Bedeutung haben: Sie werden darin das Kennzeichen eines Menschen sehen, der an seinen Nächsten denkt.«

In dem breiten Datenstrom über Patienten und Spender lösen zwei Sonderfälle eine Aktivität der Computer aus: der plötzliche Bedarf nach einem Organ und die plötzliche Verfügbarkeit eines Organs. Dann berechnen sie die günstigsten Spender-Empfänger-Kombinationen und berücksichtigen dabei nicht nur die Gewebe-Kompatibilität, sondern auch die Dringlichkeit des Bedarfs sowie die Zeit, in der die Spenderorgane zu den Empfängern gelangen können. Wenn das Ergebnis vorliegt, benachrichtigen sie automatisch die Krankenhäuser, in denen die Empfänger liegen, rufen die Organe ab und veranlassen die Beförderung – durch Taxen, Flugzeuge, Ambulanzen oder was sonst in Frage kommt. Wenn die Organisation weitgespannt ist, müßte das ganze System sehr flexibel sein und schnelle Arbeit leisten: Während sich ein Herz auf dem Flug von Berlin nach London befände, könnte London die Nachricht erhalten, daß ein frischeres, besser passendes Herz aus Paris unterwegs sei, und ein anderes Londoner Krankenhaus wird auf die Ankunft des Berliner Herzens vorbereitet werden.

Solange man komplexe Organe nicht länger als eine oder zwei Stunden aufbewahren kann, sind diesem System natürlich Grenzen gesetzt, und zwar so enge Grenzen, daß man Transplantationszentren unter Umständen sogar in der Nähe von Flugplätzen errichten müßte. Allerdings sieht es so aus, als würden in absehbarer Zeit Organbanken geschaffen werden. Es hat keinen Sinn, die gegenwärtigen Erfolge im einzelnen aufzuzählen, da sie zu schnell überholt sein werden. Einen Ausblick in die Zukunft gewährt jedoch die Beschreibung eines Nieren-Konservierungsgerätes durch F. O. Belzer von der Universität Kalifornien im März 1968. Dieses Gerät wird, wie er hofft, Nieren drei Tage lang in funktionsfähigem Zustand erhalten und hat bereits eine Niere 17 Stunden lang konserviert, ehe sie erfolgreich in einen Menschen transplantiert wurde. Bei Tieren sind schon erfolgreiche Transplantationen mit Nieren durchgeführt worden, die man drei Tage lang konserviert hatte. Die Maschine pumpt gekühltes, sauerstoffhaltiges angereichertes Plasma durch die Niere. Was Herzen anbelangt, so hat vor kurzem ein französisches Team berichtet, sie hätten 45 Minuten nach dem Tode entnommene Leichenherzen und Herzen, die nach der Entnahme 48 Stunden lang konserviert waren, wieder zum Schlagen gebracht. Hier bedient man sich neben der Kühlung und Flüssigkeitsperfusion des Kunstgriffs, die Flüssigkeit stoßweise mit der natürlichen Ruhefrequenz des Herzens durch dieses zu pumpen; die Impulse werden von einer Elektrode, die man in den natürlichen Schrittmacher des Herzens eingepflanzt hat, dort abgenommen und weitergeleitet.

Mögen diese Banken auch für manche Menschen etwas Grausiges haben, so werden sie doch zweifellos dazu führen, daß man den Transplantationen gelassener gegenübersteht. Abgesehen davon, daß sie die Entfernung zwischen Spender und Empfänger verringern und auf diese Weise viele Leben retten werden, verlängern sie auch die Zeitspanne zwischen dem Tod des Spenders und der Verpflanzung seiner Organe auf einen Empfänger. Ferner werden Organbanken eine echte Anonymität von Spender und Empfänger gewährleisten, so wie es heute bei den Blutbanken der Fall ist – vorausgesetzt allerdings, daß gewisse aufdringliche Reporter die Geheimhaltung nicht vereiteln.

Der Aufbau eines weltweiten Gewebeuntersuchungsdienstes und eines weltweiten Organbankensystems wird weder einfach noch billig sein, doch sind wir sowohl geistig als auch finanziell durchaus dazu in der Lage – wenn wir nur wollen. Vorbilder haben wir schon in den prompten, weltumspannenden Informationsnetzen des Weltwetterdienstes oder in den Blutbanken. Die Frage ist nur, ob wir es wollen – oder vielmehr, ob diese Systeme, wenn wir keine Meinung äußern, sich entweder langsamer entwickeln, als uns lieb wäre, oder von den Interessenvertretern der Transplantationschirurgie schneller vorangetrieben werden, als es uns recht sein kann. Die Entscheidung liegt in unserer Hand.

Selbst wenn wir Organbanken und weltweite Gewebeuntersuchungsdienste aufbauen, ließe sich damit ein ständiger allgemeiner Mangel an Ersatzorganen möglicherweise nicht beseitigen. Dem liegt nach Peter Medawar folgendes Paradoxon zugrunde: In dem Maße, in dem die Medizin ihre Leistungen steigert, wird sie neben den Empfängern auch den Spendern das Leben verlängern – und zwar in vielen Fällen dadurch, daß sie auch diese zu Empfängern macht. Auf die Dauer wird uns vielleicht nichts anderes übrigbleiben, als diesen *circulus vitiosus* zu durchbrechen und zum Ausgangspunkt der Transplantationschirurgie beim Menschen zurückzukehren – zu tierischen Spendern.

In unserer Zeit wurde die erste Übertragung eines tierischen Organs auf einen Menschen (Heterotransplantation) am 16. Februar 1963 von Claude Hitchcock an der Minneapolis Research Foundation durchgeführt. Er verpflanzte die Niere eines Pavians in den Oberschenkel einer 65jährigen Frau, die mit irreversiblem Nierenversagen im Sterben lag. Drei Tage zuvor hatte sie eine menschliche Niere erhalten, die jedoch versagte. Da man keinen menschlichen Spender für einen zweiten Transplantationsversuch fand, war die Pavianniere ihre letzte, von vornherein sehr geringe Hoffnung. Die Niere arbeitete zwar für kurze Zeit, versagte jedoch am vierten Tag nach der Einpflanzung; sie wurde entfernt, und acht Tage später starb die Patientin.

Führend auf dem Gebiet der Transplantation tierischer Organe ist Keith Reemtsma. Er transplantierte in New Orleans zwischen Oktober 1963 und Februar 1964 einer Frau zwei Rhesusaffennieren und sechs Patienten Schimpansennieren. Auch hier waren sämtliche Patienten dem Tode nahe, und menschliche Spender oder künstliche Nieren standen nicht zur Verfügung. Alle Transplantate versagten; ein Patient jedoch – der erste, der eine Schimpansenniere bekommen hatte – lebte 63 Tage, ehe er an einer Pneumonie starb, die in der Hauptsache auf Grund der massiven immunsuppressiven Therapie aufgetreten war. Der Autopsiebefund zeigte keine Anzeichen einer Abstoßungsreaktion. Seither folgten noch der oben beschriebene mißglückte Versuch, einem Menschen ein Schimpansenherz zu implantieren, und einzelne erfolglose Transplantationen von Primatenlebern auf Menschen.

Es ist noch völlig offen, ob die zahlreichen Probleme des mangelnden Angebots und der ethischen Fragwürdigkeit, die die Verwendung menschlicher Spender aufwirft, dadurch zu lösen sind, daß Tiere zur Hauptquelle für Ersatzorgane werden. Das hängt weitgehend von den Entdeckungen der Immunologen, aber auch von der Zustimmung und tätigen Mitwirkung der Gesellschaft ab.

Vom biologischen Standpunkt aus scheint diese Entwicklung nahezuliegen. Einmal unterscheiden sich zwar Tiere im allgemeinen immunologisch sicherlich stärker vom Menschen, als Menschen untereinander, aber Heterotransplantationschirurgen – ich nenne Reemtsma – sind der Meinung, manche Primaten paßten möglicherweise immunologisch besser zu manchen Menschen, als viele Menschen untereinander zusammenpassen. Wenn auf dem Gebiet der Primatenimmunologie und -genetik intensiver weiter geforscht wird, könnte eine Züchtung spezieller, zum Menschen passender

Arten durchaus im Bereiche des Möglichen liegen. Sollten wir eine Forschung in dieser Richtung nachdrücklich fördern? Außerdem berechtigt das ALS zu manchen Hoffnungen. Nach Peter Medawar gelingt es den Biologen heute besser, Gewebe von einer Tiergattung auf eine andere zu übertragen, als es ihnen vor 15 Jahren innerhalb der gleichen Spezies möglich war.

Sobald (oder falls) die Immunitätsschranke zwischen Mensch und Tier durchbrochen wird, erhebt sich die Frage, welche Tiere gezüchtet werden sollen. Die Nieren von Schimpansen und Pavianen sind denen der Menschen ziemlich ähnlich, ihre Herzen jedoch könnten zu klein sein. Vermutlich müßte man die größeren Primaten, etwa Orang-Utans, heranziehen; diese jedoch sind selten und lassen sich in Gefangenschaft nur schwer züchten. Anatomisch gesehen wären vielleicht sogar Schweine die bestgeeigneten Spender für Herzen und die übrigen Organe, und es sollte nicht allzu schwierig sein, Schweine zu züchten, die etwa die gleiche Größe wie Menschen haben. Niemand weiß vorläufig etwas Genaues. Für die angewandte Biologie bleibt hier eine Menge zu tun, und viele Versuche am Menschen sind noch nötig, ehe wir wissen werden, welche tierischen Organe sich den Bedingungen des menschlichen Körpers am besten anpassen. Und wenn das alles geschehen ist, müssen wir diese Tiere herdenweise züchten: Tierfabriken, die uns Ersatzorgane am Fließband liefern. Wer kann sagen, wie uns zumute sein wird, wenn wir an einer dieser grunzenden Organbanken vorbeifahren? Oder wie sich das Leben mit einem tierischen Organ auf die Vorstellung auswirken wird, die wir von uns selbst haben? Sollte man nicht ein umfassendes psychologisches Forschungsprogramm zur Beantwortung solcher Fragen ansetzen, ehe die Biologen beweisen, daß das Verfahren technisch möglich ist, und wir uns in diese Richtung festlegen? Denn dieser Ausweg aus der Transplantationsproblematik wird, um es milde auszudrücken, nicht so leicht und bequem sein, wie manche Optimisten glauben. Und wir sollten auch gar nicht zulassen, daß er allzuleicht zu beschreiten ist, denn wenn wir nicht sehr auf der Hut sind und bleiben, könnte es geschehen, daß wir letztlich die großen Verlierer sind.

Zum Schluß bleibt uns noch ein letzter Fragenkomplex, an dem wir unser Urteil über die Transplantationschirurgen und all die anderen Ersatzteilchirurgen mit ihren mechanischen Organen ausrichten müssen. Wollen wir sie überhaupt haben? Ist es wirklich unser Wunsch, daß sie so großartige Erfolge erringen, wie sie sie erstreben? Führen sie uns als »Stars« der modernen kostspieligen kurativen Chirurgie auf einen glänzenden, aber falschen Weg? Es

geht hier nicht nur um die Frage, ob wir sie uns leisten können, nicht nur ums Geld, obgleich jede Mark, die wir für sie ausgeben, für andere Zwecke verloren ist. Es geht auch um die Frage, wohin das führen soll. Werden sie, wenn sie ihr leuchtendes Fernziel erreicht haben, die Stützen einer untergehenden Rasse sein?
Diese Fragen sind von so überwältigender Bedeutung, daß ich ihre Erörterung für das letzte Kapitel aufgehoben habe. Hier möchte ich zunächst mit den Worten eines der berühmtesten englischen Ärzte, Sir George Pickering, deutlich machen, was ich meine: »Das Ziel der Medizin ist ein Leben ohne Ende, zuletzt vielleicht mit dem Herzen, der Leber oder den Arterien eines anderen Menschen, nicht jedoch mit dem Gehirn eines anderen. Sollte sie das erreichen, so werden die Menschen mit senilem Gehirn und senilem Verhalten einen ständig zunehmenden Anteil der Erdbevölkerung ausmachen. Für mich ist das eine entsetzliche Vorstellung.«

# 11 Dringlichkeitsstufen

Das schwierigste Problem, vor das uns der medizinische Fortschritt stellt, ergibt sich aus der einfachen Tatsache, daß wir ihn uns nicht leisten können. Da unsere finanziellen Möglichkeiten hinter den Heilungsmöglichkeiten immer weiter zurückbleiben, ähnelt die Medizin allmählich einem Supermarkt, der sich inmitten eines Slumviertels befindet. Von Jahr zu Jahr vergrößert sich in den Regalen das Angebot verlockender Waren – der zuverlässigeren Methoden, den Tod hinauszuschieben und Krankheit zu verhüten –, von Jahr zu Jahr jedoch sind die Kunden immer weniger in der Lage, sich die Dinge zu leisten, die man ihnen so verlockend anbietet.

Die Folge davon ist, daß die Forderung nach einer Rationalisierung der Verkaufsgüter immer lauter wird. Wenn wir uns nicht alles leisten können, müssen wir entscheiden, was als kostspieliger Luxus gelten und eingeschränkt werden soll, damit die dringenden Bedürfnisse aller befriedigt werden können. Diese Rationalisierung jedoch, die man heute fast allgemein für unumgänglich hält, wenn die Medizin nicht in einer katastrophalen Krise praktisch und moralisch Schiffbruch erleiden soll, wird überaus schwierig durchzuführen sein. Ein solches Vorhaben bedeutet nämlich nicht nur einen Eingriff in nahezu alle althergebrachten Vorrechte des Ärztestandes, nicht nur eine Entscheidung darüber, wo wir es uns leisten können, Leben zu retten, und wo uns das zu teuer wird – es bedeutet einen Vorstoß zum Kernproblem der medizinischen Praxis und zu der Frage: Wozu ist die Medizin eigentlich da?

Die Gründer des National Health Service in England glaubten das zu wissen. Sie vertraten den Standpunkt, die ganze Bevölkerung habe ein unbestreitbares Anrecht auf die besten modernen ärztlichen Dienstleistungen, und dieses Recht könne nur verwirklicht werden, wenn die Versorgung kostenlos sei. Sie hofften, unter diesen Bedingungen werde bei allgemeiner guter ärztlicher Versorgung jedermann gesünder werden. Wie nach Lenins Theorie der Staat, so werde auch die Medizin nach und nach »absterben«, nämlich sich selbst überflüssig machen. Dementsprechend sagten sie voraus, daß man für den National Health Service, der im ersten Jahr (1945) 170 Millionen Pfund kosten sollte, trotz der Bevölkerungszunahme zwanzig Jahre später immer noch mit etwa der gleichen Summe auskommen werde. Statt dessen betrugen die Ausgaben des NHS im Jahre 1966 1434 Millionen Pfund, und bis

1970 werden sie sich im Vergleich zu 1950 mehr als verdreifacht haben. Dieser steile Anstieg geht zwar zu einem großen Teil auf die allgemeine Geldentwertung zurück – der Anteil des NHS am Nationaleinkommen stieg während der letzten fünfzehn Jahre nur von 4,5 auf 5 Prozent –, er war jedoch offenbar noch nicht hoch genug. Obgleich die Sterbeziffern gesunken sind und die Bevölkerung im allgemeinen gesünder ist, hat sich die Kluft zwischen Verheißung und Erfüllung stark verbreitert. Das weiß jedermann. Ob die Medizin nun Erfolge hat oder nicht, die Stimmen, die bessere Leistungen fordern, werden immer lauter.

Was ist schiefgegangen? Warum erfüllt die Medizin trotz des ungeheuren Einsatzes an Arbeitskräften und Geldmitteln in keinem hochentwickelten Land die Hoffnungen, die man auf sie setzt?

Einer der wichtigsten Gründe hierfür ist, daß die Krankheitsstruktur sich einschneidend und rasch geändert hat. Während unsere Großeltern physisch leistungsfähig, aber von Infektionskrankheiten geplagt waren, stehen wir heute unter der Geißel der sozialen degenerativen Erkrankungen des mittleren und höheren Alters. Herzkrankheiten, Krebs und Schlaganfälle sind in unserer Zeit die drei häufigsten Todesursachen in fast jedem Land der nördlichen Hemisphäre; danach kommen Lungenentzündung und Tod durch Unfall oder Gewalttätigkeit. Dieser Umschwung hat sich zwar langsam und stetig während der ganzen letzten hundert Jahre vollzogen, doch zeigt die Übersicht, wie stark er sich bei den Menschen jüngeren und mittleren Alters während der letzten zwanzig Jahre beschleunigt hat.

Infolgedessen hat die Medizin einen großen Teil des Vorsprungs wieder eingebüßt, den sie durch die Möglichkeit gewonnen hatte, Krankheiten mit Hilfe von Medikamenten verhältnismäßig billig unter Kontrolle zu halten: durch die Impfstoffe, die man bei Reihenimpfungsprogrammen einsetzte, und Wundermittel wie etwa die Antibiotika. Der starke Abfall der Sterbeziffern zwischen der Mitte der 40er und der Mitte der 50er Jahre war zum größten Teil diesen billigen »Waffen« zu verdanken. Dafür muß sich die Medizin bei ihren beschränkten Mitteln heute mit drei neuen Anforderungen auseinandersetzen.

Erstens muß eine Behandlung, die Todesfälle auf Grund der neuen Ursachen verhindern will, meist hochspezialisiert sein und in Krankenhäusern mit kostspieligen Arbeitskräften und Ausrüstungen durchgeführt werden. Besonders deutlich wird das bei Herztransplantationen. Auf jede solche Transplantation jedoch kommen Tausende von Patienten, bei denen weniger aufsehenerregende, aber kaum weniger aufwendige Operationen am offenen

# Hauptsächliche Todesursachen für 15- bis 44jährige in England und in Wales

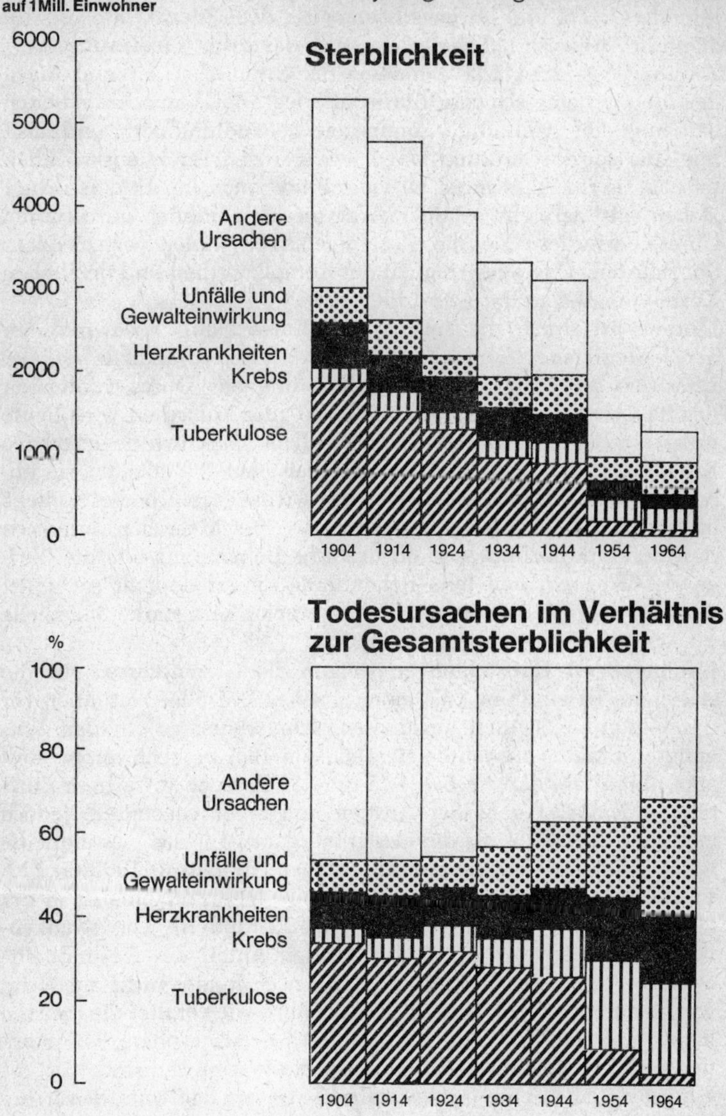

Herzen durchgeführt werden oder die wochenlang in den Intensivpflegestationen der Herzabteilungen liegen und dort hochverfeinerte Geräte und oft jeweils mehr als zwei Pflegekräfte für sich allein in Anspruch nehmen – und auch das kostet Riesensummen.
Zweitens hat die starke Zunahme der chronischen Erkrankungen der Medizin eine schwere Bürde auferlegt. Bei diesen Krankheiten ist häufig eine vielseitige, langfristige Behandlung nötig und nicht nur eine spezifische kurzfristige, wie bei den Infektionskrankheiten; da sie überdies meist zu viele Funktionen in Mitleidenschaft ziehen, als daß ein einziger Arzt die Behandlung durchführen könnte, erfordern sie die Zusammenarbeit vieler verschiedener Spezialisten. Das alles trägt zu der Kompliziertheit und den hohen Kosten der Behandlung und Pflege bei.
Drittens ist durch die sprunghafte Entwicklung hochwirksamer neuer Medikamente und Methoden der inneren Medizin und der Chirurgie die Sterblichkeit gesunken und das Durchschnittsalter der Bevölkerung gestiegen. Die Hälfte aller Menschen wird heute mehr als 70 Jahre alt; häufig treffen dann chronisch degenerative Krankheiten mit dem Absinken der geistigen Fähigkeiten zusammen, so daß sie Pflegefälle werden – wobei freilich diese Pflege in der Regel höchst mangelhaft ist. Alte Menschen brauchen durchschnittlich doppelt so oft ärztliche Behandlung wie die übrige Bevölkerung, und jede Behandlung dauert doppelt so lange; das bedeutet für die Medizin insgesamt eine sehr starke finanzielle Belastung.
Infolge dieser Entwicklungen steigen die Gesamtkosten für die stationäre Behandlung, die einen großen Teil aller Ausgaben für das Gesundheitswesen ausmachen, sehr schnell an. In den Vereinigten Staaten schnellten sie 1966 um 16,5 Prozent empor, und man nimmt an, daß sie bis 1975 um 250 Prozent anwachsen dürften. In England geht der Anstieg langsamer vonstatten, jedoch immer noch rascher, als die Gesamtausgaben für das Gesundheitswesen und das Volkseinkommen steigen: Er betrug 1965/66 11,5 Prozent und 1966/67 7,5 Prozent (die geringe Zunahme ist in der Hauptsache auf den Lohnstopp zurückzuführen). Die Krankenhäuser nehmen also einen wachsenden Anteil des Gesundheitsetats in Anspruch; daß dieser Anteil noch immer nicht ausreicht, wird jedem klar, der sich vor Augen führt, wie veraltet die meisten Krankenhäuser sind, wie bedrückend ihre Atmosphäre, wie stark der Personalmangel ist und wie lang die Wartelisten sind.
Und doch ist es eine merkwürdige Tatsache, daß trotz dieser hohen Investitionen für die spezialisierte, hochtechnisierte Medizin, die ja die Krankenhäuser im allgemeinen verkörpern – jenen

Zweig der Medizin also, der sich mit Krankheiten befaßt, bei denen das Leben auf dem Spiel steht und der Tod hinausgeschoben wird, wo es um Sekunden geht und modernstes Können konzentriert eingesetzt wird –, der Rückgang der Sterblichkeit außer bei den sehr Jungen und den Alten heute fast zum Stillstand gekommen ist.

Sterbeziffern in Großbritannien

| Alter: | 1951 | 1956 | 1961 | 1966 |
|---|---|---|---|---|
| 0– 4 | 6,0 | 5,1 | 4,9 | 4,1 |
| 5– 9 | 0,5 | 0,3 | 0,3 | 0,3 |
| 10–14 | 0,4 | 0,3 | 0,3 | 0,3 |
| 15–19 | 0,7 | 0,4 | 0,4 | 0,4 |
| 20–24 | 1,0 | 0,5 | 0,5 | 0,5 |
| 25–34 | 1,4 | 0,9 | 0,7 | 0,7 |
| 35–44 | 2,4 | 1,9 | 1,8 | 1,8 |
| 45–54 | 5,5 | 4,6 | 4,6 | 4,5 |
| 55–64 | 13,4 | 11,5 | 11,0 | 10,5 |
| 65–74 | 37,7 | 32,5 | 31,6 | 29,2 |
| 75–84 | 106,1 | 91,4 | 88,5 | 82,2 |
| über 85 | 254,5 | 225,5 | 228,4 | 206,7 |
| Alle Altersstufen | 11,8 | 11,0 | 11,4 | 11,2 |

Auch in den Vereinigten Staaten ist seit 1954 die Lebenserwartung nur noch ganz geringfügig gestiegen. Das liegt natürlich nicht an den Krankenhäusern. Vielmehr kommt es daher, daß die »sozialen« Krankheiten ihren Zangengriff ebenso schnell verstärken, wie die moderne wissenschaftliche Medizin ihn zu lockern bemüht ist. Und der Gedanke liegt nahe, daß ein Großteil der kostspieligen hochtechnisierten kurativen Medizin allmählich immer mehr zu einer Fehlinvestition wird.

Der zweite wichtige Grund für den Kostenanstieg – oder vielmehr für den Druck, der in dieser Richtung ausgeübt wird – liegt darin, daß immer mehr Menschen eine Behandlung schon geringfügiger Beschwerden erwarten, ja verlangen. In England, wo die medizinische Versorgung kostenlos ist, kommt es sehr selten vor, daß ein akuter oder lebensbedrohlicher Zustand nicht zumindest ausreichend behandelt wird. Es mehren sich jedoch die Fälle, in denen Krankheiten, die das Leben nur geringfügig erschweren, überhaupt nicht, geschweige denn optimal behandelt werden. Das ist einer der größten Widersprüche des medizinischen Fortschritts: In demselben Maße, in dem ein Volk gesünder wird und einen höheren Lebensstandard und medizinischen Standard erreicht, erhöht es auch die Maßstäbe, an denen es »Gesundheit« ganz allgemein mißt. Infolgedessen nimmt die Gesamtsumme der erfaßten Krankheiten im Endeffekt zu. Im Viktorianischen Zeitalter nahmen Eltern den Tod mehrerer Kinder gelassen hin – heute jammern wir darüber, daß »man« noch immer kein Mittel gegen den Schnupfen erfunden hat.

Diese neuen Ansprüche sind keineswegs nur Äußerungen einer Massenhypochondrie. Oft genug schon wurde darauf hingewiesen, daß der Zustand des Nichtgesundseins einem Eisberg vergleichbar ist. Die auffälligen Krankheiten ragen aus dem Wasser heraus – vom weit fortgeschrittenen Lungenkrebs an der Spitze bis zum schweren Grippeanfall unmittelbar über der Wasseroberfläche. Das sind die Krankheiten, deren sich die Menschen durchaus bewußt sind und die auch behandelt werden. Ein großer Teil des Eisbergs jedoch liegt unter dem Wasser verborgen – jene Leiden, die aus den verschiedensten Gründen nicht behandelt werden. Entscheidend ist hierbei: Während die wachsenden Ansprüche diesen verborgenen Teil des Eisbergs aus dem Wasser heben, beweist uns der medizinische Fortschritt, daß das aus guten Gründen durchaus wünschenswert ist, da diese verborgenen Krankheiten keineswegs alle erträglich oder geringfügig sind.

Man hat schon mehrere Versuche unternommen, den Umfang des verborgenen Teils des Eisbergs zu berechnen. Eine der besten neuen Untersuchungen hat W. Butterfield in Bermondsey und Southwark (London) an 2500 Erwachsenen und ihren 700 Kindern angestellt. Man kann die Ergebnisse folgendermaßen zusammenfassen:

a) 12 Prozent der untersuchten Bevölkerungsgruppe waren gesund. Bei ihnen hatten sich während der vorausgegangenen zwei Wochen keine wahrnehmbaren Krankheitssymptome gezeigt.
b) 30 Prozent hatten während dieser Zeit Symptome festgestellt, aber nichts unternommen.
c) 35 Prozent hatten Symptome, gingen jedoch nur in eine Apotheke und behandelten sich selbst.
d) 15 Prozent hatten Symptome und wandten sich an einen praktischen Arzt.
e) 8 Prozent hatten Symptome und ließen sich im Krankenhaus ambulant oder stationär behandeln.

Wenn man diese Zahlen auf das ganze Land bezieht, stellt sich heraus, daß jährlich etwa eine Milliarde Symptome auftreten, daß jedoch nur in 600 Millionen Fällen etwas dagegen unternommen wird. Ebenso ergibt sich, daß jeder der 23 000 praktischen Ärzte in England wöchentlich 900 Symptome diagnostizieren müßte, wenn jedermann mit jedem Krankheitssymptom zum Arzt ginge. In Wirklichkeit hat es ein durchschnittlicher Arzt wöchentlich mit 200 Symptomen zu tun. Das bedeutet, daß er in einer Vierzig-Stunden-Woche für jede klinische Entscheidung zwölf Minuten Zeit hat. In dieser Zeit muß er aber auch alle Schreibarbeit und alle Hausbesuche erledigen.

Natürlich wäre es lächerlich, vorzuschlagen, man solle die Anzahl der Ärzte mindestens vervierfachen, um die potentielle Nachfrage befriedigen zu können. Viele dieser Symptome sind geringfügig, eine Erkältung etwa, Kopfschmerzen oder Menstruationsbeschwerden. Bei zahlreichen anderen (einer Neuralgie beispielsweise) haben die Leidenden vermutlich schon längst die Erfahrung gemacht, daß ein Arzt hier nicht viel helfen kann. Viele Symptome jedoch sind nicht leichtzunehmen. Es liegen schlagende Beweise dafür vor, daß ein beträchtlicher Teil der Bevölkerung tatsächlich in ziemlich hohem Grade arbeitsunfähig oder bei schlechter Gesundheit ist, jedoch nicht behandelt wird. In manchen Fällen hat sich der »Patient« einfach daran gewöhnt, mit seinen Symptomen zu leben, selbst wenn sie ihn stark behindern: Ein typisches Beispiel hierfür ist der chronische Bronchitiker, der hustet und spuckt und oft an Atemnot leidet. In anderen Fällen ist ihm einfach nicht bewußt, wie weit sein Recht auf Hilfe geht. Vor der Einführung des National Health Service wurden unkorrigierte mangelhafte Sehkraft, starke Schwerhörigkeit oder der Verlust sämtlicher Zähne meist als normale Alterserscheinungen hingenommen. Heute denken wir nicht mehr so, aber vielen alten Leuten ist das noch nicht klar: Peter Townsend hat darauf hingewiesen, daß 95 Prozent der ärztlichen Einrichtungen für alte Menschen von nur 5 Prozent dieser Altersgruppe in Anspruch genommen werden. Wenn auch den übrigen klar wird, was ihnen zur Verfügung steht, wird sich der Eisberg ein ganzes Stück aus dem Wasser heben. In vielen Fällen erkennt der »Patient« vielleicht wirklich nicht, daß er klinisch nicht gesund ist. Das spielt dann keine Rolle, wenn die »Krankheit« nur eine geringfügige Abweichung von der Norm darstellt; sehr oft aber befindet sich der Patient in Wirklichkeit in den stummen Stadien einer der degenerativen Erkrankungen – jener Krankheiten, die unbemerkt fortschreiten und die man allzuoft erst dann erkennt, wenn es für eine wirksame Behandlung zu spät ist. Wir werden gleich sehen, wie Untersuchungsprogramme, mittels deren schon diese frühen Anzeichen zu erfassen wären, hier eine Änderung herbeiführen könnten. Falls jedoch jemand der Meinung ist, es sei übertrieben, einem »sehr großen Teil der Bevölkerung« solche unbehandelte verborgene Krankheiten zuzuschreiben, und es gebe weit dringlichere Aufgaben für die Medizin, so möge er sich zunächst anhand der beiden folgenden Tabellen informieren, wie hoch die einschlägigen Zahlen in England anzusetzen sind.

Wenn alle diese Unzulänglichkeiten für England zutreffen, so gelten sie erst recht für Länder, in denen die ärztliche Versorgung nicht kostenlos und nicht jedermann zugänglich ist – und die Krise der Medizin ist in diesen Ländern um so schlimmer. Betrachten wir die Lage in den Vereinigten Staaten. In Amerika haben sich in den letzten zwanzig Jahren die Ausgaben für das Gesundheitswesen nahezu verfünffacht – sie sind von 11 Milliarden Dollar im Jahre 1949 auf etwa 50 Milliarden im Jahre 1967/68 und damit fast doppelt so schnell wie die Lebenshaltungskosten gestiegen. Mit anderen Worten: Es handelt sich um einen echten Anstieg, und der Gesundheitsetat macht heute 6 Prozent des Bruttosozialprodukts aus. (Kein Land der Erde gibt mehr für diesen Zweck aus.) Mit drei Millionen Beschäftigten steht der Wirtschaftssektor, der mit der Medizin zu tun hat, in der amerikanischen Wirtschaft an dritter Stelle, und wenn die heutigen Tendenzen sich fortsetzen, wird er im Jahre 1970 an erster Stelle stehen.

Bis zur Einführung von Medicare und Medicaid in den Jahren 1966/67 waren drei Viertel der gesamten amerikanischen Medizin in privater Hand; heute sind es noch zwei Drittel. Daher ist die ärztliche Versorgung weitgehend von Krankenversicherungen abhängig. Obgleich jedoch der Anteil der Bevölkerung mit Versicherungsschutz in irgendeiner Form von etwa 10 Prozent im Jahre 1940 auf 80 Prozent im Jahre 1965 emporgeschnellt ist, deckt dieser Schutz im Durchschnitt nur etwa ein Drittel der Arzt- und Medikamentenrechnungen. Da die Kosten für Arzt und Medikamente hoch sind, wird der Arztbesuch von den meisten Familien mit niedrigem Einkommen so lange hinausgeschoben, bis der Zustand unerträglich wird; zu diesem Zeitpunkt ist der Vorteil einer frühen Diagnose und Behandlung unwiderruflich vertan, und das Ende vom Lied ist oft, daß vernichtend hohe Krankenhausrechnungen bezahlt werden müssen. Die Armen trifft, da sie zu den mit hohen Risiken belasteten Gruppen gehören, meist noch die zusätzliche Bürde höherer Versicherungsprämien, als die Reichen

Der »klinische Eisberg« – Gesamtbevölkerung

| Leiden | | Erkannte Fälle in Tsd. | Erkannte Fälle plus geschätzte unerkannte Fälle in Tsd. |
|---|---|---|---|
| Hochdruck | Männer über 45 | 170 | 620 |
| | Frauen über 45 | 500 | 2 720 |
| Glaukom (führt im höheren Alter oft zur Erblindung) | über 45 | 420 | 830 |
| Epilepsie | | 160 | 280 |
| Primäre chronische Polyarthritis | über 15 | 230 | 520 |
| Psychiatrische Fälle (auffällige psychiatrische Fehlhaltung) | Männer über 15 | 560 | 1 200 |
| | Frauen über 15 | 1 290 | 2 120 |
| Chron. Bronchitis | Männer 45–64 | 500 | 980 |

Diese Zahlen gelten für ganz England und Wales. Sie stammen aus einer Schätzung von J. M. Last, die sich auf das Zahlenmaterial einer durchschnittlichen Arztpraxis stützt (»The Iceberg« in *Lancet* 1963, 2, 28–31), und wurden vom Office of Health Economics, London, in seiner Veröffentlichung »New Frontiers in Health« auf die Gesamtbevölkerung umgerechnet.

sie zahlen müssen. Da Krankenhäuser und Ärzte sich zum großen Teil auf Privatpatienten stützen, neigen sie dazu, sich hauptsächlich in den wohlhabenderen Gegenden niederzulassen, während in anderen Gebieten ein akuter Mangel herrscht. Viele Leute, die ärztliche Hilfe in Anspruch nehmen wollen und sich das auch leisten können, sind nicht in der Lage oder finden es zu umständlich, sich diese zu verschaffen.

Was also tut dieses System mit seinen aufsehenerregenden Gesamtausgaben für die Gesundheit der Amerikaner? Einige Beispiele:

Im Vergleich mit zehn anderen hochentwickelten Ländern stehen die Vereinigten Staaten in der allgemeinen Mortalität an 6., in der Mortalität der unter 5jährigen an 10. und in der Säuglingssterblichkeit an 11. Stelle.

Nahezu jeder fünfte junge Mann wird aus Gesundheitsgründen nicht zum Wehrdienst eingezogen.

3,5 Millionen arme Kinder unter 5 Jahren hätten ärztliche Hilfe im Rahmen öffentlicher Unterstützungsprogramme nötig, erhalten sie

| Leiden | Prozentsatz der vom prakt. Arzt erkannten Fälle | Prozentsatz der durch die Untersuchung entdeckten Fälle, d. h. die Summe aller Betroffenen |
|---|---|---|
| Fußleiden | 5,5 | 43,0 |
| Erkrankung der unteren Extremitäten (Füße ausgenommen), d. h. Gehbehinderung | 21,0 | 37,0 |
| Anämie | 1,0 | 8,0 |
| Leiden der Harnwege | 2,5 | 12,0 |
| Altersschwachsinn | 3,5 | 27,5 |

Aus »*The Care of the Elderly in Scotland*«. Royal College of Physicians, Edinburgh 1963.

jedoch nicht; mehr als ein Drittel aller Kinder im Vorschulalter, denen eine Augenbehandlung not täte, werden nicht zum Arzt gebracht; 3 Millionen Kinder, die eine Brille brauchten, haben keine.

45 Prozent aller Kinder zwischen 5 und 14 Jahren sind nie beim Zahnarzt gewesen, obgleich 97 Prozent aller 6jährigen an Karies leiden. Bei jeweils 100 jungen Leuten, die in die Armee eintreten, sind 505 Zahnfüllungen, 25 Brücken, 80 Zahnextraktionen und 20 Zahnprothesen nötig. Wenn jeder, der sie nötig hat, eine Zahnbehandlung bekäme, müßten die jährlichen Ausgaben für zahnärztliche Behandlung das Achtfache der gegenwärtigen 3 Milliarden Dollar betragen.

Was gezeigt werden sollte, ist wohl klar. Die Vereinigten Staaten können sich zwar rühmen, auf einigen Gebieten des ärztlichen Versorgungsdienstes an erster Stelle in der Welt zu stehen, und sie tun viel, um jedermann das Beste zugänglich zu machen, doch der Autor, dessen Bericht ich viele meiner Zahlen entnommen habe, stellt fest:

»Diese Statistiken sind beschämend. Sie bringen die Kurzsichtigkeit, die Neigung, am falschen Ort zu sparen, und wohl auch die Unempfindlichkeit gegenüber menschlichem Leid im Verein mit der traditionsgemäß negativen Einstellung des Amerikaners zu Wohlfahrts- und Hilfsprogrammen für Arme deutlicher zum Ausdruck, als das auf einem anderen Gebiet möglich wäre. Die Verluste an Menschen, die sonst für die Verteidigung und für die wirtschaftliche Produktivität des Landes zur Verfügung stünden, sind überwältigend hoch; die Versäumnisse auf humanitärem und moralischem Gebiet sind unermeßlich.«*

Diese Zahlen bestärken auch die wachsende Überzeugung, daß die Versorgung mit ärztlicher Hilfe sich nach dem Bedürfnis und nicht nach der Zahlungsfähigkeit richten müsse.

Wenn alle Menschen einen grundsätzlichen Rechtsanspruch auf die bestmögliche moderne ärztliche Versorgung haben, so gelingt es uns offenbar trotz des ungeheuren Aufwandes weder in den Vereinigten Staaten noch in England oder sonstwo, diesen Anspruch zu erfüllen. Und in Anbetracht der steigenden Erwartungen, der emporschnellenden Kosten und der aufgezeigten klaffenden Lücken im ärztlichen Versorgungsdienst sieht die Zukunft ziemlich düster aus. Die Medizin befindet sich tatsächlich in einer Krise. Können wir diese Krise überwinden?

Viele Menschen haben sich einen rührenden Glauben daran bewahrt, daß uns Wundertaten der medizinischen Wissenschaft irgendwie über den Berg helfen werden. Virusspezifische Medikamente werden allen Infektionskrankheiten den Garaus machen; es werden Medikamente entwickelt werden, die unsere Arterien ausputzen und Herzerkrankungen verhindern – ja sogar solche, die dem Krebs ein Ende machen werden. Vielleicht wird es solche Medikamente tatsächlich einmal geben, oder man wird doch Heilmethoden finden, die diese Probleme zumindest teilweise lösen, und dafür werden wir sehr dankbar sein. Werden sie jedoch der Medizin aus der Krise heraushelfen? Nur wenige Fachleute glauben daran.

Erstens gibt es keine Garantie dafür, daß solche Medikamente die bei den entsprechenden Krankheiten anfallenden unmittelbaren Kosten merklich senken werden. So würde nach einer Schätzung des Office of Health Economics der National Health Service nur 22,6 Millionen Pfund – weniger als 2 Prozent seines Budgets – jährlich einsparen, wenn jeder Krebskranke durch eine billige medikamentöse Behandlung (eine 13wöchige Behandlung zu Hause, die pro Woche 5 Pfund kostete) geheilt würde. Der Grund dafür ist, daß die gegenwärtigen Behandlungs- und Pflegekosten bei voll ausgebildetem Krebs nicht hoch sind, da in diesem Fall wenig

* Roger Batistella und Richard Southby, »Crisis in American Medicine«, in *Lancet* (1968), 1, 581–86. Andere Zahlen stammen aus verschiedenen Veröffentlichungen des US Department of Health, Education and Welfare.

Aussicht auf Heilung besteht. Ähnliches gilt für die verheißenen virusspezifischen Medikamente. Großangelegte Feldzüge zur Verhinderung von Infektionskrankheiten erhöhen für gewöhnlich die Kosten: Obgleich beispielsweise die Impfung gegen Kinderlähmung pro Person heute nur noch knapp eine Mark kostet, ist die Massenimpfung doch noch teurer als die Behandlung und Pflege der wenigen Menschen, die früher an Poliomyelitis erkrankten. Nur bei sehr weit verbreiteten Krankheiten ist eine Bekämpfung auf breiter Basis auch wirtschaftlich: Die BCG-Impfung gegen die Tuberkulose ist ein klassisches Beispiel aus der jüngsten Vergangenheit, und in nächster Zukunft werden die Grippe-Impfstoffe ein weiteres Beispiel liefern. Natürlich sind höhere Kosten nicht allein ausschlaggebend: Die wirtschaftliche Gesamtersparnis, die aus den selteneren Erkrankungsfällen und der Lebensverlängerung resultiert, kann gewaltig sein – ganz zu schweigen von dem Kummer und den Schmerzen, die man verhindern kann.

Ebenso wichtig ist, daß wir die alte Hoffnung aufgeben müssen, wir könnten die Gesamtzahl der nicht heilbaren Krankheiten dadurch herabsetzen, daß wir für einen Teil davon Heilmethoden finden. Erkrankung ist ein Prozeß, der die Adaptation einer ganzen Gesellschaft an ihre Umwelt mit umfaßt und dessen Grundstruktur unvorstellbar viel komplizierter ist, als diese grobe Vorstellung glauben macht. Einfacher ausgedrückt, wenn man die Häufigkeit einer Krankheit senkt, wird eine andere an ihre Stelle treten – möglicherweise in etwas höherem Lebensalter, aber das ist (wie die steigenden Zahlen junger Unfalltoter beweisen) durchaus keine zwingende Folge. Manche von diesen neuen Erkrankungen mögen leicht unter Kontrolle zu halten sein; da wir jedoch nichts über ihr Wesen voraussagen können; dürfen wir dieses Problem wohl unseren Nachkommen überlassen.

Was können wir selbst unterdessen in unserer schwierigen Lage im Gesundheitswesen unternehmen? Eine Antwort scheint auf der Hand zu liegen: Wir müssen für die Gesundheit viel mehr ausgeben und vor allem für eine erhebliche Vermehrung des Gesundheitspersonals sorgen. Etwa 70 Prozent der Ausgaben für das Gesundheitswesen bestehen aus Gehaltszahlungen, und in Dutzenden von Berichten ist bereits festgestellt worden, daß die Krise der Medizin weitgehend eine Krise der Arbeitskräfte sei. Das hieße also: Wir brauchen mehr Geld, attraktivere Bezahlung, mehr medizinische Ausbildungsstätten usw. Natürlich könnte man hier einsetzen, und wenn man bedenkt, daß das Gesamtbudget des National Health Service in England etwa ebenso hoch ist wie die Summe, die alljährlich für Tabak, Alkoholika oder beim Wetten ausgegeben wird, spricht viel für diesen Ausweg. (Oder ist es uns letztlich doch gleichgültig?) Leider geben wir aber auch für Sozialfürsorge, Wohnungsbau, Erziehung, Straßenbau und so ziemlich alle anderen Projekte, die aus öffentlichen Mitteln finanziert werden, viel zu wenig aus. Das Erziehungswesen zum Beispiel steht vor einer Krise hinsichtlich der Lehrkräfte, die ebenso ernst ist wie die Lage der Medizin: 1972 wird es an den staatlichen englischen Volks- und höheren Schulen 69 000 Lehrer zu wenig geben. In Anbetracht all dieser anderen dringlichen Projekte findet man sich heute allgemein damit ab, daß die Ausgaben für das Gesundheitswesen über etwa 5 Prozent des Staatshaushalts nicht hinausgehen dürfen.

Daher gehen die meisten medizinischen Verwaltungsfachleute dazu über, die Produktivität und Leistungsfähigkeit zu erhöhen. »Die Krise ist freilich nicht nur eine Frage der Zahlen ... Wenn wir nicht das System verbessern, auf dem der Gesundheitsdienst beruht, wird die ärztliche Versorgung zunehmend mehr zu wünschen übriglassen, selbst wenn die Ausgaben und die Anzahl der Beschäftigten im Gesundheitswesen erheblich ansteigen.« Dieses Zitat betrifft zwar die Vereinigten Staaten, doch ist man heute der Ansicht, daß es auch für alle anderen Länder gilt.

Es gibt Dutzende von Vorschlägen, wie man die Leistungsfähigkeit im medizinischen Bereich steigern könnte. Was die Krankenhäuser angeht, so wäre eine höhere Durchgangsgeschwindigkeit eine große Verbesserung: Robert Logan (Universität Manchester) hat zum Beispiel berechnet, daß die Warteliste der Krankenhäuser innerhalb eines Jahres abgebaut werden könnte, wenn man die durchschnittliche Dauer von zwölf Tagen, die in England ein Patient im Krankenhaus liegt, auf neun Tage verkürzte, wozu man in einigen Gegenden schon übergegangen ist. Dann stünden für die chronischen Krankheiten und Behinderungen, bei denen eine vorübergehende stationäre Behandlung dringend nötig ist, zusätzliche Betten und geschulte Kräfte zur Verfügung. Automatisierte Laborgeräte könnten hier einen bedeutsamen Wandel herbeiführen: Anstatt zwei Tage lang warten zu müssen, könnten die Ärzte ihre Untersuchungsergebnisse innerhalb von zwei Stunden erhalten. Auch Computer könnten die Leistungsfähigkeit beträchtlich erhöhen, indem sie zum Beispiel die Krankengeschichten führten, die Patienten so auf die Krankenhäuser verteilten, daß Spezialabteilungen nicht hier überfüllt, dort wenig beansprucht sind, und sogar bei der Diagnosestellung Hilfe leisteten.

Standardisierte Pläne für Krankenhäuser und Einzelabteilungen könnten die Krankenhaus-Baukosten erheblich senken: Hierfür setzt sich das Gesundheitsministerium in England mit Nachdruck ein. In fernerer Zukunft sehen manche Enthusiasten riesige Krankenhausdörfer mit 3000 bis 5000 Betten als Zentren des gesamten Krankenhausnetzes entstehen. Da ein großer Betrieb immer billiger ist, würden diese weitläufigen Anlagen alle Fachrichtungen – Hirnchirurgie, Herzchirurgie, künstliche Nieren, Forschung usw. – unter einem Dach vereinen, so daß die allgemeinen Unkosten, die Pflegekosten bei gemeinsamer Benützung geringer wären.

Andere Projekte zielen auf Verbesserungen der Betreuung durch Hausärzte und der Gesundheitsfürsorge der Gemeinden ab. Hier ist eine wirksame Reorganisation höchst notwendig. Um es ganz unverblümt zu sagen: Wenn von den 54 Millionen Männern, Frauen und Kindern in England jeder einmal im Jahr auch nur eine Stunde lang seinen Hausarzt in Anspruch nähme – etwa um eine der amtlicherseits viel empfohlenen Routineuntersuchungen durchführen zu lassen –, wären damit – und allein damit – die 23 000 praktischen Ärzte jeweils 48 Stunden in der Woche beschäftigt. Um hier Abhilfe zu schaffen, schlägt man die Einführung von Gruppenpraxen vor; ferner strebt man die Errichtung umfassender gemeindlicher Gesundheitszentren an, in denen von der automatischen Routineuntersuchung bis zu einfachen Therapievorschlägen jede ärztliche Dienstleistung vorgesehen ist; ein dritter Vorschlag zielt auf einen verstärkten Einsatz von medizinisch ausgebildeten Sozialarbeitern und anderen »Laienärzten« ab. In England wäre im Interesse der Leistungsfähigkeit – wenn auch nicht im Interesse der Bequemlichkeit des Patienten – vielleicht eine starke Einschränkung der ärztlichen Hausbesuche vonnöten. Viele praktische Ärzte in England verbringen jede Woche die Hälfte ihrer Arbeitszeit mit Hausbesuchen und einen weiteren großen Teil mit der chirurgischen Versorgung von Wunden, die auch ein Pfleger oder eine Schwester versorgen könnte. Will man hier modernisieren, so müssen die praktischen Ärzte in ihren Praxen bleiben und so hoch bezahlt werden, daß sie sich Schreibkräfte und Schwestern leisten können*.

* Die praktischen Ärzte Englands machen mehr Hausbesuche als die Ärzte überall sonst auf der Welt. Die skandinavischen Ärzte, die an zweiter Stelle stehen, machen nur ein Fünftel der Hausbesuche des englischen Arztes. In Skandinavien ist es üblich, den Patienten mit der Ambulanz in ein Gesundheitszentrum zu bringen, dort die einschlägigen Untersuchungen vorzunehmen und ihn wieder nach Hause zu schicken, ehe ein Arzt zugezogen wird. Man hält das für günstiger sowohl in medizinischer als auch in wirtschaftlicher Hinsicht. Was die Vereinigten Staaten betrifft, so sagt man oft, es sei sogar für einen New Yorker Millionär schwierig, einen Arzt zum Hausbesuch zu veranlassen.

Alle diese Pläne mögen zwar viel dazu beitragen, die drohende Krise des Gesundheitswesens abzuwenden, müssen sich aber gegen starke Widerstände durchsetzen, so daß es Jahre dauern kann, ehe sie wirklich durchgeführt werden. Und selbst dann reichen sie vielleicht noch nicht aus. Infolgedessen sind die meisten Experten der Überzeugung, daß die Medizin noch viel entschiedener vorgehen muß. Anstatt sich einfach zu bemühen, das Leben zu verlängern und Krankheit auf jede mögliche Weise und um jeden Preis zu heilen, wird sie sich klarmachen müssen, daß sie eine Industrie ist und ihre Ziele streng nach dem Leistungsprinzip und mit geschäftlichen Methoden verfolgen muß. Sie wird anfangen müssen, die Kosten von Leben, Tod und Krankheit sorgfältig zu veranschlagen.

Eine Vergleichsmöglichkeit bietet hier die Energiewirtschaft. Manche Kraftwerke liefern billige Elektrizität, andere wieder arbeiten kostspielig und sind wenig rentabel. Schon vor langer Zeit erkannte die Energiewirtschaft, daß es unsinnig war, alle Kraftwerke gleichmäßig einzusetzen. Man kam statt dessen zu der Methode, die leistungsfähigsten Kraftwerke ständig in Betrieb zu halten und durch sie den Grundbedarf an Energie zu decken, während die wenig wirtschaftlichen Werke nur eingesetzt wurden, um den Spitzenbedarf zu befriedigen. Ähnlich ist es bei der Medizin. Wenn die »Gesundheitsindustrie« wirklich leistungsfähig werden soll, muß sie herausfinden, welche Todesursachen oder Krankheiten am billigsten zu verhüten sind. Weiß sie das erst einmal, so wird sie diese weniger kostspieligen Bekämpfungsmethoden so gut finanzieren müssen, daß sie ihren Zweck vollkommen erfüllen; erst dann darf sie sich der Reihe nach die teureren vornehmen, soweit das Geld reicht. Nur so kann sie ihre Macht, Krankheit und Tod zu bannen, voll zur Wirkung bringen. Ob wir uns jedoch mit den menschlichen Konsequenzen dieser kaltblütigen Rationalisierung abfinden können, ist eine andere Frage.

Die Vorstellung, daß ein lohnendes Verhältnis zwischen Aufwand und Wirkung angestrebt werden müsse, ist für die Modizin beileibe nichts Neues. Bis zu einem gewissen Grade mußten fast alle Ärzte schon immer ihre Patienten nach Dringlichkeitsstufen einordnen, da sie weder die Zeit noch die Möglichkeit haben, sich ihrer aller voll anzunehmen. Das ist vor allem in Notfallsituationen so, etwa bei verwundeten Soldaten in einem Feldlazarett. Und überall dort, wo die Regierung die Ausgaben für das Gesundheitswesen kontrolliert, wird sie irgendwie versuchen, die Geldmittel auf die einzelnen Fachrichtungen der Medizin zu verteilen. Neu jedoch ist das Ausmaß und die Geschwindigkeit, mit

denen man heute den Gedanken der Wirtschaftlichkeit vorantreibt und ihn in die Budgetplanung des Gesundheitswesens einbezieht.
Da es so aussieht, als werde dieser Aspekt in Zukunft den meisten politischen Diskussionen über das Gesundheitswesen zugrunde liegen, wollen wir einige Beispiele etwas ausführlicher betrachten und dabei zunächst die Verhinderung von Todesfällen ins Auge fassen. Dabei werden wir einige äußerst interessante Beobachtungen machen, die manche traditionellen Vorstellungen ins Wanken bringen.
Beginnen wir mit den Pionierleistungen der modernen Chirurgie – den Transplantationen und künstlichen Organen. Handelt es sich hier um übermäßig aufwendige Methoden, den Eintritt des Todes nach Möglichkeit zu verhindern, oder nicht?
Zur Zeit können wir nur für die Niere einigermaßen genaue Berechnungen aufstellen, da wir nur von Nierentransplantaten und künstlichen Nieren wissen, wie lange sie im Durchschnitt den Eintritt des Todes hinausschieben. Wir wollen jedoch annehmen, daß Herztransplantationen und künstliche Herzen in einigen Jahren ebenso gute Ergebnise erzielen werden, wie es bei den entsprechenden Nierenoperationen in den besten Kliniken heute der Fall ist. Mit anderen Worten: Nehmen wir an, 90 Prozent der Patienten, die sich einer Behandlung mittels einer der nachfolgend angegebenen Maßnahmen unterzogen haben, überleben 1 Jahr, 80 Prozent 2 Jahre, 70 Prozent 3 Jahre usw. bis zu 50 Prozent, die 5 Jahre, und entsprechend weniger Patienten, die noch länger weiterleben. Unter dieser Voraussetzung beträgt, da die Anzahl der länger Überlebenden die der früh Gestorbenen ausgleicht, die mittlere Überlebenszeit 5 Jahre, und die durchschnittlichen Kosten für die Erhaltung des Lebens über diese Zeitspanne hin entsprechen der Summe, die man für die Operation oder die Maschine samt den laufenden Kosten für fünf Jahre aufwenden muß. Wir kommen also zu folgendem Ergebnis (wobei wir immer berücksichtigen müssen, daß die Zahlen notwendigerweise sehr ungenau sind):

| | Anfangskosten (Operation, Maschine) (Kosten in Pfund) | Laufende Kosten pro Jahr | Kosten je verhindertem Todesfall für 5 Jahre |
|---|---|---|---|
| Nierentransplantat | 1 000 | 200 | 2 000 |
| Herztransplantat | 3 000 | 200 | 4 000 |
| Künstliche Niere (im Krankenhaus) | 2 000 | 1 500 | 9 500 |
| Künstliches Herz | 4 000–16 000 | 200–2 000 | 5 000–26 000 |

Die meisten dieser Zahlen beruhen auf den bereits in den Kapiteln 9 und 10 angegebenen Unterlagen. Die Kosten für Nieren- und Herztransplantate werden fast allgemein in dieser Höhe angegeben (vgl. die Kosten für die große Herztherapie in England, die durchschnittlich – einschließlich aller präoperativen Untersuchungen und Vorbereitungen und der postoperativen Intensivpflege – 2000 Pfund je Operation betragen).
Was das künstliche Herz betrifft, so gilt die zweite Zahl bei batteriebetriebenen, die erste bei isotopenenergiebetriebenen Modellen. Für die Implantation eines ganzen Herzens werden häufig Kosten von 10 000 Dollar angegeben, dazu kommen noch 30 000 Dollar für das Isotop. Ich habe hier die gleichen laufenden Unkosten angenommen wie bei den Herztransplantaten – schließlich kann man annehmen, daß die Herzen zufriedenstellend arbeiten. Bei Batteriemodellen könnte man die zusätzlichen Kosten für das Wiederaufladen unbeachtet lassen, bei den Isotopenmodellen kämen pro Jahr weitere 2000–3000 Dollar hinzu.

Diese Zahlen mögen sehr ungenau sein, machen aber jedenfalls deutlich, wie unterschiedlich das Verhältnis zwischen Aufwand und Wirkung bei den Transplantaten – und den damit verbundenen einmaligen Ausgaben – und den Maschinen mit ihren ständigen laufenden Unkosten ist: ein Unterschied, der natürlich um so größer wird, je länger die Patienten überleben.
Als nächstes wollen wir eine Reihe anderer Kostenvoranschläge betrachten. Da die meisten Schätzungen von ziemlich unterschiedlichen Voraussetzungen ausgehen und sich selten sinnvoll miteinander vergleichen lassen, habe ich die folgenden Zahlen fast ausnahmslos Untersuchungen entnommen, die das US State Department of Health, Education and Welfare, veröffentlicht hat*. Der Zweck dieser Untersuchungen bestand darin, mehrere schwere Krankheiten zu prüfen und zu entscheiden, welche von ihnen in den neuen Kontrollprogrammen für die Jahre 1968 bis 1972 an erster Stelle stehen sollen. Bei jedem Programm und bei jeder Krankheit interessierte man sich für zwei Zahlen. Die erste erhielt

* *Selected Disease Control Programmes: September 1966.* Department of Health, Education and Welfare, Washington D.C.

| *Programm* | Anzahl der erwarteten Todesfälle 1968–72 | Anzahl der verhinderten Todesfälle 1968–72 | Kosten je verhindertem Todesfall (in Dollar) |
|---|---|---|---|
| *Krebsprophylaxe* | | | |
| Uterus- und Zervix-Karzinom (durch frühe Diagnose und Operation) | 70 000 | 34 200 | 3 470 |
| Lungenkarzinom (durch Erziehung zum Nichtrauchen und durch Propaganda) | 250 000 | 7 000* | 6 400 |
| Brustkrebs (durch Frühdiagnose usw.) | – | 2 400 | 7 660 |
| Hals- und Kopftumoren (d. Frühdiagnose usw.) | – | 270 | 29 100 |
| Kolon- und Rectum-Karzinom (durch Frühdiagnose usw.) | – | 170 | 42 900 |
| *Syphilisprophylaxe* (durch Erweiterung schon bestehender Programme; z. Z. 630 000 Fälle) | 15 500 | 15 070 | 22 900 |
| *Tuberkuloseprophylaxe* (durch Erweiterung bereits bestehender Programme; z. Z. 100 000 Fälle) | 40 000 | 7 200 | 28 000 |
| *Kontrolle der chronischen Polyarthritis* (durch die Errichtung von Kliniken zur frühen Diagnosestellung und verbesserten Pflege; z. Z. etwa 13 Millionen Betroffene) | sehr wenige | sehr wenige | über 100 000 |

* Überlebenszeit nur bis 1972.

man, indem man die für das neue Programm anfallenden Kosten durch die Zahl derjenigen Fälle teilte, deren Leben unter Umständen mit seiner Hilfe gerettet werden würde: So erhielt man die Kosten je verhindertem Todesfall. (Zu der zweiten Zahl, die den wirtschaftlichen Wert der Programme bemißt, kommen wir später.)*

Das sind natürlich wiederum keine feststehenden Zahlen. Ein Feldzug gegen das Rauchen könnte zum Beispiel ein völliger Fehlschlag oder, wenn die Werbekampagne sehr gut gemacht wird, ein viel größerer Erfolg sein, als man erwartet. Immerhin ist schon mindestens eine entscheidende wichtige Tatsache ans Licht gekommen: Die Präventivmedizin kann billig oder sehr teuer sein. Woran liegt das? Warum sind zum Beispiel die Kosten für Krebsprophylaxe so ungemein unterschiedlich?

Bei den Krebsvorsorgeuntersuchungen geht es darum, mittels einiger bestimmter Untersuchungsverfahren die frühen, »stummen« Anzeichen der Krankheit zu entdecken, lange bevor der Betroffene irgendwelche Symptome verspürt. Wenn man sie aufgespürt hat, kann der beginnende Tumor meist entfernt und eine vollausgebildete tödliche Krebserkrankung vermieden werden. Da jedoch die Anzeichen »stumm« sind, muß jeder Gefährdete untersucht werden, und das bedeutet gewöhnlich Reihenuntersuchungen; beim Zervixkarzinom wären das zum Beispiel im Idealfall alle Frauen über 30, die Geschlechtsverkehr gehabt haben. Wenn also eine Erkrankung für ein solches Programm in Frage kommen soll, muß es eine einfache, billige Testmethode geben (damit überhaupt große Gruppen untersucht werden können); die Erkrankung muß häufig sein (damit sich die Untersuchung lohnt), und sie muß einigermaßen Aussicht auf Heilung bieten, wenn sie erst einmal entdeckt ist (damit die Untersuchung überhaupt sinnvoll ist). Zur Verdeutlichung dieser drei Faktoren lasse ich hier einige andere amerikanische Schätzzahlen für Uterus- und Kolon-Rectum-Karzinom folgen:

* Es ist zu beachten, daß die Zahlen der erwarteten Todesfälle die geplanten neuen Programme noch nicht berücksichtigen. Ich habe in allen Spalten die Zahlen abgerundet. Diese Untersuchung befaßte sich zu einem großen Teil mit der Analyse verschiedener Programme für jede Krankheit; ich habe jeweils das wirksamste ausgewählt.

| | Uterus-Zervix | Kolon-Rectum |
|---|---|---|
| 1) Anzahl der Untersuchten je entdecktem Fall | 87.5 | 496 |
| 2) Kosten pro Untersuchung (daraus: Kosten je entdecktem Fall) | $ 10.44<br>($ 913) | $ 20.10<br>($ 9.970) |
| 3) Anteil der Fälle, bei denen der Tod durch Operation verhindert werden kann (daraus: Kosten je verhindertem Todesfall) | 41% <br>($ 2.217) | 22% <br>($ 46.181) |

Aus »Cost-Benefit Analysis and Social Planning«, Vortrag von Robert N. Grosse vom US Department of Health, Education and Welfare.

Für die Zukunft der Vorsorgeuntersuchungen spielen (neben der Erziehung der Öffentlichkeit zur Untersuchungsbereitschaft) die Kosten pro Untersuchung die entscheidende Rolle. Das liegt nicht nur daran, daß billigere Untersuchungsmethoden – das heißt solche, bei denen wenig Arbeitskräfte nötig sind – die Vorsorgeuntersuchungen ökonomisch eher rechtfertigen. Wenn die Kosten erheblich sind, könnte der für die allgemeinen Vorsorgeuntersuchungen erforderliche Aufwand diese selbst dann unerschwinglich machen, wenn viele Leben billig gerettet werden könnten (ein Brötchen für einen Penny mag billig sein, aber wer kann sich schon eine Million Brötchen leisten?). Und selbst wenn sich ein Land das leisten könnte, wäre der Kostenaufwand für die allgemeinen Vorsorgeuntersuchungen vielleicht erheblich größer, als wenn man – wie bisher üblich – diese Krankheiten zum Ausbruch kommen läßt und dann versucht, die wenigen fortgeschrittenen Fälle zu heilen, bei denen das möglich ist. Infolge dieser Überlegungen sind Reihenuntersuchungen noch nicht für jedermann zugänglich: In England zum Beispiel bietet der National Health Service nur über 35jährigen die Möglichkeit, Zervikalabstriche vornehmen zu lassen (obgleich jüngere Frauen, die sich untersuchen lassen wollen, nicht weggeschickt werden). Dies wird sich sicher ändern, denn es gibt noch einen anderen Grund für die entscheidende Bedeutung gerade dieses Faktors: Er ist nämlich von allen dreien der einzige, bei dem tatsächlich einschneidende Veränderungen möglich sind. Heute kommen neue automatische Apparate auf den

Markt, die eine Untersuchung auf Zervix-Karzinom fünfmal so schnell wie bisher und für weniger als ein Drittel der bisherigen Kosten durchführen können. Man hat berechnet, daß mit ihrer Hilfe die 15 Millionen Frauen in England, die über 20 Jahre alt und damit gefährdet sind, jährlich einmal untersucht werden könnten: Man brauchte dazu nur 400 Apparate und 400 Zytologen, und die Kosten pro Einzeluntersuchung wären lächerlich gering*.

Wenn sich dieses Programm durchführen läßt und jedermann schon in frühen Jahren regelmäßig untersucht wird, müßte sich das auch auf den dritten Faktor – die Heilungsziffer bei den entdeckten Fällen – günstig auswirken. Ein gutes Beispiel hierfür ist der Lungenkrebs bei Männern in England – die häufigste und eine der gefährlichsten Krebserkrankungen. (1966 starben 30 000 Männer und Frauen an Lungenkrebs; 40 Prozent aller männlichen Krebsopfer hatten Lungenkrebs.) Neben Propagandafeldzügen gegen das Rauchen berechtigen hier am ehesten die fahrbaren Einrichtungen für Röntgen-Reihenuntersuchungen zu Hoffnungen. Eine neue Untersuchung, über die das *British Medical Journal* 1968 in der Nr. 2 (S. 710–711) berichtet, hat gezeigt, daß mittels der Röntgenfrüherkennung der Anteil der Fälle, in denen die Entfernung einer Lunge noch eine Lebenschance geben kann, von 33 auf 47 Prozent gestiegen ist und daß sich für die Operierten die Wahrscheinlichkeit, zwei Jahre zu überleben, von 37 auf 46 Prozent erhöht hat. Mit anderen Worten, unter je 100 entdeckten Fällen werden 22 und nicht mehr nur 12 weitere zwei Jahre am Leben bleiben. Da 100 Röntgenaufnahmen nur 30 Pfund kosten, ist die Rettung dieser Leben verhältnismäßig billig. Wenn sich in England die 700 000 Männer, die über 55 Jahre alt sind und täglich mehr als 25 Zigaretten rauchen, zweimal jährlich röntgen ließen, käme das auf 420 000 Pfund; es würde jedoch bedeuten, daß anstelle von 1400 Menschen 2400 fünf Jahre länger am Leben blieben. Man könnte also jedes dieser Lebensjahre mit nur jeweils 84 Pfund an Untersuchungskosten erkaufen (dazu kämen natürlich noch die Operationskosten usw.).

* Dieses Beispiel gilt für ein Gerät der Vickers Instruments Limited, das 1968 erstmals in großem Maßstab getestet wurde. Zervixzellausstriche – jeweils einer von jeder Frau – werden automatisch auf einem durchsichtigen Band fixiert und gefärbt und unter ein Mikroskop gebracht. Ein an das Mikroskop angeschlossenes computerisiertes Prüfsystem »erkennt« jede Zelle, deren Größe die Norm übersteigt, und locht das Band automatisch an dieser Stelle. Wenn das Band durch das Mikroskop zurückgespult wird, bleibt es hier stehen, und der Zytologe prüft selbst nach, ohne jeden Ausstrich von jeder Frau untersuchen zu müssen.

Damit stellt sich die Frage, ob Menschen, die vorsätzlich ihr Leben gefährden, von der Präventivmedizin bevorzugt behandelt werden sollten. Es würde etwas mehr als fünfmal soviel kosten, wollte man, anstatt sich auf Männer über 55 mit einem Tagesverbrauch von mindestens 25 Zigaretten zu beschränken, die Nichtraucher derselben Altersgruppe untersuchen, um potentielle Lungenkrebskranke ausfindig zu machen. Die Gesellschaft stünde sich finanziell um das Fünffache besser, wenn sie nur Raucher untersuchte und die disziplinierten Nichtraucher sich selbst überließe. Da ich jedoch selbst ein starker Raucher bin, muß ich es dem vorurteilslosen Leser überlassen, sich hierüber Gedanken zu machen. Ich möchte dazu nur sagen, daß die Gerechtigkeit wiederhergestellt wäre, wenn alle ohne Ausnahme untersucht würden.
Mit den sinkenden Kosten wird sich die Zahl der Krankheiten, für die es billige, klinisch aussagekräftige Testmethoden gibt, fast mit Sicherheit erhöhen. Es liegt im Wesen der chronischen und degenerativen Erkrankungen – von Anämie und Diabetes bis zu Krebs und Herz-Kreislauf-Erkrankungen –, daß sie sich langsam entwickeln und dabei zu biochemischen oder zellulären Anomalien führen, die man feststellen kann. Die große Schwierigkeit besteht darin, die echten Merkmale, die darauf hinweisen, daß eine Krankheit in ihrem präsymptomatischen Stadium vorliegt, von den im Bereich der physiologischen Variationsbreite liegenden Abweichungen von der Norm zu trennen. Auf diesem Gebiet können wir mit schnellen Fortschritten rechnen; man wird viele brauchbare Testmethoden zur Frühdiagnostik entwickeln, wenn auch die Kosten und die Heilungsmöglichkeiten der entsprechenden Krankheiten sehr unterschiedlich sein werden. Infolgedessen wird sich das Verhältnis zwischen Aufwand und Resultat bei den Vorsorgeuntersuchungen ändern, und das Prophylaxeprogramm einer jeden Krankheit wird laufend überprüft werden müssen. Die Programme, die heute noch das günstigste Verhältnis aufweisen, mögen morgen schon verhältnismäßig unwirtschaftlich sein. Hieraus könnten sich einige Schwierigkeiten ergeben. Wie nachdrücklich soll man beispielsweise ein schon gut eingeführtes Untersuchungsprogramm betreiben, wenn sich die Bekämpfung anderer Krankheiten plötzlich als wirtschaftlicher erweist? Und wie nachdrücklich soll man auf die Anwendung einer neuentwickelten, außerordentlich billigen Untersuchungsmethode dringen? Ich führe ein Beispiel an: Im Februar 1968 berichtete eine Ärztegruppe aus Leeds, ein niedriger Spiegel des Hormons Östriol im Harn einer Schwangeren sei ein zuverlässiges Anzeichen dafür, daß ihr Kind Gefahr läuft, tot geboren zu werden, während eine frühzeitige

Entbindung seine Lebenschancen verbessere. Wenn man diesen Test allgemein durchführte, betrügen die Kosten für jedes gerettete Leben nur 50 Pfund*.

Nun kommen wir zu einer der schwierigsten Fragen, die sich hinsichtlich des Verhältnisses zwischen Aufwand und Leistung stellen. Man hält es im rauhen Klima der heutigen medizinischen Krisensituation für ungenügend, die Wirtschaftlichkeit eines Programms nur nach den Kosten pro verhindertem Todesfall zu bemessen. Man muß auch den wirtschaftlichen Gesamtnutzen eines jeden Programms in Erwägung ziehen. Manche Krankheiten führen hauptsächlich zum Tod junger Menschen, die noch ein ganzes Leben der Erwerbsfähigkeit vor sich hätten, andere wieder befallen die unproduktiven älteren Menschen. Selbstverständlich ist es unter wirtschaftlichen Gesichtspunkten weit einträglicher, erstere zu verhüten als letztere. Andere Krankheiten führen seltener zum Tod als vielmehr zur Arbeitsunfähigkeit. Verhütet man sie, so rettet man vielleicht nicht viele Leben, kann jedoch die Erwerbsfähigkeit der Behandelten erheblich steigern und die Arzt- und Sozialfürsorgekosten bedeutend senken. Daher haben medizinische Wirtschaftsexperten begonnen, das Investitionspotential der medizinischen Betreuungsprogramme rechnerisch aufzuarbeiten. Sie errechnen, welchen Gewinn die Gesellschaft erwarten kann (aus zusätzlichen Verdiensten, reduzierten Kosten usw.), und teilen die Gesamtsumme durch die für das Programm erforderlichen Kosten, um so ein echtes Verhältnis zwischen Kosten und Nutzen zu erhalten.

Das kann hinsichtlich der Wirtschaftlichkeit der Programme ein ganz neues Bild ergeben, wie die folgende zweite Version der Übersicht von Seite 358 zeigt:

* R. A. Heys u. a. in *Lancet* (1968), 1, 328 und 321.

| *Programm* | Anzahl der erwarteten Todesfälle 1968–72 | Anzahl der verhind. Todesfälle 1968–72 | Kosten je verhind. Todesfall (in Dollar) | Verhältn. zwischen Kosten u. Gewinn |
|---|---|---|---|---|
| *Krebsprophylaxe* | | | | |
| Unterus und Zervix | 70 000 | 34 200 | 3 470 | 9 |
| Lunge | 250 000 | 7 000 | 6 400 | 6 |
| Brust | – | 2 400 | 7 660 | 4,5 |
| Hals und Kopf | – | 270 | 29 100 | 1 |
| Kolon u. Rectum | – | 170 | 42 900 | 0,5 |
| *Syphilisprophylaxe* | 15 500 | 15 070 | 22 900 | 12 |
| *Tuberkuloseprophylaxe* | 40 000 | 7 200 | 28 000 | 8 |
| *Kontrolle der chronischen Polyarthritis* | sehr wenige | sehr wenige | über 100 000 | 42,5 |

Die ersten drei Programme würden zwar mit den geringsten finanziellen Aufwendungen die meisten Leben retten, aber die drei wirtschaftlich lohnendsten Programme sind die gegen Uterus- und Zervix-Karzinom, Syphilis und chronische Polyarthritis. So empfahl denn auch das Department of Health, Education and Welfare, zunächst diese drei Programme zu finanzieren, ehe eines der anderen eingeführt oder erweitert wird.

Kosten-Nutzen-Rechnungen stecken immer voller Fehler, und zwar allein schon deswegen, weil bei der Addition des zu erwartenden Gesamteinkommens der »Geretteten« ihr Wert für die Wirtschaft nur sehr ungefähr errechnet werden kann. Auch bleibt dabei die Tatsache unberücksichtigt, daß wir alle, ganz gleich, wieviel wir verdienen, der Gesellschaft eine Menge indirekte Kosten verursachen. Im Scherz ist schon gesagt worden, der ständig defizitären Zahlungsbilanz in England könne man am einfachsten dadurch abhelfen, daß man alle Leute umbrächte. Was aber noch schwerer wiegt: Man läßt zum Beispiel auch Faktoren wie die Produktivität eines Menschen nach seiner »Rettung« unbeachtet. Eine neue englische Untersuchung hat gezeigt, daß dem Land enorme Ausgaben erspart bleiben könnten, wenn man Invalide nicht als Arbeitsunfähige behandelte und ihnen keine Pensionen zahlte, sondern sie umschulte und dazu anregte, wieder eine Arbeit aufzunehmen (möglicherweise in eigens errichteten und betreuten Werkstätten)*. Dabei geht man allerdings von der Vor-

* Ein 44jähriger zum Beispiel, dessen Bein an der Hüfte amputiert ist, würde, wenn er für einen Durchschnittslohn wieder zu arbeiten anfinge, im Laufe seines Lebens 20 000 Pfund verdienen, anstatt den Staat 14 000 Pfund an Arbeits-

aussetzung aus, daß diese Invaliden in der Nutzung ihrer Kapitalquellen ebenso tüchtig und produktiv sind wie Gesunde und daß sie sich nicht negativ auf die Produktivität ihrer gesunden Mitarbeiter auswirken. Damit will ich nicht etwa bestreiten, daß der Rehabilitation aus humanitären Gründen einer der ersten Plätze auf der Prioritätsliste gebührt; ich möchte nur darauf hinweisen, daß die sehr hohen Zahlenangaben für das Verhältnis zwischen Kosten und Nutzen bei den invalidisierenden Krankheiten vielleicht stark aufgebläht sind. Wenn unser Leben und unsere Krankheiten nach Kosten und Nutzen beurteilt werden sollen, müssen unbedingt sorgfältigere Berechnungen angestellt werden.
Ich möchte noch einige weitere Zahlen anführen. Man betrachte zum Beispiel die Übersicht auf Seite 366, die zeigt, wie wenig Erfolge die eigentliche Medizin im Vergleich mit anderen Methoden zur Rettung des Lebens oder zur Erhaltung der Gesundheit aufweisen kann. Auch diese Angaben stammen aus der schon genannten Untersuchung des US Department of Health, Education and Welfare in Washington. Auch dies sind zwangsläufig keine genauen Berechnungen. Manche Programme könnten jämmerlich im Sande verlaufen, andere die größten Erwartungen übertreffen. Für letztere Möglichkeiten führe ich ein Beispiel an: Als England im Oktober 1967 die Alkohol-Atemteste und Strafmaßnahmen gegen betrunkene Autofahrer einführte, sank die Zahl der Straßenumfälle mit Todesfolge im darauffolgenden Monat um 20 Prozent, und die Zahl der schweren Unfälle fiel gegenüber der Zahl vom November 1966 um 15 Prozent. Zehn Monate später schätzte man die Zahl der geretteten Leben auf 1000 und nahm an, daß die Gesamtzahl für das ganze Jahr bei 1200 liegen werde – das ist ein Achtel der üblichen Gesamtzahl an Verkehrstoten. Niemand scheint Kosten und Nutzen dieses Programms berechnet zu haben, aber es wird sich wohl als eine billige Methode erweisen, Leben zu retten: Das Atemröhrchen ist ganz billig, und im Oktober genügten etwas über 3000 Tests, um das Absinken der Unfallzahlen im November herbeizuführen. Wenn sich die Einsatzzeit der Polizei, Reklamegebühren, Gerichtskosten für Strafverfahren usw. auf 1 Million Pfund beliefen – was nicht anzunehmen ist –, so betrügen die Kosten für ein gerettetes Leben (vorausgesetzt, der Fahrer bleibt auch weiterhin am Leben) etwa 600 Pfund.

losenunterstützung usw. zu kosten; sein Einkommen wäre dabei um 420 Pfund jährlich höher, und der Staat könnte jährlich 580 Pfund sparen.
J. McKenzie, Office of Health Economics, London, vor dem Internationalen Rehabilitationskongreß, 2. Juli 1968.

| | Verhinderte Todesfälle 1968–72 | Kosten je verhinderter Todesfall (in Dollar) | Verhältnis zwischen Kosten und Gewinn |
|---|---|---|---|
| *Unfalltodprophylaxe* (für die Zeitspanne zwischen 1968 und 1972 rechnet man mit 250 000 Todesopfern und 20 Millionen Verletzten durch alle Arten von Verkehrsunfällen). | | | |
| Kampagne für die Benützung der Sicherheitsgurte | 22 900 | 87 | 1 351 |
| Kampagne zur Fußgängererziehung (richtiges Überqueren von Straßen) | 1 650 | 670 | 144 |
| Kampagne für das Tragen von Motorrad-Schutzhelmen | 2 400 | 3 340 | 56 |
| Kampagne gegen Alkohol am Steuer | 5 300 | 5 820 | 22 |
| Führerscheinerwerb nur nach ärztlicher Untersuchung | 400 | 13 800 | 4 |
| Allgemeine Kampagne zur Verbesserung der Fahrtüchtigkeit | 8 500 | 88 000 | 2 |

Diese Zahlen beweisen zweifellos, daß es oft billiger ist, Leben durch Zwang und Furcht vor Strafe als durch Überredungsversuche und medizinische Argumente zu erhalten, und daß wir, wenn uns diese Leben am Herzen liegen, entweder solche Einschränkungen akzeptieren oder uns sehr viel vernünftiger verhalten müssen. Tatsächlich sind die Grenzen, bis zu denen wir uns Einschränkungen gefallen lassen, sehr unterschiedlich abgesteckt. Einerseits gibt es Beschränkungen, mit denen fast jeder einverstanden ist. In England zum Beispiel wurden die Hersteller von Kinderkleidung vor kurzem dazu verpflichtet, diese feuersicher zu imprägnieren (zu einem geschätzten Aufwand von wenigen Pfennigen je Kleidungsstück); auf diese Weise rettet man auf Jahrzehnte hinaus mit geringen Kosten Tausende von Kindern vor dem Tode und vor Verletzungen. Wie vieler Plakate oder Vorträge über Sicherheit im Haushalt bedürfte es, um zu den gleichen Ergebnissen zu kommen? Zahlreiche ähnliche Vorschriften sind eingeführt worden oder könnten eingeführt werden – von den bereits vorhandenen strengen allgemeinen Gesundheitsverordnungen in bezug auf Nahrungsmittel und sanitäre Anlagen bis etwa zu der Vorschrift, daß auf Küchenherden Vorrichtungen angebracht werden sollten, die verhindern, daß Töpfe heruntergerissen werden können. In anderen Fällen sind viele Leute anfangs ärgerlich über solche Einschränkungen, nehmen sie aber bald hin, wenn sie sehen, daß sie wirklich Leben retten: Ein naheliegendes Beispiel aus der Vergangenheit ist das Gesetz, nach dem man nur auf der rechten (oder linken) Straßenseite fahren darf, ein anderes, das uns die Zukunft wahrscheinlich bescheren wird, die Vorschrift, daß man nur noch mit festgeschnalltem Sicherheitsgurt fahren darf (vielleicht wird man die Verschlüsse mit der Zündung verbinden, so daß niemand mogeln kann). Viel schwerer fällt es uns, Gesetze hinzunehmen (und damit der Regierung, sie durchzubringen), deren lebenerhaltende Tendenz erst nach Jahrzehnten wirksam wird. Diese zeitliche Verschiebung ist in gesetzgeberischer und erzieherischer Hinsicht das große Hindernis für sehr viele Vorbeugungsmaßnahmen im Bereiche der Medizin. Gesetze gegen das Rauchen wird es vielleicht erst in vielen Jahren geben, und Kampagnen gegen das Rauchen haben wenig Wirkung, weil man sich trotz aller Statistiken irgendwie einfach nicht vorstellen kann, daß man in dreißig Jahren Lungenkrebs haben sollte. Wenn die Wahrscheinlichkeit, daß man infolge des Rauchens stirbt, unverändert bliebe, der Tod jedoch schon nach Monaten und nicht erst nach Jahrzehnten einträte, wären weder Gesetze noch Erziehung nötig. Es ist unvorstellbar, daß dann überhaupt Zigaretten verkauft würden.

Zuletzt will ich noch einige Zahlen für Programme angeben, die wenig mit der Verhinderung des Todes, sehr viel jedoch mit einer Bereicherung des Lebens zu tun haben. In einer Untersuchungsreihe stellte das US Department of Health, Education and Welfare sich die Frage, welche körperlichen Mängel sich verhindern ließen, wenn für verschiedene Programme in Gebieten mit Gesundheitsnotstand je 10 Millionen Dollar pro Jahr ausgegeben würden. Hier die Antwort:

*Verringerung der Anzahl physischer Defekte durch Programme der Diagnostizierung und Behandlung:*

| | | |
|---|---|---|
| Verhinderung oder Korrektur physischer Defekte | 1 870 | $ 790 je Fall |
| Verhinderung oder Korrektur von Sehfehlern | 3 470 | |
| Verhinderung oder Korrektur von Hörverlusten | 7 290 | |

*Verringerung der Anzahl der Achtzehnjährigen mit schlechten und behandlungsbedürftigen Zähnen*

| | | |
|---|---|---|
| Umfassende zahnärztliche Versorgung ohne Fluorierung de Trinkwassers | $ 18 000 | 550 je Fall |
| Fluorierung des Trinkwassers | 294 000 | $ 35 je Fall |

*Grundausbildung für 30 000 Erwachsene*
Anstieg ihrer Gesamteinkünfte um $ 110 Mill. Verhältnis zwischen Kosten und Gewinn: 11

Die Verhinderung dieser Defekte ist also zwar nicht ganz billig, aber immer noch billiger als sämtliche lebensrettenden Programme, die wir genannt haben – mit Ausnahme der nicht-medizinischen Programme. Und was das Erwachsenenbildungsprogramm angeht, so liegt hier das Verhältnis von Kosten und Nutzen günstiger als bei den meisten medizinischen Programmen. Die Verteilung der zur Verfügung stehenden Mittel ist, wie man sieht, durchaus keine einfache Sache. Zum Schluß möchte ich, ohne damit etwas eigentlich Neues zu bringen, noch einmal einige der oben betrachteten Zahlen zum Vergleich zusammenstellen:

Was kann man mit einer Million Pfund erreichen?

| | |
|---|---|
| Mit Isotopenenergie betriebenes Herz: 5 Lebensjahre | 38 Leben |
| Künstliche Niere | 105 Leben |
| Syphilisprophylaxe | 110 Leben |
| Herztransplantation | 250 Leben |
| Brustkrebs-Vorsorgeuntersuchung | 330 Leben |
| Zervixkarzinom-Vorsorgeuntersuchung | 720 Leben |
| Röntgenuntersuchung auf Lungenkrebs bei alten Rauchern | 2 400 Leben |
| Verhinderung oder Korrektur physischer Defekte | 3 160 Leben |
| Kampagne gegen Unfälle durch Fußgänger | 3 750 Leben |
| Östriolspiegeluntersuchung in der Spät-Schwangerschaft | 20 000 Leben |
| Kampagne für die Benutzung von Sicherheitsgurten | 29 000 Leben |
| Weniger schlechte Zähne durch Fluorzusatz im Trinkwasser | 73 500 Leben |

Natürlich sind einige dieser Zahlen nicht realistisch; man kann z. B. nicht 29 000 Leben durch ein 1-Millionen-Pfund-Programm für die Sicherheitsgurtbenutzung retten.

Diese Zahlen scheinen mir ein grelles Licht auf viele der kritischsten Probleme der modernen Medizin zu werfen – Probleme, die uns in Zukunft immer stärker beschäftigen werden. Ich möchte daher den Rest dieses Kapitels darauf verwenden, diese Probleme zu umreißen.

Zunächst einmal sind die meisten Fachärzte verärgert (oder auch nur belustigt), wenn Versuche angestellt werden, ihr Fachgebiet nach Gesichtspunkten einer Kosten-Nutzen-Rechnung aufzuschlüsseln. Jemand, der sich alle Mühe gibt, eine neue Behandlungsmethode, etwa die künstliche Niere, weiterzuentwickeln und sie billiger, wirksamer und hinsichtlich der Heilung und Lebenserhaltung leistungsfähiger zu machen – und währenddessen mit ihrer Hilfe schon Leben rettet –, wird jene Leute mit Rechenschiebern, die behaupten, er gehe außerordentlich verschwenderisch mit öffentlichen Mitteln um, wohl kaum sonderlich herzlich begrüßen. Allgemeiner ausgedrückt, haben Ärzte sich immer individuell um ihre Patienten gekümmert und sind dabei von ihren technischen Möglichkeiten ausgegangen. Wenn es ein Medikament gegen Schnupfen gäbe, würden sie es verschreiben; heute, wo man in den tiefen Schichten des Gehirns operieren kann, werden sie operativ vorgehen, wenn es nötig ist, und alles tun, was in ihrer Macht steht und wozu sie die Mittel haben. Was geschähe jedoch, wenn jemand feststellte, diese beiden Heilmethoden seien zu kostspielig? Würde das bedeuten, daß die Berücksichtigung des Kosten-Nutzen-Verhältnisses die traditionellen Freiheiten der Ärzte beschneidet, daß der Rechenschieber die Herrschaft antritt und das ärztliche Urteil und Gewissen ersetzt?

Ich glaube das nicht. Die Berechnung des Kosten-Nutzen-Verhältnisses soll nur zukünftige Entwicklungen in die richtigen Bahnen lenken, nicht aber gegenwärtig schon eingeführte Therapien abschaffen. Sollten letztere doch eingeschränkt werden, dann nur in Fällen, in denen es nicht schwer ins Gewicht fällt. Niemand denkt daran, unter Berufung auf diese Berechnungen den Ärzten die Untersuchung und Behandlung eines Schwerkranken zu verwehren, weil sie zu teuer wäre. Niemand denkt daran, aus dem gleichen Grund schon bestehende Behandlungsmethoden wie etwa die künstliche Niere einzuschränken. Es ist keine Rede davon, daß die Forschung auf diesem oder jenem Gebiet zum Stillstand gebracht werden sollte. Bei der Berechnung des Kosten-Nutzen-Verhältnisses geht es einzig um die Entscheidung, auf welchem Gebiet wir in Zukunft unsere ärztliche Versorgung und Forschung erweitern wollen. Sollen wir hier oder dort unsere Kräfte und Möglichkeiten konzentrieren? Sollen wir die Programme für künstliche Nieren so stark erweitern, daß jeder Bedürftige einen Platz findet, oder lieber das hinsichtlich des Kosten-Nutzen-Verhältnisses günstigere Programm für Transplantationen fördern? Oder sollen wir die Entwicklung beider Verfahren etwa zugunsten der Krebsprophylaxe zurückstellen? Es geht darum, welche neuen Vorteile wir wahrnehmen, wo wir die Arbeitskräfte und finanziellen Mittel von morgen einsetzen sollen, und nicht darum, daß uns von unserem gegenwärtigen Bestand etwas genommen werden soll.

Trotzdem wird das nicht einfach sein. Schon heute befinden wir uns in der üblen Lage, daß das jammervolle Sterben durch Nierenversagen dadurch noch schwerer wird, daß der Patient sich sagen muß, er habe eben keinen Platz an der künstlichen Niere erhalten können. Auch bei anderen fortschrittlichen Methoden werden sich weiterhin Patienten sagen müssen: »Ich könnte gerettet werden, wenn . . .« Und die Öffentlichkeit wird das weiterhin als Skandal bezeichnen. Es wäre alles viel einfacher, wenn man jede neue Technik im gleichen Augenblick, in dem der Erfinder die Idee hat oder in dem sich im Reagenzglas das Versuchsergebnis zeigt, auf ihre Rentabilität hin untersuchen könnte; erwiese sie sich als allzu unrentabel, könnte man sie ohne viel Aufhebens unterdrücken, ehe Außenstehende erfahren, was ihnen möglicherweise entgeht. Leider kann man jedoch derartige Berechnungen nicht anstellen, ehe die Methode entwickelt und erprobt ist, vielleicht schon Leben gerettet hat und – in Schlagzeilen – als ein neues Wunder der modernen Medizin herausgestellt worden ist. Wieder einmal ist also die öffentliche Auseinandersetzung und ein allgemeiner Einblick in die Probleme wohl das dringendste Bedürfnis. Familien finden sich damit ab, daß sie nicht alles kaufen können, was sie haben möchten; als Gesellschaft müssen wir uns klarmachen, daß für unser Leben und unsere Gesundheit das gleiche gilt.

Das zweite Hauptproblem ist der Konflikt zwischen der Forderung nach Lebensverlängerung und der Forderung nach der Behandlung auch leichterer Krankheiten oder Behinderungen. Hat die Medizin die Aufgabe, den Tod um jeden Preis zu verhindern, oder soll sie – was das andere Extrem wäre – in erster Linie alle mehr oder weniger geringfügigen Leiden bekämpfen, von denen die überwältigende Mehrheit der Menschheit gequält wird? Transplantate oder psychiatrische Behandlung? Künstliche Nieren oder Empfängnisverhütung? Natürlich gehört das alles in den Aufgabenbereich der Medizin – wo aber sollte der Schwerpunkt liegen? Haben wir die Dringlichkeiten richtig eingestuft?

Die Schwierigkeit ist, daß es hier keine rational begründbare Möglichkeit der Entscheidung gibt – meßbare Werte liefert tatsächlich nur eine Berechnung des Kosten-Nutzen-Verhältnisses. Man kann nicht gefühlsmäßig entscheiden, ob es vorzuziehen ist, eine beliebige Summe für die Verlängerung eines Lebens um ein Jahr oder etwa für die Linderung der Leiden von 50 Rheumatikern auszugeben. Obgleich jedoch die Medizin seit je ihre größten Anstrengungen darauf richtet, Leben zu verlängern, zeigen die Resultate der Kosten-Nutzen-Rechnungen, daß es im Hinblick auf die Prosperität einer Gesellschaft häufig viel lohnender sein kann, die Ziele weniger hoch zu stecken.

Auch hier müssen wir wieder bedenken, daß wir von der Zukunft sprechen und nicht davon, daß man laufende Programme zum Stillstand bringt. Und wir müssen bedenken, daß selbst hinsichtlich der Lebensverlängerung unsere Reaktion auf eine Ablehnung sehr unterschiedlich ausfallen würde. Ich will vier Beispiele anführen, um das klarzumachen. Erstens: Der Arzt steht neben Ihrem kranken Kind und sagt: »Tut mir leid, es hat Meningitis; wir können es zwar retten, werden das aber nicht tun, weil es zu teuer ist.« Zweitens: Ein Arzt sagt einer gesunden Frau, er könne bei ihr

keine Untersuchung auf Zervixkarzinom vornehmen, da er das im Hinblick auf den erforderlichen Aufwand für wenig sinnvoll halte. Drittens: Eine Regierung bringt dieses Jahr keine Gesetze gegen das Rauchen oder über die Benutzung von Sicherheitsgurten ein. Viertens: Eine Regierung gibt bekannt, daß die Ausgaben für das Bildungswesen (nicht jedoch die für das Gesundheitswesen) um 1 Prozent anzeigen werden – eine Entscheidung, die letztlich besagt, es sei nicht zu verantworten, daß für jedes Kind nur $^{1}/_{30}$ einer Lehrperson zur Verfügung steht, während mancher Kranke die ganztägige hingebungsvolle Pflege einer Pflegeperson für sich allein beansprucht, um am Leben erhalten zu werden. Von dem ersten Beispiel wäre jedermann entsetzt; nur wenige Menschen hätten im zweiten Fall ernstlich etwas einzuwenden, und niemand würde sich Gedanken über die Konsequenzen machen.
Diese konträren Ansichten über die Hauptaufgaben der Medizin liegen dem wohlbekannten Konflikt zwischen den Krankenhäusern und dem allgemeinen Gesundheitsdienst, den Fachärzten und den Hausärzten zugrunde. In den letzten zwanzig Jahren haben die meisten hochentwickelten Länder ihren Krankenhäusern mehr Kapital zufließen lassen als der allgemeinen Medizin. In England hat sich zum Beispiel im Vergleich mit 1950 in den letzten fünfzehn Jahren der Anteil des Volkseinkommens, der für Krankenhäuser ausgegeben wird, um etwa 125 Prozent erhöht, der Anteil für die Allgemeinmedizin ist um 75 Prozent gefallen. Wenn hier auch vielerlei schwer durchschaubare Gründe mitspielen, lag es doch zum großen Teil an der Art und Weise, in der man die Öffentlichkeit für die wunderwirkenden, chromblitzenden »wissenschaftlichen« Apparate zu gewinnen vermochte, die unsere Lebensfunktionen in Gang halten. »Es ist verhältnismäßig leicht, sich von der Öffentlichkeit erhebliche finanzielle Unterstützung für die Forschung und für die modernsten Geräte und Techniken zur Rettung oder Erhaltung des Lebens zu verschaffen. Die Organisatoren des allgemeinen ärztlichen Versorgungsdienstes jedoch, der für die wirksame Anwendung wissenschaftlicher Erkenntnisse ausschlaggebend ist, müssen bei der Geldbeschaffung starke Widerstände überwinden.« (Gordon McLachlan, Sekretär des Nuffield Provincial Hospitals Trust, in seinem Aufsatz »Medical Science to Medical Care« in *Lancet*, 1, 629–631.)
Natürlich sind allgemeine Krankenhäuser ein unentbehrlicher Bestandteil des ärztlichen Versorgungsdienstes; primär jedoch sind sie eine Einrichtung für akut Kranke, für Menschen, die vielleicht dem Tode nahe sind. Sie berühren kaum die Grundursachen der mangelhaften Gesundheit in den heutigen Industrieländern – je-

ner, wie E. B. Thornton es ausgedrückt hat, »verwirrenden Mischung aus Krankheit, ungenügender Anpassung, Kontaktschwierigkeiten, Armut, mangelhafter Bildung, Unwissenheit, Widerspenstigkeit, Angst, Tugend und Laster«. Ein Facharzt oder überarbeiteter Assistenzarzt im Krankenhaus kann in diese undurchsichtigen Hintergründe einer Krankheit keinen Einblick gewinnen. Nur ein System aus lokalen Einrichtungen, das auf den Hausarzt und die gemeindlichen Gesundheitszentren zurückgreift, kann diese Zusammenhänge erfassen – ein System, das die Basis der Pyramide des Gesundheitsdienstes bildet und nur relativ wenige Fälle (selten mehr als 10 Prozent), bei denen spezielle Untersuchungen oder dringliche Behandlung nötig sind, an die Krankenhäuser weiterleitet.

Aus vielen Gründen müssen wir in Zukunft diese Basis der ärztlichen Versorgung kräftig unterstützen, vor allem vielleicht deswegen, weil es dank der Erfolge der wissenschaftlichen Medizin so viele alte Menschen gibt und ihre Zahl bald noch weit höher sein wird. Und doch ist es gerade diese Tatsache, an der der Versuch scheitert, die Kosten-Nutzen-Rechnung in der Medizin anzuwenden. Gegenwärtig erreichen in England täglich etwa 1000 Menschen das Rentenalter, und viele von ihnen haben noch ein Vierteljahrhundert zu leben. Diese Menschen sind nach den kühlen Berechnungen der Kosten-Nutzen-Buchhalter völlig wertlos. Sie befinden sich in der ausweglosen, üblen Situation, daß sie einerseits zwar das folgerichtige Ergebnis der erfolgreichen wissenschaftlichen Medizin sind, andererseits aber ebenso folgerichtig jenen ökonomischen Entscheidungen zum Opfer fallen, die uns die wissenschaftliche Medizin aufzwingt. Und es gibt noch andere Opfer. Neben den alten Menschen sind es vielleicht die Geisteskranken, die psychisch Gestörten, denen gegenüber Medizin und Gesellschaft das schlechteste Gewissen haben müßten. In England betrifft mindestens ein Viertel aller hausärztlichen Konsultationen Probleme des seelischen oder geistigen Gleichgewichts – Probleme, mit denen sich die meisten dieser Ärzte ohne entsprechende Ausbildung auseinandersetzen müssen. Was noch schlimmer ist: Psychiatrische Patienten nehmen nahezu die Hälfte aller englischen Krankenhausbetten in Anspruch. Nahezu die Hälfte aller Betten, aber auch nicht annähernd die Hälfte der Dienstleistungen. Für durchschnittlich je 150 psychisch Erkrankte steht ein Facharzt zur Verfügung; nur 15 Prozent des Gesamtetats des National Health Service und ein winziger Bruchteil des Etats für medizinische Forschung kommen ihnen zugute.

Denken wir an diese Menschen, so muß uns das wirtschaftliche

Zweckdenken in der Medizin, sofern es nicht mit einem ausgeprägten Humanitätsbewußtsein Hand in Hand geht, Angst einjagen. Ohne Humanität könnte, wie der bekannte schwedische Arzt Gunnar Björck betont hat, die Zukunft einer Medizin, die sich nur nach Kosten-Nutzen-Rechnungen richtet, etwa folgendermaßen aussehen: »Unter unseren Patienten werden sich wahrscheinlich zwei privilegierte und eine vernachlässigte Gruppe herausbilden. Privilegiert werden die gesunden Gehaltsempfänger sein, denen eine ganze Reihe von Vorsorgeuntersuchungsmaßnahmen zur Verfügung stehen wird. Ebenso werden alle diejenigen Kranken privilegiert sein, deren Krankheit so interessant ist, daß sie Spezialuntersuchungen und die Beiziehung technischer Experten für Diagnosestellung und Behandlung rechtfertigt. Die Vernachlässigten werden die Alten sein, die Abgenutzten, die Dahinsiechenden und, in vielleicht noch höherem Grade, die psychisch ungenügend Angepaßten – kurz, die Nutzlosen, die Uninteressanten und die Lästigen.«

Wertlos in den Augen der Wirtschaftler, uninteressant für die meisten Krankenhausärzte, lästig oft für ihre Familien – das sind die Menschen, in deren Interesse Einrichtungen der Gemeinwesen, vom Hausarzt über den medizinischen Sozialarbeiter bis zu Vereinen für Einsame, weiterausgebaut werden müssen. Gegenwärtig berücksichtigt man sie praktisch überhaupt nicht. Diese Menschen sind vielleicht das extreme Beispiel für die Art und Weise, wie die moderne wissenschaftliche Medizin bei all der hohen Bedeutung, die sie akuten physischen Krankheiten und der Verlängerung des Lebens beimißt, wesentliche Gesundheitsbedürfnisse des größten Teils der Bevölkerung übergeht.

Wir alle müssen einmal sterben, und wir alle werden der wissenschaftlichen Medizin dankbar sein, daß sie, wenn die Reihe an uns ist, unser Leben zu verlängern trachtet (solange die Ärzte nicht allzu übereifrige Maßnahmen zu seiner Erhaltung ergreifen). Vorerst jedoch müssen wir leben, und so sollte eigentlich wichtiger sein, wie dieses Leben aussieht. Vielleicht sollte die Medizin uns helfen, unser Leben besser auszuschöpfen, und sich nicht so sehr auf die Abwendung des Todes konzentrieren. Die Medizin in ihrer Krisensituation kann nicht beiden Forderungen zugleich uneingeschränkt gerecht werden. Welcher von ihnen der erste Rang gebührt – das ist letztlich die wichtigste Entscheidung, die wir treffen müssen.